上海市松江区专业志系列丛书

松江卫生志

松江卫生志编纂委员会 编

上海古籍出版社

图书在版编目(CIP)数据

松江卫生志/松江卫生志编纂委员会编. —上海：上海古籍出版社，2024.10

（上海市松江区专业志系列丛书）

ISBN 978-7-5732-1052-4

Ⅰ.①松… Ⅱ.①松… Ⅲ.①卫生志-松江 Ⅳ.①R199.2

中国国家版本馆 CIP 数据核字(2024)第 063296 号

上海市松江区专业志系列丛书

松江卫生志

松江卫生志编纂委员会　编

上海古籍出版社出版发行

（上海市闵行区号景路 159 弄 1-5 号 A 座 5F　邮政编码 201101）

（1）网址：www.guji.com.cn

（2）E-mail：guji1@guji.com.cn

（3）易文网网址：www.ewen.co

上海展强印刷有限公司印刷

开本 787×1092　1/16　印张 39　插页 20　字数 850,000

2024 年 10 月第 1 版　2024 年 10 月第 1 次印刷

ISBN 978-7-5732-1052-4

K·3552　定价：298.00 元

如有质量问题，请与承印公司联系

电话：021-66366565

《松江卫生志》编纂委员会

主　　任：李　正　姚　平

顾　　问：张真诚　雷黎光

副 主 任：(按姓氏笔画排序)

　　　　　王志坚　刘淮虎　刘　俊　赵学军　施佩丽
　　　　　陶　明

委　　员：吴　丹　李芬富　李云鹏　陈婷婷　缪丽花
　　　　　盛志军　倪建华　殷　浩

编纂人员：陆洪宝　陆金龙　王维刚　朱林昌

松江区行政区划图（2012版）

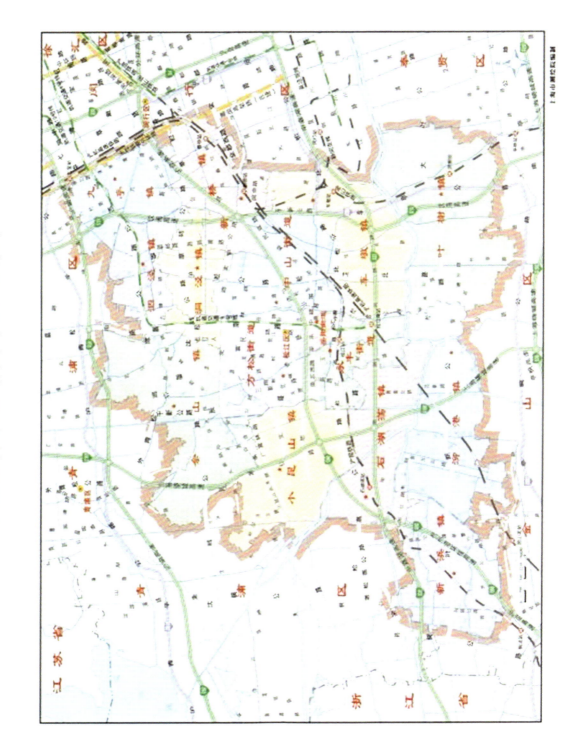

松江区医疗卫生机构分布图（2012 年）

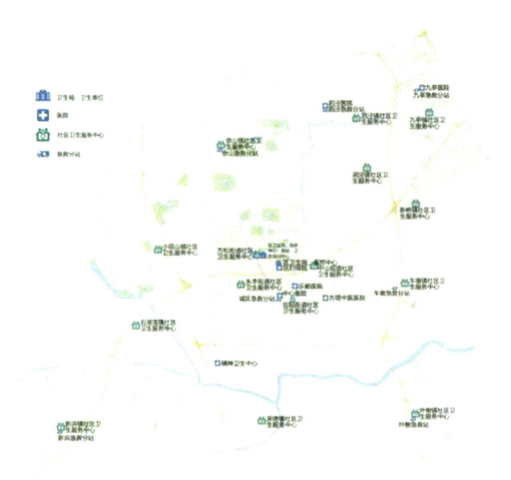

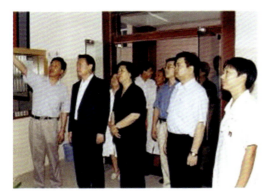 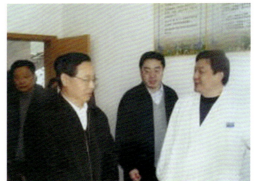

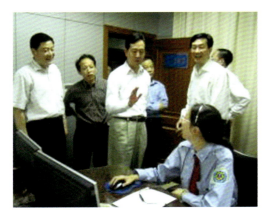 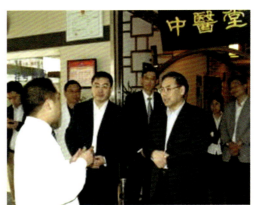

01	02
03	04

01 2001 年 7 月 5 日，卫生部副部长殷大奎（左二）到松江区视察卫生工作
02 2007 年 2 月 27 日，卫生部副部长蒋作君（左）到松江区视察卫生工作
03 2007 年 5 月 15 日，卫生部副部长陈啸宏（中）到松江区视察卫生工作
04 2009 年 4 月 28 日，卫生部副部长刘谦（前右）到松江区视察卫生工作

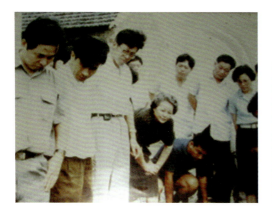
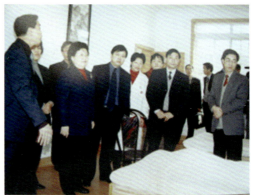
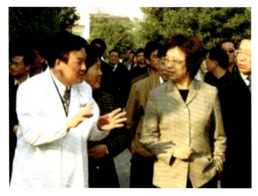
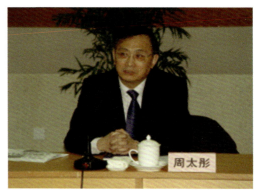

01	02
03	04

01　1993 年，上海市副市长谢丽娟（左四）到松江县视察血防工作
02　2000 年 12 月 8 日，上海市副市长左焕琛（前左二）到松江区视察农村卫生一体化工作
03　2005 年 11 月 25 日，中共上海市委副书记殷一璀（右）到松江区视察农村卫生工作
04　2006 年 3 月 3 日，上海市副市长周太彤到松江区视察医疗卫生改革工作

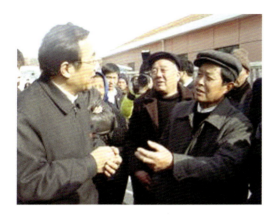 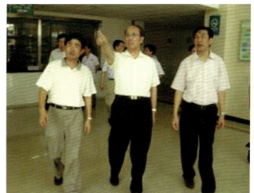

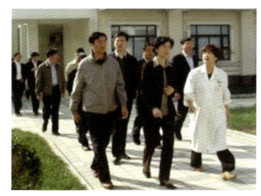 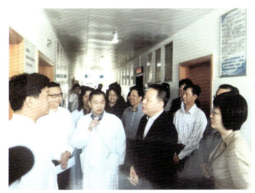

01	02
03	04

01 2006年3月14日，上海市副市长杨晓渡（左）到松江区视察农村卫生工作
02 2007年8月8日，上海市人大常委会副主任周禹鹏（中）到松江区视察社区卫生服务工作
03 2007年11月8日，上海市副市长杨定华（前左二）到松江区视察农村卫生工作
04 2012年10月18日，上海市副市长沈晓明到松江区视察农村卫生工作

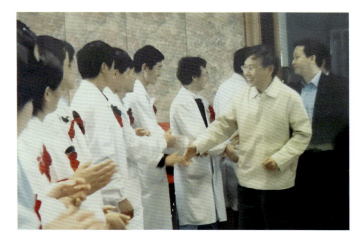

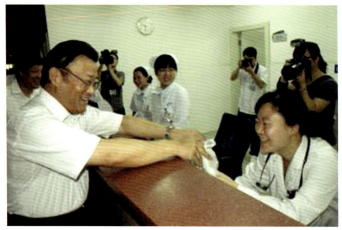

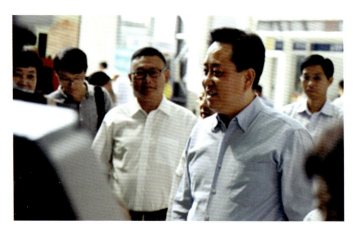

01
02
03

01 2003 年 5 月 8 日，区委书记杨国雄慰问松江防非应急医疗队员
02 2010 年 8 月 3 日，区委书记盛亚飞慰问医务人员
03 2016 年 9 月 21 日，区委书记程向民到区中心医院调研

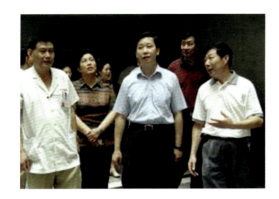
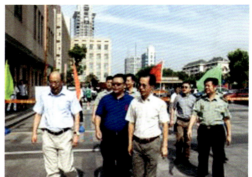
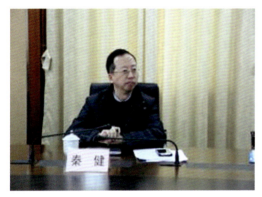
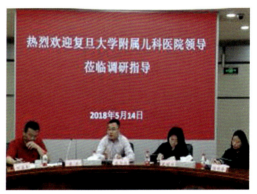

01	02
03	04

01 2004 年 8 月 2 日，区长孙建平（中）到区中心医院调研
02 2012 年 7 月，区长俞太尉（左三）到区乐都医院检查兵役体检工作
03 2015 年 3 月 15 日，区长秦健到区卫生系统调研
04 2018 年 5 月 14 日，区长陈宇剑到区卫生系统调研

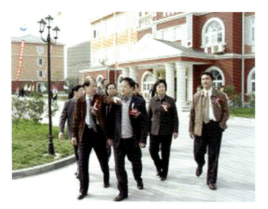
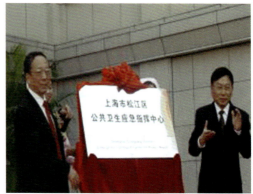
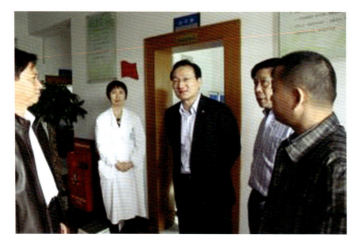

01	02
03	

01　2004年3月16日，上海市卫生局局长刘俊（右三）到松江区调研卫生工作
02　2006年11月8日，上海市卫生局党委书记陈志荣（左）为松江区公共卫生应急指挥中心揭牌
03　2011年11月1日，上海市卫生局局长徐建光（中）到松江区调研社区卫生服务工作

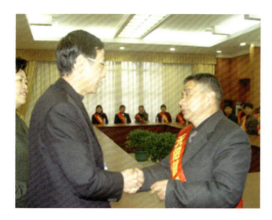
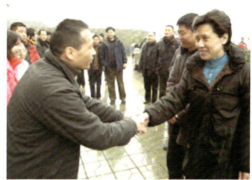
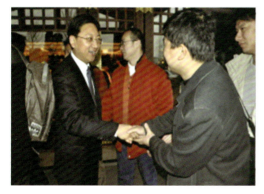
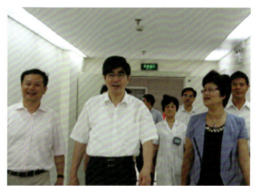

01	02
03	04

01 2005年3月11日，区委副书记金杏兴（左）接见获得1991年全国第二届无偿献血金杯奖、松江县五里塘乡供销社职工陈余观

02 2008年12月27日，区委副书记居洁（右）率区党政代表团赴四川都江堰龙池镇慰问松江援川医疗卫生队员

03 2009年3月11日，区委常委、宣传部部长杨峥（左）慰问松江援川医疗卫生队员

04 2012年6月27日，区委副书记陈皓（中）到区中心医院调研

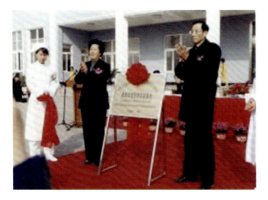
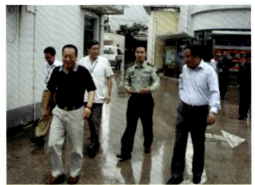
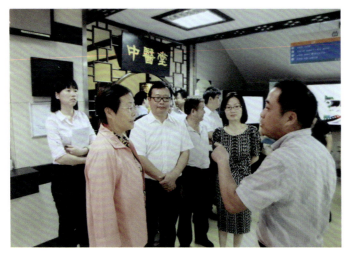

01	02
03	

01　2002 年 1 月 11 日，副区长周雪娣（左二）出席 WTO 上海健康促进医院实验基地揭牌仪式
02　2010 年 9 月 29 日，副区长任向阳（右）检查卫生安全工作
03　2013 年 9 月 11 日，副区长龙婉丽（右二）陪同国务院医改办领导来松督导松江基层医改工作

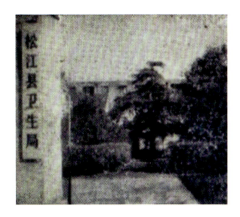 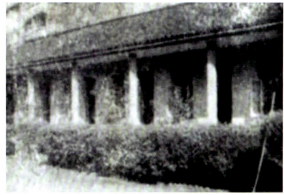

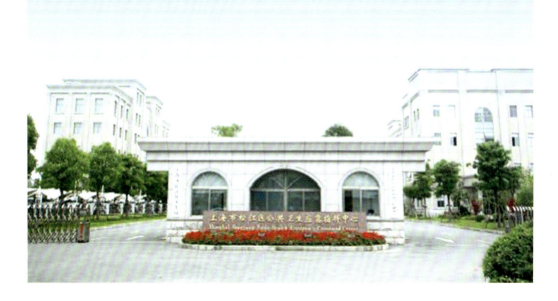

01、02 20世纪七八十年代松江县卫生局旧址（松汇路54号）
03 2013年松江区卫生局（西林北路1052号）

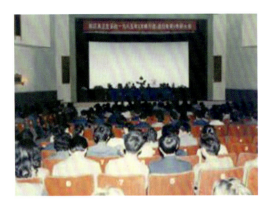
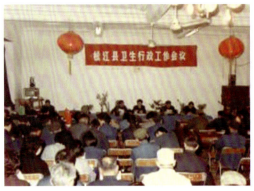

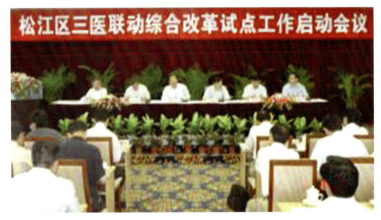

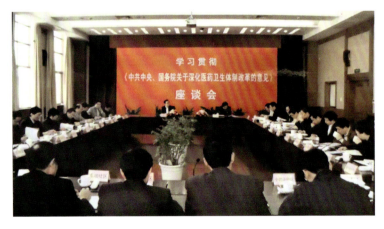

	01	02
	03	
	04	

01　1985 年松江县卫生系统《文明行医百日竞赛》表彰大会
02　1987 年松江县卫生行政工作会议
03　2005 年三医联动综合改革试点工作启动会议
04　2009 年 4 月，区委、区政府召开学习贯彻《中共中央、国务院关于深化医药卫生体制改革的意见》座谈会

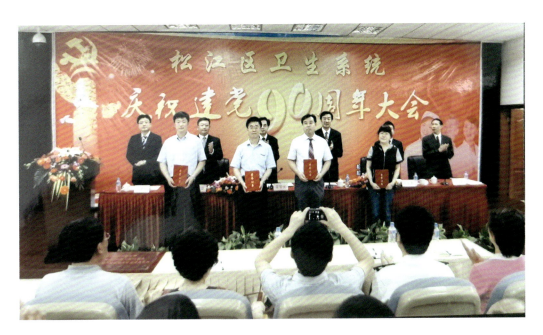

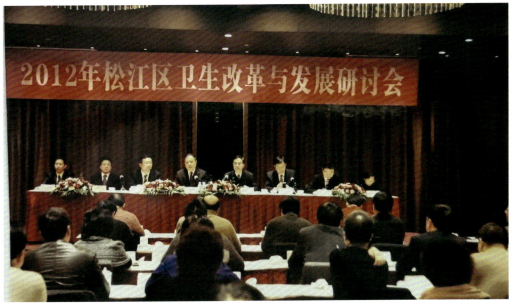

01　2011 年 6 月，召开松江区卫生系统庆祝建党 90 周年大会
02　2011 年 12 月，召开 2012 年松江区卫生改革与发展研讨会

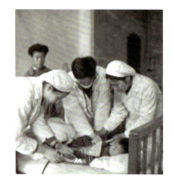
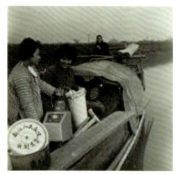
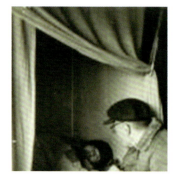
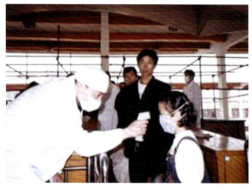
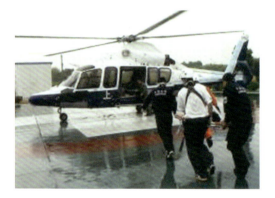
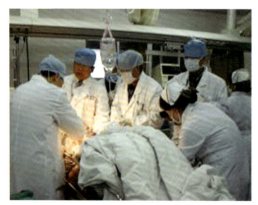
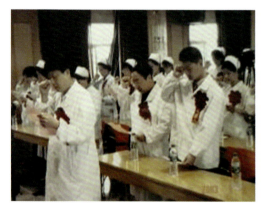

01	02	03
04		05
06		07

01 医治儿童患者

02 巡回医疗到农村

03 回访农村患者

04 抗击非典时期医务人员在松江火车站为旅客进行发热检查

05 松江 120 空中急救开通

06 抢救甲硫醇钠中毒的工人

07 2003 年 5 月，松江区卫生系统防治非典应急医疗队成立暨誓师大会

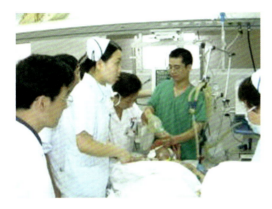
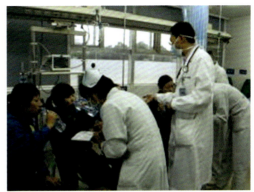
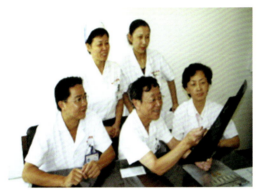
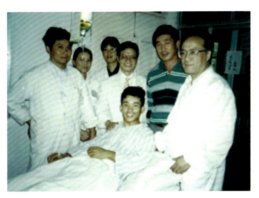
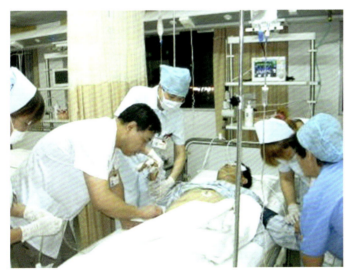

01	02
03	04
05	

01 抢救心脏骤停患者
02 抢救食物中毒患者
03 研究治疗方案
04 1997年10月，成功救治八届全运会山地越野车赛受伤运动员梁振国
05 抢救2006年7月19日特大车祸伤员

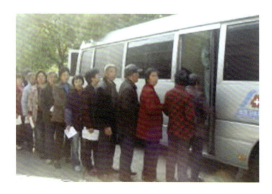
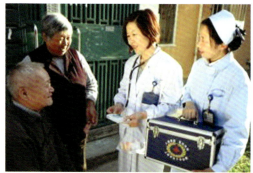
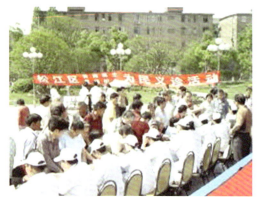
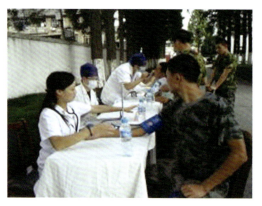
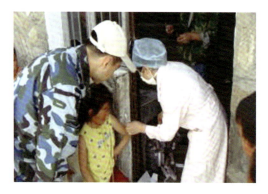
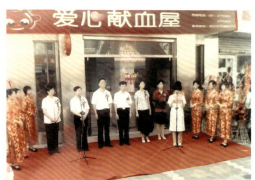

01	02
03	04
05	06

01 农民体检
02 家庭医生上门送药
03 为民义诊活动
04 医务人员下部队为军人服务
05 松江医务人员为四川地震灾区群众服务
06 2005年9月，松江区爱心献血屋启用暨揭牌仪式

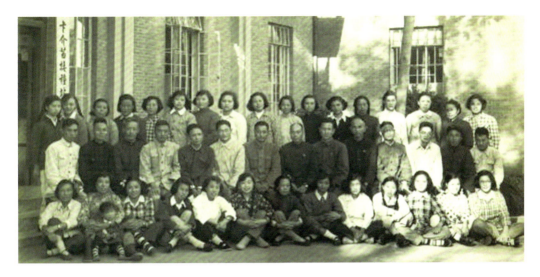

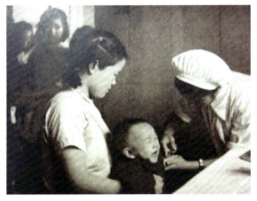

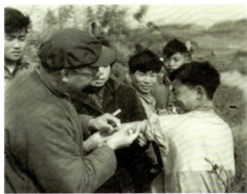

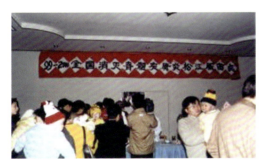

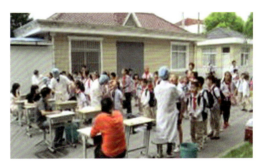

	01	
02		03
04		05

01 1953年10月，成立的松江县卡介苗接种站，是当时全国首家县级卡介苗接种站

02 接种卡介苗

03 打预防针

04 消灭脊髓灰质炎松江服务点

05 农民工学校学生进行预防手足口病晨检

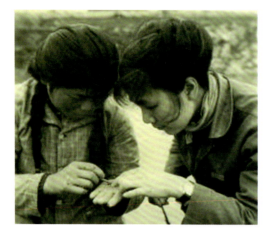
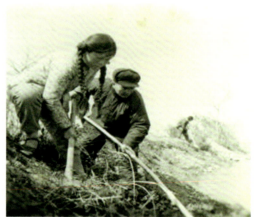
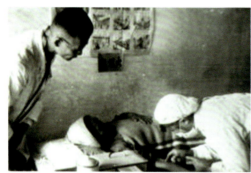
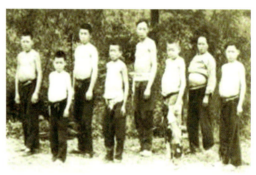
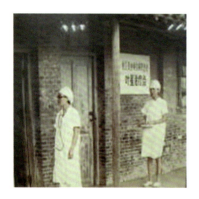
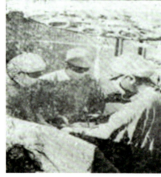
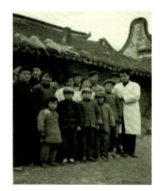

01		02	
03		04	
05	06	07	

01 识别钉螺

02 清除河道，消灭钉螺孳生环境

03 治疗血吸虫病患者（1958 年）

04 血吸虫病患者

05 松江县血吸虫防治站叶星治疗点

06 为晚期血吸虫病人进行切脾手术

07 血吸虫病人治愈后留影（1964 年）

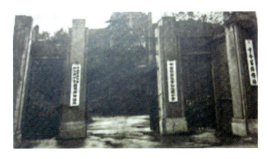
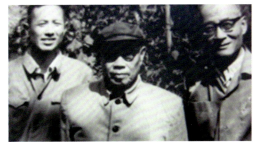
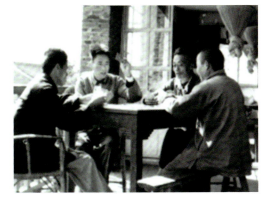
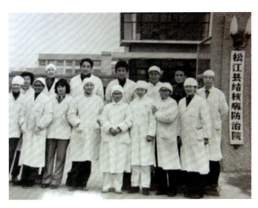
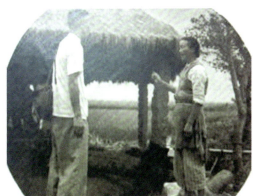
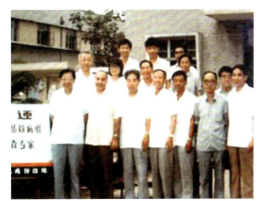

01	02
03	04
05	06

01 松江县防痨协会

02 德琼医院院长柯德琼（中）；上海市结核病防治所主任徐续宇（右）；松江县结核病防治院院长曹心如（左）

03 肺科病房病人打牌娱乐（1964年）

04 松江县结核病防治院

05 20世纪50年代医生走访农村中已治好的肺结核病人

06 1984年，联合国世界卫生组织西太平洋区办事处控制结核病组专家钱元福（前排左一）和尼森（前排左二）在松江考察

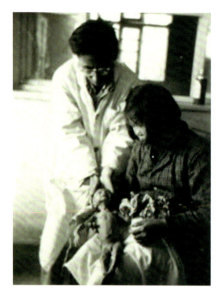
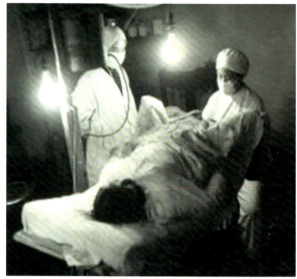
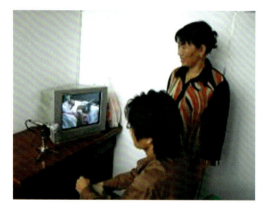
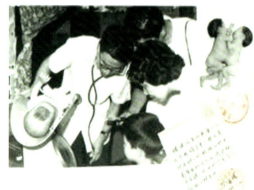
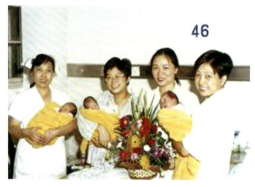

01	02
03	04
05	

01 护理新生儿
02 分娩接生
03 康乐待产式导乐分娩
04 1982年，松江县人民医院医生堵继江参与国内第一例连体婴儿的成功分离工作，受到新华医院及主刀医生余亚雄的好评
05 三胞胎姐妹出生时与妇产科医护人员的合影

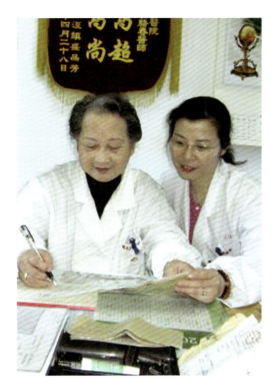
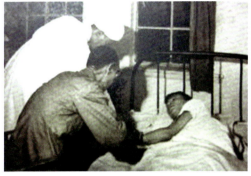
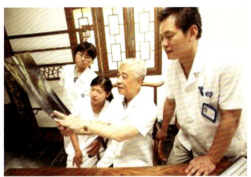
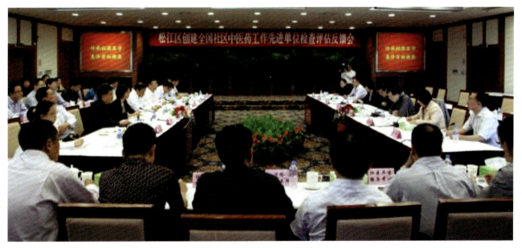

```
        01  |  02
            |——————
            |  03
        ————————————
           04
```

01　松江区方塔中医医院著名中医骆氏妇科七世传人骆益君、八世传人骆春母女
02　中西医会诊治疗结核病
03　专家带教
04　松江区创建全国社区中医药工作先进单位检查评估反馈会

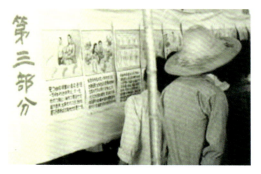

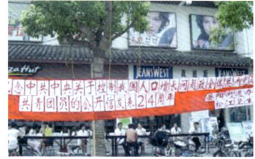

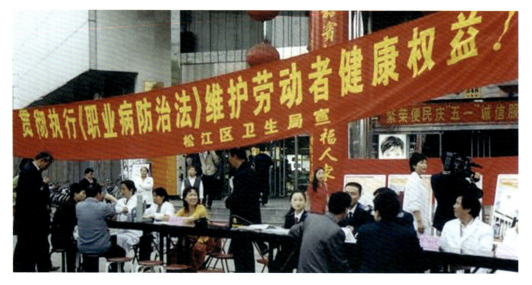

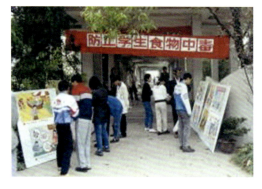

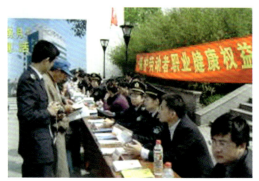

01	02
03	
04	05

01 20世纪50年代防痨宣传
02 计划生育宣传
03 职业病防治法宣传
04 防止食物中毒宣传
05 企业服务月宣传活动

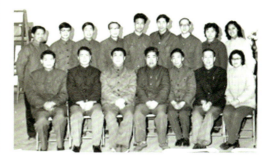

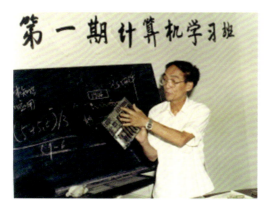

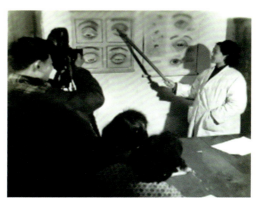

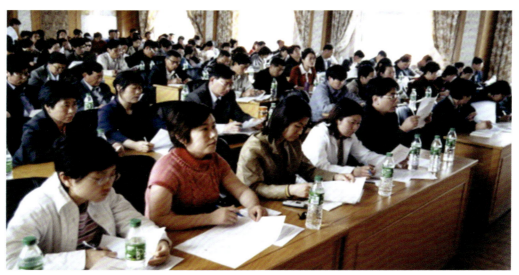

01 1961年，松江县医务干部进修班
02 1983年，松江县医用英语（开班）结业典礼
03 计算机应用培训
04 眼病防治业务培训
05 抗非典业务培训

01	02
03	04

05

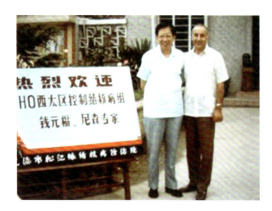
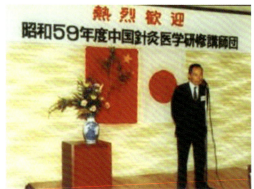
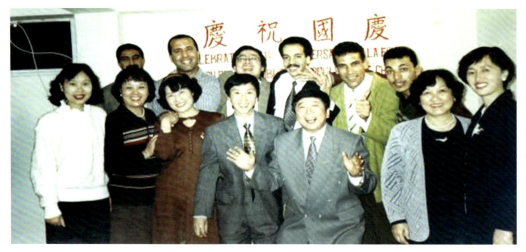
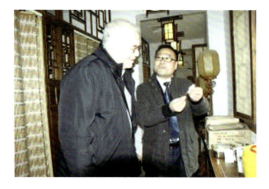
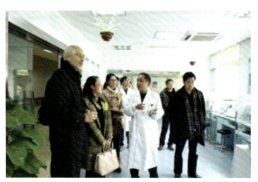

01	02
03	
04	05

01　1984 年 5 月 26 日，联合国世界卫生组织西太平洋区办事处结核病组专家在松江考察。钱元福（左），尼森（右）

02　1984 年 5 月，松江县中心医院许尚文赴日本讲学

03　松江援外医疗队在摩洛哥欢度国庆

04　美国结核病防治领域专家哈佛大学 Edward Nardell 教授（左）在松江考察肺结核防治工作

05　加拿大艾尔伯塔大学教授、全球卫生中心主任 David Zakus（左一）在松江考察

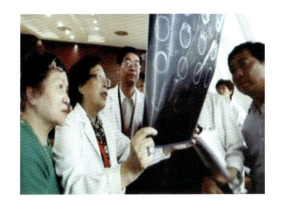
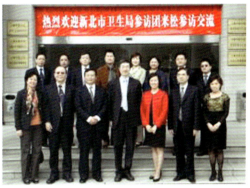

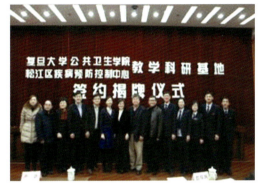
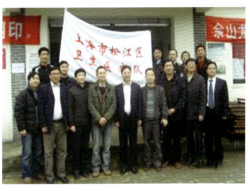

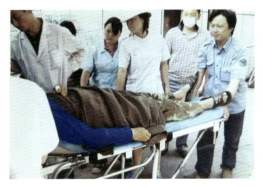
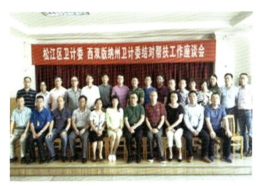

01	02
03	04
05	06

01 上海第一人民医院主办的国际神经退行性疾病及罕见病学术研讨会在松江举行
02 台湾新北市卫生局参访团到松江参访交流
03 复旦大学公共卫生学院·松江区疾病预防控制中心教学科研基地签约揭牌仪式
04 支援四川地震灾区的松江区卫生医疗队
05 松江区首批医疗队在汶川地震灾区现场救援
06 松江区卫计委、西双版纳州卫计委结对帮扶工作座谈会

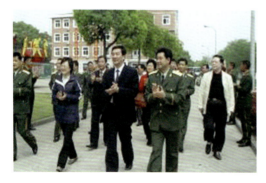
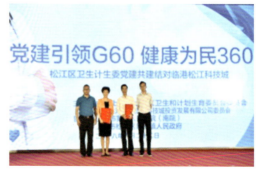
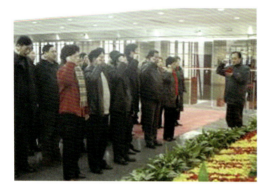
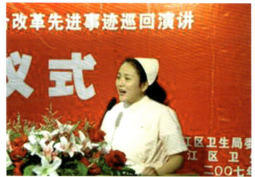
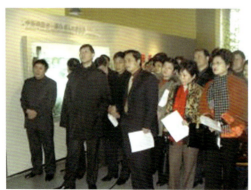
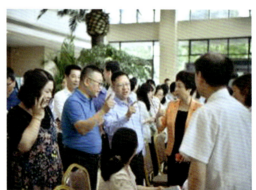

01	02
03	04
05	06

01 军营一日
02 党建共建结对活动
03 重温入党誓言
04 先进事迹宣讲
05 参观苏州工业园区
06 相互交流学习

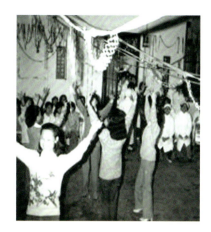
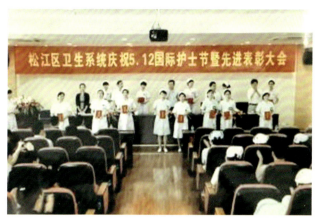
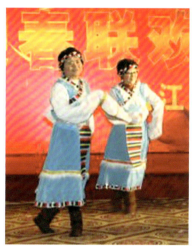
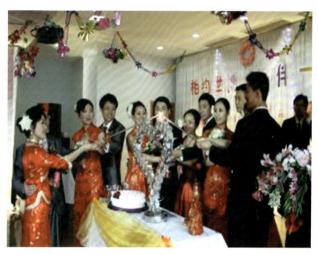
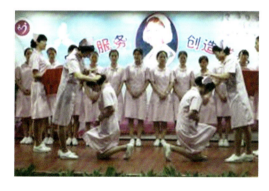
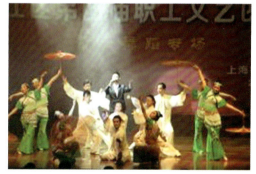

01	02
03	04
05	06

01 20世纪80年代初，松江县中心医院职工舞会

02 松江区卫生系统庆祝5·12国际护士节暨先进表彰大会

03 春节联欢晚会

04 集体婚礼

05 新护士授帽宣誓

06 职工文艺创作活动——音乐舞蹈

序

《松江卫生志》问世了。

追溯松江卫生事业的历史发展轨迹,可以看到,作为古代上海地区政治、军事、经济和文化中心的松江,是上海最早设立医学机构的地区之一。元朝松江府先后设置官医提领所、惠民(药)局;明朝置府医学设医学正科等医学机构;清沿明制,清初华亭(松江)人王宏翰,所著《医学原始》是第一部包含有西方医学内容的中医学著作……在漫漫的历史长河中,松江医家以自己的精湛医技,诚怀割股之心为百姓诊治疾病。其中不乏一代宗师、医林名家;更有众多被百姓亲切称呼为"姚黄昏"(姚水一)、"韩半夜"(韩半池)们奔波于城乡之间的医家;他们悬壶济世,薪火相传,在松江大地留下了辛勤的足迹。

1949年中华人民共和国成立后,百废待兴。面对"一穷二白"、"缺医少药"的现状,国家提出"面向工农兵,预防为主,团结中西医,卫生工作与群众运动相结合"的卫生工作四大方针,创造性开展爱国卫生运动,把医疗卫生工作的重点放到农村去,我国卫生事业全面发展,卫生体制在维护促进人民群众健康中发挥了重要作用。松江也参与其中,一代代医务卫生工作者风雨同舟,救死扶伤,挥笔书写动人篇章,医泽云间结出累累硕果。松江经历了20个世纪50年代的劳保、公费医疗制度,60年代预防为主、除害灭病、消灭血吸虫病等,70年代建立和巩固农村合作医疗制度等。

改革开放以来,卫生事业发展适应市场经济体制改革需要,进一步放权搞活,医务人员积极性得到显著调动,医疗机构活力不断增强,但社会上认为的"看病难、看病贵"未得到根本解决。2001年,推动方塔中医医院挂牌上海中医药大学附属曙光医院松江分院,成为曙光医院第一家签约医院。2003年,抗击"非典"后,松江加大卫生事业投入,启动公共卫生体系建设第一轮三年行动计划。2005年,松江区被确立为上海市三医联动(医疗、医保、医药)改革的试点区,全力推动医药卫生体制改革,医改更加突出强调公益性。2006年,率先在郊区引进三甲医院上海市第一人民医院南部。2007年,建立"松江区基本药品目录",并在全市率先实施了全区公立医疗机构基本药品零差率。同年,被列为全国社区卫生服务综合改革重点联系地区。2008年,时任卫生部部长陈竺批示指出,"上海市松江区卫生综合改革的大方向是符合科学发展观与和谐社会建设目标的,为建立'人人享有'的基本医疗卫生服务制度提供了鲜活经验,拟可采纳报告的建议,考虑作为综合改革试点;可由政法司牵头组成调研组赴松江区考查,调研成果纳入配套政策文件"。

2009年,国家新医改方案出台。松江从先行先试转化为"模范执行、率先实施"。2010

年,在全市率先成立并有效运行区域远程心电中心、医学影像诊断中心、临床检验中心等中心。2011年起,统筹推进卫生改革与发展,建立并完善家庭医生制度,完善居民电子健康档案,松江居民实现从"看病不用找熟人"到"放心把健康管理的钥匙交给'守门人'"。持续优化"三图一树"(上级医院专家资源图,区域医疗资源布局定位联动和社区网格化管理图,家庭医生团队分布图,基于疾病谱的纵向资源整合分诊树),努力加强全生命周期、全疾病过程、全区域覆盖、全健康体系的管理和建设。

跨入21世纪后,松江建立完善了适应现代化城市需要和满足人民健康要求、功能齐全、结构合理的卫生体系,医药卫生体制改革从坚持公益性、公益与效率并重到致力卫生健康事业高质量发展,公立医院改革和社区卫生综合改革取得明显成效,松江卫生服务能力、医学科技水平、人民健康水平、城市健康品质显著提升,主要健康指标达到世界发达国家或地区水平,形成了卫生资源配置、医疗技术水平、卫生服务效能与松江城市经济社会发展相得益彰的现代化医疗卫生格局。

健康是一切可持续发展的基础,是人民美好生活向往的基石。人民对健康的新期盼,就是松江卫生人的奋斗目标。医疗卫生系统进行改革,是中国改善民生问题的重中之重,提高人民健康水平是促进人的全面发展的必然要求。为中国卫生改革提供过很多有益样本的松江区广大医务卫生工作者们,正以全新姿态,迈步走向光辉灿烂新征程!

是为序。

上海市卫生和计划生育委员会主任

2018 年 9 月 5 日

目　　录

序 ……………………………………………………………………………………… 1

凡例 …………………………………………………………………………………… 1

概述 …………………………………………………………………………………… 1

大事记 ………………………………………………………………………………… 8

第一章　组织机构 …………………………………………………………………… 45

　第一节　行政机构 ………………………………………………………………… 45

　　一、古代卫生机构 ……………………………………………………………… 45

　　二、民国时期卫生行政机构 …………………………………………………… 46

　　三、解放后卫生行政机构 ……………………………………………………… 47

　第二节　医疗机构 ………………………………………………………………… 57

　　一、综合医院 …………………………………………………………………… 57

　　二、专科医院 …………………………………………………………………… 78

　　三、社区医疗卫生机构 ………………………………………………………… 96

　　四、其他 ………………………………………………………………………… 133

　第三节　防保、检验、医疗相关机构 …………………………………………… 144

　　一、防治保健机构 ……………………………………………………………… 144

　　二、监督检验机构 ……………………………………………………………… 149

　　三、医疗相关机构 ……………………………………………………………… 151

　第四节　医学教育 ………………………………………………………………… 155

　　一、中等医学教育 ……………………………………………………………… 155

　　二、成人医学教育 ……………………………………………………………… 160

　第五节　卫生队伍 ………………………………………………………………… 168

　　一、队伍构成 …………………………………………………………………… 168

　　二、职称评定 …………………………………………………………………… 168

　　三、松江区享受政府津贴人员、首席医生和首席社区医生 ………………… 172

　第六节　党派　群团 ……………………………………………………………… 177

　　一、中共松江区（县）卫生局（卫生和计划生育委员会委员会）委员会（核心小组、

　　　　党组) ·· 177

　　二、主要工作 ·· 181

　　三、中共松江区(县)卫生局纪律检查委员会 ········· 184

　　四、基层组织 ·· 187

　　五、民主党派 ·· 189

　　六、群团组织 ·· 193

　　七、中共代表大会代表、人民代表大会代表、政协委员会委员 ········· 203

第七节　卫生团体 ·· 215

　　一、公会 ·· 215

　　二、学会 ·· 216

　　三、协会 ·· 218

　　四、其他 ·· 222

第八节　后勤服务、卫生产业 ·· 224

　　一、松江县卫生工业公司 ·· 224

　　二、松江区(县)卫生工业管理所 ······························ 224

　　三、松江区卫生后勤服务管理所 ······························ 224

附: 卫生产业简介 ·· 225

　　一、上海松江松卫照相机部件装配厂 ························ 225

　　二、上海茸卫经营服务部 ·· 225

　　三、松江县大港制剂室 ·· 225

　　四、上海松江韩通印刷厂 ·· 225

　　五、上海松卫医工贸实业公司 ·································· 226

　　六、上海松江松卫大理石厂 ····································· 226

　　七、松江区卫生系统洗涤中心 ·································· 226

　　八、松江区卫生系统配菜中心 ·································· 226

　　九、上海松卫旅行社 ·· 226

　　十、松江卫生系统护工管理服务中心 ························ 227

　　十一、松江卫生系统保安管理服务中心 ···················· 227

第二章　医疗服务 ·· 228

第一节　医疗制度 ·· 228

　　一、医药卫生体制改革 ·· 228

　　二、公费医疗 ··· 230

　　三、劳保医疗 ··· 233

　　四、农村合作医疗 ·· 234

　　五、医疗保险 …………………………………………………………… 236

　　六、其他 …………………………………………………………………… 242

　　七、松江农村赤脚医生、乡村医生 ……………………………………… 246

第二节　医疗技术 ……………………………………………………………… 251

　　一、科室设置 ……………………………………………………………… 251

　　二、器械装备 ……………………………………………………………… 252

　　三、技术水平 ……………………………………………………………… 258

第三节　医疗业务与服务 ……………………………………………………… 266

　　一、医疗业务 ……………………………………………………………… 266

　　二、医疗服务 ……………………………………………………………… 268

　　三、援助医疗 ……………………………………………………………… 278

第四节　医疗救护与血液管理 ………………………………………………… 282

　　一、医疗救护 ……………………………………………………………… 282

　　二、血源管理 ……………………………………………………………… 286

第五节　中医 …………………………………………………………………… 289

　　一、中医队伍 ……………………………………………………………… 289

　　二、名医、世医 …………………………………………………………… 292

第六节　中西医结合 …………………………………………………………… 295

　　一、西医学习中医 ………………………………………………………… 295

　　二、中西医结合队伍 ……………………………………………………… 296

第七节　中医科和中医特色专科 ……………………………………………… 297

　　一、中医科 ………………………………………………………………… 297

　　二、中医特色专科 ………………………………………………………… 299

第八节　中药 …………………………………………………………………… 300

　　一、中药店(房) …………………………………………………………… 300

　　二、药方 …………………………………………………………………… 303

第九节　中医药服务达标建设 ………………………………………………… 305

　　一、上海市社区中医药服务达标建设 …………………………………… 305

　　二、全国社区中医药工作先进单位创建 ………………………………… 305

　　三、上海市中医药特色示范社区卫生服务中心创建 …………………… 306

第三章　公共卫生 ……………………………………………………………… 308

第一节　急性传染病 …………………………………………………………… 308

　　一、疫情 …………………………………………………………………… 308

　　二、传染病防控与监测 …………………………………………………… 310

　　三、免疫预防 ……………………………………………………………… 317

　　四、消毒隔离监测 ………………………………………………………… 319

第二节　慢性传染病与突发传染病 ………………………………………… 322

　　一、结核病 ………………………………………………………………… 322

　　二、性病、艾滋病、麻风病 ……………………………………………… 325

　　三、非典型肺炎 …………………………………………………………… 327

　　四、人感染高致病性禽流感 ……………………………………………… 328

　　五、甲型 H1N1 流感 ……………………………………………………… 328

第三节　慢性非传染性疾病与专病防治 …………………………………… 329

　　一、心脑血管病 …………………………………………………………… 329

　　二、糖尿病 ………………………………………………………………… 329

　　三、肿瘤 …………………………………………………………………… 330

　　四、眼病 …………………………………………………………………… 330

　　五、学生牙病防治 ………………………………………………………… 332

　　六、精神病 ………………………………………………………………… 332

第四节　寄生虫病 …………………………………………………………… 335

　　一、血吸虫病 ……………………………………………………………… 335

　　二、丝虫病 ………………………………………………………………… 354

　　三、疟疾 …………………………………………………………………… 355

　　四、肠道寄生虫病 ………………………………………………………… 356

第五节　卫生检验检测 ……………………………………………………… 357

　　一、微生物检验 …………………………………………………………… 357

　　二、理化检验 ……………………………………………………………… 357

　　三、病媒监测 ……………………………………………………………… 357

　　四、伤害监测 ……………………………………………………………… 358

第六节　妇幼卫生 …………………………………………………………… 359

　　一、妇女保健 ……………………………………………………………… 359

　　二、儿童保健 ……………………………………………………………… 367

第七节　初级卫生保健 ……………………………………………………… 369

　　一、"八五"规划实施 …………………………………………………… 369

　　二、"九五"规划实施 …………………………………………………… 373

　　三、初级卫生保健十年主要成果 ………………………………………… 375

第八节　农村卫生保健 ……………………………………………………… 375

　　一、村卫生室 ……………………………………………………………… 375

　　二、镇村卫生机构一体化管理 …………………………………………… 378

三、农民健康体检制度 …………………………………………… 379

第九节 老年保健 ……………………………………………… 380

一、老年护理院与护理病房 ……………………………………… 380

二、老年人健康体检 …………………………………………… 381

三、为老年人送健康知识 ………………………………………… 382

四、老年人免费接种肺炎疫苗 …………………………………… 382

五、贫困老年人免费全口义齿修复 ……………………………… 382

第十节 公共卫生体系建设 ………………………………… 383

一、第一轮三年行动计划实施(2003～2005 年) ………………… 383

二、第二轮三年行动计划实施(2007～2009 年) ………………… 384

三、第三轮三年行动计划实施(2011～2013 年) ………………… 385

四、社区卫生服务体系建设 ……………………………………… 386

五、公共卫生安全保障 …………………………………………… 387

第十一节 生命统计 ………………………………………… 389

一、人口变动 …………………………………………………… 389

二、期望寿命 …………………………………………………… 392

三、婴儿、新生儿和孕产妇死亡率 ……………………………… 393

四、死因分析 …………………………………………………… 394

第四章 爱国卫生 ……………………………………………… 396

第一节 除四害 ……………………………………………… 396

一、灭鼠 ………………………………………………………… 396

二、灭蚊、灭蝇 ………………………………………………… 397

三、灭蟑螂 ……………………………………………………… 398

第二节 环境整治 …………………………………………… 399

一、城乡河道治理 ……………………………………………… 399

二、农村生活垃圾收集处置 ……………………………………… 400

三、环境综合整治 ……………………………………………… 402

第三节 城乡饮用水 ………………………………………… 403

一、打井 ………………………………………………………… 403

二、自来水 ……………………………………………………… 404

第四节 粪便管理 …………………………………………… 407

一、城镇粪便管理 ……………………………………………… 407

二、农村粪管改厕 ……………………………………………… 409

第五节 卫生创建 …………………………………………… 412

一、市、县卫生城镇(集镇) ··· 412

二、市、县级卫生村 ·· 414

三、国家卫生镇 ·· 415

四、国家卫生区 ·· 416

第六节 健康教育 ·· 418

一、民国时期卫生宣传 ·· 418

二、解放后健康教育(卫生宣传教育) ··· 419

第七节 健康促进 ·· 424

一、健康城区 ·· 424

二、健康社区 ·· 426

第五章 监督管理 ··· 429

第一节 医政管理 ·· 429

一、开业医务人员管理 ·· 429

二、医疗机构管理 ·· 431

三、划区医疗 ·· 435

四、医疗事故处理 ·· 435

五、医护执业人员管理 ·· 440

第二节 药政管理 ·· 442

一、药政工作 ·· 442

二、特殊药品管理 ·· 445

三、医疗机构药房(药剂科)管理 ·· 447

四、药剂人员 ·· 449

第三节 其他行业管理 ·· 450

一、食品卫生管理 ·· 450

二、营养卫生管理 ·· 452

三、环境卫生管理 ·· 453

四、饮水卫生管理 ·· 458

五、职业卫生管理 ·· 461

六、放射、化妆品卫生管理 ·· 463

七、学校卫生管理 ·· 464

第六章 医学科学研究与学术交流 ·· 466

第一节 医学科学研究 ·· 466

一、上海市市级专业学科建设 ·· 466

二、松江区区级学科(专业)建设 ·················· 469
三、松江区医学领先专业建设 ·················· 470
四、科研成果与获奖 ·················· 479
五、教学实习基地 ·················· 484
六、项目调研 ·················· 485
第二节　学术交流 ·················· 486

第七章　精神文明建设与思想政治工作 ·················· 489
第一节　精神文明建设 ·················· 489
一、文明单位 ·················· 489
二、文明行业 ·················· 496
三、"五讲、四美、三热爱"活动 ·················· 497
四、文明行医战高温,百日竞赛保安全活动 ·················· 498
五、学雷锋、学白求恩,赞我身边闪光点活动 ·················· 499
六、青年文明岗、文明窗口、文明病区等评选活动 ·················· 499
七、满意在医院——昂立杯优质服务竞赛活动 ·················· 499
八、文明规范服务达标活动 ·················· 499
九、行风评议活动 ·················· 500
十、四个标志性工程建设 ·················· 501
十一、迎世博600天活动 ·················· 501
十二、关爱患者,从细节做起的文明服务主题活动 ·················· 502
第二节　思想政治工作 ·················· 502
一、工作实践 ·················· 502
二、政工职称评定 ·················· 505

第八章　先进集体与先进个人 ·················· 507
第一节　先进集体 ·················· 507
一、全国先进集体单位 ·················· 507
二、上海市先进集体单位 ·················· 508
三、松江区(县)先进集体单位 ·················· 516
第二节　先进个人 ·················· 517
一、劳动模范 ·················· 517
二、五一劳动奖章 ·················· 518
三、三八红旗手 ·················· 518
四、新长征突击手、五四青年奖章 ·················· 520

五、全国及省市级先进个人 ································· 521

第九章　人物传略 ································· 537

陆　怡 ································· 537

莫仲仁 ································· 537

徐　复 ································· 537

唐　苍 ································· 538

李　肃 ································· 538

徐　枢 ································· 538

徐　彪 ································· 538

姚　蒙 ································· 539

张　年 ································· 539

张　源 ································· 539

沈　椿 ································· 539

何　全 ································· 540

顾定芳 ································· 540

张鹤溪 ································· 540

沈　惠 ································· 541

何　鋆 ································· 541

何如曾 ································· 541

王一鹏 ································· 542

陈时荣 ································· 542

吴中秀 ································· 542

张　瑞 ································· 542

施　沛 ································· 543

李中梓 ································· 544

顾开熙 ································· 544

王承绪 ································· 544

毛国祥 ································· 544

陈舜道　陈治典 ································· 545

顾　钧 ································· 545

吴可教 ································· 545

王　镇 ································· 545

戴培椿 ································· 545

王宏翰 ································· 546

李延呈 …………………………………………………… 546

沈时誉 …………………………………………………… 546

唐小村 …………………………………………………… 547

曹尚宾 …………………………………………………… 547

张宝仁 …………………………………………………… 547

何其伟 …………………………………………………… 547

徐璞山 …………………………………………………… 548

宋紫槎 …………………………………………………… 548

凌履之 …………………………………………………… 548

骆肖庭 …………………………………………………… 548

韩半池 …………………………………………………… 549

查贡甫 …………………………………………………… 549

姚水一 …………………………………………………… 549

唐少愚 …………………………………………………… 550

萧秋山 …………………………………………………… 550

沈半樵 …………………………………………………… 550

杨文蔚 …………………………………………………… 551

黄肯堂 …………………………………………………… 551

张友苌 …………………………………………………… 551

孙禹廷 …………………………………………………… 551

孙伯笙 …………………………………………………… 552

韩凤九 …………………………………………………… 552

王润霖 …………………………………………………… 552

姚昶绪 …………………………………………………… 553

曹伯荫 …………………………………………………… 553

张绍修 …………………………………………………… 553

姚若水 …………………………………………………… 554

徐剑寒 …………………………………………………… 554

黄诵先 …………………………………………………… 554

焦湘宗 …………………………………………………… 554

夏仲芳 …………………………………………………… 555

李望平 …………………………………………………… 556

林墨园 …………………………………………………… 556

李晓初 …………………………………………………… 556

陈鼎立 …………………………………………………… 556

骆润卿 ……………………………………… 557

曹叔明 ……………………………………… 557

张近三 ……………………………………… 557

柯德琼 ……………………………………… 558

吴云瑞 ……………………………………… 558

吴翼卿 ……………………………………… 559

张鸣岐 ……………………………………… 559

陈警夫 ……………………………………… 559

萧守仁 ……………………………………… 559

杨文英 ……………………………………… 560

姚念祖 ……………………………………… 560

孙慕野 ……………………………………… 560

顾士光 ……………………………………… 561

费伯超 ……………………………………… 561

顾学箕 ……………………………………… 561

顾学裘 ……………………………………… 562

干祖望 ……………………………………… 562

陆相伯 ……………………………………… 563

高尔才 ……………………………………… 563

盛友根 ……………………………………… 563

陈永昌 ……………………………………… 564

曹德箴 ……………………………………… 564

张少祥 ……………………………………… 565

杨易立 ……………………………………… 565

稽汝运 ……………………………………… 565

许尚文 ……………………………………… 566

陈国良 ……………………………………… 566

陈　锷 ……………………………………… 567

陈金斗 ……………………………………… 567

骆益君 ……………………………………… 568

朱学亨 ……………………………………… 568

沈六勤 ……………………………………… 569

李粉根 ……………………………………… 569

吕瑞龙 ……………………………………… 570

专记 ·· 571

一、松江——中国综合医疗改革的"长子" ····································· 571

二、上海市松江区不断深化社区卫生综合改革 ····························· 575

三、松江区探索紧密型医疗联合体专家可通过影像进行诊断 ········· 575

四、抢救 364 次列车爆炸事件伤员纪实 ······································ 576

五、铁肩担道义 天使更柔情——松江援川医疗卫生队驻地探营记 ······· 579

六、沐露鲜花别样红——记浦南中心卫生院 ······························· 584

七、松江结核病防治所——中国第一家县级痨病防治专业机构 ········· 588

八、最后的松江蛇医——民间蛇伤灵方面临着失传尴尬 ················· 590

九、百年药店余天成堂传人 ·· 593

十、云间名医柯德琼 ··· 596

十一、妙手回春骆益君 ·· 600

编后记 ·· 606

凡　　例

一、本志以马克思列宁主义、毛泽东思想、邓小平理论、"三个代表"重要思想和科学发展观、习近平新时代中国特色社会主义思想为指导,坚持实事求是原则,力求客观、正确地记述松江卫生事业的历史和现状。

二、本志记事,上溯起源,下限止于 2013 年,有些内容适当延伸。

三、本志按方志体例要求,横排门类,纵叙史实。结构由概述、大事记、志文、专记等组成。大事记采用编年体,辅以纪事本末;志文按章、节、目层次排列;专记系记录松江卫生史上发生的重大事件或在当时产生过一定影响的人物。

四、本志采用述、记、志、传、图、表等体裁。采用现代语体文。中华人民共和国成立前用当时纪年,括注公元纪年;中华人民共和国成立后用公元纪年。"解放前(后)",指 1949 年 5 月 13 日松江解放前(后)。"年代"除标明的外,均指 20 世纪及 21 世纪。地名按当时通用地名记载。

五、本志度量衡原则上采用国家法定计量单位;对部分历史资料,为保持原貌,未作处理。

六、人物生不立传。入志人物系对当时社会产生过一定影响者,以本籍为主,外籍人物以记录其在本地或后来与之密切相关的事迹为主。按生年先后排列。

七、记述事物名称以当时名称为准,第一次用全称,以后用简称。

八、本志资料来源,以地方档案为主,社会调查为辅。所用数据,以统计部门数据为准。涉及金额数据,解放后统一以人民币单位元计算。凡仅标明年份而无月份的数据,均为年终数。所用资料一般不注出处。

概　　述

一

　　松江区位于上海市西南部、黄浦江中上游。东与闵行、奉贤区为邻,南、西南与金山区交界,西、北与青浦区接壤。地处东经 121°14′,北纬 31°。全区总面积 604.62 平方公里。2013 年,全年实现地区生产总值 917.49 亿元;财政收入 302.62 亿元,其中地方财政收入103.47 亿元;实现社会商品销售额 1255.23 亿元;社会消费品零售额 426.27 亿元。医疗服务范围和对象为 11 个建制镇、4 个街道办事处、177 个居民委员会、87 个村民委员会。全区户籍人口 595378 人,常住人口 1935100 人。

　　松江古称华亭,东汉建安二十四年(219 年),东吴名将陆逊以功受封华亭侯,华亭始见于史志。唐天宝十载(751 年)建华亭县。元至元十四年(1277 年),升为华亭府,领华亭县;翌年,改为松江府。至清嘉庆十年(1805 年),府下演变为 7 县(华亭、上海、青浦、娄、奉贤、金山、南汇)1 厅(川沙抚民厅)。1912 年,撤松江府,娄县、华亭县合并为华亭县,归江苏省管辖。1914 年,华亭县改称松江县。1949 年 5 月 13 日,松江解放。1958 年 11 月,松江县划归上海市。1998 年 7 月,松江撤县建区。

二

　　松江是江南著名的鱼米之乡,唐宋时期的东南大县,物阜民丰。唐代,华亭县已有中医设诊所行医。元代,松江府置官医提领所,继设管理药材和对贫病者施医给药、组织时疫施救等职能的惠民局。明初,改松江府官医提领所为府医学,府属华亭县建县医学,掌管医学教育和卫生行政事宜。清沿明制,至清末,斯事式微,松江县医学已名实俱无。

　　辛亥革命前,松江医疗卫生保健全赖中医中药。民国时期的县政府无专门的医药卫生行政管理机构,医药卫生事宜由警察局和民政科共同监管。至松江解放前夕,全县有公立松江公医院、县卫生院,私立若瑟、德琼、茸城医院。公立医院医师 24 名,病床 26 张;城乡 300 多名私人开业的中、西医师和老法接生婆,病床 48 张。这样的医疗资源无法适应全县人民医疗需要,广大农村缺医少药情况尤为严重。

　　1949 年 5 月 13 日,松江县解放后,军管会、人民政府接管松江公医院和县卫生院,成立松江市人民医院(先后改名为苏南公立松江医院、松江专区医院、松江县人民医院),负责全县医疗及卫生行政事务。1952年6月,松江县政府设立卫生科,专职管理全县卫生行政工作。随着各类公立医疗卫生机构的建立和完善,松江区(县)的医疗技术力量、医疗机构规模和设备逐步壮大,医疗服务和治疗水平不断提高。20世纪80年代后期,松江实施医院间协作联合病房、医疗业务挂钩协作举措,并发展家庭病房,恢复职称评审,开设专家门诊,增设老干部病房;医疗救护实现无线通讯,救护网络、车辆医疗装备、应急救护不断完善。20世纪90年代,全面实施公民义务献血,提倡和推广无偿献血活动,上海市郊第一个无偿献血者出自松江,志愿无偿献血者逐年增多,2013年,松江区获全国无偿献血先进城市称号,全年完成总采血量32731人份。松江组织医务人员巡回医疗、送医下乡;进一步巩固中西医相结合,发展中医;开展援外医疗活动。进入21世纪,松江进行卫生资源配置整合,建立区域影像诊断中心和临床检验中心。全区各级医疗机构不断拓展和提升医疗服务层次和服务能力,从解放初期仅能做一般下腹部手术,发展到能做颅脑、胸腔等部位手术,继而到能进行心脑血管等微创、精细化手术,基本形成机构布局合理、科室项目齐全、设施设备配套、业务各具特色的三级医疗服务体系。

解放后,地方政府每年拨出专款,兴办医疗卫生事业,医疗卫生事业得到迅速发展。至1986年,全县有综合性医院和专科医院12所,乡镇卫生院19所,卫生机构3所,村合作医疗卫生室316所,厂校医务、保健室80所。全县共有病床1636张,每千人口病床数3.4张。医疗机构员工3165人,其中卫生技术人员2351人。厂、校医务人员245人。村卫生室乡村医士和卫生保健员781名。全县平均每千人口拥有卫生技术人员4.8人。1963年,松江县投入卫生事业经费72.5万元,以后每年增长。1998年7月,松江撤县建区后,卫生事业经费投入力度加大,2013年为6.85亿元。1990～2013年,松江投入卫生事业经费总计达66.45亿元。

2013年,全区共有各类公立医疗卫生机构29所,其中三级医院1所(上海市第一人民医院南部)、区级医院7所、社区卫生服务中心15所、卫生机构6所;全区设社区卫生服务站40所、村卫生室121所。民营医疗机构72所。各类公立医疗机构实际开放床位4184张。全系统共有工作人员6296人,其中医师1912人,护士1887人。平均每千人床位7.27张,平均每千人卫技人员9.3人,平均每千人医生数3.86人。全年门、急诊量646.24万人次,手术3.2万人次,出院7.67万人次,治愈好转率94.67%,病床使用率87.25%,平均住院日14.35天。家庭医生制服务以街道(镇)为单位,覆盖率100%;以居委会(村)为单位,覆盖率达到96.3%。全区医疗卫生机构总固定资产为121098.68万元。房屋建筑面积约31.42万平方米。全区医疗机构配置的大量医用设备中,其中50万元～100万元的设备80台,100万元以上设备61台,价值2.08亿元。

20世纪50年代,随着劳保、公费医疗制度实施,职工、干部的医疗待遇有了保障。20世纪90年代中期,劳保医疗制度逐步被城镇职工医疗保险制度取代。2001年1月,公费医疗享受单位和享受个人全部纳入上海市城镇职工基本医疗保险。20世纪60年代后期,全面实施的由政府引导、农民自愿参加的互助互济的农村合作医疗制度,由后来包括大病医疗费统筹在内的新型农村合作医疗制度所取代,成为社会保障体系的重要组成部分。2005 年 9 月,松江作为中国第一个医疗综合改革试点城市的一个区,围绕医疗服务、公共卫生服务、医疗保障、药品供应保障四大体系建设,探索和创建政府投入补偿机制、绩效考核机制、运行机制和社区医院联动机制,切实维护医疗机构公益性,调动医务人员的积极性,为国家和上海市医改起到一定示范作用,被国务院列为全国社区卫生服务体系建设重点联系地区。卫生部认为松江区基本实现卫生综合改革的目标,"为建立'人人享有'的基本医疗卫生服务制度提供了鲜活经验"。2009 年 4 月,国家医改方案出台,松江区医改从先行先试转入到模范执行。

<h1 style="text-align:center">三</h1>

　　松江地区的卫生防病事业可追溯到元代。元大德三年(1299 年),当时松江府所设的惠民局,其职能便包含瘟疫流行时组织施救事宜。解放前,松江城乡卫生条件极差,瘟疫流行频繁。文献记载,明景泰五年(1454 年)至崇祯十五年(1642 年),先后发生瘟疫 10 次。清康熙元年(1662 年)至宣统二年(1910 年),瘟疫流行 44 次。从辛亥革命到 1949 年,霍乱等传染病发生 10 次,据 1919 年 8 月《国民日报》记载,松江地区发生霍乱近 1 个月,时疫医院共收治 2882 人,死亡 221 人。当时,流行于松江地区最猖獗的传染病是霍乱,还有天花、白喉、麻疹、流脑、疟疾、伤寒、肺结核、血吸虫病等十几种传染病。解放后,松江县贯彻第一届全国卫生工作会议精神和中国共产党的卫生工作方针:预防为主,面向工农兵,团结中西医,卫生工作与群众运动相结合,防治严重危害人民群众健康的各种疾病。1950 年 3 月,全县开展除害灭病工作,实施霍乱、伤寒、天花的预防接种工作;同年 5 月,成立临时松江县防疫委员会(1952 年,成立松江县防疫委员会);1953 年,改名为松江县爱国卫生运动委员会(简称松江县爱委会)。1956～1958 年,先后成立中共松江县血防领导小组和松江县除害灭病领导小组,领导全县卫生工作。1958～1960 年,全县掀起以除"四害"、讲卫生、消灭疾病为中心的爱国卫生运动,连续开展大规模群众性突击卫生活动,有效改善城镇乡村卫生面貌。此后,全县卫生防病逐步转入经常化、正常化,集中力量预防疾病。从 20 世纪 70 年代末 80 年代起,松江逐步建立并完善食品、劳动、职业、学校、环境放射等领域的卫生管理体系和专业工作机构,传染病防治走上法制化管理轨道。全县形成计划免疫网,建立传染病疫情报告及检疫制度。至 2000 年,全县四苗(脊髓灰质炎疫苗、麻疹疫苗、百日破、卡介苗)接种预防的传染病已无病例报告,其他传染病均有不同程度下降。

　　解放后,松江先后消灭天花、霍乱、白喉、血吸虫病、血丝虫病;基本消灭脊髓灰质炎、疟疾、麻风病、布鲁氏杆菌病;有效控制麻疹、乙型脑炎、百日咳、结核病、流行性脑脊髓炎、流行性出血热等急性传染病。1985 年 3 月,卫生部防痨司司长王健题词:"松江县结核病防治工作做出了很大成绩,可谓全国城市郊县的典型……"进入 21 世纪,松江对新出现的传染病如艾滋病(HIV)、传染性非典型肺炎(SARS)、高致病性禽流感、甲型 H1N1 流感等,加强预防控制工作,建立卫生应急预案,有效控制传染病的发生。松江区(县)的传染病发病率由 1986 年 402/10 万下降到 2013 年的 121.5/10 万,传染病死亡率逐年下降,传染病的死亡顺位由 1950 年首位下降到 2012 年的第八位。居民平均期望寿命从解放前的 35 岁左右上升到 2013 年 82.68 岁(其中男性 80.12 岁,女性 85.26 岁),比解放前增长 47.68 岁。

松江的公共卫生,解放前政府施政不力,医疗卫生设施条件落后,食品、饮食、环境、劳动卫生等状况极差,一旦发生疫情,防治措施捉襟见肘。解放后,松江区(县)的公共卫生管理依据国务院卫生行政部门发布的条例、办法、规定,由各级爱国卫生运动委员会、卫生行政部门和防疫防治机构,以宣传教育、技术指导、相互检查、现场评比、经验交流等实施管理,促进公共卫生工作的落实和管理水平的提高。1983 年 7 月,《中华人民共和国食品卫生法(试行)》实施后,松江的食品卫生管理由行政管理走向法制管理轨道。1987~2013 年,随着有关卫生的法律法规、实施细则、卫生标准、管理监督办法的颁布、实施,松江的卫生监督职能得到调整充实增强,药品管理规范有序,卫生行政部门对公共卫生领域中的食品卫生、公共场所卫生、职业病防治、传染病防治等监督管理有法可依,经营者和群众的卫生法制意识逐步形成并加强。

解放前,松江城乡普遍由旧产婆老法接生,孕产妇和婴儿死亡率较高。解放后,松江妇幼保健事业迅速发展。1949 年 7 月,松江市人民医院设立妇产科。1951 年,建立县妇幼保健所。20 世纪 50 年代,松江重点培训农村接生员,普及新法接生。20 世纪 60 年代,逐步建立并健全县、社、队三级妇幼保健网,各乡、镇卫生院配备妇幼保健医生。20 世纪 70 年代末开始,全县对妇幼保健医生、幼托机构保教人员进行分期分批选送学习、进修和培训,逐步完善妇幼保健工作网络;提高产科质量,加强孕产妇保健、婴幼儿系统管理;加强妇女病普查普治和计划生育技术指导工作。松江孕产妇死亡率由 1949 年 32/万下降至 2013 年的 1 例(Ⅲ),婴儿死亡率由 1951 年的 34.7‰下降至 2013 年 1.33‰。从 1977 年开始,松江对已婚妇女进行妇女病普查,发现疾病及时给予治疗。对 0~6 岁儿童每年进行一次健康检查,发现患儿即行矫治。1995 年,全县推行妇幼保健保偿制。进入 21 世纪,完成全区幼托机构保健及人员技术资格验收、确认工作,推进妇女保健实事工程。全区 3 所医院设置 3 个外来人口产妇分娩点,启用融查、防、治一体的母亲健康爱心车,推行妇女宫颈癌、乳腺癌检查和农村孕产妇住院分娩等公共卫生服务,加强妇幼保健工作,为妇女提供优质的普查普治和健康教育保障。

四

据历史记载,宋绍定元年至六年(1228~1233 年),江南何氏医学世系华亭县第一位医生何侃从仕途退隐于医。宋元明清至近代,历代医界宗师名家辈出,有的医术传承至今绵延不绝。中医在医疗保健、人口繁衍等方面发挥着重要作用。

解放前,松江主要的医务力量是个体开业中医。民国2年(1913年)10月,上海成立神州医药总会(后改名神州国医学会),民国22年(1933年),神州国医学会松江分会改名为松江中医师公会。民国4年(1915年)至31年(1942年)间,松江发生多起传染病(时疫)流行,松江中医界在松江医师公会和民间慈爱人士组织下成立临时性的时疫医院,参与防治工作。解放后,松江中医事业逐步发展壮大。1951年7月,中医师干祖望在松江县第四联合诊所创设外科兼耳鼻咽喉科,他后来成为我国现代中医耳鼻咽喉科奠基人之一。1954~1966年的10多年间,松江加大扶持中医工作力度,汇集松江姚氏、唐氏、骆氏、萧氏等中医后代传人进入相关医院,开展中医传徒工作;成立县中医业余学校,招收中医带徒学生;县人民医院附设的卫生学校开始培养中医人才;先后选送4名西医参加上海市中西医结合研究班,培养中西医结合的复合型医务人才。1979年,县卫生系统从事临床中医164人,占全县卫生系统医生总数25.9%。1981年,松江建立独立建制的县中医门诊部;1986年,县中医门诊部改建为县中医医院;1996年,县中医医院与县方塔医院合并为松江县方塔中医医院。2001年起,区方塔中医医院与曙光医院签订协议,第二冠名上海中医药大学附属曙光医院松江分院,中心医院、泗泾医院、九亭医院以及15所镇、街道卫生服务中心均先后设置中医科标准配备,开展中医药工作。2011年,松江区被评为全国中医药工作先进单位。

松江中医特色专科独树一帜。宋代唐子芬的唐氏女科,经其后裔和再传弟子传至29世。起源于清代雍正后期的松江骆氏妇科,相传至今已近300年,方塔中医医院妇科主任、中医妇科副主任医师骆春继承其母骆益君(骆氏妇科7世传人)医术,临床经验丰富,学术研究屡有建树,是中华全国中医学会妇科分会委员、全国基层优秀名中医之一。她先后带教培养包括外国留学生在内的50名本科生、硕士研究生,松江骆氏妇科在传承中焕发出青春活力。泗泾针灸名医李晓初,对心绞痛、癫痫等重症患者一针见效的高超医术口碑民间、闻名沪上。华阳桥卫生院得自祖传秘方的蛇医李粉根,从蝮蛇毒牙下救出难以计数的蛇伤病人,华阳桥专治蛇伤的名声,遍及上海市郊和江浙地区。1988年,由松江医务界高年资医生组成的松江百年药店余天成堂医疗咨询服务点,义务为群众服务,江浙川皖闽黔以及上海周边区县的患者慕名而来,每年都有近2万名患者通过咨询得到医治。

五

松江医学教育源远流长,元明时期便设有医学提领、医学正科、医学训科等管理医学教育机构,对习医满师者进行考试,合格者准予行医。松江早期的医学教育以家传、授徒、自学等传统方式培养医学人才,近代开启西医人员进医学院校学习进修之路,一些家境富裕的子女或入校或出国留学学医。民国时期,私立平正助产学校和松江优生高级助产学校,是松江地区比较正规的医学校,培养了一些医务人员。解放后,人民政府于50年代先后建办苏南公立松江第五护士学校和松江专区医院护士学校(1960年更名为松江县人民医院卫生学校);后几经调整,1978年,建立松江县卫生学校。上述学校先后开设护士、助产士、中医士(师)、西医士、医学影像诊断与技术、药剂士、乡村医生等专业,1978~2000年期间,累计2340人取得中等医学专业及以上学历。2003年,新成立的松江区卫生人才培训中心,承担全区卫生人才的培训教育工作。松江与正规医学教育相辅的业余医学教育始于1958年,通过自办中医业余学校、市医院下乡巡回带教、分批培训、成立职工教育管理委员会、电视大学医学专业班、联合办学等方式,培养了大批医务人员。

松江卫生科研工作,早在20世纪50年代末60年代初,县人民医院专设血吸虫病、子宫脱垂、水稻皮炎和结核病防治4个课题作为科研项目进行研究,其中配合上海皮肤病防治所的上海市水稻皮炎的防治研究课题获卫生部三等奖。1986年起,松江卫生系统科研工作步入有序研发阶段。1994年,上海市开展医学领先学科工作,松江先后有6个课题进入市卫生局百人学科带头人培养计划。1986~2013年,松江卫生系统获得区(县)以上科技成果奖32项,其中包括上海市科技成果奖5项,卫生部科技成果奖2项。

松江近代医学卫生社团的肇始,当推民国8年(1919年)松江霍乱流行而成立的松江公共卫生会。嗣后,至1949年,松江医务界人士自发组织建立包括医疗卫生协会、中医师公会等8个医学卫生社团。解放后,至2013年,松江先后建立包括红十字会、医学卫生学会等在内医学卫生社团11个,结合各个时期卫生工作任务,协助卫生行政主管部门开展医院管理、卫生改革、科普等工作,以及开展各种学术交流活动。松江籍医学人士出国学习考察,在解放前自费出国留学深造者仅有7人;民国时期的顾学箕、张炳瑞公派赴美国进行医学考察。20世纪80年代起,松江医学界对外医学交流活动渐趋增多,如出国出境讲学、学术研讨交流、参观考察、学习进修、援外医疗服务、互访等,据不完全统计,1984~2013年,松江卫生系统460多人次出国进行医学学术交流等活动。包括联合国世界卫生组织,美国、法国、英国、日本、加拿大、澳大利亚、新西兰、比利时等数十个国家和国际卫生组织,以及港、澳、台地区专家教授和卫生团体先后到松江进行考察、交流。

六

解放后,党和政府加强对卫生工作领导,带领松江广大卫生工作人员进行社会主义革命和社会主义卫生事业建设。松江卫生系统各级党组织不断加强党的思想、政治、组织和廉政建设,推进社会主义精神文明建设;松江卫生系统各民主党派组织的成员发挥自身优势,积极参政议政,献计献策,开展为民服务活动;发挥工会的维护、参与、建设、教育社会职能,开展各项工作;发挥团员青年先锋突击队作用。全系统卫生工作人员凝聚成合力,投身卫生改革、抢险、救灾等取得显著成绩。

松江区(县)卫生系统的精神文明建设工作,形成党委统一领导,党政齐抓共管,党群组织协调,有关部门各司其职,全行业积极参与的工作格局,开展"五讲四美三热爱"、文明系列创建、强化政风行风建设、创建诚信和谐卫生等为主要内容的活动。2年一次的常态化创建文明单位作为工作主线,始终贯穿于精神文明建设工作中。1984～2012年,全系统共创建各级别文明单位累计338次(个)。2000年12月和2002年7月,区卫生系统分别被命名为松江区首家文明行业和上海市卫生系统文明行业。

党的思想政治工作方面,松江卫生系统各级党组织以贯彻党在各个时期的方针政策和中共上级组织的指示精神为重点,加强医疗卫生人员的政治思想教育工作。1990年7月,建立局思想政治工作领导小组,各基层单位相应建立思想政治工作领导小组和思想政治工作责任区机制,全系统形成完整的思想政治工作网络。思想政治工作为推进松江卫生系统精神文明建设和卫生工作发展作出了应有的贡献。

2013年5月,中共松江区委、松江区人民政府决定组建松江区卫生和计划生育委员会,松江卫生事业跨入新的历史发展时期。广大医务卫生工作者们在松江这片热土上,正以全新姿态,薪火相传,继往开来,贡献自己的聪明才智,忠实履行救死扶伤的神圣职责,精心编织瑰丽梦想,挥如椽之笔,谱写松江卫生事业发展的历史新篇章!

大 事 记

宋

绍定元年至六年(1228~1233年),江南何氏医学世系华亭县第一位医生何侃从仕途退隐于医。

元

至元初,置医学于沙家桥东北三皇庙门右;至元间,建于普照寺南,继迁里仁坊内。

至元二十二年(1285年),松江府设医学教授、学正等医官。

至元二十六年(1289年),松江府置官医提领所,设医学提领,掌理卫生行政和医学教育事宜。

大德三年(1299年),松江府官医提领所于中和楼设惠民药局,作为官营药品制售场所,专施官民医药。

延祐六年(1319年),迁医学于三皇庙。

元统二年(1334年)三月,松江疫。

明

洪武年初(1368年),改松江府官医提领所为府医学,设医学正科一人主之。松江府属华亭县建县医学,设医学训科一人,由当地医生兼任。

洪武中,在石狮子巷侧,镇西将军庙,建惠民药局;宣德四年,迁至沙家桥东北。

洪武十七年(1385年),训科姚士昂在县南建医学。

景泰五年(1454年)夏,华亭县大疫,死者无数。

清

清袭明制,府、州分别设正科、典科各一员,负责为太医院选送名医,主持医药诉讼,诊治疾病,大疫流行时劝募施救。

康熙十八年(1679年)夏,松江大旱,民多疫。

康熙三十六年(1697年),王宏翰著《古今医史》8卷;王氏受西方传教士影响,为医兼采西说,是国内第一个接受西方医学学说之医家。

乾隆四十七年(1782年),浙江宁波庄桥半路庵人余兼艺(游园)在松江长寿桥塊开设余天成堂药号。

嘉庆十年(1805年),里人张孝林等,在谷阳门外李公生祠募建同善堂,每入夏秋施医舍药,并施棺埋葬浮尸及路毙。

　　道光十四年(1834年),高文晋编成《外科图说》四卷;书中载有外科应用刀剪钳针各式物件全图,开创上海医用器械图解之先河。

　　光绪初(1875年),设牛痘局在谷阳门外井堂巷内,租赁黄錞店房后三楹为施送牛痘之所,并急救误服洋药等症。

　　光绪六年(1880年),在妙严寺口开设同寿康药号。

　　光绪七年(1881年),在白龙潭口大街开设张同泰药号。

　　光绪十一年(1885年),蔡鸿业在大仓桥开设蔡洪济药号,生产龟、鹿、虎、驴诸胶。

　　光绪二十八年(1902年)夏秋之际,霍乱流行,松江大疫,死者极多。

中 华 民 国

3年(1914年)

　　2月5日,产科医生吴宗亮到松江开业,始行新式接生。

　　8月,松江县商会创办施医局。

4年(1915年)

　　9月15日,松江发生疫病,县知事应士绅之请拨款2000元,设立时疫医院。入冬后停办。

5年(1916年)

　　8月,松江霍乱流行。当局应士绅之请拨款筹备松江临时救疫医院。

　　9月,霍乱流行,高峰时松江县城日死数十人。

　　9月15日,松江时疫医院开业。

6年(1917年)

　　11月,松江喉痧、痢疾、赤眼等传染病流行。

8年(1919年)

　　8月27日,侯念言开办的松江临时救疫医院开业,院址在城内广明桥弄县议会旧址(11月19日改为松江地方医院)。

　　8月,松江时疫流行,每日死数十人。

　　8月,朱鹤荪创设仁济施医局;美籍传教士步惠廉等办公共卫生会于乐恩堂。

　　9月3日,由郑子松、张省三、周鹤云等发起,松江县商会主办的时行病医院开业,院址在城内黑桥头钱家白场;一年后停办。

　　9月,济华堂西药房开业,为松江第一家西药店。

　　9月,设立松江民办自治所,谢宰平任所长;雇用清道夫管理街道清洁事务,2年后停办。

　　9月,成立松江公共卫生会,步惠廉(美籍传教士)为会长;设宣传、研究、急救、总务等股,会址在松江乐恩堂;2年后停办。

9年(1920年)

　　11月,焦湘宗在松江西门外长桥堍开办私立湘宗医院,设内、外、妇科、病床5张;为松江最早一家私人医院。

10 年（1921 年）

松江慈善董事会筹组临时时疫医院，院址在西塔弄底陈夏二公祠内。

11 年（1922 年）

2 月，松江医学卫生协会成立，有会员 50 余人；会议选举韩半池为会长，查贡甫、钱吾省为副会长；该会《松江医学杂志》创刊，共刊 3 期。民国 13 年，该协会工作停止。

5 月中旬，浦南各乡流行天花。

12 年（1923 年）

1 月，上海宗教会会长、天主教人士陆伯鸿在松江马路桥堍，建屋开办若瑟医院（初名普育堂医院）；抗战期间院务停止；1945 年复院。

8 月 24 日，松江公共卫生会第二次会议召开，重申速建清洁公所；请侯绍裘等人筹组，在城内建造公共厕所。

同年，松江公共卫生会五次会议召开，改选步惠廉（美籍传教士）为会长，周球、张兰为副会长。

13 年（1924 年）

春，寄生虫病学者陈方之报道，松江首次在横山、薛山、界山周边发现钉螺，阳性率为 5%。

9 月 5 日，中国红十字会松江分会成立，会址在超果寺；周学文为会长。

14 年（1925 年）

7 月 10 日，松江城厢霍乱流行，济众医院开业；另设 8 处施医局，相继施诊给药。

15 年（1926 年）

8 月，松江时疫流行，商会临时时疫医院开诊。

16 年（1927 年）

由国民政府拨款，筹办松江医院，设病床 5 张，聘冯友鹿为院长，院址在云间第一楼西侧。抗战爆发后停办。

同年，松江成立禁烟局。

17 年（1928 年）

产科医师孙崇华在松江诸行街开办私立崇华产科医院，设床位 4 张；为松江最早创办的私人产科医院（1935 年停办）。

18 年（1929 年）

1 月 1 日，松江县民众教育馆在城内普照寺南开馆。

2 月 25 日，松江神州医学会会长黄诵先率夏仲芳、查贡甫、钱青士、孙禹廷等 5 人参加上海中医协会代表大会；大会一致反对国民政府取缔中医的决议，最终迫使撤销。

8 月上旬，松江成立第三十后方医院于超果寺、西林寺、湛然庵等寺庙，收治中原大战中蒋方伤兵。

12月,张绍修医师在松江阆街寓所开设私立茸城医院,以外科、产科为主,设病床30张。

同年,松江医师柯德琼接办的湘宗医院,改名为德琼医院;设内、儿、妇产、肺科,有病床30张及1架20毫安X光机。

同年,中央卫生实验所所长陈方之,技正李斌京在松江五里塘、九里亭、塘桥三地发现钉螺,钉螺阳性率为0.5%～2%。

21年(1932年)

设立松江县卫生事务所,所址在恒德小学旧址;所长先后由金星、王兰田、丁煜安等担任。

22年(1933年)

原神州医学会松江分会改名为松江中医师公会,会员224人;选举黄诵先为会长,杨宪文为副会长。

23年(1934年)

成立松江县禁烟委员会;登记烟民,开展禁烟戒毒工作。

24年(1935年)

德琼医院购地建造新院,设内、儿、妇产、肺科等,有病床30张和1架20毫安X光机,院址在松汇路5号。

25年(1936年)

1月,松江东岳庙内开凿自流井,深91.5米,附近居民始用自来水,名"松江第一公井"。

5月,松江县夏令卫生运动委员会成立;设总务、宣传、卫生、推行4个部。

同年,邑绅陈主素创办平正助产学校,校址在钱泾桥北;1939年停办。

26年(1937年)

9月8日,日军飞机轰炸松江火车站,一列难民客车被炸毁,死300余人,伤400余人。松江商会、医务界等设救护医院于白龙潭小学等处,救治伤员。松江佛教协会组织僧侣救护队抢救伤员,掩埋无户尸体。

11月1日,日军飞机三批轰炸松江,松江县红十字会会址被炸毁。

28年(1939年)

夏,松江时疫流行,由慈善董事会委请医师张志惠在松江包家桥堍创办云间慈善时疫医院,设简易病床6张,并附设护士学习班。3年后停办。

31年(1942年)

7月间,松江霍乱流行。

33年(1944年)

松江县中药业公会成立。

34年(1945年)

3月,由江苏省禁烟总监署松字第四号委令,派曹宗淦为松江区地方禁烟局局长。

9月28日,国民党松江地方当局召开党政接收日伪政府联席会议。同月,县民政科制定民政工作计划;具体工作有设县戒烟所和成立县、乡卫生院等。

同月,筹备恢复红十字松江分会,并重修超果寺旧会址。

11月,松江药业公会成立。

35年(1946年)

1月31日,松江贫民善心堂开业,为患病贫民施诊给药。堂址在塔桥西。

2月16日,创办松江公医院,设内、外、儿、皮肤、助产、五官科等,病床20张;先后聘张忠骅、张绍修等医师为院长。院址在松汇路金玉坊。

3月30日,松江县中医师公会恢复成立,会员511人,其中女会员6人;选举韩凤九为理事长。会址在景家堰42号。

4月10日,松江县医师公会成立,会员39人,其中女会员4人,柯德琼为理事长。会址在城区金玉坊公医院。

4月22日,松江公医院专设戒烟部。

5月16日,松江县助产士公会成立,会员25人,沈志英为常务理事。会址在松江公医院。

同月,当局明令全县戒烟(鸦片),专设戒烟部和12个戒烟所。

6月初,由推行委员会组织夏令卫生运动,松江公医院牵头,组织社会开业医生,注射疫苗。

7、8月,松江城乡霍乱流行,日有死亡。

36年(1947年)

1月10日,奉江苏省卫生处令,组织成立松江县卫生院;历任院长有曹筠、钱家骏、李佩铭、张道华。院址先设在松江公医院内,后迁东门外于姓祠堂。至2月,全县共成立7所乡卫生院。

7月,全县登记烟民690人,强制住院戒烟639人。

12月22日,中国红十字会松江分会恢复成立;由中国红十字会聘请周学文为总会特派员兼松江分会会长。会址在超果寺,并在大悲阁设疗养院。

同年,松江县卫生院出台《农村血吸虫病防治办法》。

37年(1948年)

2月,医生冯澄筹资创办私立松江优生高级助产学校,第一期招收新生28名,学校附设妇产门诊部。校址在包家桥。

3月,为预防天花,松江公立医院组织开业医生赴区、乡学校施行集体种牛痘。

3月8日,由松江公立医院专派护士数名,分别访民众家庭,向妇女宣传卫生知识。

6月,遵照江苏省民政厅通知,松江县医疗部门免费为分散民众医疗疾病,共免费施诊388人。

7月1日,松江县政府将民政科改为第一科,并明确负责全县卫生事务等职责。

38 年(1949 年)

5 月 16 日,中国人民解放军松江市军事管制委员会接管国民党政府各机关、学校、医院等单位。

6 月 15 日,成立松江市人民医院,曹德簏任代院长。院址在中山中路秀野桥东。

9 月下旬,松江全面开展禁烟肃毒活动。

中华人民共和国

1949 年

10 月 4 日,松江县首届各界人民代表会议决定成立松江县卫生防疫委员会。

1950 年

2 月,贯彻中央人民政府禁毒令,松江召开群众大会,集训烟民,惩办贩毒犯。流毒城乡、屡禁不绝的烟患始绝。

3 月 8 日,松江县民政科印发《种牛痘实施办法》。

4 月 1 日,松江县民政科办理西医、医疗所、中医医生登记工作。

4 月 3 日,松江县民政科召开中、西医及助产士公会理监事座谈会,决定由各公会推选医务工作者协会成立筹备委员会人员 13 人。

5 月 3 日,松江县防疫委员会召开城区有关机关 21 个单位防疫工作联席会议。建立总务、宣传、预防注射、检查 4 个组,分别负责推行夏令卫生防疫工作。

5 月 15 日,松江县民政科召开防疫工作会议,要求在 5 月 20 日至 5 月底完成 1.9 万人疫苗注射任务。

7 月,松江市人民医院改称苏南公立医院。

8 月,松江县卫生院成立。

同月,松江县卫生院接收若瑟医院,改称松江县人民医院。

11 月 10 日,若瑟医院董事会召开董事会扩大会议,推选松江县民主人士朱叔建为董事会主席;并决议将若瑟医院交给政府接管(1951 年 2 月 25 日,县政府批复办理交接手续)。

同月,松江县中医师公会、西医师公会合并,成立松江县医务工作者协会(后改为卫生工作者协会);各区相继成立分会。

1951 年

2 月 18 日,松江县妇幼保健所成立;所长先后由夏瑞英、王槐安、赵宝森担任。

5 月,劳保医疗制度在松江实施。

6 月,松江县血吸虫病防治站成立;站长先后由李少峰、王桂林、徐加级、俞景行、王能劲、徐世南担任。

7 月 6 日,松江优生高级助产学校部分毕业生,由校长冯澄率领前往新疆,支援边疆建设。

7 月 10 日,松江亭林振崑医院院长翟振崑自愿将医院捐献政府;该院有病房 6 间,病床 12 张,流动资金 4000 万元(旧版)。

10 月 7 日,松江县卫生工作者协会成立。

11 月 22 日,松江泗泾成立第一联合诊所。

11 月 24 日,松江派出首批血吸虫病防治工作队到县内流行地区开展工作。

冬,筹办苏南公立松江第五高级护士学校,曹德箴兼任校长。

同年,松江开始接种"百白破"疫苗。

同年,松江开始对血吸虫病流行地区血吸虫病病人开展查治病。

同年,松江先后成立枫泾、城东、天昆、漕泾、亭林、泗泾、叶榭等 7 所区卫生所。

1952 年

1 月,上海圣约翰医学院师生(现为上海第二医科大学)、华东、苏南医防队以及松江社会开业医生 400 多人,在枫泾、亭林、泗泾、城东等区,设 37 个血吸虫病治疗小组,收治病人 1233 人。

3 月 30 日,中国人民保卫世界和平反对美国侵略委员会松江分会召开各界人士会议,反对美帝国主义的细菌战争。松江县防疫委员会成立。

5 月 8 日上午 10 时,台湾省国民党空军飞机在松江县天昆区小机山附近投下 3 只带有细菌的昆虫铁箱。县政府迅即组织力量,进行消毒、清除。

5 月,松江城区爱国卫生运动委员会成立。城厢成立清洁管理所,粪便实行统一管理。

6 月,松江县政府设立卫生科,接管民政科管辖的卫生行政工作;科长先后由顾达珍、陈志英、施永兴、张玉瑞担任。

7 月,成立江苏省松江县公费医疗预防实施管理委员会;机关、事业单位正式实施干部、职工公费医疗制度。

同年,松江县血防站组织 3 个中心治疗组,每组 15 名医务人员,开展查病治病,共治疗病人 2364 人。

同年,苏南行署卫生处在松江创办苏南公立松江第五护士学校(1954 年末并入常州护士学校)。

1953 年

1 月,松江城区开展爱国卫生运动,反对美军细菌战。

3 月,根据国家政务院的统一部署,县防疫委员会改称为松江县爱国卫生运动委员会。

4 月 30 日,柯德琼将私立德琼医院捐献给中国防痨协会,改名为中国防痨协会松江分会和松江县结核病防治所。

5 月,松江县爱国卫生运动委员会成立(以下简称爱卫会);主任委员先后由李少峰、姚鹓雏、柯德琼担任。

9 月 15 日,中国防痨协会松江分会和松江县结核病防治所成立;柯德琼兼任所长(1956 年 12 月后,王学恭为所长);所址在松汇中路。

同年,松江县卫生科在泗泾区新桥、清政、民乐等乡开展粪管试点。

1954 年

松江县血防站全面推行边宣传、边化验、边体检、边治疗的"四边查治"方法,全年收治血吸虫病病人 3458 人。

1955 年

6 月 1 日,国务院《传染病管理条例》在松江县贯彻实施。

9 月,全县开展查螺查病工作,划分血吸虫病流行地区及非流行地区;确定泗泾、城东、佘山、枫泾、亭林、漕泾、城区等 7 个区、49 个乡、2 个镇为血吸虫病流行区。

11 月,全县各乡镇普遍成立联合诊所,共 56 所;有 304 位个体开业医务人员参加,占社会医务人员总数的 63%。

同年,全县高级农业生产合作社普遍成立保健室,每个保健室培养 1 名保健员(1965 年改名为赤脚医生,1985 年改名为乡村医生)。

1956 年

12 月 25 日,松江县爱卫会主任委员由副县长柯德琼担任;县卫生科和县血防办负责全县爱卫会的日常工作。

同年,成立松江县血防领导小组,县委第二书记张寿任组长;同时成立松江县血防委员会;由顾复生、戴根渠、曹德箴、王槐安、柯德琼等组成。

1957 年

春,经松江专区教育、卫生主管部门批准,成立松江专区医院护士学校。校址在乐恩堂步公厅。

7 月,恢复成立松江县红十字会;下设城区、枫泾、泗泾、亭林 4 个分会;会员 800 余人。

10 月,农业部委派西北畜牧医学院教务长许绥泰教授带队,由甘肃省畜牧厅刘麟、四川大学姜德全、江苏省农业厅孙固等分别为组长的耕牛血吸虫病调查队共 23 人,到松江佘山、天马、泗联、城北、城西乡调查检验耕牛 5000 多头。

12 月,江苏省确定全省有 41 个市、县为血吸虫病流行区,松江县为流行县。

1958 年

5 月,松江县委血防领导小组改称为松江县除"五害"灭病领导小组。

8 月,全县 19 所乡联合诊所合并成立乡医院;城区联合诊所合并成立城区联合医院,院址在阔街。

同月,松江专区医院更名为松江县人民医院。

11 月,松江专区医院护士学校更名为松江县人民医院护士学校。

12 月 28 日,县结核病防治所并入县人民医院,县人民医院设肺科。

同年,上海广慈、仁济医院专家及医护人员到城北公社义诊。

同年,成立松江县中医业余学校,学制 5 年("文化大革命"中停办)。

1959 年

4 月,全县建立农村保健网,17 个公社下设 81 个保健室;公社、大队有接产员 127 名,生产队先后培训 1330 名卫生员,开展医疗预防保健工作。

9 月,全县 17 所乡医院改称为公社卫生院。

同年,县血防办在血吸虫病流行地区开展粪缸集中专人洗涮马桶试点工作。

1960 年

6月1日,松江县人民医院护士学校更名为松江县人民医院卫生学校。

1961 年

松江贯彻商业部、卫生部制订的"五四制"食品卫生管理制度,加强全县肠道传染病防治、农村饮水卫生和食品卫生工作。

1962 年

1月,松江自来水厂建成供水。

同年,贯彻《上海市开业医务人员暂行管理办法》,对松江私人开业医务人员作调查,经考核批准开业有65人。

同年,松江开始计划生育宣传和试点。

1963 年

5月4日,松江县计划生育领导小组成立;曲里征任主任,柯德琼、戴根渠、刘允淑、施永兴为副主任。

6月,城区联合医院改名为松江城厢镇卫生院。

1964 年

7月13日,松江居民朱微芝患麻风病,为避免传染,被送往崇明麻风病院。

同年,在血吸虫病流行公社建立血吸虫病防治组,并配备县大集体编制人员75名。

1965 年

3月10日,上海市卫生局组织市医疗队到松江各公社巡回医疗。

8月17日,国务院《食品卫生管理试行条例》在松江县贯彻实施。

11月,上海市公费医疗"四定"(定享受单位、定享受人数、定医院治疗、定经费指标到医院)管理制度在松江县贯彻实施。

同年,全县农村保健员统一改名为赤脚卫生。

1966 年

10月,原属松江县的枫泾卫生所、亭林医院和枫围、亭新、朱行、漕泾、山阳等公社卫生院划归金山县,原属金山县的泖港公社卫生院划归松江县。

同年,松江始培养首批赤脚医生。

同年,县血防办在泗泾、城北等公社推行"二格三池"无害化粪池试点。

同年,市卫生局派员支援松江卫生建设和血吸虫病防治工作。

1967 年

3月,松江县革命委员会建立文教卫生组。

同年,全县流行性脑膜炎发病2604人,死亡85人;病毒性肝炎发病1929人。

1968 年

松江农村全面实行合作医疗制度。全县13个公社、308个大队相继建立大队卫生室。

1969 年

县血防站在泗联乡叶星大队设血吸虫病治疗点,收治晚期血吸虫病病人和切脾手术病人。

1970 年

1 月 17 日,松江县凶犯金顺龙在松江城北公社杀害市下乡巡回医疗队女医务人员程巧珍;同年 5 月,凶犯伏法。

同月,建立松江县文教卫生局核心小组。

秋,经上海市血防领导小组考核,松江县达到基本消灭血吸虫病标准要求。

1972 年

4 月,撤销松江县文教卫生局革命委员会(卫生与文教分离),建立松江县革命委员会卫生局。

6 月,松江县卫生局核心小组建立。

同年,松江县爱国卫生运动委员会下设办公室(县爱卫办)。

1973 年

春,松江县张泽乡新民大队首次发现血吸虫病病人,被列为血吸虫病流行大队。

同年,松江县病毒性肝炎暴发,发病 2782 人。

1974 年

5 月 30 日,恢复建立松江县除害灭病领导小组。

同年,松江县精神病防治站建立。

同年,恢复建立县结核病防治所,所址在人民路 74 号(县血吸虫病防治站内)。

同年,松江县病毒性肝炎暴发,发病 4264 人。

1975 年

1 月 8 日,松江县血吸虫病防治站更名为松江县卫生防疫站。

1976 年

9 月,松江县贯彻实施上海市《食堂卫生管理暂行办法》。

1977 年

松江县实施上海市卫生局关于《县以上医院卫技人员恢复技术职称的意见》。

1978 年

3 月 10 日,全县原有 13 个公社划分为 19 个公社,新增高桥(后改名车墩)、砖桥(后改名洞泾)、九亭、塔汇、大港、昆冈等 6 所公社卫生院。

4 月,松江县卫生学校成立,校址在中山中路 844 号。

9 月 18 日,松江县精神病防治院在香家弄落成开业。

11 月 29 日,撤销松江县卫生局党的核心小组,建立松江县卫生局党组。

同月,撤销松江县革命委员会卫生局,建立松江县卫生局。

12 月,松江县火葬场由县卫生局移交给县民政局管辖。

同年,松江县恢复建立各级爱国卫生运动委员会组织。

1979 年

1 月 3 日,松江县卫生局下发《关于调整局股办设置的通知》。卫生局内设办公室、政工股、医疗预防股、医药管理股;明确医疗预防股与县爱卫办、县委血防办合署办公。

2 月 22 日,松江县医学卫生学会成立;推选张玉瑞为理事长。

3 月 21 日,松江县贯彻实施由市卫生局、市公安局和市农业局联合下发的《犬类管理规定》。

6 月 21 日,松江县卫生局药品检验所成立,所址在城厢镇阔街 21 号。

6 月,松江县泗联公社中心卫生院改为泗泾医院。

8 月 27 日,松江县贯彻实施由卫生部颁发的《卫生技术人员职称及晋升条例(试行)》。

8 月 28 日,松江县贯彻实施由国务院颁发的《中华人民共和国食品管理条例》。

同年,松江县病毒性肝炎暴发,发病 7102 人。

1980 年

6 月 15 日,松江县贯彻实施由卫生部颁发的《妇幼卫生工作条例(试行草案)》。

8 月 1 日,松江县传染病医院建成开业,院长陈国良;院址在乐都路 279 号。

9 月,松江县贯彻实施卫生部《关于允许个体开业行医问题的请示报告》。

同年,松江县贯彻实施卫生部《关于评定卫生技术管理干部技术职称的规定(试行)》。

同年,松江县卫生系统评定晋升主任医师 1 名,副主任医师 9 名,主治(主管)医师 64 名,主治中医师 17 名,西医师 115 名,中医师 114 名,药剂师 5 名,检验师 5 名,放射医师 3 名,口腔技师 1 名,医疗技师 1 名,麻醉师 3 名,护师 5 名。

同年,松江县病毒性肝炎暴发,发病 3410 人。

1981 年

5 月 19 日,松江县政府发文恢复建立松江县卫生局。

9 月 22 日,恢复成立松江县爱国卫生运动委员会。

10 月 15 日,松江县中医门诊部成立;设中医内科、妇科、伤科、针灸、肛肠科和西医内、外、儿、五官科等,王能劲任主任;地址在中山东路西司弄 50 号。

11 月,松江县结核病防治所改称松江县结核病防治院,院址在乐都路 45 号。

12 月,松江县医疗救护站成立,戴洪俊任站长;站址在乐都路 46 号。

同年,松江县卫生职工学校成立,与县卫生学校实行两块牌子、一套班子管理。

1982 年

3 月 14 日,中共松江县委下发《关于公布县委血防领导小组成员的通知》。

10 月,松江县结核病防治院被评为第一届全国防痨宣教经验会先进集体。

同年,松江县实施《上海市开业医务人员暂行管理办法》,全县核发开业许可证 17 份,行医证明书 13 张。

同年,松江百年老店余天成堂国药店恢复原名为"余天成堂"。

1983 年

1 月 31 日,松江县卫生局技术干部职称评定委员会成立,张葆夫为主任委员。

6 月 17 日,日本结核病研究所两位专家受世界卫生组织委托,到松江考察农村结核病防治工作。

7 月 1 日,松江县贯彻实施中华人民共和国《食品卫生法》。

11 月,上海市爱卫会命名松江镇和泗泾镇为上海市卫生城镇。

1984 年

6 月 26 日,世界卫生组织西太平洋区控制结核病组人员到松江视察农村防痨工作。

7 月 10～13 日,松江县人大常委会文教卫生委员会组织 40 多名县人大代表视察食品卫生工作,检查贯彻执行《中华人民共和国食品卫生法》情况。

8 月,建立中共松江县卫生局委员会。

10 月 17 日,中共松江县委下发《关于调整县委血防领导小组成员的通知》。县计划生育领导小组改称为松江县计划生育委员会。

10 月 18 日,松江县政府下发《关于调整松江县爱国卫生运动委员会组成成员的通知》。

12 月 1 日,松江县妇幼保健院建成开业,院址在乐都路 193 号。

12 月 11 日,中共上海市委血防领导小组批准松江县达到消灭血吸虫病指标,宣布松江消灭血吸虫病。

同月,恢复成立松江县卫生工作者协会。恢复松江县红十字会组织。

1985 年

1 月 15 日,松江车墩乡卫生院开设康复病房,为松江首创。

3 月 14 日,上海郊县赤脚医生改名为卫生保健员。凡经过考核达到医士水平者,称乡村医生,并发给乡村医生证书。

3 月 16 日,卫生部防疫司司长王健到松江调研结核病防治工作。

5 月 1 日,松江县贯彻实施《上海市医疗事故处理暂行规定》。

6 月 15 日,松江县医疗事故鉴定委员会成立。

7 月 1 日,松江县贯彻实施《药品管理法》;对全县药品生产经营单位和医院制剂室进行技师验收,核发许可证 49 个单位。

9 月 10 日,由市医药管理局、市卫生局、市司法局和市工商行政管理局派员监督,在松江辰山采石场当众焚毁流入上海的晋江假药共 27 个品种 81695 盒。

12 月 24 日,中共松江县委、松江县人民政府召开松江县消灭血吸虫病表彰大会;大会表彰先进集体 30 个,先进个人 122 名。

同年,松江县卫生系统引进医务人员 68 名,其中主治医师以上 39 名。

1986 年

4 月 7 日,上海市卫生局在松江召开郊县卫生改革现场恳谈会;会间,市农委、市教卫办领导先后视察张泽、仓桥、车墩、洞泾 4 所乡卫生院。

同月,松江县新浜乡首次发现钉螺,查实有螺面积 5.1 万平方米,钉螺经检测为阴性。

5 月,松江县医学卫生学会出版《松江医学卫生资料汇编》,分内、外、妇科三册。

8 月 8 日,松江县政府召开振兴中医大会,宣布成立松江县中医医院。

8 月 26 日,中共松江县委批复,同意县卫生局对"三种人"的核查工作;对 4 名犯有严重错误的党员干部给予党纪处分(留党察看 3 人、严重警告 1 人);对 2 名非党干部予以记录在案处理;对 9 名犯有一般错误的党员干部予以解脱。

9 月 27 日,松江县方塔医院建成开业,院址在中山东路 39 号。

10 月 29 日,松江县政府在新桥乡召开加强村卫生室管理现场会;会议就健全全县三级医疗预防保健网提出具体工作要求和相关措施。

11 月 14 日,松江镇卫生院注射室医务人员过失,造成 1 名门诊病人休克死亡,确认为一级医疗事故。

同年,松江县卫生局结束"文化大革命"落实政策遗留问题(清除销毁材料 6393 件,其中退还本人 299 件,清退抄家物资中已查无下落的予以折价赔偿共 710 元,补发乡镇卫生院 2 名医务人员被扣发工资 4260 元);落实对"文化大革命"前历史案件的复查及冤假错案的平反工作,对县卫生系统 14 名被清洗、开除公职的人员作出恢复公职或退休处理,对 3 名死亡人员家属作善后经济补偿。

同年,松江县传染病医院主任医师陈国良在全国传染病医师进修班上,介绍《流行性出血热诊断和治疗》经验。

同年,经卫生部批准,宣布松江县基本消灭疟疾。

1987 年

2 月 17 日,松江县卫生局卫生志编写组召开全县老中医座谈会。

3 月 6 日晚,松江县新浜、新五、大港、古松等 11 个乡遭受特大暴雨、冰雹和龙卷风袭击。农作物大面积受灾;倒塌房屋、棚舍等 1200 余间;死亡 3 人,重伤 16 人,伤 60 人。县中心医院在抢救伤员中成绩显著,得到上海市卫生局表扬和松江县政府嘉奖。

3 月 7 日,中共上海市委书记芮杏文、市长江泽民等分赴松江新浜等重灾区和县中心医院,察看灾情,慰问伤员。

3 月,松江泗泾医院与泗联乡政府协作建立松江县中草药剂型改革科研组,以探索社会集资、多渠道办医模式。

5 月 11 日,松江县政府召开"五·一二"国际护士节纪念大会;副县长倪映文为 60 位从事护士工作 30 年的人员颁发荣誉证书。

5 月 20 日,松江县政府批复同意成立松江县献血办公室。

6 月 8 日,松江县献血领导小组建立,下设办公室(设在县卫生局内)。

8 月 13 日,松江县中心医院成功施行首例全喉切除术。

9 月 21 日,全面结束松江卫生系统清、整干部(职工)档案工作;全系统 13 个单位和 22 个乡镇卫生院的 3177 册档案,清出待销毁材料 12014 份,其中"文化大革命"材料 1971 份。

10月9日,上海市卫生局在松江县新桥乡召开"上海市农村健康保险研讨会",探索建立新的农村医疗制度。

11月15日,松江县卫生系统卫生产业——松江松卫照相机部件装配厂挂牌成立。

同月,上海市卫生局组织有关专业技术人员对松江县防治丝虫病情况进行考核验收,达到消灭丝虫病标准。

同年,松江县卫生系统全面开展职称改革工作。

同年,松江县开展历史上最大规模的群众性灭鼠活动;经灭后测定,达到国家规定的无鼠害地区标准。

同年,松江镇、泗泾镇被评为上海市卫生城镇。

1988年

1月中旬,上海市区甲型肝炎流行,松江县报告甲型肝炎病人633例。

4月1日,松江始行婚前医学检查,县妇幼保健所开设婚前医学检查门诊。

6月13日,国家计划生育委员会主任彭珮云到松江视察计生工作。

7月7日,松江县农村卫生协会成立。

7月11~13日,松江县人大常委会组织在松的13名市人大代表视察《食品卫生法》实施情况。

8月12日,松江县泗泾医院成功抢救30名叶蝉散农药中毒病人。

11月2日,松江县方塔医院与上海肿瘤医院联合开办肿瘤中西医治疗病房。

12月5日,松江县眼病防治所成立,所址在阔街21号。

同年,松江县卫生系统全面开展专业技术职称评聘工作,共聘任卫生专业技术人员1446名,其中正高3人、副高36人、中级208人、初级1199人。

同年,松江县医学卫生学会、县卫生防疫站编印的《卫生与健康》小报复刊。

同年,松江县305所村卫生室3年整顿任务全面完成。

同年,上海市爱卫会命名松江镇等5个乡镇为上海市卫生乡镇;命名新桥春申村等5个村为第一批市级卫生村。

1989年

1月,上海市卫生局宣布松江县基本消灭麻风病。

同月,松江县卫生局在松江镇、仓桥乡、车墩乡推行儿童计划免疫保偿制服务试点。

4月8日,松江县发生一例疑似狂犬病病例(1956年以来第一例),该病人系外地到松江的男性青年。

4月15日,松江县政府办公室印发《关于乡镇卫生院实行分级管理的试行意见》。

6月26日深夜23时许,杭沪364次列车,在行驶至松江县华阳桥乡路段时发生爆炸,死24人、伤46人;县中心医院等组织医务人员参与抢救。

7月1日,松江县贯彻实施《上海市公民义务献血条例》。

8月,松江县泗泾医院副主任医师沈六勤探索中药剂型改革,提炼中草药单味结晶

150 多种、单方 20 多种,上报国家中医药管理局申请成果奖。

9 月 1 日,松江县贯彻实施《中华人民共和国传染病防治法》。

12 月,《松江县卫生志》(内部版)定稿付印。

1990 年

3 月 15 日,松江县编制委员会批复同意松江县卫生局设监察股。

3 月,松江县中心医院成功施行首例脑肿瘤切除术。

4 月,著名医学家、中华人民共和国卫生事业先驱马海德夫人苏菲和长子幼马等一行 5 人到松江参观访问。

5 月 16 日,上海市卫生局确定松江县方塔医院为县级综合性医院,核定床位 100 张。

同月,卫生部授予松江县全国防盲先进县荣誉称号。

6 月 2 日,松江县政府决定,建立松江县计划生育委员会,列入政府序列。全县计划生育管理职能从县卫生局划出。

8 月 7 日,松江县编制委员会批复同意松江县卫生工业公司更名为松江县卫生工业管理所。

8 月 10 日,上海市卫生局在松江县方塔医院召开现场办公会议,共商“大卫生”观念落实、初级卫生保健实施和方塔医院发展等事宜。

8 月 17 日,松江县浦南中心卫生院挂牌成立,内设 14 个临床科室,病床 85 张。

11 月,经市卫生局专家组考核验收,宣布松江县基本消灭脊髓灰质炎。

同月,经市卫生局专家组考核验收,宣布松江县布氏杆菌已达到控制标准。

12 月 24 日,松江县人大常委会组织部分县人大代表对县卫生局贯彻执行《上海市妇女儿童保护条例》情况进行视察检查。

同年,松江镇、泗泾镇被上海市爱卫会命名为上海市三级卫生镇。

同年,松江试行家庭储血制,全年完成献血 3996 人次,全县医疗用血自给有余。

1991 年

4 月 5～6 日,松江县政府召开卫生工作会议,会议确定农村卫生、预防保健和中医工作为今后一个时期松江卫生事业发展的三个战略重点。

4 月 6 日,中国防痨协会五届二次会议全体理事会暨分会秘书长工作会议在松江科技馆召开。

5 月 2 日,松江县初级卫生保健委员会成立。

同日,《解放日报》刊登署名通讯《热血铸成的金杯》,介绍松江县五里塘供销社职工陈余观 5 年无偿献血 4200 毫升的先进事迹。

6 月 10 日,松江县政府召开松江县初级卫生保健委员会成立暨动员大会,会议提出建立“政府领导、部门负责、全民参与”的大卫生格局。

6 月 21 日,《解放日报》刊登署名通讯《淡泊明志儿多情》,介绍松江县卫生学校内科学讲师王盛宗为群众义务行医的先进事迹。

7月2日,松江泗泾医院成功施行首例左上肺叶切除术。

7月9日,上海市副市长谢丽娟到松江视察抗灾防病工作,提出"抗大灾、防大疫"工作要求。

7月11日,《解放日报》刊登署名通讯《一个"外婆"的故事》,介绍松江县中心医院内科护士长周玉仙的先进事迹。

7月18日,全国第二届无偿献血表彰大会在北京召开,松江县五里塘供销社职工陈余观获金杯奖。

同年,松江县政府办公室下发《关于家庭储血互助办法(试行)》。

同年,松江县贯彻执行《上海市社会医疗机构管理规定》,对全县8所社会医疗机构进行清理;对27名符合条件的个体行医者颁发《开业许可证》;取缔无证行医7起。

同年,松江县公费医疗执行经费定额、定期考核、结余提成、超支赔补原则,经费由医院代管。

1992年

3月12日,《上海郊区报》刊登署名通讯《"白衣天使"丁彩霞》,介绍松江县中医医院医生丁彩霞的先进事迹。

3月17日,上海市爱卫会下发《关于上海市创建等级卫生街道考核标准及办法(试行)的通知》,对原创建市卫生城镇的名称作调整,改为创建市三、二、一级卫生街道(镇)。

4月,松江县血站挂牌成立。

5月6日,松江县被市爱卫会授予上海市灭鼠先进县称号。

同月,松江县被卫生部授予全国防盲治盲先进县称号。

7月,上海市初级卫生保健委员会组织评审小组对新桥、洞泾、李塔汇3个初级卫生保健试点乡进行综合评估;松江县名列全市5县1区榜首。

8月8日,经公开招聘的天马乡卫生院院长陈平上任就职,这是松江县卫生系统试行公开招聘、自我推荐、平等竞争、择优聘用卫生院院长第一人。

8月14日,经考核评定,松江县泗泾医院达到市卫生局颁布的市二级医院标准。

8月25日,松江县县长沈效良到新桥、古松、新浜等乡调研农村合作医疗工作。

9月28日,松江县卫生局机关由松汇路54号搬迁至谷阳北路343号新址办公,县血站由乐都路49号迁至谷阳北路341号新址办公。

同年,经市科委鉴定,县中心医院副主任医师张忠雷、统计师钱曾玮主持的《急性农药中毒基础与临床的电脑咨询系统》科研项目达到国内先进水平,并参加全国农业高新技术产品展览会,获高新技术奖。

同年,松江、泗泾两镇被上海市爱卫会命名为市二级卫生镇。

1993年

3月16日,县卫生局召开松江县县级医院和乡镇卫生院升等达标工作动员大会。

4月30日,松江县红十字老年护理院在县结核病防治院挂牌成立。

7月16日,经市卫生局考核,松江县九亭乡卫生院被评为一级甲等医院。

7月28日,松江县叶榭乡车亭村首次发现钉螺。

8月12日,上海市副市长谢丽娟到松江叶榭车亭村视察螺情。

同年,松江县19个乡镇全面实行农村合作医疗统筹制度;其中九亭等10个乡镇实行"乡办乡管、农工统筹",大港等7个乡镇实行"乡办乡管、农户统筹",古松、天马乡仍实行"村办村管"。

同年,松江县政府批转县卫生局《关于进一步深化卫生改革的若干意见》,提出以推行劳动人事制度综合配套改革为重点的10个方面具体措施。

同年,全县13所乡镇卫生院672名卫生专业技术人员基本理论、基本知识、基本技能培训及考试任务全面完成,合格率达95%以上。

同年,松江县精神疾病线索调查工作历时3年全面完成,精神病患病率为11.75‰。

同年,松江县医学会有2项课题研究通过专家鉴定,并达到国内先进水平。

1994 年

6月30日,经上海市卫生局组织综合考核评估,松江县中心医院被评为二级甲等医院。

9月28日,上海云间商厦开业庆典过程中,发生氢气球爆燃事故,灼伤46人。县医疗救护站、县中心医院组织医务人员全力施救。

9月,经上海市卫生局组织验收,松江县妇幼保健院建成国家级"爱婴医院"。

12月25日,经上海市卫生局审核批准,松江县中医医院被评为二级乙等中医医院。

同年,经上海市卫生局组织评审,松江县华阳、张泽、新浜3所镇卫生院达到一级甲等医院标准,泗泾医院通过二级乙等医院预审。

同年,全县295所村卫生室中,有249所达到部颁甲级村卫生室的三室分开标准。

同年,松江县新桥、洞泾、佘山、小昆山4镇创建成上海市三级卫生镇,全县39个村建成市卫生村。

同年,经松江县卫生系列初、中级专业技术职称评审委员会评审,全县卫生系统晋升初级职称112人、中级职称98人,向市卫生系列高级专业技术职称评审委员会推荐评审高级专业技术职称的有7人。

同年,松江县血站经市卫生局组织评审验收,获得采供血许可证。

1995 年

1月,松江县政协组织部分委员视察血吸虫病监测巩固工作。

2月21日,经上海市卫生局审核,泗泾医院被评为二级乙等医院。

3月16日,松江县大港卫生院制剂室更名为上海市松江县大港制剂室。

4月7日,松江县精神病防治院更名为上海市松江县精神卫生中心。

5月15日,经上海市卫生局批复同意,县传染病医院与县结核病防治院合并,更名为松江县乐都医院;同时加挂松江县结核病防治所牌子。

5月18～19日,经上海市初级卫生保健委员会评审组考核验收,确认松江县提前实现"八五"期间初级卫生保健规划目标。

5月20日,松江县乐都医院挂牌成立,院址在乐都路279号。

6月,松江县中心医院创建"爱婴医院"通过上海市卫生局验收评审。

8月,松江县医疗保险办公室成立。

同月,松江县泗泾医院创建"爱婴医院"通过上海市卫生局验收评审。

11月,松江县卫生局召开卫生系统县人大代表、政协委员及农工民主党支部联系会,征求《松江县卫生事业发展"九五"计划及二〇一〇年远景目标》意见。

同年,松江县卫生局成立凝聚力工程基金会;集资10万元,帮助贫困职工。

同年,经上海市防盲办公室组织专家考核验收,大港镇被评为防盲和初级眼保健模范镇。

同年,松江县张泽、车墩、九亭、泖港4镇被市爱卫会命名为上海市三级卫生镇。

1996年

1月9日,松江县政府下发《松江县农村合作医疗保险暂行办法》。

2月28日,上海市副市长左焕琛到松江视察农村卫生工作。

3月12～13日,松江县通过卫生部组织的全国计划免疫第三个85%目标评审验收。

3月25日,松江县农村合作医疗保险管理委员会成立,下设办公室(在卫生局内)。

4月1日,松江县创建国家卫生县城领导小组成立。

4月18日,松江县少儿弱智残疾医疗鉴定委员会成立。

5月1日,松江县贯彻实施《上海市城镇企业职工住院医疗保险暂行办法》。

5月16日,松江县卫生局卫生监督科、松江县卫生局卫生监督所成立。

6月10～11日,陈雄熊代表上海市出席卫生部在北京召开的全国农村合作医疗工作座谈会。

7月1日,经上海市卫生局批准,撤销松江县方塔医院和松江县中医医院,合并成立松江县方塔中医医院。

7月3日,市农委、市卫生局在松江召开上海市郊区巩固发展农村合作医疗研讨会,市委副书记孟建柱、副市长左焕琛等出席会议并讲话。

7月15～19日,陈雄熊代表上海市出席卫生部在河南省郑州、林州召开的全国农村合作医疗经验交流会。

9月1日,松江县中小学生和婴幼儿住院医疗互助基金管理委员会成立,下设办公室(在县红十字会内)。

9月12日,松江县医务工会第一届代表大会召开。

10月3日,上海市卫生局批复确认,松江县已达到消灭丝虫病标准。

10月26日,上海市创建国家卫生城市领导小组办公室以沪创卫办[1996]46号文确认,松江县松江镇创建国家卫生县城基本达标。

10 月,松江县新浜、天马山、叶榭、茸北 4 个镇被市爱卫会命名为上海市三级卫生镇。

12 月 8 日,松江县佘山镇被市爱卫会命名为上海市二级卫生镇;同时命名春申等 7 个村为上海市卫生村。

1997 年

3 月 25 日,上海市初级卫生保健委员会对松江县"八五"期间农村初级卫生保健工作进行质量跟踪评审;松江获全市第二名。

4 月 8 日,松江县援摩洛哥医疗队一行 11 人启程,开始为期 2 年的援摩医疗工作。

5 月 6 日,松江县创建爱婴县工作通过上海市创建爱婴区(县)评估团评估验收。

5 月 19 日,世界卫生组织西太平洋区办事处主任韩相泰到松江考察农村卫生工作。

5 月 20 日,松江县人大常委会组织部分市、县人大代表,对松江实施《上海市环境卫生管理条例》及创建国家卫生县城进行视察。

6 月 15 日,由农工民主党上海市委主办,松江县委统战部协办的迎香港回归、农工民主党上海市委百名专家送医下乡活动在佘山卫生院举行,义诊达 654 人次。

6 月 18 日,松江县卫生学校与上海市卫生学校联合办学,成立上海市卫生学校松江分校;松江县卫生人才培训中心同时成立。

同月,松江县卫生局制定印发《松江县卫生局致全县人民的一封公开信》《松江县卫生局"政务公开,规范服务"活动公开服务项目》;决定自 1997 年 7 月起在全县推行政务公开制度。

9 月 2 日,越南民主主义人民共和国卫生部考察团一行到松江洞泾、佘山两镇考察农村卫生工作。

10 月 10 日,全国政协科教文卫体委员会常务副主任、卫生部原副部长郭子恒率全国政协科教文卫体委员会医院改革专题组一行 7 人到松江视察农村卫生工作。

11 月 20 日,松江县政府印发《松江县人民政府关于加快松江卫生改革与发展的实施意见》。

12 月 1 日,松江县卫生局成立医疗机构管理办公室和药品监督管理办公室(设在局医药管理科内)。

1998 年

2 月 23 日,松江县卫生局成立松江县儿童计划免疫管理领导小组。

4 月 1 日,松江县政府制定《松江县卫生局职能配置、内设机构和人员编制方案》,核定县卫生局机关行政编制为 44 名。

4 月 6 日,松江县卫生局被松江县人民政府授予 1997 年度松江县对口帮扶和经济协作先进单位铜牌。

4 月 16 日,松江县卫生局制定《松江县卫生系统跨世纪优秀学科带头人培养计划》。

6 月 29 日,上海市卫生局发文核定松江县中心医院床位 430 张、泗泾医院床位 200 张、方塔中医医院床位 100 张、妇幼保健院床位 86 张、乐都医院床位 150 张。

8月3日，松江区职称改革工作领导小组批复同意组建松江区第一届卫生系列中级专业技术职务任职资格评审委员会、松江区第一届卫生系列初级专业技术职务任职资格评审委员会。

9月1日，松江区科学技术协会批复同意成立松江区护理学会。

9月5日，松江区政府成立松江区创建国家卫生城区领导小组。成立松江区爱国卫生运动委员会。

9月8日，松江区卫生局成立住院医师培养考核领导小组。

10月7日，上海市卫生局发文首批核准松江区一级医疗机构为松江镇卫生院等20所，一级分支机构为茸北镇卖花桥门诊部1所。

10月8日，上海市卫生局发文认可市驾驶员健康检查站七分站（松江站），设在中心医院内。

11月4日，松江区卫生局下发《松江区卫生局关于卫生事业单位实行聘用合同制工作的通知》。

1999年

1月23日，中共松江区委、松江区政府在上海红楼宾馆召开上海第二医科大学附属瑞金医院与松江合作40周年座谈会。

1月25日，松江区精神病防治管理领导小组成立。

同日，松江区初级卫生保健委员会、松江区农村合作医疗管理委员会成立。

1月27日，松江区政府批复同意区卫生局在松江东部开发区购置职工住宅1000平方米，投入100万元。

3月8日，松江区被上海市卫生局授予上海市放射卫生综合监督管理达标区称号。

3月9日，松江区卫生局发文核定上海海鸥照相机厂卫生所等94个内部医疗机构执业登记。

4月15日，松江新桥、洞泾、天马山3镇启动实施镇村卫生机构一体化管理试点。

4月22日，松江区卫生局成立疾病预防机构改革工作领导小组。

5月26日，松江区卫生局核定仓桥镇新业村卫生室等278所村卫生室执业登记，核定上海消防器材总厂保健站等14所内部医疗机构执业登记。

6月27日，上海市副市长左焕琛到松江区中心医院调研。

9月8日，上海市卫生局批复同意松江区卫生防疫站设立艾滋病检测初筛实验室；松江区血站设立艾滋病检测初筛实验室。全区各级医院门急诊分步实行医药费用电脑收费。

9月27日，上海市卫生局发文，对松江区妇幼保健院等9所医疗保健机构同意核发《母婴保健技术服务执业许可证》，开展婚前医学检查服务项目。

11月18日，松江区卫生局向全区25名个体开业医生发放《医疗机构执业许可证》。

12月28日，松江区编委批复同意组建松江区疾病预防控制中心和松江区卫生局卫生监督所;设立松江区卫生检验检测所,挂靠在松江区疾病预防控制中心。

2000 年

3 月 2 日,松江区政府法制办确认松江区卫生局卫生监督所为具有处罚权的行政委托组织。

4 月 27 日,松江区中心医院院长沈树权赴京参加全国劳动模范和先进工作者表彰大会。

5 月 25 日,松江区卫生学校举行 2000 届护士专业暨最后一届卫生专业毕业生毕业典礼。

6 月 30 日,松江区政府下发《松江区镇村卫生机构一体化管理实施办法》。

7 月 17 日,松江区编委批复同意泗泾镇卫生院并入泗泾医院。

8 月 21 日,上海市药品监督管理局局长张瑶华到松江调研。

9 月 6 日,上海市卫生局党委副书记马强、宣传部长蔡秉良到松江调研卫生系统创建文明行业工作。

9 月 21 日,松江区九亭、泗泾、洞泾、茸北、车墩、叶榭 6 镇、62 个行政村建立农村生活垃圾收集处理系统,通过上海市爱卫会考核验收。

11 月 1 日,上海市卫生局副局长彭靖到松江调研镇村卫生机构一体化管理工作。

11 月 7 日,经上海市爱卫会、上海市农委组织专家验收,松江区九亭、泖港两镇建成市一级卫生镇;茸北、天马山两镇建成市二级卫生镇;洞泾镇创建国家卫生镇通过市级验收,并报全国爱卫会择期验收。

11 月 15 日,松江区编委批复同意建立上海市松江区医疗保险事务中心,核定事业编制 15 名。

11 月 16 日,松江区区长杨国雄到区卫生局调研。

11 月 22 日,中共松江区委、松江区政府召开全区推进城镇职工医疗保险制度改革工作会。

12 月 2 日,以台湾"立法委员"黄明和为团长的台湾医疗考察团到松江考察。

12 月 6 日,上海市卫生局批复同意松江区方塔中医医院以委托管理方式与上海中医药大学附属曙光医院建立合作关系;方塔中医医院第二冠名为"上海中医药大学附属曙光医院松江分院"。

12 月 8 日,上海市卫生局在松江召开"上海市农村推进镇村卫生机构一体化管理经验交流会"。上海市卫生局局长刘俊、松江区区长杨国雄为洞泾镇社区卫生服务中心、仓桥镇社区卫生服务中心揭牌。

同日,松江镇、泗泾镇、松江工业区、松江新城区"两镇两区"联动创建上海市卫生城区工作,通过上海市爱卫会验收。

12 月 11 日,松江区精神文明建设委员会办公室召开区卫生系统创建文明行业评议会,宣布松江区卫生系统为松江首家文明行业。

同日,上海市卫生局批复核准上海市松江区洞泾镇卫生院第二冠名为上海市松江区洞泾老年护理院,上海市松江区天马山镇卫生院第二冠名为上海市松江区天马老年护理院。

同年，松江区卫生局制定《松江区预防和控制慢性非传染性疾病中长期规划（2001～2005 年）》。

2001 年

1 月 2 日，松江区护理学会成立。

1 月 8 日，松江区医疗保险事务中心揭牌仪式在乐都路 168 号举行。

2 月 5 日，上海市松江区医疗事故鉴定委员会更名为上海市松江区医疗事故技术鉴定委员会。

2 月 7 日，上海市卫生局核定松江区中心医院、泗泾医院、方塔中医医院、乐都医院、精神卫生中心和妇幼保健院 6 所医疗机构为非营利性医疗机构。

2 月 8 日，上海中医药大学附属曙光医院松江分院成立仪式在红楼宾馆举行；上海市副市长左焕琛出席并讲话。

3 月 5 日，松江区政府批复同意成立松江区加强医政、公共卫生及药品监督执法工作联络小组。

3 月 15 日，经中共松江区委组织部批准，区卫生局副局长俞治平兼任松江区卫生工作者协会会长，区卫生局副局长张真诚兼任松江区工厂企业卫生保健管理协会会长。

3 月 16 日，松江区卫生局成立行政审批制度改革领导小组，下设办公室。

3 月 16～17 日，由复旦大学医学院、瑞金医院、中山医院、上海市第九人民医院等单位 10 余位专家、教授组成的专家团一行，专程到松江就上海市第一人民医院迁建松江的可行性问题进行考察认证。

3 月 23 日，松江区政府常务会议研究决定，撤并有关镇卫生院。

4 月 3 日，松江区卫生局召开卫生系统部分医疗卫生单位人事制度改革"三定"（即定编制、定岗位、定人员）工作会议，部署落实方塔中医医院等 14 个单位启动实施工作。

4 月 19 日，复旦大学医学院教授郝模等一行到松江进行《松江区卫生事业改革与发展战略研究》课题调研活动。

5 月 7 日，松江区卫生局完成 12 所镇卫生院撤并和 3 所镇卫生院更名工作。

5 月 30 日，上海第二医科大学附属仁济医院激光中心松江点成立暨揭牌仪式在乐都医院举行。

6 月 1 日，上海市卫生局核定上海海鸥照相机厂卫生所等 85 所内部医疗机构为非营利性医疗机构。

同日，上海市卫生局核定刘永福私立中医内妇科诊所等 38 所个体医疗机构为营利性医疗机构。

6 月 8 日，松江区卫生局与石湖荡镇政府举行松江区精神卫生中心迁建签约仪式。

6 月 25 日，上海市药品监督管理局局长王龙兴到松江调研松江区药监分局组建工作。

7 月 5 日，卫生部副部长殷大奎到松江视察工作。

7 月 10 日，上海中医药大学与上海中医药大学附属曙光医院松江分院在松江区方塔中医医院举行上海中医药大学临床教学基地签约暨揭牌仪式。

8月15日,松江区卫生学校划归区教育局管理。

10月10日,上海市药品监督管理局松江分局成立,原由松江区卫生局承担的药政管理职能划归药监局松江分局。

10月16日,松江区洞泾镇创建国家卫生镇通过全国爱卫会验收。

11月11日,全国人大常委会委员、教科文卫委员会主任朱开轩到松江考察。

11月19日,上海市卫生局批复同意方塔中医医院开设特需病房,设置病床30张。

11月26日,松江区卫生局批复同意成立松江区卫生系统配菜中心。

12月7日,松江区洞泾镇卫生院、仓桥镇卫生院创建标准化社区卫生服务中心工作通过上海市卫生局验收。

2002年

1月7日,松江区机构编制委员会核定区卫生局机关行政编制数37名。

1月11日,世界卫生组织上海健康促进和健康教育合作中心健康促进医院实验基地揭牌仪式在松江区洞泾镇卫生院举行。

1月20日,中共松江区委、松江区政府命名区中心医院中心实验室主任胡喜梅等10人为上海市松江区第一批拔尖人才。

1月21日,上海市卫生局核准松江区松江镇卫生院更名为松江区岳阳地段医院,松江区茸北镇卫生院更名为松江区中山地段医院。

1月22日,上海市卫生局核准松江区仓桥镇卫生院更名为松江区永丰地段医院,松江区华阳镇卫生院更名为松江区车墩镇卫生院分部,松江区天马山镇卫生院更名为松江区佘山镇卫生院分部、松江区大港镇卫生院更名为松江区小昆山镇卫生院分部、松江区李塔汇镇卫生院更名为松江区石湖荡镇卫生院分部、松江区五厍镇卫生院更名为松江区浦南卫生院分部、松江区张泽镇卫生院更名为松江区叶榭镇卫生院分部。

2月6日,上海市卫生局批复同意区中心医院开设特需病房,设置床位43张,所设床位不占核定床位数。

2月8日,上海曙光医院肝病研究所在松江区方塔中医医院开设专科门诊。

同日,上海市卫生局配置松江区血站首辆流动采血车到站。

3月18日,松江区泖港镇胡光村首次发现钉螺(经检测均为阴性)。

3月23日,中国残疾人联合会副理事长汤小泉、中国康复研究中心常务副主任李建军等一行4人到松江考察。

3月26日,在松江区第一届人大常委会第35次会议上,张浩亮受区政府委托,向区人大常委会报告一年来松江区推进医疗卫生体制、医疗保险制度和医药管理体制改革(简称"三医"联动改革)的情况。

4月12日,松江区政府办公室印发《上海市松江区卫生局职能配置、内设机构和人员编制规定》。明确上海市松江区卫生局是主管全区卫生工作的政府工作部门。药品监督管理职能移交区药品监督管理分局,机关后勤服务工作归口有关事业单位。区卫生局内设办公室、财务审计科、医政科、预防监督科、初级卫生保健科(挂区初级卫生保健委员会办公室牌子)、党群工作科(党委办公室)、组织人事科7个职能科(室)。区爱国卫生运动委员会办公室、区医疗保险办公室、区红十字会秘书长各1名,享受正科级;区爱国卫生运动委员会办公室副主任1名,享受副科级。

4月16日,松江区卫生局批复同意成立护工管理服务中心、保安管理服务中心和旅游管理部。

5月9日,台湾秀传医院董事长黄明和率考察团考察松江区中心医院。

7月15~16日,松江区乐都医院与中国康复研究中心在北京签订合作协议。

8月1日,上海市政协科教文卫体委员会一行6人到松江调研区卫生系统多种所有制、多元化办医的开展情况。

8月7日,上海市副市长杨晓渡到松江调研落实《职业病防治法》工作情况。

8月20日,松江国际厚生肿瘤医院(质子刀医院)项目意向书签约仪式在红楼宾馆举行。

8月26日,成立松江区医疗事故技术鉴定中心和松江区卫生局医疗事故处理办公室,区医疗事故技术鉴定中心与区医学会合署办公;区卫生局医疗事故处理办公室设在区卫生监督所内。

9月10日,中国保险公司松江支公司与全区19所公立医疗机构和城镇职工基本医疗保险定点医疗机构签订医疗责任保险。

9月23日,台湾彰化秀传医院胃肠科主治医师、内视镜室主任方怡仁率医院部分专家到松江作学术交流。

10月26日,松江区永丰街道创建上海市二级卫生街道通过市爱卫会验收。

10月31日,松江区卫生局批复同意开办上海松卫旅行社。

11月5日,松江区中山街道创建上海市一级卫生街道通过市爱卫会验收。

11月,松江区率先在全市建立居民健康档案。

12月18日,松江区政府召开纪念爱国卫生运动50周年暨先进集体、先进个人表彰大会。

12月20日,上海职工医学院、洞泾镇社区卫生服务中心举行上海职工医学院松江区社区卫生服务中心全科医学教学基地揭牌仪式。

12月30日,上海市第一人民医院松江新院建设工程在松江新城区奠基。上海市副市长杨晓渡、市政协副主席左焕琛出席。

2003年

3月29日,松江区乐都医院举行中国康复研究中心上海市协作中心成立暨揭牌仪式。

4月3日,松江区卫生局确定区中心医院、泗泾医院为"非典"监测医院。

4月10日,松江区副区长周雪娣到区疾病预防控制中心和区中心医院检查"非典"防治工作。

4月21日上午,中共松江区委、松江区政府在红楼宾馆召开全区党政负责干部会议,研究和部署"非典"防治工作。

4月21日晚,松江区副区长周雪娣到区防病联席会议办公室了解"非典"防治工作情况。

4月22日,中共松江区委、松江区政府领导杨国雄、孙建平、金杏兴、周雪娣等先后到区防病联席会议办公室和区中心医院了解"非典"防治工作情况。

4月23日,中共松江区委宣传部(区广播电视台、《松江报》社)、区外经委、区经委、区双企办、区建委、区商委、区旅游委、区公安分局、区教育局等部门共派出11位专职人员充实到区防病联席会议办公室督察组,参加全区"非典"防治工作。

4月24日上午,中共松江区委、松江区政府领导杨国雄、孙建平、金杏兴、周雪娣等分别到九亭镇与区商委、新桥镇与区旅游委、泗泾镇与教育局检查"非典"防治工作落实情况。

4月28日,中共松江区委书记杨国雄、副书记金杏兴到松江"非典"定点隔离病房建设工地检查指导各项设施落实准备情况。

4月29日,松江区人大常委会领导吴尧鑫、张木英、吴红星、王林根、顾育其、李吉成等,先后到区防病办、疾病预防控制中心、中心医院、松江药材公司、"非典"定点隔离病房建设工地和沪杭高速公路枫泾道口视察"非典"防范工作。

4月,中国保护消费者基金会在北京中南海会堂举行第十一届保护消费者杯授奖仪式,松江余天成堂药号荣获保护消费者权益最高奖励——保护消费者奖杯。

5月5日,上海市副市长杨晓渡到松江检查"非典"防治工作。

5月8日,中共松江区委书记杨国雄慰问防非应急队员。

5月8日,松江区卫生系统防治"非典"应急医疗队成立暨誓师大会在区中心医院举行。

5月19日,举行松江区中心医院叶榭分院成立暨揭牌仪式。

5月,国家发展和改革委员会、卫生部等有关部门领导一行4人,到松江区叶榭镇卫生院就贯彻落实国务院《突发公共卫生事件应急条例》,建立突发公共卫生事件应急处理体系等问题进行专题调研。

6月25日,松江区人大常委会主任吴尧鑫率区人大常委会教科文卫工委一行9人,视察松江贯彻执行《中华人民共和国食品卫生法》和《中华人民共和国传染病防治法》情况。

7月1日,松江区卫生局核准泗泾镇横港村卫生室等152所村卫生室(站)冠名。

7月9日,上海市政协教科文卫体委员会《郊区卫生工作情况的调研》课题组一行到松江调研。

同日,松江区血站由谷阳北路341号整体搬迁至新城区文诚路801号新址办公。

7月14日,松江区政府批复同意将区卫生学校更名为区卫生人才培训中心,地址:松江西林北路58号。

7月18日,松江区医疗救护站由乐都路197号整体搬迁至新城区文诚路801号新址办公。

8月26日,上海市卫生局批复同意松江区中心医院以委托管理方式与叶榭镇卫生院建立合作关系。叶榭镇卫生院第一名称变更为松江区中心医院叶榭分院,核定床位100张,维持一级收费;第二名称为松江区叶榭镇卫生院。

8月28日,松江区医学会及医疗事故技术鉴定中心由谷阳北路341号搬迁至新城区文诚路801号新址办公。

11月7日,松江区卫生局举行信息化项目建设签约仪式。

12月8日,上海市政协副主席左焕琛率市政府公共卫生和农村合作医疗专题组到松江视察。

12月10日,松江区区长孙建平到卫生系统调研。

12月16日,松江区泗泾医院、岳阳、中山地段医院,车墩、新桥、九亭镇卫生院和浦南卫生院创建标准化社区卫生服务中心工作,通过市政府实事办公室验收。

2004年

1月9日,松江区岳阳街道社区卫生服务中心揭牌。

1月18日,松江区卫生局卫生监督所由乐都路317号迁至新址文诚路801号办公。

2月16日,松江区卫生局行风建设领导小组成立。

2月23日,上海市卫生局批复同意松江区疾病预防控制中心等18个单位取得上海市职业卫生技术服务机构资质。

2月24日,松江区卫生局安全生产领导小组和综合治理领导小组成立。

4月7日,松江区卫生局机关档案管理升级工作领导小组成立。

5月13日,松江区政协主席曹伟达一行10余人视察区卫生系统公共卫生体系建设情况。同日下午,上海市卫生局党委书记陈志荣到松江调研卫生行风建设工作。

5月25日,松江区卫生局成立区内科、外科、妇产科、儿科、精神科、口腔科、眼科、护理、院内感染、麻醉、检验、放射、超声和药剂等14个专业质量控制小组。

5月31日,松江区卫生局党委聘请董菁等14人担任局行风监督员,聘期2年。

7月9日,松江区机构编制委员会批复同意松江区医疗救护站更名为松江区医疗急救站;更名后机构级别、编制、经费形式维持原状不变。

8月2日,松江区区长孙建平、副区长周雪娣到区中心医院、妇幼保健院、方塔中医医院调研。

8月19日,松江区副区长周雪娣率区计委等部门主要负责人现场察看区中心医院、妇幼保健院、方塔中医医院改扩建工程进展情况。

8月24日,上海市松江区卫生局门户网站正式开通,并挂接到上海市松江区政府门户网站。

10月16日,松江区机构编制委员会批复同意松江区献血办公室更名为松江区血液管理办公室,机构的设置、人员编制及经费形式等维持原状不变。

10月29日,松江区艾滋病、结核病、血吸虫病防治专业委员会成立。

11 月 28 日,全国爱卫会组织专家对松江区创建国家卫生区工作进行考核鉴定。

12 月 16 日,松江区人大常委会主任吴尧鑫率区部分人大代表到区卫生局视察卫生事业改革与发展工作。

12 月 23 日,中共松江区委书记杨国雄到区中心医院、妇幼保健院、方塔中医医院调研。

12 月 24 日,全国爱卫会命名松江区九亭镇为国家卫生镇。

12 月 28 日,松江区方松地段医院和佘山、小昆山、石湖荡、新浜、叶榭镇卫生院标准化建设并转为社区卫生服务中心通过市政府实事项目办公室验收。

2005 年

1 月 1 日,根据上海市政府《关于调整本市食品安全有关监管部门职能的决定》、《关于本市食品安全有关监管部门职能调整方案的通知》精神,将区卫生局负责的食品流通环节和消费环节(包括餐饮业、食堂等)以及保健食品(包括化妆品)的生产加工、流通和消费环节的监管职责,划归市食品药品监管局松江分局;将区卫生局负责的除保健食品以外的其他食品生产加工环节的监管职责,划归区质量技监部门。

1 月 16 日,上海市医保局局长周海洋到松江召开医保工作调研座谈会。

2 月 26 日,松江区卫生局印发《关于实行工资奖金分配制度改革后工资奖金支出账务处理意见》。

3 月 9 日,松江区区长孙建平、副区长周雪娣到区医疗急救站调研。

3 月 18 日,松江区政府就改善农民就医工作召开新闻发布会,副区长周雪娣宣布区政府制定的《关于改善松江区农民就医问题的 10 大措施》。

3 月 21 日,中共松江区委副书记居洁到区妇幼保健院调研。

4 月 6 日,全国爱卫会命名松江区为国家卫生区。

4 月 7 日,松江区卫生局印发《关于进一步加强本区民办医疗机构管理的若干意见》。

4 月 29 日,松江区政府印发《松江区农村合作医疗管理办法》。

4 月,松江区残联与乐都医院联合组建区残疾人康复治疗中心,并揭牌。

5 月 9 日,上海市副市长周太彤率市政府有关部门领导到松江调研"三医"联动综合改革试点工作;明确松江区作为本市"三医"联动综合改革试点区。

5 月 18 日,松江区卫生局制定《松江区卫生局 200 万元以下建设工程项目管理制度》。

6 月 1 日,中共松江区委书记杨国雄到洞泾镇社区卫生服务中心调研。

6 月 29 日,松江区政府成立松江区"三医"联动改革领导小组。

7 月 8 日,上海市卫生局审查核准松江区医疗急救站更名为上海市松江区医疗急救中心。

7 月 25 日,松江区医疗急救中心叶榭急救点投入运行。

8 月 26 日下午,上海市副市长杨晓渡到松江调研关于推行医保管理方式与公立医疗机构运行机制综合改革试点工作推进情况。

同日,上海市卫生局批复同意松江区血站在中山中路 65 号增设固定采血点。

9 月 20 日,澳大利亚考察团一行到松江区新桥镇社区卫生服务中心交流研讨社区卫生服务工作开展情况。

9月21日上午,上海市副市长杨晓渡到松江视察医疗卫生工作。

9月28日,松江区卫生人才培训中心划归区卫生局管理;恢复区卫生学校建制,并实行两块牌子一套机构管理。

同日,上海市政府印发《关于松江区"三医"联动综合改革试点工作》市政府专题会议纪要。

同日,上海市"三医"联动改革领导小组办公室印发《关于在松江区深化"三医"联动综合改革试点工作的指导意见(试行)》。

9月29日,上海市政府在松江召开"三医"联动综合改革试点工作启动会议。

同日,松江区机构编制委员会印发《关于调整上海市松江区卫生局机关行政编制的通知》。确定区卫生局机关行政编制数由37名调整为35名。

10月10日,松江区卫生局"三医"联动综合改革领导小组成立。

同日,松江区卫生局医疗机构管理领导小组成立。

10月12日,中共松江区委成立松江区"三医"联动改革领导小组,下设办公室。

10月14日,松江区卫生系统"三医"联动综合改革动员大会召开。

10月17日,松江区政府印发《关于松江区"三医"联动综合改革试点方案的通知》。

10月22日,世界卫生组织西太平洋区办事处卫生官员到松江区洞泾镇考察社区卫生服务工作。

11月1日,松江区机构编制委员会批复同意建立上海市松江区卫生局公立医疗机构管理中心,增挂上海市松江区国库集中支付卫生分中心牌子。

11月18日,松江区卫生局防控流感(人感染高致病性禽流感)工作领导小组及工作小组成立。

11月25日,上海市市长韩正,市委副书记殷一璀,副市长杨晓渡、周太彤,市政府秘书长杨定华等到松江调研镇村医疗卫生工作情况。

11月29日,卫生部、财政部领导到松江区新桥镇调研社区卫生服务工作。

11月,上海交通大学附属第六人民医院与松江区乐都医院签订骨康复合作协议;区医疗急救中心泗泾急救分站、九亭镇医疗急救点建成使用。

12月9日,松江区被列为上海市全国伤害监测城市试点之一;区中心医院、泗泾医院、方塔中医医院为伤害监测哨点医院。

12月10日,松江区医疗保险办公室、区医疗保险事务中心由乐都路168号搬迁至荣乐中路700号新址办公。

12月29日,松江区有害生物防制协会成立。

2006年

1月7日,上海市副市长杨晓渡到松江调研"三医"联动综合改革工作。

1月15日,上海市卫生局副局长蔡威到松江调研"三医"联动综合改革工作。

3月2日,上海市卫生局巡视员彭靖一行4人到松江区卫生局调研。

3月3日,上海市副市长周太彤到松江调研"三医"联动综合改革工作。

3月14日,中共上海市委副书记殷一璀,市委常委、宣传部部长王仲伟,副市长杨晓渡等领导到松江调研卫生等社会事业发展情况。

3月15日,上海市副市长杨晓渡到松江调研"三医"联动综合改革试点工作。

3月21日,复旦大学卫生发展战略研究中心郝模教授到松江调研"三医"联动综合改革试点工作。

4月12日,上海市政府召开上海市社区卫生工作电视电话会议,松江区区长孙建平在区分会场作交流发言。

4月15日,全国第19届肝胆胰外科学术交流会在松江区中心医院举行,吴孟超院士作题为《原发性肝癌的诊治进展》的学术讲座。

4月26日,上海市发改委物价部门领导到松江考察药品价格情况。

5月31日,松江区卫生局治理商业贿赂领导小组成立。

6月7~10日,松江区人大常委会主任吴尧鑫,副主任李吉成等先后调研并听取局、部分医疗机构、部分镇(街道)"三医"联动综合改革汇报。

6月9日,上海市卫生局巡视员彭靖、市纠风办有关领导到松江调研药品采购情况。

6月22日,松江区二届人大常委会第41次主任会议,专题听取张真诚所作的《关于松江区"三医"联动综合改革试点工作进展情况的报告》。

7月4日,松江区政协副主席顾德福等视察松江民营医院。

7月5日,松江区政协副主席郭大华等视察松江"三医"联动综合改革工作。

7月15日,上海市副市长杨晓渡在《松江"三医"联动改革简报(第13期)》上作重要批示,并批转至松江区政府。

7月19日,上海市卫生局副局长马强一行3人到松江调研和指导"三医"联动改革工作。

7月22日,上海市副市长杨晓渡到松江调研"三医"联动综合改革工作,并视察区中心医院、方松街道社区卫生服务中心、上海市第一人民医院南院。

8月5日,上海市卫生局巡视员彭靖到松江调研收支两条线管理工作。

8月9日,中共松江区委宣传部召开松江区卫生工作新闻通气会,《人民日报》、新华社、《解放日报》等中央、市、区16家新闻媒体新闻记者出席。

8月15日,松江区编委批复同意区卫生局下属4所地段医院和10所镇卫生院统一更名为松江区××街道(镇)社区卫生服务中心,更名后机构性质、编制和经费等维持原状不变。

8月17日,上海市人大常委会主任龚学平到松江视察"三医"联动综合改革、社区卫生服务和农村合作医疗工作。

8月28日,上海市第一人民医院南部全面试运营,急救室、病房开始向病家开放。

9月7日,上海市卫生局副局长夏毅一行14人到松江调研卫生监督体系建设情况。

9月21日,国务院妇女儿童发展纲要中期评估督导组到松江督查《中国妇女发展纲要》和《中国儿童发展纲要》贯彻实施情况。

9月22日，松江区编委批复同意建立新浜医疗急救分站。

10月16日，松江区卫生局机关从谷阳北路343号搬迁至西林北路1052号办公。

10月20日，京津沪渝卫生局领导考察松江区卫生工作。

10月26日，上海交通大学附属第一人民医院南部举行正式运行暨上海第一人民医院松江分院揭牌仪式。

11月8日，松江区政府举行区公共卫生应急指挥中心成立揭牌仪式。

11月15日，上海市推进社区卫生服务工作电视电话会议召开；松江区区长孙建平作为试点区代表作交流发言。

12月8日，松江区编委批复同意松江区血站分设为松江区血站和松江区血液管理办公室两个机构；松江区卫生工业管理所更名为松江区卫生后勤服务管理所，松江区卫生人才培训中心从区教育局划转区卫生局。

12月20日，松江区九亭医院建立。

12月21日，全国爱卫会命名松江区泗泾镇为国家卫生镇。

12月22日，松江区二届人大部分代表视察科技园区社区卫生服务中心。

12月24日，松江区公立医疗机构管理中心主任陈杰赴北京参加社区卫生服务机构收支两条线管理试点研究经验交流会，就社区卫生服务机构收支两条线管理与绩效考核办法作交流发言。

12月28日，中共松江区委、松江区政府命名金智敏等23人为区第二届拔尖人才。

2007年

1月15日，松江区区长孙建平，副区长周雪娣、任向阳召集区政府有关部门负责人，区人大、区政协有关专门委员会负责人，部分区人大代表、政协委员、医务工作者和市民代表，征询松江区"三医"联动综合改革工作意见。

2月5日，国家发改委副主任张茅一行到松江区新浜镇调研卫生工作。

2月27日，卫生部副部长蒋作君率调研团到松江就医疗卫生情况进行调研。

3月5日，卫生部主管的《中国医疗前沿》杂志连续2期，共用6篇文章报道松江"三医"联动改革情况。

3月6日，松江区中心医院与全区范围内的14所网络医院并网。

3月14日，松江区区长孙建平，副区长任向阳等为赴摩医疗队的5名成员举行欢送会。

3月20日，松江区卫生局制定《关于本区乡村医生落实小城镇社会保险的实施意见》。

3月21日，松江区卫生局召开乡村医生社会保障工作紧急会议，解决315名乡村医生镇保问题。

3月28日，上海市卫生局巡视员彭靖到松江调研指导"三医"联动改革工作。

3月29日，卫生部规划财务司、妇社司、经济研究所、中英项目办有关领导，华中科技大学同济医学院有关专家学者到松江调研收支两条线情况。

4月2日,复旦大学医院管理研究所副所长章滨云等一行3人到松江商讨全科医生培训与管理干部队伍培训等事宜。

4月3日,中共松江区委书记盛亚飞等领导先后到市第一人民医院南院、区中心医院、区公共卫生应急指挥中心及疾病预防控制中心,实地察看医疗卫生设施的运行状况,并仔细听取区卫生局等相关部门的情况汇报。

5月10日,中国疾病预防控制中心党委书记沈洁一行5人到松江区疾病预防控制中心考察调研、指导工作。

5月15日,卫生部副部长陈啸宏到松江视察医疗卫生工作。

6月19~20日,国务院在成都召开全国城市社区卫生工作会议,松江区区长孙建平在会上作《大力发展社区卫生服务,深入推进卫生综合改革》的经验介绍。

7月4日,中国社区卫生协会在京举行成立大会,松江区卫生局被选举为中国社区卫生协会第一届理事会理事单位。

7月23日,松江区区长孙建平、副区长任向阳到区妇幼保健院调研。

7月30日,《松江卫生》报创刊。

8月1日,中共松江区委常委、副区长毛啸岳,副区长任向阳到叶榭镇社区卫生服务中心,看望正在参加免费健康体检的当地村民和医务人员。

8月8日,上海市人大常委会副主任周禹鹏到松江区佘山镇社区卫生服务中心调研郊区社区卫生服务工作和卫生综合改革推进情况。

8月23日,中共中央政治局委员、上海市委书记习近平到松江视察农村卫生工作。

8月31日,松江区被列为全国社区卫生服务体系建设重点联系地区。

9月12日,松江区政协主席陈先国视察社区卫生服务工作。

9月20日,上海市政协主席蒋以任等市政协领导到松江区方松街道社区卫生服务中心调研。

9月21日,中共松江区委书记盛亚飞主持召开第22次区委常委会,听取张真诚关于松江区卫生综合改革及卫生工作情况的汇报。

9月25日,松江区政府第21次常务会议审议通过《松江区公立医疗机构基本药品实行零差率暂行办法》。

9月29日,松江区区长孙建平主持召开深化卫生综合改革座谈会。

10月9日,中共松江区委常委、区纪委书记杨登华到区卫生局调研。

10月31日,松江区政府召开新闻发布会,通报基本药品零差率实施意见。

11月1日,松江区公立医疗机构基本药品零差率正式实施。

11月2日,上海市爱卫会副主任、爱卫办主任李忠阳,市爱卫办副主任李光耀一行6人到松江调研爱国卫生工作。

11月8日,上海市副市长杨定华到松江调研卫生工作。

同日,卫生部社区卫生体系建设专家组成员、复旦大学教授胡善联和梁鸿等到松江指导社区卫生服务体系建设。

同日,松江区中心医院与南京医科大学签约,成为其教学医院。

11月9日,上海市卫生局副局长夏毅一行8人到松江调研社区卫生服务信息化建设情况。

12月17~18日,首届中国社区卫生服务发展局长论坛在上海市长宁区召开,张真诚在论坛上作《关于卫生综合改革的实践与思考》的主题发言。

12月18日,中国社区卫生协会副会长李长明一行5人到松江调研社区卫生和公共卫生工作。

2008 年

1月4日,上海市卫生局党委书记、局长徐建光一行到松江调研。

1月8日,全区14所社区卫生服务中心试行药品拆零小包装。

1月15日,美国哈佛大学学者一行18人在著名学者刘远立的带领下到松江考察卫生工作。

1月17日,松江区叶榭镇社区卫生服务中心被市政府评为白内障患者免费实施复明手术先进集体。

3月10日,松江区卫生局与上海市第一人民医院签订合作协议。

3月11日,上海市副市长沈晓明到松江调研社区卫生服务工作。

同日,卫生部信息统计中心主任、国家医改方案的主要设计者饶克勤到松江调研卫生综合改革工作。

3月24日,卫生部疾病预防控制局副局长孔灵芝一行到松江调研口腔保健工作。

3月28日,中国浦东干部学院省部级领导干部加强推进社会建设专题研究班成员一行30余人到松江进行现场教学,并实地考察方松社区卫生服务中心。

4月16日,上海市政府政研室一行3人到松江调研基本药品零差率工作。

4月23日,上海市卫生局局长徐建光、卫生政策研究专家刘俊到松江调研卫生改革工作。

5月14日,松江区首批抗震救灾医疗队赴四川地震灾区。

5月21日,松江区人大常委会副主任吴红星、区人大科教文卫专委会领导到区卫生局视察卫生综合改革情况。

5月25日,卫生政策研究专家饶克勤、刘俊到松江指导卫生综合改革工作。

5月30日,中共上海市委常委、副市长屠光绍,副市长唐登杰等到上海市第一人民医院(南部)的抗震爱心病房,看望四川映秀镇等地震灾区转来上海救治的18名伤病员。

6月18日,松江区三届人大常委会召开第16次主任会议,会议听取张真诚所作的《关于松江区卫生综合改革工作的报告》。

6月28日,2008年首届全国医院——社区联盟大会在上海召开,张真诚在大会上作《松江卫生综合改革探索》专题发言。

7月1日,上海市副市长胡延照等到四川都江堰龙池镇慰问松江区援川医疗卫生队全体队员。

7月9日,中共中央政治局委员、上海市委书记俞正声,市委副书记、市长韩正等一行到松江区泖港镇黄桥村卫生室视察。

7月26日,国务院参事陈全训、葛志荣率国务院参事室专题调研组一行11人到松江调研卫生综合改革相关情况及成果。

7月28日,上海市市长韩正、副市长胡延照,在中共松江区委书记盛亚飞陪同下,到四川看望松江区援川医疗卫生队全体队员。

同日,中央补助地方性重性精神病人管理治疗项目(简称686项目)上海市督导组领导到松江督查686IV上半年度执行情况。

8月22日,中共松江区委常委会第52次会议,听取张真诚关于《松江卫生综合改革专题汇报》。

8月27日,上海市三医办、市发改委、市卫生局、市物价局、市医保办等有关部门领导到松江调研卫生综合改革工作。

8月28日,松江区举行首届健康管理师开班仪式。

9月18日,松江区区长孙建平到区中心医院调研。

10月31日~11月1日,第五届中国健康产业论坛在京召开,张真诚参加会议并作题为《卫生改革促进健康管理的实践》报告。

11月17日,松江区卫生局党委书记马莉以副区长特别代表的身份,与副局长李正带团赴摩洛哥布阿法市慰问松江援摩医疗队员。

11月18日,上海市副市长沈晓明等领导到松江调研卫生综合改革情况。

12月3日,上海市卫生局副局长李卫平一行到松江调研卫生改革工作。

12月12日,中共松江区委书记盛亚飞等到区卫生系统调研。

同日,全国爱卫会命名松江区新桥镇为国家卫生镇。

12月27日,中共松江区委副书记居洁率区党政代表团赴川慰问在龙池镇第一线的区医疗卫生队队员。

2009年

1月13日,松江区妇幼保健院(所),由乐都路193号搬迁至松江区西林北路1010号。

1月19日,松江区妇幼保健院新院试运行第7天,区长孙建平,区委常委、副区长陈皓等到妇保院调研新院运行情况。

1月21日,松江区中心医院举行南京医科大学附属上海松江中心医院揭牌仪式。

3月4日,松江区政府召开第66次常务扩大会议,专题研究健康城区建设工作。

3月11日,中共松江区委常委、宣传部部长杨峥赴四川省都江堰市龙池镇慰问松江援川医疗卫生队。

4月28日,卫生部副部长刘谦一行到松江调研卫生改革工作。

同日,松江区卫生系统成立防控甲型H1N1流感工作领导小组和专家组。

5月4日,松江区区长孙建平到区卫生局调研全区防控甲型H1N1流感工作。

7月15日,松江区人大常委会副主任吴红星率区部分人大代表到区卫生局听取区域医疗中心规划方案汇报。

7月21日,松江区区长孙建平主持召开区政府第80次常务会议,专题听取松江甲型H1N1流感防控工作情况汇报。

8月11日,松江区政协副主席张汝皋、顾建中、杨云珠等一行到区中心医院调研区域医疗中心建设情况。

8月18日,松江区人大常委会副主任吴红星率部分人大代表到新浜镇视察农村合作医疗工作。

9月15日,中国浦东干部学院省部级领导干部专题研究班成员一行27人到松江区方松街道社区卫生服务中心考察。

9月22日,松江区区长孙建平主持召开区政府第84次常务会议,专题研究全区药品供应保障体系和贫困家庭精神病患者医疗救助工作。

9月24日,中共松江区委常委、副区长陈皓到区卫生局就医务人员关于工资向技能要,奖金向服务要的工作进行专题调研。

9月28日,松江区第三届人大常委会第21次会议召开,听取《关于松江区新型农村合作医疗工作报告》。

10月24日,松江区卫生人才培训中心举行南京医科大海陆空研究生课程进修班(上海松江)结业典礼。

11月3日,《第一财经日报》刊登署名通讯"上海松江医改:下一步重点调动医务人员的积极性",介绍松江综合医疗改革情况。

11月23日,人民网等12家全国知名网络媒体"上海世博行"采访团一行到松江区方松街道社区卫生服务中心采访调研松江区卫生综合改革情况。

11月26日,卫生部《健康报》社一行7人到松江区中山街道社区卫生服务中心调研。

12月18日,《松江区、上海交大医院医学信息远程心电临床诊断服务协作项目》签约。

12月29日,台湾新北市卫生局局长许铭能一行到松江访问交流。

2010年

1月11日,台湾坋新医院到松江交流卫生工作。

4月23日,国务院医改办秘书长、国家发改委社会发展司司长胡祖才到松江调研社区卫生服务综合改革工作。

4月27~28日,卫生部在江苏无锡召开全国社区卫生综合改革经验交流会,王志坚代表松江区卫生局作大会交流发言。

4月,松江区副区长任向阳率区卫生系统参访团赴台考察学习。

5月5日,上海市政府召开扩大医保预付试点和加强医疗费用控制动员大会,松江区副区长任向阳、区卫生局副局长李正分别在会上作交流发言。

6月2~3日,上海市政府研究室社会发展处领导到松江调研卫生改革工作。

6月30日,台中县卫生局代表团、员林员荣医院代表团到松江参访交流。

7月7日,上海市对口支援喀什地区巴楚县签署《区县对口支援意向书》,松江区选派7名医务工作者支援当地卫生事业。

7月12日,松江区人大常委会副主任吴红星率教科文卫工作委及部分人大代表到区卫生局调研突发公共卫生事件应急处置工作。

7月23～25日,国办秘书三局、卫生部等有关部门领导一行6人到松江调研卫生改革工作。

7月26日,台北县卫生局局长许铭能率团到松江考察。

8月3日,中共松江区委书记盛亚飞到区中心医院等医疗单位慰问医务人员。

8月10日,松江区区长孙建平等与市第一人民医院党政负责人就松江区医疗卫生事业"十二五"规划举行座谈。

8月26日,中共松江区委常委、副区长陈皓到区中心医院进行卫生人才队伍建设工作调研。

同日,上海市爱卫会副主任、市爱卫办主任李忠阳到松江调研市级健康镇、国家卫生镇创建工作。

8月27日,卫生部重点联系城市技术指导组专家到松江调研卫生改革和社区卫生服务工作。

9月9日,松江区政协主席陈先国到区卫生系统调研老年医疗护理工作。

9月16日,卫生部有关部门领导专家到松江调研药品供应管理改革情况。

9月18日,松江区区长孙建平在区委党校大礼堂作《卫生,百姓最关切的民生》专题报告。

9月29日,突遭车祸的赵姓孕妇乘警用直升机从区中心医院转院到华山医院抢救,途中仅用10分钟时间;这是松江区首次开通空中急救通道,使用直升机急救患者。

10月20日,由上海市卫生工作者协会和松江区卫生局共同举办的新医改形势下社区卫生服务改革与发展高级论坛在松江举行。

11月,上海文艺出版社出版毛佩云著《破解哥德巴赫医疗猜想》一书,专题介绍2005～2010年松江区卫生综合改革情况。

12月17日,全国爱卫会命名松江区泖港镇为国家卫生镇。

同月,松江区卫生局与上海市第一人民医院举行学科建设和专业梯队培养合作协议签约仪式。

2011年

1月8日,上海市政府副秘书长、市财政局局长蒋卓庆到松江调研卫生综合改革工作。

4月26日,上海市卫生局局长徐建光及中共中央党校师生等一行到松江调研卫生改革工作。

5月14日,《解放日报》刊登署名通讯《最后的松江蛇医》,介绍松江区车墩镇社区卫生服务中心医生李粉根治疗蛇伤事迹,以及对蛇伤灵方能否传承下去的思考。

7月11日,松江区卫生局与上海市第一人民医院举行学科建设合作共建项目签约仪式。

8月31日,世界卫生组织西太平洋区办事处部分专家到松江考察健康城区建设工作。

9月19日,中共松江区委副书记、代区长俞太尉到区卫生局调研指导工作。

10月10日,松江区心理卫生学会成立。

10月31日,台湾新北市卫生局副局长谌立中一行到松江参观访问。

12月30日,松江区被国家中医药管理局命名为全国中医药工作先进单位。

2012 年

2月13日,松江区副区长龙婉丽到区卫生局调研。

2月16日,上海市爱卫会副主任、市爱卫办主任李忠阳等一行到松江调研国家卫生镇复审工作。

4月27日,卫生部授予松江区国家慢性病综合防控示范区称号。

5月9日,松江区四届人大常委会召开第6次会议,听取区卫生局局长李正所作的《加快推进卫生资源整合,全面提升区域医疗卫生服务水平》情况汇报和区人大常委会教科文卫工委主任魏兆仪所作的《关于我区推进卫生资源整合,提升区域医疗卫生水平工作的讨论意见》。

5月14日,中共松江区委副书记陈皓到区卫生局调研无偿献血等工作。

5月31日,上海市卫生局副局长王磐石等领导到松江区新浜镇调研肿瘤防治工作。

8月15日,松江区副区长龙婉丽到泗泾医院调研新院整体运行情况。

10月9日,上海市卫生局巡视员彭靖以及复旦大学胡善联教授等有关部门领导和专家一行30人,到松江检查指导社区卫生改革工作。

10月15日,上海市爱卫会副主任、市爱卫办主任李忠阳等一行到松江区泖港镇调研健康社区建设工作。

10月18日,上海市副市长沈晓明到松江调研医改工作。

11月1日,上海市卫生局局长徐建光到松江区泖港镇调研社区卫生服务工作。

2013 年

3月14日,复旦大学公共卫生学院与松江区疾病预防控制中心共建科研教学基地举行合作签约揭牌仪式。

3月28日,松江区副区长龙婉丽到区卫生局调研公立医院改革工作。

4月11日,上海市卫生和计划生育委员会主任徐建光率各处室负责人到松江区泖港镇腰泾村,开展"2013年服务惠民生,同心促发展"结对共建活动。

5月10日,松江区区长俞太尉主持召开区长办公会议,专题研究部署松江公立医院改革工作。

5月17日,中共松江区委决定,建立中共上海市松江区卫生和计划生育委员会委员会、中共上海市松江区卫生和计划生育委员会纪律检查委员会。

5月24日,中共松江区委副书记陈皓,区委常委、组织部长罗勇伟,副区长龙婉丽到区卫生局宣布区委关于撤销松江区卫生局和松江区人口和计划生育委员会,建立松江区卫生和计划生育委员会的决定及有关事项。

5月30日,中共松江区委向区编委印发《关于区编委〈关于调整区卫生和计生部门机构职能的请示〉的批复》。批复同意组建上海市松江区卫生和计划生育委员会,为上海市松江区人民政府组成部门。将上海市松江区卫生局的职责、上海市松江区人口和计划生育委员会的职责整合划入上海市松江区卫生和计划生育委员会。上海市松江区卫生和计划生育委员会的主要职责、内设机构、人员编制待市编委"三定"指导意见下发后由区编委按照精简、统一、效能的原则另行核定。

6月6日,松江区副区长龙婉丽到佘山镇社区卫生服务中心调研。

7月3日,松江区卫生计生委召开《松江卫生志》编纂工作会议,启动《松江卫生志》编纂工作。

7月10日,国家卫生计生委副主任刘谦一行7人到松江调研医疗卫生和人口计划生育工作。

7月17日,上海市卫生计生委副主任赵勇、王磐石到松江调研卫生和计生"十二五"规划中期评估工作。

7月20日上午,松江区卫生和计划生育委员会揭牌。

8月15日,上海市医改办副主任、市卫生计生委副巡视员许速等一行9人到松江调研公立医院改革进展情况。

8月28日,松江区人大常委会副主任王林根、任向阳、沈谦、杨云珠等视察区东北部医疗资源优化布局情况。

9月5日,上海市政府副秘书长宗明等一行10人到松江调研公立医院改革工作。

9月11日,国家卫生计生委规划司司长侯岩等一行5人到松江督查基层医改工作,了解国家基础药物制度和基层运行新机制情况。

10月8日,松江区副区长苏平到区卫生计生委调研。

10月10日,上海市卫生计生委卫生应急管理办公室组织专家对松江区卫生应急核心能力进行全面督导检查,并现场反馈督查评估情况。

10月18日,上海市卫生发展研究中心召开上海市区县公立医院改革经验交流会,松江区卫生计生委主任李正应邀作《强化区域卫生改革联动,提高人民群众健康水平》的交流汇报。

10月24日,中共松江区委书记盛亚飞到区卫生计生委调研卫生计生工作。

11月6日,松江区编委下发《关于核定上海市松江区卫生和计划生育委员会内设机构、人员编制的批复》;同意区卫生和计划生育委员会设11个内设科室。机关行政编制为43名;挂靠单位编制数和领导职数维持不变。

11月14日,松江区区长俞太尉到区卫生计生委调研卫生和计划生育工作。

12月12日,松江区人大常委会主任闵卫星到区卫生计生委调研工作。

12月25日,上海市医改办和市卫生计生委对松江区贯彻落实公立医院改革三年行动计划工作作现场检查和考核。

第一章　组　织　机　构

　　松江地区的卫生行政机构始于元代,至清代末期逐渐废弃。民国时期,松江地方政府无专门的医药卫生行政管理机构,公、私医疗卫生机构不成规模,医疗设备简陋,医务人员队伍力量微弱,民间医学团体式微。松江城乡缺医少药情况严重,无法适应百姓医疗需求。

　　中华人民共和国成立后,人民政府建立负责全县卫生防病、医疗和行政事务的专职管理机构,每年拨出专款,兴办医疗卫生事业。松江卫生系统各级党政组织和机构从无到有、从小到大得到发展;医疗卫生队伍、医疗技术、医疗规模和设备,以及医疗服务水平不断壮大提高;医学教育培养了大批医务人员。1990~2013年,松江投入卫生事业经费总计达66.45亿元。至2013年,全区共有各类公立医疗机构29所、社区卫生服务站40所、村卫生室121所,还有民营医疗机构72所。松江各类公立医疗机构实际开设床位4184张;卫生系统工作人员6296人,其中医师1912人,护士1887人。松江医学卫生社团结合各个时期卫生工作任务,协助行政主管部门开展医院管理、卫生管理、科普和学术交流等工作。

　　本章还收录中共上海市、松江区(县)历次代表大会松江区(县)卫生系统代表56人;市、区(县)以上历届人民代表大会松江区(县)卫生系统代表111人;政协区(县)以上历届委员会松江区(县)卫生系统委员98人。

第一节　行　政　机　构

一、古代卫生机构

(一)府医学

　　元延祐初,设松江府阴阳教授司于三皇庙左,设医学教授1人;元至元间,始建府医学于普照寺南。元至元二十二年(1285年),松江府设医学教授、学正。元至元二十六年(1289年),置官医提领所,设医学提领,负责管理医户差役诉讼、掌理卫生行政和医学教育事宜,所址在府治华亭(今岳阳街道)普照寺前中和楼。元大德三年(1299年),松江府于官医提领所置惠民药局,设提领,选择品行良好的医生主持工作,医疗贫民疾病,该局后废。元至大四年(1311年),松江名中医孙华孙医学教授主持府医学,以房屋狭陋而择地另迁新址,于元延祐三年(1316年)春始建三皇庙;3年后庙成,迁府医学于庙右。其后徐复、徐枢、姚润祖、姚旸等为松江府医学教授。

明洪武年初(1368年),改松江府官医提领所为府医学,设医学正科1人,从九品;永乐年间(1402~1424年),医学正科为李肃,后来,他的孙子李弈等曾任此职。

清沿明制,置松江府医学,设医学正科1人,从九品。

(二)县医学

明清时期松江府辖7县(华亭县、上海县、青浦县、娄县、金山县、奉贤县、南汇县)和1厅(川沙抚民厅)。华亭县因为府医学所在地,故不另建县医学。松江府所辖其他县(厅)均建县(厅)医学,负责管理境内卫生行政事务,包括施医施药、医户差役、医药诉讼、方剂鉴定以及医学教育等事项。县(厅)医学各设医官即医学训科1人,"土人任,不入流,无俸",由县署从当地医生中遴选,经礼部核准后给札(公文一类)任事,属县衙杂职。

娄县于清顺治十三年(1656年)置县,民国元年(1912年)并入华亭县,故也不设县医学。

二、民国时期卫生行政机构

(一)民间自治卫生行政组织

民国8年(1919年),松江城区成立民办自治所,谢宰平为所长,所内工作人员2人,雇清道夫2人,管理城区街巷清洁事务;民国9年(1920年)撤所。同年,松江地区霍乱流行严重,由地方人士朱鹤生、谢宰平等倡议,成立松江公共卫生会,向民众宣传卫生防病知识,并发放痧药水等药物;由美籍传教士步惠廉任会长;会址在松江乐恩堂内。民国11年(1922年),中医药界人士筹组成立松江医药卫生协会,组织义诊并创刊《松江医药杂志》,向民众宣传卫生防疫知识;会长韩半池,后因内战而终止。民国12年(1923年)8月,承松江公共卫生会提议,由侯绍裘等4人负责建立松江清洁公所,在城区建造公共厕所、垃圾箱等卫生设施,管理城区环境卫生工作。民国13年(1924年)9月,成立中国红十字会松江分会,动员医界人士,发扬救死扶伤精神,负责"齐卢战争"伤员救治及难民收容;会址在长桥街南超果寺内。

(二)民国政府卫生行政机构

民国16年(1927年),松江成立禁烟局,并在相关私立医院及各区设立戒烟部(所)12家,开展禁烟戒毒工作。民国21年(1932年),松江成立县卫生事务所,设卫生股、防疫股、总务股,主管全县卫生行政,核发医院、药店和私人开业执照等;所长先后由金星、王蓝田、丁煜安等担任;所址在原恒德小学旧址。民国22年(1933年),成立松江中医师公会,承担卫生行政事务,对会员、中医师作考核管理和核发开业执照,并为贫民筹办施医局、举办义诊活动。民国23年(1934年),成立松江县禁烟委员会,登记烟民(吸鸦片者),开展禁烟戒毒工作。民国25年(1936年)6月,成立松江夏令卫生运动委员会,负责药店、公共场所、街道等夏令卫生设施建设和卫生防疫工作宣传指导;该会推周冠群为训练部主任,张绍修、张志惠、李望平、柯德琼、王沦鼎医师为考官,对县政府及20个单位相关人员作卫生培训。民国34年(1945年),伪县政府成立松江县禁烟局。民国35年(1946年)3月,成立松江县中医师公会,兼管政府行政事务,为会员办理核发开业执照及医师考核管理工作,并举办义诊活动,为贫民免费施诊,理事长韩凤九。同年5月,成立松江县助产士公会,协助地方行政办理妇幼卫生事宜。民国36年(1947年)改选松江中医师公会,骆润卿为公会主席。同年,成立松江县卫生院,设卫生防疫、医疗、总务股,负责全县医疗卫生行政事务;院址在松江公医院内,后迁至松江东门外于姓祠堂。民国37年(1948年),松江县卫生事务所终止管理职能。1949年夏,松江解放,军管会决定由公安派出所管理卫生工作。

三、解放后卫生行政机构

(一)过渡时期卫生行政机构

解放初,松江的卫生行政事务由部分医院及相关公会管理。1950年,原松江中医师公会、松江西医师公会合并成立松江县医务工作者协会,负责私人开业医师执照发放及医师考核等卫生行政事务。1951年6月,成立松江县血吸虫病防治站,县长李少峰兼任站长。1951年10月,松江县卫生工作者协会成立,并在各乡镇设立分会;协会贯彻实施江苏省苏南行政公署卫生处发布的《关于组织联合诊所、联合医院草案》精神,遵循自愿结合、民主管理、集体经营、政府领导的原则,承担动员组织开业医生筹建联合诊所,培训医务人员等卫生行政事务。1952年3月,成立松江县防疫委员会;县长李少峰为主任委员,苏南公立医院院长曹德箴为副主任委员;在全县开展以反对细菌战争为中心的卫生防疫运动。

(二)松江县人民政府卫生科

1950年3月,苏南行政公署令各县政府设卫生科;6月,又令撤销。1952年6月,松江县人民政府建立卫生科,卫生科贯彻面向工农兵、预防为主、团结中西医的卫生工作方针政策,主管全县医院、药政、私人开业医生管理、医疗卫生、环境卫生和血吸虫病防治等卫生行政工作。

(三)松江县爱国卫生运动委员会

1953年5月,成立松江县爱国卫生运动委员会;发动全县群众开展环境整治、除四害工作。

(四)松江县人民委员会卫生科

1955年8月,松江县人民政府改称松江县人民委员会。原县人民政府卫生科改称为县人民委员会卫生科,主管全县筹组建立乡镇联合诊所、成立农业生产合作社保健室、保健员培养、医疗、药政、血吸虫病防治、公共卫生和卫生宣传等卫生行政工作。

1956年,县人民委员会卫生科贯彻《传染病管理条例》,先后主管血吸虫病流行区划分、联合诊所合并成立乡医院、建立农村保健网、私人开业医务人员核准、医疗预防保健、卫生宣传和环境卫生等卫生行政工作。

1958年11月,松江县划归上海市,松江的卫生行政工作受上海市卫生局领导。1959~1966年,县卫生科、县除害灭病办公室、县血防办贯彻中共中央继续开展除四害运动的决定、关于人民公社卫生工作的几点意见和毛泽东主席把医疗卫生工作的重点放到农村去的指示精神,在全县开展农村饮水卫生、粪便管理、查灭钉螺、查治病人、卫生防病、除四害、环境整治、食品卫生和联合诊所合并成立乡卫生院等卫生行政工作。

1966年5月"文化大革命"开始,县卫生科机构逐渐瘫痪,全县的卫生行政管理工作遭受严重挫折。

(五)松江县革命委员会教卫组

1967年3月,松江县革命委员会成立,设教卫组(县卫生科与县文教局合并而成)。

(六)松江县革命委员会文教卫生组

1968年4月,撤销松江县革命委员会教卫组,成立松江县革命委员会文教卫生组。

(七)松江县革命委员会文教组

1969年3月,撤销原松江县革命委员会文教卫生组,建立松江县革命委员会文教组。

(八)松江县文教卫生局革命委员会

1969年12月,松江文教、卫生两个单位合并,成立松江县文教卫生局革命委员会(办公地点从中山中路38号搬至松汇路54号);当时未明确行政领导职务,只明确为召集人。

(九)松江县革命委员会卫生局

1972年4月,中共松江县委员会下发《关于更改局机关名称,调整部分局机关体制及管辖范围的通知》,决定撤销松江县文教卫生局革命委员会,卫生与文教分离,建立松江县革命委员会卫生局。同时,决定县除害灭病领导小组办公室与县革命委员会卫生局合并。由于各种原因,县革会卫生局未任命行政领导,由局党组成员代行行政职权。县革会卫生局内设办事组、医疗卫生组和除害灭病组,负责全县医疗卫生、卫生防病、饮水卫生、食品卫生、计划生育、卫生宣教、血吸虫病防治和环境卫生等卫生行政事务管理工作,办公地点在松汇路54号。

(十) 松江县卫生局

1978年11月,松江县政府决定撤销县革会卫生局,建立松江县卫生局。县卫生局内设办公室、政工组、医疗预防组,负责全县医院、药政、医学教育、卫生防病和个体开业医生等卫生行政管理工作。办公地点在松汇路54号。1979年1月,县卫生局调整组办设置,内设办公室、政工股、医疗预防股和医药管理股;明确局医疗预防股与县爱卫办、县血防办合署办公,办公地点在人民路74号(县卫生防疫站内)。1980年4月,局医疗预防股与县爱卫办分设,迁回县卫生局机关内办公。1981年后,县卫生局内设机构曾作部分增设与更名。1984年10月,县卫生局政工股更名为人事保卫股。1987年11月,县卫生局增设计划基建财务股;1990年3月,县卫生局增设监察股。1995年5月,松江县编制委员会下发《关于同意更改松江县卫生局机关部分内设机构名称的批复》,将原医药管理股、医疗预防股、财务股、人事保卫股和监察股分别改称为医药管理科、预防保健科、计划基建财务科、人事科和监察科。1996年5月,县卫生局增设卫生监督科,原预防保健科更名为预防监督科,卫生监督科与预防监督科合署办公;1997年12月,增设医疗机构管理办公室和药品监督管理办公室(办公在医药管理科内)。

1998年4月,松江县政府办公室下发《关于印发松江县卫生局职能配置、内设机构和人员编制方案的通知》,明确县卫生局与县爱卫会办公室合署办公,是政府主管全县卫生工作和爱国卫生工作的职能部门。县卫生局机关内设办公室、医药管理科、预防监督科(初保办)、基建财务科、人事科、纪检监察科和党委办公室等7个职能科(室)。另外,县医疗保险办公室由县卫生局归口管理,县红十字会挂靠县卫生局。县卫生局机关行政编制(含红十字会2名及县医保办、爱卫办)为44名(其中工勤编制2名);设党委书记1名,局长(兼党委副书记)1名,党委副书记1名,党委委员3名,副局长3名,科长(主任)7名(其中2名兼职),县爱卫办、医保办各设主任1名。县红十字会领导职数按有关规定设置。

(十一) 松江区卫生局

1998年7月,松江撤县建区,松江县卫生局更名为松江区卫生局。

1999年2月,区机构编制委员会下发《关于确定松江区卫生局机关内设机构领导职数设置的批复》,确定区卫生局机关内设办公室、医药管理科、预防监督科、计划基建财务科、人事科、纪检监察科和党委办公室等7个职能科(室);办公室设主任1名、副主任1名,医药管理科设科长1名、副科长1名,预防监督科设科长1名、副科长1名,计划基建财务科设科长1名,人事科设科长1名,纪检监察科设科长1名,党委办公室设主任1名;上述内设机构均为正科级。另,区初保办和区红十字会挂靠在区卫生局。

2002年1月,区机构编制委员会下发《关于核定松江区卫生局机关行政编制的通知》,《通知》根据松江区机构改革方案,核定区卫生局机关编制数37名。同年4月,区政府办公室下发《关于印发上海市松江区卫生局职能配置、内设机构和人员编制设置规定的通知》,

确定设置上海市松江区卫生局,明确区卫生局是主管全区卫生工作的政府工作部门;将药品监督管理职能转交区药品监督管理局,机关后勤服务工作转交有关事业单位。区卫生局机关内设办公室、财务审计科、医政科、预防监督科、初级卫生保健科(挂区初级卫生保健委员会办公室牌子)、党群工作科(党委办公室)和组织人事科等7个职能科(室)。上海市松江区爱国卫生运动委员会办公室、上海市松江区医疗保险办公室、上海市松江区红十字会办事机构挂靠在区卫生局。区卫生局机关行政编制(含区红十字会2名)为37名,其中科长(主任)7名,副科长(副主任)4名;区爱国卫生运动委员会办公室专职副主任、区医疗保险办公室专职副主任、区红十字会秘书长各1名,享受正科级;区爱国卫生运动委员会办公室副主任1名,享受副科级。

2005年9月,区编制委员会下发《关于调整上海市松江区卫生局机关行政编制的通知》,《通知》根据松委办发〔2005〕23号文《关于进一步促进本区政府转变职能规范机构设置的实施意见》,确定区卫生局机关行政编制数由37名调整为35名。

2013年5月,区委批复同意组建松江区卫生和计划生育委员会。同年11月,区编制委员会下发《关于核定上海市松江区卫生和计划生育委员会内设机构、人员编制的批复》,《批复》同意区卫生和计划生育委员会设办公室、人力资源科、财务审计科、疾病预防控制科、妇幼保健科、医政管理科、综合监督科、应急管理科、计划生育家庭发展科、流动人口计划生育服务管理科和党群工作科等11个科室;确定区卫生和计划生育委员会机关行政编制为43名。

1952～1978年松江县人民政府卫生行政部门领导成员情况表

名　称	职务	姓名	籍贯	任职起止时间
县人民政府卫生科	科长	顾达珍	青浦	1952.08～1955.07
	副科长	范显堂	松江	1954.05～1955.07
县人民委员会卫生科	科长	顾达珍	青浦	1955.08～1956.05
		陈志英(女)	山东	1956.06～1958.01
		施永兴	海门	1964.06～1966.06
		张玉瑞	辽宁	1966.05～1967.03
	副科长	范显堂	松江	1955.08～1955.10
		陈志英(女)	山东	1955.12～1956.05
		于嘉铭	山东	1958.06～1967.03
		夏志明	松江	1960.02～1962.04
县革命委员会教卫组	负责人:张玉瑞			1967.03～1968.03

（续表）

名　称	职　务	姓　名	籍　贯	任职起止时间
县革命委员会文教卫生组	负责人：葛天民			1968.04～1969.02
县革命委员会文教组				1969.03～1969.11
县文教卫生局革命委员会	召集人	陆纯湘	崇明	1969.12～1972.03
		周　良		1969.12～1972.03
		张玉瑞	辽宁	1969.12～1972.03
		毛　鹏		1969.12～1972.03
县革命委员会卫生局	未任命行政领导,由局党组领导代行行政职权			1972.04～1978.10

注：1966～1976年"文革"期间,文教卫生局(1966～1969年由陆纯湘负责,1970～1972年由毛鹏负责)。

1978～2013年松江区(县)卫生局、卫计委行政领导成员情况表

名　称	职　务	姓　名	籍　贯	任职起止时间
县卫生局	局　长	贾心敬	山东	1978.11～1981.05
		朱瑞卿(女)	山东	1981.05～1982.02
		张葆夫	江苏	1982.02～1987.06
		陈雄熊	松江	1988.06～1997.01
		张浩亮	松江	1998.05～1998.07
	副局长	牟敦前	山东	1978.11～1984.08
		张玉瑞	辽宁	1978.11～1986.01
		俞景行	海门	1978.11～1984.05
		于嘉铭	山东	1982.01～1984.02
		俞治平	松江	1984.08～1998.07
		陈雄熊	松江	1985.12～1988.06
		高玉林	松江	1987.09～1998.12
		徐乃希	松江	1990.06～1998.07
		朱根明	松江	1993.10～1996.05

（续表）

名　称	职　务	姓　名	籍　贯	任职起止时间
县卫生局	副局长	张真诚	松江	1996.08～1998.07
		张浩亮	松江	1997.01～1998.04
		倪平远	江苏	1998.05～1998.07
区卫生局	局　长	张浩亮	松江	1998.08～2003.01
		张真诚	松江	2003.04～2011.08
		李　正	松江	2011.08～2013.05
	副局长	俞治平	松江	1998.08～2001.08
		张真诚	松江	1998.08～2003.03
		倪平远	江苏	1998.08～1999.08
		程　瑜（女）	松江	1999.08～2005.09
		吴　云	松江	2001.08～2006.11
		徐建新（女）	松江	2003.06～2008.11
		李　正	松江	2006.01～2011.07
		刘淮虎	江西	2007.05～2013.05
		王志坚	松江	2008.11～2013.05
		施佩丽（女）	松江	2011.09～2013.05
	局长助理	王　琳（女）	上海	2001.10～2001.11
区卫生和计划生育委员会	主　任	李　正	松江	2013.05～
	副主任	姚　平（女）	松江	2013.06～
		沈利明	松江	2013.05～2013.10
		刘淮虎	江西	2013.06～
		王志坚	松江	2013.06～2013.09
		施佩丽（女）	松江	2013.06～2016.08
		俞　悦（女）	松江	2013.05～2014.04

1972～2013 年松江区(县)卫生局、卫计委内设科室负责人情况表

时 间	科 室 名 称	主任、组长、股长、科长、秘书	副主任、副组长、副股长、副科长	备 注
1972.04～1978.10	办事组	陆成(女)	叶奕芳(女)、周为	
	医疗卫生组	徐世南		
	除害灭病组	刘长媛(女)		
1978.01～1979.01	办公室	叶奕芳(女)	周为、黄詠昌	
	政工组	陆成(女)	叶奕芳(女)	
	医疗预防组	徐世南		
1979.01～1995.06	办公室	叶奕芳(女)、章菊令、朱根明、马椿年	周为、吴纪盛、黄詠昌、徐铨、贾秋(女)	
	政工股	陆成(女)、潘家珍(女)、程瑜(女)	叶奕芳(女)、潘家珍(女)、周平(女)、高士荣	1984 年 10 月改人保股
	医疗预防股	徐世南、章菊令、高玉林、朱林昌、陈杰、张金龙	章菊令、彭克、唐纯、高亦奇、朱林昌	
	计划基建财务股	陆铁军、蒋志国	周平(女)	1987 年 11 月设
	医药管理股	王宾如、陈雄熊、汪国平、范山龙	吴迪生、沈庆汉、范山龙	
	监察股			1990 年 3 月设
	党委办	谢逸、陆增琪、朱根明、金志龙		
1995.06～1998.08	办公室	马椿年、朱根明	贾秋(女)、乔山忠、王琳(女)	1996 年 5 月,增设卫生监督科,将预防保健科更名为预防监督科两科合署办公。1997 年 12 月,增设医疗机构药品监督管理办公室,办公在医药管理科内。
	人事科	程瑜(女)、徐建新(女)	高士荣	
	医药管理科	范山龙、陆金荣	陈勇	
	预防保健科	张金龙、宋巧林	殷国堂、宋巧林、刘淮虎	
	计划基建财务科	蒋志国		
	纪检监察科			
	党委办公室	谢逸	胡春	1998 年 8 月增设

（续表）

时　间	科室名称	主任、组长、 股长、科长、秘书	副主任、副组长、 副股长、副科长	备　注
1999～ 2013.05	办公室	宋巧林、刘淮虎、殷浩	殷浩、顾星	
	财务审计科	蒋志国、苗水生	苗水生、丁帼瑛（女）	
	医药管理科	陆金荣、杨宏仁	陈勇、张韧（女）	
	预防监督科	刘淮虎、张颖（女）、倪建华	张颖（女）（主持）、倪建华	
	初级卫生保健科	陈雄熊、张真诚、徐建新（女）、王志坚	陆沁源、王德兴（女）、马椿年、朱根明、范山龙（专职）、汤伟萍（女）（专职）	
	党群工作科	谢逸、胡春、袁建（女）	袁建（女）、唐炳华（女）	
	组织人事科	徐建新（女）、宋巧林、陈婷婷（女）	胡春、陈婷婷（女）	
2013.11～	办公室	殷浩	吴丹	
	党群工作科	袁健（女）	唐炳华（女）	
	人力资源科	陈婷婷（女）		
	财务审计科	苗水生	丁帼瑛（女）	
	疾病预防控制科	张颖（女）		
	医政管理科	张韧（女）	李芬富	
	妇幼保健科	包惠刚		
	综合监督科	俞晓红（女）		
	应急管理科	顾星		
	计划生育家庭发展科	刘春辉	谢慧萍（女）	
	流动人员计划生育服务管理科	方任昊	贾丰奇	
	初级卫生保健委员会办公室		汤伟萍（女）（专职）	
	公立医疗机构管理中心	倪建华		

（续表）

时　间	科室名称	主任、组长、股长、科长、秘书	副主任、副组长、副股长、副科长	备　注
2013.11～	合作医疗基金管理中心	邵琼（女）		
	卫生信息中心		范玉成	
	计划生育指导中心	金岸勇	佘玉芹（女）、吴佳晶（女）	

1952～2013年松江区（县）防疫委员会、爱国卫生运动委员会历届主任委员、副主任委员情况表

成立（调整）年月	主任委员	副主任委员（单位）
1952.07	李少峰	曹德箴
1953.03	李少峰	曹德箴
1953.05	黄　敬	姚婉雏、柯德琼、李　卿
1956.12	柯德琼	卫生科、供销社
1962.10	柯德琼	赵关如、于嘉铭、徐永良
1981.09	高曾帼（女）	朱瑞卿、潘悦生、张葆夫
1984.10	乔友超	俞治平
1986.06	倪映文	俞治平、陈爱芸（女）、李中竹
1988.05	倪映文	高玉林、陈爱芸（女）、李中竹
1990.09	倪映文	唐根才、高玉林、郑　鸥、毛利群（女）
1993.04	唐安璋	唐根才、毛利群（女）、郑　鸥、高玉林
1993.12	唐安璋	冯水火、褚明云、郑　鸥、朱根明
1997.10	尹　弘	冯水火、许银章、张真诚、王德兴（女）
1998.09	山兆辉（2000年2月周雪娣）	谭治平、许银章、张真诚、王德兴（女）
2003.09～2005.11	周雪娣（女）	范土云、张真诚、沈　谦
2005.12～2008.09	毛啸岳	范土云、张真诚、沈　谦
2008.10～2012.01	任向阳	蒋震波、张真诚、褚春初
2012.02～	龙婉丽（女）	李　正、陆伟萍（女）、徐其永

1955～2013 年松江区(县)血防办、除害灭病办、爱卫办负责人情况表

姓 名	任 职 时 间			备 注
	主 任	专职副主任	副 主 任	
陈志英(女)		1955		
徐永良	1962.10	1958.01		
黄新宝	1974.05			
陶万友			1974.05	
俞景行	1981.09	1979.01～1981.08	1974.05	
徐世南			1981.09～1982.12	
章菊令			1981.09～1984.10	
高玉林	1988.08～1996.08		1981.09～1982.12	
张葆夫	1982.12			
俞治平	1984.10～1987.08			
彭 克			1984.10	
唐 纯			1984.10	
朱林昌			1986.10～1988.02	
高亦奇			1986.10～1988.02	
王德兴(女)	1993.12～2002.03	1988.02～1993.11	1988.01	
陆金龙			1991.05～2011.12	
张真诚	1996.08～2003.04			
朱根明		2002.03～2007.04		
徐建新(女)	2003.08～2007.06			
刘淮虎	2007.07～2008.09			
马晓燕(女)		2007.07～2012.08		
王志坚	2008.10～2013.09			
盛志军(女)		2013.11	2009.01～2013.10	
陆雪辉			2013.11	

第二节　医　疗　机　构

一、综合医院

(一) 松江区中心医院

1949 年 6 月，经松江公医院、松江县卫生院整顿重组后，成立松江市人民医院，院址在中山中路 746 号（秀野桥东堍）；同年 9 月，更名为松江人民医院。1950 年 7 月，松江人民医院更名为苏南公立松江医院；1953 年 11 月，更名为江苏省松江专区医院。1958 年 8 月，成立江苏省松江县人民医院；同年 11 月，松江县划归上海市辖，更名为上海市松江县人民医院。1963 年，上海市卫生局核准确立松江县人民医院为县重点医院。1983 年 1 月，更名为松江县中心医院。1998 年 7 月，更名为松江区中心医院。2006 年 10 月，经上海市卫生局批准，松江区中心医院第二冠名：上海交通大学附属第一人民医院松江分院。1994 年 6 月，市卫生局核准评定该院为二级甲等医院；2013 年 5 月，通过市卫生局二级甲等医院复审。

建院初，医院借教会房屋 1371.91 平方米开诊。1951 年在医院空地建门诊室用房 13 间 626.73 平方米，始有医院房产。1953 年建志愿军伤病员康复楼后改为外科病房楼计 1123.73 平方米。1975 年建五层病房楼 2728 平方米。1983 年建门诊大楼 1596 平方米。1985 年建放射科大楼 819 平方米。1986 年建制剂楼 1051 平方米和职工食堂、大礼堂 927 平方米。1989 年建老干部病房楼 1696 平方米。1991 年建急诊楼 1810 平方米；至年底，医院占地 30.5 亩，建筑总面积 2 万平方米。1994 年建手术科室病房楼 5145 平方米。1999 年建综合楼 3333 平方米；至年底，医院占地 23310 平方米，建筑总面积 27260 平方米，其中医疗业务用房 17970 平方米。2000 年 8 月，区计委立项批准区中心医院扩建工程，工程分三期进行，2003 年 9 月动工，2005 年 12 月竣工，总投资 2.20 亿元，历时六年，建筑总面积 48600 平方米。2008 年又建传染病病房楼 6535 平方米。至 2012 年底，医院建筑总面积为 64397 平方米；并再次启动新一轮的医院改扩建工程，规划新建医疗中心综合楼 10397 平方米、2014 年上半年竣工使用，建筑总面积达 9.60 万平方米。

建院时职工 26 人（原松江公医院 18 人、松江县卫生院 5 人、部队南下人员 3 人）。至 1959 年，医院职工 253 人。1969 年，医院职工 347 人。以后，随着医疗业务发展，医院职工也逐年增加。至 2013 年，医院职工 1235 人，其中临床医师 405 人、护理 560 人、其他医技人员 198 人、管理人员 72 人。

医院开诊时，仅设大内科、大外科和妇产科。20 世纪 50 年代，该院设中医科、内科、外科等 14 个科室，最先进的医疗设备仅为苏南行署卫生处调拨的 1 台苏式 200 毫安 X 光机。20 世纪 60 年代，新增皮肤科和病理科。1963 年后，市卫生局确立该院为县重点医院，先后拨款添置万能手术室、万能产床和救护车等医疗设备。20 世纪 70、80 年代，增设

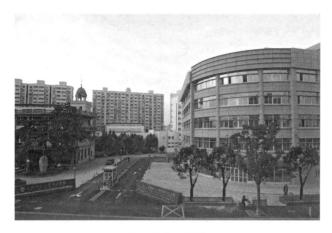

松江区中心医院

麻醉科、泌尿科、骨科、眼科和耳鼻咽喉科等。20世纪90年代,新增急诊科、肿瘤科和老干部病房科等。至2000年,先后购置血气分析仪等10万元以上的有54件(台、套)医疗设备。至2013年,该院共设心血管内科、神经内科、消化内科等科(室)45个。2001～2012年,购置10万元以上主要医疗设备145套(件、台)。2004～2011年,先后建院内局域网、HIS系统等8个,以及松江区区域影像诊断中心和区域临床检验中心。

医院创办初期,主要服务对象为南下部队干部,为群众诊疗较少。1952年7月起,松江实施劳保、公费医疗制度,该院门诊病人骤增。据统计,1957年门诊人数为69087人,1959年为243835人,1969年为430177人。随着医学科学技术的发展和医疗保健需求的提高,该院门诊分科逐步发展。1978年,开设专家门诊,诊疗人数逐年增加。至2013年,全院诊疗1657890人次,门诊1424278人次,门诊人次为1957年的20.60倍。该院20世纪60年代便施行胸、脑外科等手术,20世纪70年代开展针刺麻醉等中西医结合科研活动,20世纪90年代的心脑血管、肿瘤等手术,2000年后,急危症病人诊疗形成院前急救-院内急诊-ICU(重症监护)一体化抢救模式。医疗业务和特色逐步纳入三级医院精细化运作模式。

1949～2013年松江区(县)中心(人民)医院党组织领导成员情况表

单 位 名 称	职 务	姓 名	任 职 时 间
松江市人民医院	军代表(地下党员)	汪 民	1949.06～1949.09
松江人民医院	党内负责人	姚 琛(女)	1950.05～1950.12
苏南公立松江医院	指导员	金松滋	1950.12～1951.04
		常 青	1951.05～1951.08
		李 羽(女)	1951.09～1952.04
江苏省松江专区医院	政 委	严维震	1955.03～1956.01
	党支部书记	肖玉蓉(女)	1956.01～1957.02
	政 委	张 琳(女)	1957.02～1958.03
	副政委	孙长喜	1952.05～1955.02

（续表）

单 位 名 称	职 务	姓 名	任 职 时 间
上海市松江县人民医院	党支部书记	王 胜	1958.04～1960.03
		赵光恩	1960.07～1962.04
		毛 鹏	1962.04～1964.11
		赵光恩	1964.11～1967.12
上海市松江县人民医院	核心小组组长	王 胜	1969.06～1971.10
	党总支书记（临时）	陶万友	1971.10～1973.01
	党总支书记	王 洪（女）	1973.01～1978.03
		贾心敬	1978.10～1979.05
		于嘉铭	1979.05～1982.02
	党支部副书记	赵光恩	1962.04～1964.11
	党总支副书记（临时）	王 胜	1971.10～1973.01
	党总支副书记	沈桂珠（女）	1973.01～1973.10
		陶锦文	1974.07～1979.05
		高树俊	1973.01～1979.05
		赵光恩	1973.01～1984.09
上海市松江县中心医院	党总支书记	俞景行	1982.02～1984.09
		陈炎文	1984.09～1991.06
	党总支副书记	孙干卿	1984.09～1987.10
		徐子平	1986.04～1991.11
		姜银根	1987.10～1994.01
上海市松江区中心医院	党总支书记	黄伯路	1991.07～1999.05
		王承红（女）	1999.05～2007.10
		朱新伟	2007.10～2011.01
		俞 华（女）	2012.05～2013.12

（续表）

单 位 名 称	职 务	姓 名	任 职 时 间
上海市松江区中心医院	党总支副书记	李建刚	1991.11～1993.10
		沈树权	1994.01～2006.02
		王承红（女）	1993.12～1999.05
		陈志华	2000.01～2006.04
		俞 华（女）	2006.04～2012.05

1949～2013年松江区(县)中心(人民)医院行政领导成员情况表

单 位 名 称	职 务	姓 名	任 职 时 间
松江市人民医院 松江人民医院	院长（代）	曹德箴	1949.06～1950.07
	副院长	姚 琛（女）	1949.10～1950.12
苏南公立松江医院	院 长	曹德箴	1950.07～1953.11
江苏省松江专区医院	院 长	曹德箴	1953.11～1958.08
	副院长	林 峰	
		郑乐之	
		肖玉荣（女）	
		周文化（女）	时间跨度柯德琼时期
上海市松江县人民医院	院长（副县长兼）	柯德琼	1958.08～1967.12
	革委会主任	王 胜	1969.06～1971.10
	革委会第一召集人	陶万友	1971.10～1973.01
		王 洪（女）	1973.01～1978.03
	院 长	贾心敬	1978.04～1979.05
		于嘉铭	1979.05～1982.02
	副院长	赵宝森	1959.02～1971.04
	革委会副主任	顾德泉	1969.06～1978.03

单 位 名 称	职 务	姓 名	任 职 时 间
上海市松江县人民医院	革委会副主任	周敖洪	1969.06～1978.03
		王 胜	1971.10～1973.01
	副院长	柯德琼	1978.04～1978.05
		陶锦文	1973～1979
		赵光恩	时间跨度于加铭任期
		高树俊	1973～1979
		唐韵玉（女）	1979.05～1983.12
上海市松江县中心医院	院 长	陈 锷	1982.02～1984.09
		孙干卿	1984.09～1987.10
		姜银根	1987.10～1994.01
	副院长	陈金斗	1982.02～1984.09
		周敖洪	1982.02～1984.09
		季兴生	1984.11～1994.01
		姜银根	1986.05～1987.10
		徐乃希	1987.10～1990.06
		汪国平	1992.09～1993.07
		崔 达（女）	1991.07～1992.12
		沈海山	1993.08～1998.01
		李建刚	1993.01～1993.12 1994.07～2006.04
上海市松江区中心医院	院 长	沈树权	1994.01～2006.02
		王兴鹏	2006.02～2008.07
	副院长	舒建国	1995.09～2005.06
		朱新伟	1998.02～2007.10
		李 正	2005.01～2006.02

（续表）

单位名称	职务	姓名	任职时间
上海市松江区中心医院、上海市第一人民医院松江分院	院长	许海风	2008.07～2012.04
		高臻	2012.05～2013.12
	副院长	周璞（女）	2006.02～2012.07
		陈志华	2006.04～2010.06
		陶明	2007.01～2011.08
		王志坚	2008.01～2008.11
		朱涛	2008.11～2013.12
		施佩丽（女）	2009.07～2011.08
		徐萍（女）	2012.05～2013.12
		赵文飚	2012.05～2013.12

1949～1985年部分年份松江县中心（人民）医院床位及人员情况表

年份	实有床位（张）	职工总数（人）	卫生技术人员													行政管理（人）	工勤（人）
			合计	医师	中医师	护师	医士	护士	护理员	助产士	药剂	检验	中药	其他卫技		
1949	60	43	15	4				1	6	1	2	1		12		16
1953	165	110	55	8				24		9	3			11	13	42
1958	275	174	121	20	4		11	43	11	17	8	5		2	19	34
1965	360	388	240											2	36	110
1970	464	340	249	64	5		16	113		19	14	12		6	37	54
1976	504	495	312	54	9		70	61		19	19	14	4	32	34	149
1978	535	562	374	74	5		58	158	6	14	19	17		13	37	151
1982	431	578	396	88	10		74	135	29	18	20	16	1	5	57	125
1985	445	646	473	107	11	21	68	171	28	20	21	18	2	6	60	113

2001～2013年松江区中心医院人员岗位、学历分类情况表

年份	职工总数（人）	医生（人）			护理（人）			其他（人）			管理（人）	后勤（人）	学历（人）					
		高	中	初	高	中	初	高	中	初			博士	硕士	本科	大专	中专	其他
2001	898	34	116	120	1	43	291	3	11	121	20	138		6	109	189	417	177
2002	876	38	130	94	1	56	274	4	20	112	16	131		6	113	190	403	164
2003	897	50	134	96	1	54	286	3	26	110	13	124		7	143	214	378	155
2004	914	51	115	129	1	54	308	4	20	102	14	116		8	163	228	372	143
2005	920	51	116	136	1	55	309	4	22	104	14	108		9	185	238	357	131
2006	899	56	125	113	2	56	298	4	32	96	14	103	1	9	185	238	341	125
2007	1017	64	123	171	2	63	337	3	32	108	17	97	5	23	295	248	327	119
2008	1149	72	137	217	4	75	372	4	33	116	22	97	13	52	371	275	320	118
2009	1180	76	150	223	4	93	367	5	44	108	23	87	16	75	397	287	295	110
2010	1190	83	130	214	4	92	404	5	43	114	24	77	16	75	416	324	261	98
2011	1222	87	154	175	5	153	378	6	53	117	24	70	17	77	474	324	239	91
2012	1223	80	152	181	5	151	393	5	53	122	22	59	20	84	493	338	210	78
2013	1235	85	181	139	5	162	393	7	54	137	22	50	19	84	556	310	198	68

1986～2007年部分年份松江区（县）中心医院床位分布情况表

年份	内科（张）	外科（张）	骨科（张）	泌尿科（张）	妇产科（张）	儿科（张）	眼科（张）	耳鼻喉科（张）	口腔科（张）	中医科（张）	干部科（张）	合计（张）
1986	98	97	22	20	75	56	7	7	8	15	40	445
1990	98	97	22	20	75	56	7	7	8	15	40	445
1995	104	129	28	21	90	40	10	10	10	14	36	492
2000	103	126	33	21	81	40	9	9	9	3	36	470
2001	123	126	33	21	81	40	9	9	9	3	36	490
2002	128	126	33	21	81	40	9	9	9	3	36	495
2003	174	126	48	26	72	40	12	8	8	6	40	560

（续表）

年份	内科（张）	外科（张）	骨科（张）	泌尿科（张）	妇产科（张）	儿科（张）	眼科（张）	耳鼻喉科（张）	口腔科（张）	中医科（张）	干部科（张）	合计（张）
2004	174	126	48	32	72	40	12	8		8	40	560
2005	174	126	48	32	72	40	12	8		8	40	560
2006	174	126	48	32	72	40	12	8		8	40	560
2007	194	126	48	32	72	40	4	4			40	560

2008～2013 年松江区中心医院床位分布情况表

科室 ＼ 年份	2008	2009	2010	2011	2012	2013
神经内科（张）	42	42	46	46	46	50
心内科（张）	44	44	40	40	40	54
呼吸内科（张）	44	44	47	47	47	52
消化内科（张）	28	28	33	33	33	53
内分泌科（张）	32	32	33	33	33	33
血液风湿肿瘤科（张）	30	30	31	31	31	31
肾内科（张）	25	25	26	26	26	26
GICU（张）	10	10	20	20	20	20
急诊科（张）	10					
消化外科（张）	44	44	46	46	46	51
普外科（张）	44	44	48	48	48	54
胸外科（张）	40	40	46	46	46	30
神经外科（张）			12	12	12	16
急诊创伤科（张）				20	20	
骨科（张）	84	84	89	64	64	44
泌尿科（张）	32	32	34	34	34	34
妇产科（张）	72	72	91	91	91	91

（续表）

科室 ＼ 年份	2008	2009	2010	2011	2012	2013
儿科（张）	40	40	50	50	50	50
口腔科（张）				5	5	5
眼科（张）						
耳鼻咽喉科（张）						
干部（病房）科（张）	40	40	55	55	55	55
中医科（张）			8	8	8	
传染科（张）	30	30	40	40	40	40
日间手术（张）	10	10	10	10	10	16
总计（张）	701	691	805	805	805	805

1949～2013 年松江区（县）中心（人民）医院房屋建筑面积情况表

年　份	1949	1966	1978	1992	2005	2012	2013
建筑面积（m²）	1371	8756	12961	19527	54329	64397	62044

说明：2012 年拆除教研楼 1931 m²，在该址上新建医疗中心综合楼 10397 m²，已于 2014 年 2 月竣工使用。

1957～2013 年部分年份松江区（县）中心（人民）医院工作质量情况表

年份	诊疗人次数		健康检查（人次）	住院者动态				治愈率（％）	好转率（％）	死亡率（％）	平均病床使用率（％）	出院者平均住院日（天）	年末实有床位（张）
	合计（人次）	门诊（人次）		期初留院（人）	期内入院（人）	期内出院（人）	期末留院（人）						
1957	69220	69087	1988	163	4442	4499	106	56.27	32.03	4.51	67.96	12.13	223
1959	243835	243146	1711	235	8804	8819	220	64.47	25.03	4.91	76.70	9.79	340
1969	430177	430177	1825	243	11161	11137	267	42.34	50.13	1.65	70.17	8.32	422
1979	429311	403526	6090	359	13152	13143	368	68.93	23.90	1.65	65.30	9.75	520
1989	423193	400636	2895	396	10617	10673	340	74.94	17.82	2.24	91.60	14.23	445
1999	470397	418878	3762	361	10969	10914	416	70.53	21.97	1.12	90.54	14.52	470

（续表）

年份	诊疗人次数		健康检查（人次）	住院者动态				治愈率（%）	好转率（%）	死亡率（%）	平均病床使用率（%）	出院者平均住院日（天）	年末实有床位（张）
	合计（人次）	门诊（人次）		期初留院（人）	期内入院（人）	期内出院（人）	期末留院（人）						
2009	1205501	1039420	45721	661	26581	26529	713	35.48	57.55	1.13	110.33	10.39	691
2010	1383892	1195472	97636	713	28250	28300	663	36.09	57.13	1.29	108.51	10.05	805
2011	1426968	1233683	85832	663	29271	29214	720	38.54	54.25	1.11	95.47	9.72	805
2012	1586151	1369626	108198	720	31300	31386	634	42.84	50.61	1.21	100.16	9.20	805
2013	1657890	1424278	42920	636	29306	29234	708	45.42	50.37	0.87	92.87	9.08	805

（二）松江区泗泾医院

1958 年 8 月,由泗泾地区 5 所联合诊所及血吸虫病防治组、3 个卫生站合并成立泗联乡医院。1959 年 9 月,更名为泗联公社卫生院。1971 年,泗联公社卫生院与泗泾卫生所合并成立泗联公社中心卫生院;院址在泗泾镇北张泾 12 号。1979 年 6 月,泗联公社中心卫生院升级更名为松江县泗泾医院。1998 年 7 月,松江县泗泾医院更名为松江区泗泾医院;院址在泗泾镇江川北路 108 号。2012 年 5 月,整体搬迁至泗泾镇泗通路 389 号。

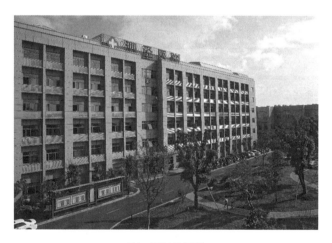

松江区泗泾医院

建院时,医院租用泗泾镇房管所 18 间旧平房开诊,设内科、外科等 6 个科室,简易病床 10 张,职工 50 人。1964 年,该院征用泗泾镇商业站养猪场土地建造 250 平方米 7 间平房作为医疗用房。之后,该院经多次改建、扩建、新建,至 2010 年,医院占地 16438 平方米,建筑面积 13806 平方米;至 2013 年,医院占地 37296 平方米,建筑面积 37785 平方米。随着医疗业务和医学技术发展,至 2013 年,医院设内科、外科等临床科室 20 个,职工 369 人,其中高级技术职称 20 人,中级技术职称 106 人。病床从 1965 年的 20 张,增至 300 张。该院医疗设备 1958～1970 年间比较简陋,1971～1985 年,增添万能手术床等 73 件(套),1986～2000 年,增添 5 万元以上医疗仪器 32 件(套);2001～2011 年,添置 10 万元以上医疗设备 30 件(套)。1966 年,该院门急诊

104603 人次,1980 年门急诊 166902 人次,2013 年年门急诊 401016 人次。外科开展的痔病优化治疗和骨科开展的腰椎间盘突出症手术治疗施行小切口"开窗"手术,以及 20 世纪 50、60、70 年代针灸治疗心绞痛、风癫为该院医疗特色。1995 年 2 月,市卫生局评定该院为二级乙等医院。

1958～2013 年松江区(县)泗泾医院(泗联乡医院、泗联公社卫生院、
中心卫生院)党支部领导成员情况表

职　　务	姓　　名	任 职 时 间
书　记	沈幼樵	1958～1965
	张惠仁	1965～1969
	郑章福	1969～1971
	徐永良	1971.04～1976.04
	郑章福	1976.04～1979.06
	陶锦文	1979.06～1981.03
	郑章福	1981.03～1991.11
	王振明	1991.11～2000.04
	沈士新	2000.04～2001.09
	王爱萍(女)	2001.09～2007.09
	彭四弟	2007.09～2011.09
	张建凤(女)	2011.09～2013.12
副书记	赵宝森	1971.04～1974.09
	郑章福	1971.04～1976.04
	顾关荣	1976.04～1979.06
	郑章福	1979.06～1981.03
	唐云杰	1985.04～1996
	沈树权	1991.11～1994.02
	张娟君(女)	2000.04～2001.09
	沈士新	2001.09～2004.12
	钱春贤	2005.01～2013.12

1958～2013年松江区(县)泗泾医院(泗联乡医院、泗联公社卫生院、
中心卫生院)行政领导成员情况表

职 务	姓 名	任 职 时 间
院 长	沈幼樵	1958～1965
	张惠仁	1965.11～1969.12.
	赵宝森	1970.01～1979.06
	郑章福	1979.06～1988.04
	沈树权	1988.04～1994.03
	沈士新	1995.03～2004.12
	钱春贤	2005.01～2013.12
副院长	陆湘伯	1964～1965
	唐云杰	1979.10～1985.04
	沈树权	1979.10～1985.04
	张腾飞	1985.04～1988.04
	吴道金	1985.04～1991.04
	王振明	1988.04～1992.01
	季正春	1991.04～2001.06
	沈仲芳	1991.04～2001.06
副院长(主持)	沈士新	1994.02～1995.03
副院长	耿 强	2001.09～2005.06
	张娟君(女)	2001.09～2006.11
	赵学军	2001.09～2005.07
	徐忠于	2005.07～2013.12
	袁小明	2006.03～2013.12
	任晓山	2007.09～2013.12

1958～1985 年部分年份泗泾医院(泗联乡医院、泗联公社卫生院、中心卫生院)床位、人员情况表

年份	年末床位数(张)	年末职工人数(人)	卫生技术人员(人)											管理(人)	其他技术(人)
			合计	医师	护师	西医士	护士	助产士	护理员	药剂	检验	中药	其他卫技		
1958	10	50	45	20		2	1	2	6	2	1		11	5	
1965	37	56	51	21		3	1	3	6	2	1		14	5	
1970	37	78	58	23		3	3	3	6		2		16	6	
1976	100	176	119	27		22	20	4		8	7		31	57	
1979	150	200	127	33		12	30	7	11	21	7		6	23	50
1985	150	268	187	51	4	18	66	8	12	9	8		11	26	55

说明:1958 年中医师 20 人。

2001～2013 年泗泾医院人员岗位、学历分类情况表

年份	全院人数(人)	医疗(人)			护理(人)			医技(人)			其他技术(人)			管理(人)			工人(人)			学历(人)			
		高级	中级	初级	高级	中级	初级	高级	中级	初级	高级	中级	初级	高级	中级	初级	高级	中级	初级	博、研	本科	大专	中专及以下
2001	339	7	14	90	0	1	114	0	2	31	0	2	17	0	4	4	0	9	44	0	25	50	264
2002	337	9	14	86	0	3	114	0	3	30	0	2	17	0	4	4	0	9	44	0	25	69	243
2003	333	9	15	83	0	3	112	0	1	30	0	2	17	0	4	4	0	10	43	0	27	73	233
2004	323	9	22	65	0	9	106	0	3	38	0	2	17	0	2	3	0	10	37	0	30	88	205
2005	326	11	30	64	0	13	101	0	4	37	0	2	11	0	2	3	0	10	38	0	34	94	198
2006	325	10	39	71	0	13	97	1	5	25	0	3	10	0	1	3	0	10	37	0	43	117	165
2007	342	11	41	92	0	13	96	1	6	24	0	2	11	0	0	3	0	10	32	0	73	120	149
2008	347	11	42	93	0	13	95	1	7	23	0	1	11	0	5	3	0	10	32	2	75	114	156
2009	350	11	54	95	0	27	86	1	12	18	0	2	7	0	1	2	1	8	25	4	100	99	147
2010	380	12	52	90	0	27	111	1	12	34	0	2	7	0	0	2	1	7	22	5	98	125	152
2011	412	15	59	76	0	40	133	2	14	31	0	2	7	0	1	4	1	7	20	5	138	111	158
2012	362	16	53	68	0	34	120	2	13	22	0	2	5	0	1	5	1	4	16	6	141	92	123
2013	369	17	53	70	0	32	122	2	13	27	0	2	5	0	2	4	1	4	15	7	149	94	119

（三）松江区（县）方塔中医医院

1996年7月,由松江县中医医院、方塔医院合并组建松江县方塔中医医院;医院内设

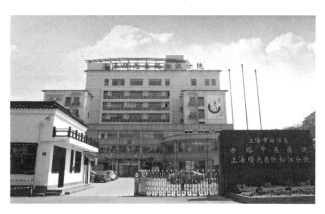

中医内科、中医妇科等11个临床科室,在编职工304人(方塔医院206人、中医医院98人),其中高级技术职称13人,中级技术职称47人,床位170张(方塔医院100张、中医医院30张、乐都医院调拨40张);院址在中山东路39号。1998年7月,更名为松江区方塔中医医院。2000年12月,该院由市卫生局核发第二冠名为上海中医药大学附属曙光医院松江分院。

松江区方塔中医医院

2013年6月,该院评定为二级甲等中医医院。至2013年,该院实有建筑面积15809.60平方米,设内科、肿瘤科等19个临床科室,在编职工304人,派遣制职工80人,其中高级技术职称14人、中级技术职称103人,床位225张。该院骆氏中医妇科擅长治疗妇女不孕症、癥瘕(症结)、妇科的经、带、胎、产、杂各类疑杂症,已成为海派中医妇科流派之一。

1996～2013年松江区（县）方塔中医医院党支部领导成员情况表

职　务	姓　名	任　职　时　间
书　记	王　唯（女）	1996.08～2006.11
	费　芸（女）	2006.11～2013.12

1996～2013年松江区（县）方塔中医医院行政领导成员情况表

职　务	姓　名	任　职　时　间
院　长	陈　杰	1996.07～2001.01
院长（曙光医院兼）	虞坚儿	2001.01～2002.07
	康正祥	2002.07～2003.12
	周　华	2003.12～2006.03
院长（执行）	陈　平	2005.10～2006.03

（续表）

职 务	姓 名	任 职 时 间
院 长	陈 平	2006.03～2011.07
	陈 勇	2011.07～2013.12
副院长	马景辉	1996.07～2000.03
	姚金楼	1996.07～2000.03
	徐根林	1996.07～1998.12
	陈 平	1998.12～2000.02
	潘百里	2000.03～2002.11
副院长（常务）	陈 杰	2001.01～2005.10
副院长	王卫国	2002.11～
副院长（曙光医院）	方正龙	2004.05～2005.12
副院长	袁 州	2005.01～2011.09
	李 伟	2009.09～2013.12

1996～2012 年松江(县)区方塔中医医院人员情况表

年份	职工总计（人）	按岗位分类（人）												按学历分类（人）					非编职工数（人）
		合计	卫生技术人员（职称）								其他人员（职称）			合计	本科以上	大专	中专	初中及以下	
			医 生			护 理			医 技		合计	行政后勤人员	其他职称						
			高级	中级	初级	高级	中级	初级	中高级	初级			中级	初级						
1996	354	235	13	32	77	0	8	71	7	27	69	48	3	18	304	32	47	185	40	50
1997	370	239	14	34	77	0	8	72	7	27	70	48	3	19	309	33	49	187	40	61
1998	373	241	14	26	82	0	11	74	6	28	68	51	3	14	309	37	49	179	44	64
1999	378	241	14	23	82	0	7	78	6	31	68	50	3	15	309	32	53	179	45	69
2000	375	239	13	24	84	0	5	79	6	28	64	47	3	14	303	31	66	160	46	72
2001	367	230	12	36	69	0	8	77	4	24	69	48	4	17	299	30	66	156	47	68
2002	369	226	13	32	70	0	7	78	3	23	67	48	4	17	293	33	78	139	43	76

（续表）

年份	职工总计（人）	按岗位分类（人）													按学历分类（人）					非编职工数（人）
		卫生技术人员（职称）									其他人员（职称）				合计	本科以上	大专	中专	初中及以下	
		合计	医生			护理			医技		合计	行政后勤人员	其他职称							
			高级	中级	初级	高级	中级	初级	中高级	初级			中级	初级						
2003	369	224	11	33	70	0	7	77	1	25	63	41	4	18	287	32	85	131	39	82
2004	363	219	13	32	64	0	9	75	4	22	61	40	4	17	280	35	80	129	36	83
2005	356	216	13	46	47	0	13	68	7	22	62	40	6	16	278	36	81	128	33	78
2006	354	214	12	45	46	0	13	67	8	23	60	40	5	15	274	40	94	110	30	80
2007	344	203	14	39	48	0	14	60	10	18	56	36	4	16	259	47	96	92	24	85
2008	384	238	12	48	67	0	12	69	9	21	57	33	4	20	295	82	85	103	25	89
2009	395	248	14	45	76	0	15	67	11	20	53	29	4	20	301	97	87	95	22	94
2010	396	254	15	53	63	0	21	72	10	20	51	28	3	20	305	105	93	86	21	91
2011	400	250	14	50	61	0	20	72	10	23	53	30	2	21	301	113	88	79	21	99
2012	380	249	13	53	55	0	35	61	11	21	51	28	3	20	300	121	81	77	21	80

1996～2012 年松江区(县)方塔中医医院医疗业务情况表

年份	门急诊（人次）	出院（人次）	期末实有床位（张）	期初留院（人）	期末留院（人）	治愈率（%）	好转率（%）	死亡率（%）	平均床位使用率（%）	平均病床工作日	平均病床周转率（%）	出院者平均住院日（天）
1996	126676	1669	125	67	66	59.85	31.51	2.25	66.20	242.29	14.07	17.56
1997	127216	1770	125	66	93	58.53	33.84	2.88	66.86	244.04	14.96	15.45
1998	149151	2181	170	93	105	63.82	28.38	3.39	71.01	259.19	13.38	18.67
1999	142539	2306	170	105	109	57.72	33.95	2.39	76.96	280.91	14.18	19.29
2000	168017	2636	170	109	110	56.07	36.76	2.62	75.86	277.64	16.26	17.55
2001	160717	3563	170	110	164	59.30	33.76	2.72	100.93	368.40	22.08	16.51
2002	176812	3752	170	164	171	56.34	35.53	3.17	107.48	392.31	24.24	16.35

（续表）

年份	门急诊（人次）	出院（人次）	期末实有床位（张）	期初留院（人）	期末留院（人）	治愈率（%）	好转率（%）	死亡率（%）	平均床位使用率（%）	平均病床工作日	平均病床周转率（%）	出院者平均住院日（天）
2003	180242	4270	170	171	158	57.30	35.71	3.05	103.77	378.78	25.12	14.97
2004	199364	4877	170	158	166	57.32	35.65	2.65	103.98	380.56	28.69	13.21
2005	198877	4805	170	166	157	61.62	31.04	2.60	96.63	352.69	28.26	12.31
2006	212622	5091	170	157	162	65.23	28.85	2.23	99.15	361.90	29.95	12.12
2007	236601	5331	170	162	169	64.51	29.28	2.15	98.61	359.94	31.36	11.48
2008	263533	6152	170	169	214	61.05	32.79	2.23	118.99	435.49	36.19	11.82
2009	330505	6589	260	214	185	60.39	31.76	2.31	84.29	307.65	26.53	11.52
2010	401610	7168	260	185	203	58.01	33.36	2.21	81.74	298.36	27.57	10.67
2011	446491	7226	260	203	194	58.34	33.1	2.09	79.94	291.77	27.79	10.48
2012	494685	7052	240	194	165	55.76	35.04	1.98	79.33	290.35	27.84	10.51

附：松江县中医医院（门诊部）

1981年10月，成立松江县中医门诊部，开诊时设中医内科、推拿、针灸等9个科室，职工47人，设家庭简易病床8张，地址在中山东路西司弄50号。1986年8月，成立松江县中医医院，设中医儿科、肛肠科等10个临床、辅助科室，医务职工62人，其中中级技术职称7人，家庭病床104张。1994年12月，该院评定为二级乙等中医医院。1996年7月，该院建制撤销。

1981～1996年松江县中医医院（门诊部）党支部领导成员情况表

职 务	姓 名	任 职 时 间
	刘永福	1984.06～1987.01
	张金龙	1987.01～1988.04
书 记	杨桂生	1988.04～1989.10
	张聪美（女）	1989.10～1993.10
	王 唯（女）	1993.10～1996.07
副书记	高仕荣	1986.08～1987.10

1981～1996 年松江县中医医院(门诊部)行政领导成员情况表

职　务	姓　名	任　职　时　间
主　任	王能劲	1981.10～1986.08
院　长	杨桂生	1986.08～1992.10
	陈　杰	1992.10～1996.07
副主任	骆益君(女)	1981.10～1986.08
副院长	马景辉	1986.08～1996.07

附：松江县方塔医院

　　1986 年 9 月,建立方塔医院;占地 10980 平方米,建筑面积 4850 平方米;设内科、外科等科室,医务职工 52 人,其中中级职称 3 人,病床 15 张。1988 年,随着医院医疗范围、业务扩大,医院设妇科、儿科等 8 个科室,医务职工增至 113 人,病床增至 50 张;同年 11 月,与上海第一医学院附属肿瘤医院签约开设肿瘤中西医结合联合病房,开展肿瘤化疗和中西医治疗。1990 年 5 月,市卫生局批复同意方塔医院为县级综合性医院;是年,医务职工 133 人,设病床 100 张。至 1995 年,医院设妇科、肿瘤科等 19 个科室,医务职工 202 人,其中高级技术职称 4 人、中级技术职称 22 人,病床 100 张。1996 年 7 月,该院建制撤销。

1986～1996 年松江县方塔医院党支部领导成员情况表

职　务	姓　名	任　职　时　间
书　记	沈阿思	1987.09～1990.08
	吴云虎	1990.08～1993.07
	郑慧怡(女)	1993.08～1994.07
	张浩亮	1994.07～1996.03
副书记	俞守玉(女)	1986.09～1996.06

1986～1996 年松江县方塔医院行政领导成员情况表

职　务	姓　名	任　职　时　间
院　长	许世荣	1987.09～1988.05
	朱祯祥	1988.05～1993.07
	汪国平	1993.07～1996.06

（续表）

职　务	姓　名	任　职　时　间
副院长	孙连琴（女）	1986.09～
	张一凡（女）	1987.02～1989.07
	姚金楼	1992.02～1996.07
	张浩亮	1994.07～1996.03
	徐根林	1996.03～1996.07

（四）松江区九亭医院

2007 年 1 月，上海市卫生局批准设置上海市松江区九亭医院，核定床位 200 张（前期为 100张），松江区机构编制委员会批复核定人员编制为221 名。3 月，上海市卫生局颁发该院医疗机构执业许可证，诊疗科目有内科、外科、妇产科等 14 个科目。5 月，上海市医疗保险局批复该院收费按二级乙等医院标准。6 月，上海市卫生局批准第二冠名为上海市松江区中心医院九亭分院；医院设门诊、妇产科和内科等 14 个科室，医务职工 158人；10 月，明确上述诊疗科目为二级专科。2008年 4 月，该院设住院部，病床 36 张。至 2012 年，医院实有建筑面积 11685 平方米。2013 年，该院设内科、骨科、影像科等 15 个临床及医技科

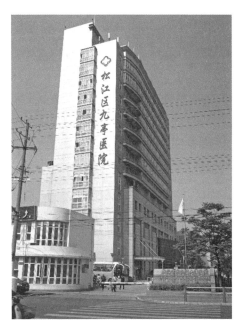

松江区九亭医院

室，医务职工 219 人，其中高级技术职称 5 人、中级技术职称 34 人，病床 148 张。中医针灸推拿理疗和骨科四肢软组织损伤的急诊修复和功能重建是该院医疗特色。

2007～2013 年松江区九亭医院党支部领导成员情况表

职　务	姓　名	任　职　时　间
书　记	戴君芬（女）	2007.03～2010.04
	朱　凌（女）	2010.04～2013.01
	夏春萍（女）	2013.01～2013.12
副书记	袁　州	2012.02～2013.12

2007～2013 年松江区九亭医院行政领导成员情况表

职 务	姓 名	任 职 时 间
院 长	陶 明	2007.01～2011.08
	袁 州	2011.08～2013.12
副院长	俞勤燕（女）	2007.01～2012.12

2007～2013 年九亭医院床位、人员情况表

年份	床位数（张）	人员数（人）										
		总计	卫生技术人员								行政管理	工勤
			合计	中医	医师	护理	放射	药剂	检验	其他技术		
2007	0	158	106	1	26	42	5	9	5	18	19	33
2008	36	142	112	0	13	47	4	8	4	36	9	21
2009	36	161	132	1	34	57	5	8	4	23	12	17
2010	72	177	149	1	45	68	3	6	6	20	18	10
2011	108	209	169	3	49	83	2	6	6	20	24	16
2012	148	226	183	3	49	91	2	5	6	27	24	19
2013	148	219	176	3	49	101	2	5	8	8	22	21

说明：2013 年为年中 6 月 30 日数据。

影像科有执业医师证统计在医师类别内。

2007～2013 年 6 月九亭医院业务情况表

年份	门急诊（人次）	年末床位（张）	期初留院（人）	入院（人次）	出院（人次）	期末留院（人）	病床使用率（%）	病床工作日（天）	平均住院日（天）	治愈率（%）	好转率（%）	病死率（%）
2007	12380											
2008	85058	36	0	403	380	23	44.19	161.75	9.42	24.14	55.75	3.45
2009	168957	36	23	1120	1102	41	78.63	287.00	9.33	23.70	56.75	3.02
2010	251266	72	41	2186	2168	59	84.32	307.77	9.71	35.37	49.02	1.71
2011	313010	108	59	3167	3099	127	101.35	369.92	10.86	44.20	43.89	1.76

（续表）

年份	门急诊（人次）	年末床位（张）	期初留院（人）	入院（人次）	出院（人次）	期末留院（人）	病床使用率（%）	病床工作日（天）	平均住院日（天）	治愈率（%）	好转率（%）	病死率（%）
2012	379767	148	127	4606	4596	137	103.08	377.27	11.34	40.40	48.72	1.74
2013（1～6）	186609	148	137	1998	1991	144	90.27	163.39	11.14	48.07	45.86	1.21

（五）驻松市级医院

1. 中山医院天马山分院　1985 年 5 月，天马山乡刘家山村与日本投资商共同开发建造中外合资国际康复中心——神农康复院；该院占地 16 亩，建筑面积 2500 平方米；院址在刘家山村刘家山组 456 号（天马山东麓）。1988 年，因神农康复院地处军事要地，禁止外商出入而歇业。后由上海医科大学附属中山医院接收，更名为上海医科大学附属中山医院天马山分院；分院能收肿瘤术后化疗、骨科康复及内科慢性疾病、外科中小手术等病人；设病床 100 张，其中普通病床 72 张、高级病床 28 张；医技人员 25 人，其中高级技术职称 1 名、中级技术职称 2 人。1992 年起，因周边群众要求，分院开设门诊，收治内科消化、心肺疾病、外科胆囊、甲状腺和肿瘤等疾病的病人。2003 年 11 月，该院扩建，占地 11700 平方米、建筑面积 3700 平方米；内设健康保健会所、体检中心和培训中心，并对外服务。

2. 上海市第一人民医院南部　上海市第一人民医院创立于 1864 年，1877 年，更名为公济医院；1953 年，更名为上海市第一人民医院。2002 年，第二冠名为上海交通大学附属第一人民医院。1992 年，该院评定为三级甲等医院。2006 年，该院分为北部（虹口区海宁路 100 号）和南部（松江区新松江路 650 号）两部；南部由德国 OBERMEYR 公司设计，2002 年 12 月奠基，2005 年 12 月竣工；占地 9.47 万平方米、建筑面积 9.53 万平方米，总投资 5.56 亿元；建有病房楼、医技楼、门急诊楼、手

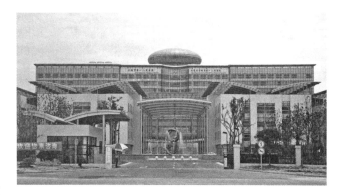

上海市第一人民医院南部

术室、科教会议中心等，是上海市占地最大的三甲综合性医院。医院设临床科室 37 个，医技人员 1021 人，其中高级技术职称 187 人、中级技术职称 269 人，病床 580 张。

上海市第一人民医院南部入驻松江，与北部实行南北联动、错位发展的战略。南部院区规划实行大专科小综合的医疗模式，即在临床科室健全的前提下，发挥其自身优势和松江地

域辐射力,逐步建成器官移植、视觉复明、妇儿、心脏疾病、消化疾病、微创、创伤及修复等7个临床中心和神经内科、核医学科等15个骨干学科,以及急诊危重病学科(急诊内、外科、ICU、CCU)和特需医疗服务等2个特色学科。成为一所面向21世纪现代化、花园式综合性医院。

二、专科医院

(一) 松江区(县)精神卫生中心

前身是松江县精神病防治站、松江县精神病防治院。1974年8月,成立松江县精神病防治站,医务职工12人,站址在阔街21号(借用城厢镇卫生院10间房屋作办公室)。1975年1月,该站搬迁至白龙潭(香家弄)办公。1976年5月,筹建松江县精神病防治站,1977年3月竣工,建筑面积1400平方米,是年10月,对外开设门诊,核定床位100张;1978年12月,更名为松江县精神病防治院,院址在乐都路49号。1979年,该院内设防治组、业务组,下设男病区、女病区和门诊组;1982年,下设男病区、女病区、老年病区和门诊组。1995年4月,该院更名为松江县精神卫生中心,医务职工105名,设病床100张;1998年7月,更名为松江区精神卫生中心,医务职工122名,设病床200张。2000年,该中心设防治科、门诊部、男病区、女病区和老年协作病区,医务职工125名,设病床200张。2002年,中心整体搬迁至李塔汇镇塔汇路209号;占地27.28亩,建筑面积13575.98平方米,医务职工159名,设病床200张。至2013年,中心核定床位200张,实际开放床位450张,医务职工223人,其中高级技术职称4人,中级技术职称30人。

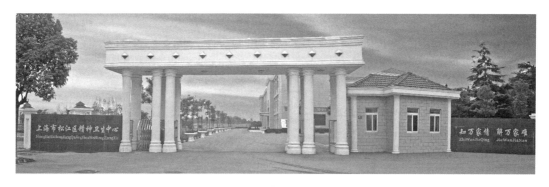

松江区精神卫生中心

1974～2013年松江区(县)精神卫生中心(县精神病防治站、防治院)党支部领导成员情况表

职 务	姓 名	任职起止时间
党支部负责人	唐 纯	1974.12～1977.07
书 记	薛伯华	1984.06～1985.05
	葛荐山	1986.01～1988.05

（续表）

职　务	姓　名	任职起止时间
书　记	薛伯华	1988.06～1991.03
	陆海根	1991.03～2001.09
	张建凤(女)	2001.10～2005.03
	袁梅华(女)	2005.07～2013.12
副书记	唐　纯	1977.07～1982.04
	薛伯华	1982.04～1984.06
	葛荐山	1985.04～1986.01
	林　革	1991.03～1994.11
	王爱萍(女)	1994.12～1997.05
	张建凤(女)	1996.07～2001.09

1974～2013年松江区(县)精神卫生中心(县精神病防治站、防治院)行政领导成员情况表

职　务	姓　名	任职起止时间
院　长	薛伯华	1983.06～1985.04
	陈　杰	1985.04～1988.05
	葛荐山	1988.06～1989.05
	常国荣	1989.08～1991.03
	陆海根	1991.03～2006.10
	陈　勇	2006.11～2011.07
	袁大伟	2011.08～2013.12
副院长	余炳松	1977～1980.04
	薛伯华	1980.03～1983.06
	裴宗林	1981～1986.04
	陈　杰	1984.03～1985.03

（续表）

职　务	姓　名	任职起止时间
副院长	陈　杰	1988.05～1989.08
	林　革	1989.06～1991.02
	常国荣	1991.03～1994.11
	杨云珠（女）	1994.12～1997.06
	周　敏（女）	1997.06～2005.03
	金霞芳（女）	2005.03～2013.12
	徐　燕（女）	2009.02～2013.12

1986～2001 年松江区（县）精神卫生中心（精神病防治院）人员分类情况表

年份	年末床位数（张）	年末职工数（人）	卫生技术人员（人）										行政（人）	其他技术（人）	工勤（人）
			合计	主任医师	副主任医师	主治医师	医师	医士	主管护师	护师	护士	其他			
1986	100	72	42	0	0	0	4	11	0	2	15	10	8	0	22
1987	100	75	42	0	0	1	5	10	1	1	14	10	10	0	25
1988	100	76	42	0	0	3	11	3	1	3	11	10	10	0	28
1989	100	77	42	0	0	4	11	2	1	2	15	7	7	0	30
1990	100	82	43	0	0	4	12	2	1	8	10	6	6	0	31
1991	100	84	45	0	0	6	10	5	1	10	13	0	0	0	31
1992	100	88	49	0	0	4	11	7	1	10	15	3	3	0	31
1993	200	94	56	0	1	4	13	4	1	11	15	6	6	0	31
1994	200	96	57	0	1	4	13	4	1	13	15	6	6	0	32
1995	200	105	64	0	1	3	13	4	1	17	13	12	12	0	33
1996	200	111	70	0	1	7	11	4	2	10	18	8	8	0	33

（续表）

年份	年末床位数（张）	年末职工数（人）	卫生技术人员（人）										行政（人）	其他技术（人）	工勤（人）
			合计	主任医师	副主任医师	主治医师	医师	医士	主管护师	护师	护士	其他			
1997	200	119	80	0	1	7	12	4	2	18	20	16	16	0	31
1998	200	122	82	0	2	7	15	3	2	19	19	15	15	0	32
1999	200	123	83	0	2	7	16	4	4	17	17	13	13	0	32
2000	200	125	85	0	2	7	12	8	6	16	16	13	13	0	32
2001	200	127	76	0	2	7	12	8	6	13	13	12	12	0	44

2002～2013 年松江区（县）精神卫生中心人员分类情况表

年份	床位（张）	职工（人）	卫生技术（人）	其中（人）						其他技术（人）	管理（人）	工勤（人）
				执业医师	执业助理医师	注册护士	药剂	检验	其他			
2002	200	159	72	24	0	38	3	3	4	9	9	69
2003	200	124	73	23	1	37	4	4	4	9	7	35
2004	200	121	74	22	1	36	5	3	7	9	5	33
2005	450	115	70	20	1	35	5	3	6	8	5	32
2006	450	115	68	18	1	35	4	3	7	10	7	30
2007	450	124	77	25	1	32	4	4	11	2	15	30
2008	450	191	95	29	2	39	4	3	18	2	14	80
2009	450	182	92	29	1	39	3	3	17	4	13	73
2010	450	200	116	33	1	51	5	3	23	2	6	76
2011	450	210	107	33	1	51	6	4	12	1	20	82
2012	450	208	109	34	1	58	6	4	6	1	19	79
2013	450	223	114	35	1	61	6	4	7	3	16	90

1986～2013 年松江区(县)精神卫生中心(精神病防治院)主要业务统计情况表

年份	治愈率（%）	好转率（%）	死亡率（%）	平均床位使用率（%）	平均病床工作日（天）	平均床位周转率（次/床）	出院者平均住院日（天）	门诊与出院诊断符合率（%）	入院与出院诊断符合率（%）
1986	6.72	82.23	0	108	362.51	1.87	128.50	95.20	98.24
1987	6.53	85.32	0.90	110	324.89	1.41	124.30	93.40	95.32
1988	5.91	91.22	0.60	106	412.32	1.52	152.30	91.50	98.77
1989	5.50	92.78	0.75	120	401.11	1.83	197.80	98.80	97.81
1990	5.40	93.10	0.72	113	400.01	1.12	112.10	96.30	99.11
1991	4.58	92.37	0.76	112	408.81	1.31	173.88	93.08	99.24
1992	4.65	90.70	0.78	113.81	102.35	1.29	99.29	92.25	99.23
1993	4.88	82.32	11.58	92.01	294.21	0.83	142.38	92.63	98.18
1994	2.61	70.74	16.34	94.23	343.95	0.77	331.40	98.04	99.35
1995	4.11	80.82	9.59	84.47	306.08	0.66	270.24	94.52	97.26
1996	2.38	81.75	11.90	86.68	317.27	0.63	200.99	96.86	97.62
1997	1.94	88.35	4.85	100.57	365.27	0.52	185.94	96.86	97.52
1998	3.33	84.44	6.67	102.57	374.39	0.44	279.50	97.78	97.78
1999	4.13	80.99	6.61	110.66	403.91	0.61	203.98	88.43	97.52
2000	1.61	88.71	4.03	106.60	390.16	0.62	368.37	92.74	97.58
2001	1.90	87.34	5.70	116.81	426.26	0.79	265.94	94.11	98.73
2002	1.08	86.02	10.75	123.37	451.65	0.93	333.98	98.53	100
2003	0.41	85.45	8.92	151.03	551.25	1.07	193.78	94.37	100
2004	0.70	83.92	10.49	180.54	660.78	1.43	216.72	96.50	99.65
2005	2.25	86.89	7.87	92.43	337.38	0.59	217.15	97.75	100
2006	1.50	91.39	4.49	101.11	369.07	0.59	267.51	99.63	100
2007	0.62	87.38	6.77	98.99	361.33	0.72	271.20	100	100
2008	1.54	88.42	3.86	98.42	360.21	0.58	170.48	96.53	100

（续表）

年份	治愈率 （%）	好转率 （%）	死亡率 （%）	平均床位 使用率 （%）	平均病床 工作日 （天）	平均床位 周转率 （次/床）	出院者 平均住 院日 （天）	门诊与 出院诊断 符合率 （%）	入院与 出院诊断 符合率 （%）
2009	0.67	88.67	5	100.54	366.99	0.67	210.63	98	99.67
2010	0.28	94.41	1.96	105.80	386.15	0.80	202.04	97.21	100
2011	0.31	94.80	4.28	101.50	370.48	0.73	354.08	98.17	99.39
2012	0	93.40	5.94	93.53	342.33	0.67	436.33	98.35	100
2013	1.50	94.74	3.01	88.63	160.43	0.30	169.68	100	100

说明：2013 年统计 1～6 月。

（二）松江区（县）妇幼保健院

1984 年 12 月，成立松江县妇幼保健院，院址在乐都路 193 号。医院设医务科、妇科等 8 个行政业务科室，核定床位 50 张，医务职工 77 人，建筑面积 3749 平方米。1998 年 7 月，更名为松江区妇幼保健院。2005 年，区政府决定迁建区妇幼保健院，2008 年 12 月，新院工程竣工。2009 年 1 月，该院整体搬迁至西林北路 1010 号，占地 28.95 亩，建筑面积 23496 平方米；设医务科、产科等行政业务科室 15 个，核定床位 230 张，医务职工 237

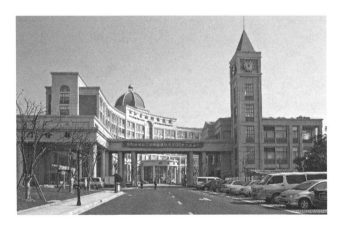

松江区妇幼保健院

人。至 2013 年，医院设床位 236 张，医务职工 349 人，其中高级技术职称 8 人，中级技术职称 79 人。1994 年 9 月，卫生部批准该院为爱婴医院。

1984～2013 年松江区（县）妇幼保健院党支部领导成员情况表

职　务	姓　名	任　职　时　间
书　记	金讯梅（女）	1984.12～1985.04
	王　唯（女）	1988.12～1991.11

（续表）

职　务	姓　名	任　职　时　间
书　记	王晓菁（女）	1991.12～1998.12
	葛存山	1998.12～2000.07
	俞　华（女）	2000.07～2006.04
	张雅红（女）	2006.05～2013.12
副书记	胡家萍（女）	1984.06～1985.04
	高玉琴（女）	1985.04～1988.12
	俞　华（女）	1998.12～2000.07

1984～2013 年松江区（县）妇幼保健院行政领导成员情况表

职　务	姓　名	任　职　时　间
院　长	金讯梅（女）	1984.12～1988.01
	俞景芝	1988.01～1989.05
	葛存山	1989.06～1998.12
	陈时运	1998.12～2013.12
副院长	郭秀玲（女）	1984.12～1988.01
	林　革	1988.01～1989.09
	张敏芝（女）	1989.10～1997.03
	周敬贤	1997.03～2002.11
	张雅红（女）	2002.08～2013.12
	朱惠新（女）	2005.07～2009.02
	平　花（女）	2006.05～2013.12
	杨　青（女）	2009.02～2013.12
	费　红（女）	2009.02～2013.12

1984～2013 年松江区(县)妇幼保健院床位、人员情况表

年份	床位数(张)	人员数(人)										
		总计	卫生技术人员数								行政管理	工勤
			合计	医师	医士	护士	助产士	药剂	检验	其他技术		
1984	50	77	46	5	5	18	13	2	2	1	16	15
1985	50	88	59	6	5	27	13	3	3	2	13	16
1986	50	99	69	10	8	30	14	3	4	0	13	17
1987	80	108	75	9	8	33	17	3	3	2	15	18
1988	80	126	94	24	1	45	16	3	4	1	14	18
1989	80	130	97	26	1	47	14	3	5	1	15	18
1990	80	132	99	25	1	49	14	4	5	1	15	18
1991	86	127	90	21	0	61	0	4	4	0	15	22
1992	86	126	91	25	0	51	7	4	4	0	15	20
1993	86	130	94	24	0	52	9	4	4	1	4	32
1994	86	135	97	23	0	51	11	4	4	4	6	32
1995	86	141	103	25	0	54	11	4	5	4	7	31
1996	86	150	111	30	3	54	12	5	7	0	13	26
1997	86	152	111	24	3	59	11	5	6	3	10	31
1998	86	150	111	29	5	58	6	5	5	3	16	23
1999	86	151	112	29	3	62	6	5	5	2	17	22
2000	86	158	118	31	6	62	5	5	6	3	17	23
2001	86	163	124	33	4	67	3	6	8	3	16	23
2002	86	164	124	36	3	66	2	6	8	3	16	24
2003	86	165	126	34	5	70	0	6	8	3	15	24
2004	123	169	129	34	8	70	0	6	8	3	15	25
2005	123	179	139	38	9	76	0	5	8	3	15	25

（续表）

年份	床位数（张）	人员数（人）											
		总计	卫生技术人员数									行政管理	工勤
			合计	医师	医士	护士	助产士	药剂	检验	其他技术			
2006	155	191	153	44	12	80	0	5	9	3		16	22
2007	155	195	158	43	12	85	0	5	10	3		17	20
2008	155	226	192	52	25	94	0	4	13	4		17	17
2009	226	237	202	58	22	98	0	6	14	4		18	17
2010	236	254	223	71	7	120	0	6	14	5		16	15
2011	236	345	312	113	0	177	0	6	13	3		17	16
2012	236	354	322	116	0	183	0	5	14	4		17	15
2013	236	349	321	116	0	182	0	5	14	4		18	10

1985～2013年松江区（县）妇幼保健院诊疗情况表

年份	诊疗（人次）	门急诊（人次）	年末床位（张）	期初留院（人）	入院（人次）	出院（人次）	期末留院（人）	病床使用率（％）	病床工作日（天）	平均住院日（天）	治愈率（％）	好转率（％）	病死率（％）
1985	18694	18694	50	0	0	1211	0	50.83	0	7.36	0	0	0
1986	31459	31459	50	26	396	2324	47	96.64	352.72	7.60	91.30	5.88	0
1987	40293	40293	80	47	3074	3071	50	79.30	289.45	7.56	95.71	2.83	0
1988	41338	41338	80	50	3040	3033	57	76.45	279.81	7.26	93.15	4.81	0
1989	39478	39478	80	57	2902	2889	70	73.35	267.74	7.38	94.47	2.63	0.10
1990	39696	39696	80	70	2728	2750	48	70.04	255.65	7.46	96.20	2.09	0.12
1991	40440	40440	86	48	2650	2634	64	68.85	251.33	7.96	93.46	4.53	0
1992	40056	40056	86	64	2745	2754	55	73.10	267.55	8.40	92.81	4.02	0.28
1993	37821	37821	86	55	2330	2332	53	64.72	236.24	8.71	91.80	5.26	0
1994	37258	37258	86	53	2324	2314	63	63.06	230.15	8.48	94.01	3.45	0.33
1995	35394	35394	86	63	2128	2137	54	64.21	223.43	8.77	96.17	2.02	0.21

（续表）

年份	诊疗（人次）	门急诊（人次）	年末床位（张）	期初留院（人）	入院（人次）	出院（人次）	期末留院（人）	病床使用率（%）	病床工作日（天）	平均住院日（天）	治愈率（%）	好转率（%）	病死率（%）
1996	38581	38581	86	54	2023	2034	43	55.27	202.30	8.32	97.48	1.10	0
1997	46328	46328	86	43	2016	2031	28	54.22	197.92	8.20	97.59	2.01	0.10
1998	55017	55017	86	28	1976	1967	37	51.94	189.58	8.18	97.74	0.86	0
1999	66992	66992	86	37	2487	2473	51	63.32	230.98	7.85	95.73	3.35	0.07
2000	75492	75492	86	51	3144	3126	69	87.81	321.38	8.27	98.67	1.00	0
2001	76075	76075	86	69	3360	3343	86	91.99	335.77	8.16	99.30	0.37	0
2002	104769	104769	86	86	4444	4433	97	118.26	431.64	7.98	98.78	0.64	0.04
2003	131527	131527	86	97	5360	5145	117	127.63	465.86	7.54	96.96	2.08	0.06
2004	164042	164042	123	117	6522	6475	141	120.08	439.48	6.98	96.64	2.26	0.02
2005	181852	181852	123	141	7982	7938	141	104.34	380.82	5.84	98.68	3.75	0
2006	197899	197899	155	141	8886	8883	136	92.46	337.48	5.83	95.57	3.84	0
2007	218099	218099	155	136	10285	10279	144	94.77	345.90	5.34	95.41	4.11	0
2008	232107	232107	155	144	11048	11034	158	98.37	360.06	5.00	95.00	4.62	0
2009	253134	253134	226	158	13435	13358	183	84.91	309.91	5.27	92.69	6.91	0.01
2010	318262	318262	236	183	14461	14403	189	89.25	325.77	5.25	91.88	7.50	0
2011	362397	362397	236	189	15000	15028	168	85.81	313.22	4.94	90.64	9.15	0
2012	384058	384058	236	168	14936	14877	166	85.94	314.55	4.74	94.02	5.89	0
2013	371299	371299	236	161	15325	14933	246	91.66	334.56	5.18	96.94	3.06	0

（三）松江县传染病医院

1978年6月，筹建松江县传染病医院，1980年7月竣工；占地5188平方米，建筑面积3030平方米；院址在乐都路47号（现乐都路279号）。同年8月，该院对外挂牌；1981年3月，对外开诊，始收治传染性肝炎、流行性出血热、乙脑、流脑和霍乱等国家法定的各种传染性疾病患者；医务职工87人，核定病床140张。1986年1月，县结核病防治院住院部划入县传染病医院，医务职工增至141人，其中高级技术职称2人、中级技术职称3人，床位增至190张。1994年,该院有医务职工121人,其中高级技术职称2人、中级技术职称9人。1995年5月,县传染病医院建制撤销。该院在治疗破伤风、流行性出血热、胆道病对血清谷丙转氨酶水平影响和妊娠胆汁郁积症等积累了一定的临床经验。

1980～1995年松江县传染病医院党支部领导成员情况表

职　务	姓　名	任 职 时 间
书　记	赵宝森	1980.07～1982.03
	卢焕政	1983.06～1986.03
	张聪美(女)	1986.03～1989.09
	程　瑜(女)	1989.09～1993.07
	张迎春(女)	1993.07～1995.05
副书记	卢焕政	1982.03～1983.06
	周履杰(女)	1983.06～1985.05
	林　革	1983.06～1985.01
	程　瑜(女)	1985.05～1989.09
	毕安华	1994.03～1995.05

1980～1995年松江县传染病医院行政领导成员情况表

职　务	姓　名	任 职 时 间
院　长	陈国良	1980.12～1985.05
	吕瑞龙	1985.05～1995.05
副院长	卢焕政	1980.07～1985.07
	吕瑞龙	1983.06～1985.05
	张一凡(女)	1985.05～1987.02
	沈庆汉(女)	1987.02～1988.05
	程　瑜(女)	1988.04～1993.07
	毕安华	1991.07～1995.05
	张迎春(女)	1993.08～1995.05

1981～1994 年松江县传染病医院人员情况表

年份	职工（人）	卫生技术人员职称（人）				学历（人）			
		合计	高级	中级	初级	研究生	本科	大专	中专
1981	95	54	1	2	51	0	3	7	36
1982	107	59	2	2	55	0	3	7	36
1983	106	64	2	2	60	0	3	7	40
1984	106	63	2	3	58	0	3	7	45
1985	115	58	2	3	53	0	3	8	47
1986	141	84	2	3	79	0	5	10	60
1987	130	81	2	6	73	0	5	7	56
1988	127	78	3	5	70	0	5	18	39
1989	126	80	3	6	71	0	6	18	46
1990	126	79	2	6	71	0	5	17	48
1991	123	78	2	7	69	0	5	16	50
1992	124	79	2	7	70	0	5	16	51
1993	119	75	2	7	66	0	3	16	49
1994	121	72	2	9	61	0	3	17	51

1986、1994 年松江县传染病医院医疗业务情况表

年份	门急诊（人次）	病床（张）	出院（人次）	病床使用率%	床位周转率%	治疗效果			入出院诊断符合率%
						治愈%	好转%	死亡%	
1986	7919	140	1214	58.47	8.67	58.40	34.60	2.06	97.86
1994	9051	140	1134	49.80	8.10	69.49	26.37	0.79	98.66

（四）松江县结核病防治院(所)

前身是松江县结核病防治所。1953 年 5 月,成立松江县防痨协会、县结核病防治所（为国内第一个县级专业防治机构）,设门诊部、住院部,病床 30 张,医务职工 34 人;地址在松汇路 1 号。1958 年 12 月,县结核病防治所建制撤销,并入松江县人民医院。1974 年 12

月,恢复建制,负责全县结核病预防工作(医疗业务由县人民医院肺科承担),医务职工 14 人,先后借用城厢卫生院、县血防站房屋办公。1979 年,始筹建县结核病防治所业务用房,1981 年 11 月竣工;占地 5148 平方米,建筑面积 2560 平方米,设病床 100 张;地址在乐都路 45 号(现乐都路 279 号)。同月,该院更名为松江县结核病防治院,12 月开诊,始收治病人,兼治肺癌和呼吸系统疾病,核定床位 50 张。1986 年 1 月,该院病区(房)划入松江县传染病医院管理;1987 年 5 月,该院病区(房)划归原单位。1992 年 11 月,该院因业务发展需要,增挂松江县肺科医院牌子。1993 年 5 月,上海市卫生局核发该院第二冠名为红十字老年护理医院,设床位 50 张,医务职工 82 人,其中高级技术职称 1 人,中级技术职称 5 人。1995 年 5 月,县结核病防治院建制撤销,并入松江县乐都医院,县结核病防治所建制保留。1998 年 7 月,松江县结核病防治所更名为松江区结核病防治所。2000 年 2 月,结核病防治所署名取消,并入松江区疾病预防控制中心;中心设结核病防治科,负责全区结核病预防工作。

1979～1995 年松江县结核病防治院(所)党支部领导成员情况表

职　务	姓　名	任　职　时　间
书　记	徐永良	1979.03～1984.07
	徐金达	1984.07～1985.05
	张聪美(女)	1985.05～1986.03
	王晓青(女)	1987.02～1991.12
	朱林昌	1991.12～1995.05
副书记	徐永良	1984.07～1985.05
	王晓青(女)	1986.03～1987.02
	陈贵飞	1987.02～1995.05

1953～1995 年松江县结核病防治院(所)行政领导成员情况表

职　务	姓　名	任　职　时　间
所　长	柯德琼	1953.05～1956.12
	王学恭	1956.12～1958.12
	赵宝森	1975.06～1979.03
	徐永良	1979.03～1981.12
	曹心如	1981.11～1985.05

（续表）

职　务	姓　名	任　职　时　间
所　长	朱大年	1985.05～1988.10
	张玉铭	1988.10～1992.08
	朱林昌	1992.08～1995.05
副所长	卢焕政	1956.04～1958.12
副所（院）长	吉明山	1979.03～1982.09
副院长	郭家煦	1981.11～1984.10
	张玉铭	1982.09～1986.01
	江玉庭	1986.05～1986.11
	蒋君才	1987.04～1988.10
	洪建军	1992.08～1995.05
	胡长兴	1992.08～1995.05

1985～1994 年松江县结核病防治院（所）人员情况表

年份	职工（人）	卫生技术人员职称（人）				学历（人）			
		合计	高级	中级	初级	研究生	本科	大专	中专
1985	87	61	0	5	56	0	0	12	36
1986	54	42	0	3	39	0	0	7	14
1987	87	61	0	5	56	0	0	12	36
1988	89	58	0	5	53	0	0	13	40
1989	85	56	0	5	51	0	0	12	40
1990	83	55	0	4	51	0	0	13	39
1991	85	59	0	3	56	0	0	14	41
1992	85	57	0	3	54	0	0	14	40
1993	82	60	1	5	54	0	0	14	41
1994	85	59	1	5	53	0	0	13	36

1981～1994 年松江县结核病防治院业务情况表

年份	治疗（人次）	门急诊（人次）	出院（人次）	治愈率（%）	好转率（%）	病死率（%）	床位周转率（%）	病床使用率（%）	出院者平均住院日（天）	平均开放床位数（张）
1981	449	449	6	66.67	33.33	0.00	1.41	55.23	16.67	4
1982	22212	6720	377	14.85	72.94	1.06	7.54	66.70	31.32	50
1983	17622	7468	415	8.92	76.39	2.65	7.00	77.53	40.19	50
1984	21942	6902	344	4.36	80.23	3.49	6.88	88.62	45.31	50
1985	30634	7932	382	2.36	80.10	4.71	7.64	95.56	50.30	50
1986	22233	7565	218	3.21	80.28	3.21	4.36	67.75	49.74	50
1987	20997	7968	246	5.28	77.24	5.28	4.92	79.52	52.95	50
1988	13023	6943	564	30.14	56.21	2.30	11.28	112.21	39.05	50
1989	32923	5750	465	14.62	63.01	4.30	9.30	114.64	42.94	50
1990	47248	5384	482	12.66	66.18	3.73	9.64	104.08	40.35	50
1991	67430	5254	410	8.29	62.68	6.10	8.20	91.32	38.19	50
1992	4794	4794	416	9.62	64.90	5.77	8.32	96.15	40.66	50
1993	14983	2582	531	8.29	71.56	3.01	10.62	91.18	31.76	50
1994	24847	3071	558	20.97	61.65	3.41	11.16	85.55	31.39	50

（五）松江区乐都医院

1995 年 5 月，由县传染病医院、县结核病防治院合并建立松江县乐都医院；开诊设医务科等 6 个职能科室，核定床位 190 张，医务职工 182 人，其中高级技术职称 2 人，中级技术职称 21 人，院址在乐都路 279 号。1998 年 7 月，更名为松江区乐都医院；1999 年 2 月，专设预防保健科，负责松江新城区的预防保健工作。由于传染病发病率逐年下降，为适当扩大业务，该院先后于 2001 年 5 月，成立上海仁济医院激光中心松江点并开诊；2002 年 10 月，开设犬伤门诊；2003 年 6 月，与北京中国康复研究中心合作，成立中国康复研究中心上海市协作中心，收治病人；2005 年 6 月，增挂松江区预防性健康检查中心牌子，承担全区预防体检业务；2011 年 12 月，上海市卫生局批准核发该院第二冠名为松江区中心医院乐都分院；2012 年 7 月，承担全区驾驶员体检业务；2012 年 11 月，与上海市第一人民医院（南部)、区中心医院康复资源整合，成立松江区医学康复中心；2012年，被列为卫生部康复服务体系建设试点区。作为松江传染病防治为特色的医院，现已成为松江的康复中心和预防性健康检查中心，并拥有软组织贴扎、慢性阻塞性肺疾病的康复、Mckenzie(麦肯基)脊柱治疗、Bobath 治疗、Thera‐Band(赛乐棒)治疗和生活方式性疾病运动处方制定等核

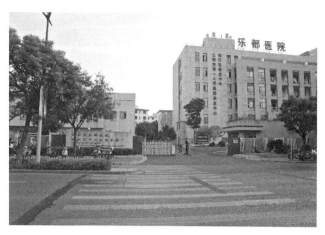

松江区乐都医院

心技术。至 2013 年，该院占地 18.3 亩，建筑面积 15002 平方米；设康复医学科和老年医学科病区、门诊部和体检科等 18 个业务行政科室，核定床位 150 张；在编职工 136 人，其中高级技术职称 4 人，中级技术职称 57 人。

1995～2013 年松江区(县)乐都医院党支部领导成员情况表

职　务	姓　名	任　职　时　间
书　记	张迎春(女)	1995.05～1995.12
	毕安华	1995.12～1998.12
	王晓青(女)	1998.12～2006.11
	袁大伟	2006.11～2011.08
副书记	俞　华(女)	1995.12～1998.12
	费　芸(女)	2005.07～2006.11
	王艳华(女)	2012.09～2013.12

1995～2013 年松江区(县)乐都医院行政领导成员情况表

职　务	姓　名	任　职　时　间
院　长	吕瑞龙	1995.05～1998.12
	毕安华	1998.12～2005.10
	沈胜利	2005.10～2012.09

（续表）

职　务	姓　名	任 职 时 间
院长（区中心医院院长兼）	高　臻	2012.09～2013.12
副院长	张迎春（女）	1995.05～1995.12
	毕安华	1995.05～1998.12
	周小全	1995.09～2004.11
	李晨曦	2002.10～2005.04
	袁大伟	2005.01～2011.08
	汪小庭	2006.11～2013.12

1995～2013 年松江区（县）乐都医院人员情况表

年份	职工（人）		卫生技术人员职称（人）				学历（人）			
	在编	劳务派遣	合计	高级	中级	初级	研究生	本科	大专	中专
1995	182	18	131	2	21	108	0	3	29	89
1996	204	18	152	2	20	130	0	6	32	97
1997	207	18	152	2	18	132	0	9	30	97
1998	207	18	155	2	17	136	0	10	30	98
1999	206	18	153	4	21	128	0	7	25	85
2000	196	20	144	3	25	116	0	9	50	74
2001	198	20	145	3	27	115	0	10	50	74
2002	196	22	143	3	27	113	0	14	54	66
2003	198	26	147	4	30	113	0	14	53	70
2004	198	32	153	5	33	115	0	17	56	70
2005	182	72	153	5	31	117	0	15	62	66
2006	179	69	154	6	34	114	0	18	60	65
2007	182	67	161	5	36	120	0	29	66	53
2008	138	60	124	5	33	86	2	27	50	42

（续表）

年份	职工（人）		卫生技术人员职称（人）				学历（人）			
	在编	劳务派遣	合计	高级	中级	初级	研究生	本科	大专	中专
2009	139	62	131	6	41	84	2	31	56	39
2010	135	56	124	7	53	61	2	32	57	25
2011	134	47	125	6	58	61	2	33	66	22
2012	136	34	125	4	57	64	2	38	63	18
2013	136	44	127	4	57	66	2	40	64	17

1995～2012年松江区（县）乐都医院医疗业务情况表

年份	门诊（人次）	手术（人次）	年末床位（张）	期初留院（人）	入院（天）	出院（人）	期末留院（人）	病床使用率（％）	病床工作日（天）	平均住院日（天）	治愈率（％）	好转率（％）	病死率（％）
1995	12905	0	240	73	1183	1170	86	38.20	139.44	26.09	43.16	45.30	2.14
1996	24355	18	200	86	1724	1710	100	58.48	214.02	24.41	40.41	49.65	2.46
1997	36051	141	200	100	1748	1748	100	56.89	207.66	23.29	44.22	45.59	2.57
1998	41825	133	200	100	1650	1667	83	51.94	189.58	22.97	42.95	47.93	1.74
1999	53817	161	200	83	1722	1713	92	60.05	219.20	24.85	39.58	49.94	2.34
2000	70557	161	200	92	2107	2050	149	67.16	245.81	24.16	41.22	50.05	1.32
2001	59341	232	200	149	2121	2162	108	61.05	222.85	20.71	37.42	53.94	1.45
2002	67546	158	200	108	2237	2247	98	60.99	222.63	20.26	34.66	55.40	1.57
2003	74761	185	200	98	2194	2173	119	62.58	228.42	20.58	36.86	53.76	1.54
2004	73867	249	200	119	2183	2195	107	64.66	236.65	21.17	40.79	51.30	1.16
2005	76125	233	200	107	2446	2449	104	61.53	224.58	18.24	43.02	49.09	0.87
2006	85302	260	200	104	2057	2066	95	54.52	199.00	19.93	31.93	56.87	0.94
2007	92947	244	200	95	1930	1996	29	48.88	178.41	18.78	26.17	62.62	0.87
2008	63799	214	82	29	814	804	39	49.27	180.32	17.76	26.13	64.46	1.06
2009	69111	319	82	39	953	958	34	50.48	184.24	16.33	31.42	60.29	1.11

（续表）

年份	门诊（人次）	手术（人次）	年末床位（张）	期初留院（人）	入院（天）	出院（人）	期末留院（人）	病床使用率（%）	病床工作日（天）	平均住院日（天）	治愈率（%）	好转率（%）	病死率（%）
2010	73137	311	82	34	944	927	51	51.85	189.24	16.46	29.71	62.63	0.69
2011	96854	189	82	51	928	923	56	58.58	213.83	18.48	21.97	70.67	2.14
2012	109647	161	82	56	1148	1120	84	83.29	304.83	22.00	17.24	75.92	2.08

三、社区医疗卫生机构

（一）岳阳街道社区卫生服务中心

1958 年 8 月,由第一联合诊所、牙科等 5 所联合诊所合并成立松江城区联合医院;开设内科、儿科等 8 个诊室;下设永丰、岳阳、中山 3 所卫生所和口腔、保健 2 个门诊部;医务员工 57 人,房屋面积 300 平方米;院址在马路桥阔街 21 号。1963 年 6 月,更名为松江城厢卫生院。1980 年 5 月,该院更名为松江县城厢镇卫生院;1981 年 3 月,更名为松江镇卫生院;1994 年 3 月,评定为一级甲等医院。2001 年 1 月,该院更名为松江区岳阳街道地段医院;2006 年 8 月,更名为松江区岳阳街道社区卫生服务中心。至 2013 年,该中心占地 6431 平方米,建筑面积 6561 平方米;内设针伤科、口腔科等 14 个门诊科室;在编职工 134 人,其中高级技术职称 3 人,中级技术职称 44 人。口腔科、伤科和中医内科为该中心特色专科。

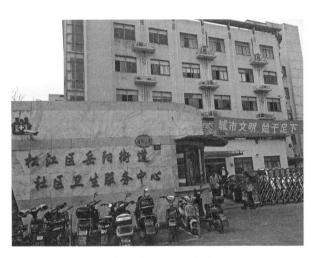

岳阳街道社区卫生服务中心

1958～2013 年岳阳街道社区卫生服务中心(松江城厢联合医院,松江城厢、城厢镇、松江镇卫生院,岳阳街道地段医院)党支部领导成员情况表

职 务	姓 名	任 职 时 间
书 记	朱人伟	1958.10～1960.06
	胡寿春	1960.07～1964.12

（续表）

职　务	姓　名	任　职　时　间
书　记	刘耀新	1965.01～1966.06
	邢重铭	1972.10～1975.06
	吴慧珍（女）	1980.09～1987.08
	吴云虎	1987.09～1988.05
	陆沁源	1988.06～1989.08
	沈胜利	1989.08～1997.02
	鲁兴弟	2001.01～2012.05
	盛金星	2012.06～2013.12
副书记	顾耀良	1978.05～1980.08
	鲁兴弟	1997.03～1999.01
	沈胜利	2003.01～2005.10
	鲁兴弟	2012.06～2013.12

1958～2013 年岳阳街道社区卫生服务中心（松江城厢联合医院，松江城厢、城厢镇、松江镇卫生院，岳阳街道地段医院）行政领导成员情况表

职　务	姓　名	任　职　时　间
院　长	赵关如	1958.08～1960.06
	丁一平	1958.08～1966.11
负责人	朱淡成	1971.01～1971.06
院　长	邢重铭	1971.07～1972.09
	于嘉铭	1972.10～1978.05
	程美娟（女）	1985.12～1986.09
	陆沁源	1986.09～1987.08
	张真诚	1989.08～1997.02
	沈胜利	1997.03～2005.10

（续表）

职　务	姓　名	任　职　时　间
院长·主任	吴松林	2005.10～2012.06
主　任	鲁兴弟	2012.06～2013.12
副院长	杨如全	1958.08～1965.12
副主任	叶文良	1966.12～1970.12
	潘幼昌	1966.12～1970.12
副院长	杨益善	1989.09～1999.06
	鲁兴弟	1999.01～2012.05
	杨　春（女）	2002.11～2010.12
副主任	范东良	2011.01～2012.06
	盛金星	2012.06～2013.12

（二）永丰街道社区卫生服务中心

　　1958 年 9 月,由松江城区第六联合诊所与大仓桥联合诊所合并,并吸纳城厢部分私人开业医生成立城西卫生院;时有医务员工 20 人,其中 1 名西医师,其余均为中医;院址在中山西路启安弄北首王家旧宅。1959 年 3 月,该院更名为城西公社卫生院;内设中医内科、西医内科等 8 个科室,下设石家浜、李塔汇等 5 所卫生所。1968 年,该院迁至启安弄 6 号。1980 年,该院更名为仓桥公社卫生院;1984 年 8 月,更名为仓桥乡卫生院;1994 年 3 月,评定为一级甲等医院。1995 年 2 月,该院更名为仓桥镇卫生院,1997 年,搬迁至仓南路 26 号。2002 年 1 月,该院更名为永丰街道地段医院。2006 年 8 月,该院更名为永丰街道社区卫生服务中心;内设中医内科、肛肠科等 12 个门诊科室,下设仓城、三星等 6 个卫生服务站和薛家等 3 所卫生室。2010 年 9 月,该中心整体搬迁至荣乐西路 1039 号,至 2013 年,中心占地 12671 平方米,建筑

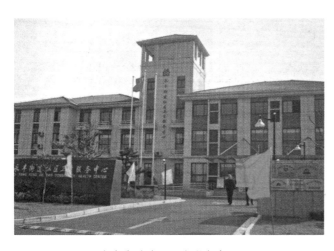

永丰街道社区卫生服务中心

面积 7457.75 平方米;内设西医内科、伤科等 12 个门诊科室、1 个综合病房及 1 个老年护理病房;在编职工 101 人,其中高级技术职称 1 人,中级技术职称 17 人。痔散药线结扎及结扎后再行切除术、中医针剂药物穴位注射治疗骨关节和风湿性关节炎为该中心特色专科。

1958～2013 年永丰街道社区卫生服务中心(城西、仓桥公社卫生院,仓桥乡卫生院,仓桥镇卫生院,永丰街道地段医院)党支部领导成员情况表

职　务	姓　名	任　职　时　间
书　记	沈银弟	1966.03～1978.06
	吴云虎	1978.06～1985.10
	鲁秀芳(女)	1985.10～1999.07
	吴松林	1999.07～2000.03
	王连青	2000.03～2005.01
	陈莉萍(女)	2005.01～2013.12
副书记	许世荣	1966.03～1978.06

1958～2013 年永丰街道社区卫生服务中心(城西、仓桥公社卫生院,仓桥乡卫生院,仓桥镇卫生院,永丰街道地段医院)行政领导成员情况表

职　务	姓　名	任　职　时　间
乡文教委员兼负责人	任栋良	1959～1966
负责人	陆沁元	1966.07～1978.07
院　长	吴云虎	1978.10～1984.09
	张银海	1984.12～2005.01
	王连青	2005.01～2010.03
主　任	朱秀龙	2010.03～2013.12
副院长	鲁秀芳(女)	1978.10～1984.09
	潘百里	1987.12～1995.02
	吴松林	1995.03～1999.07
	李学进	1994.04～2012.07

（续表）

职　务	姓　名	任 职 时 间
副院长	赵学军	2000.04～2001.07
	郁建国	2001.07～2006.11
	范东良	2006.11～2010.12
副主任	顾　斌	2010.03～2013.12
	杨　春（女）	2010.12～2013.12

（三）中山街道社区卫生服务中心

1958 年 8 月,在城东区第五联合诊所的基础上合并五龙、夏家浜联合诊所成立城北人民医院;租用民房 200 平方米,开诊时设中医、伤科等 7 个科室,医务职工 23 人。1959 年 9 月,该院更名为城北公社卫生院;1980 年 12 月,更名为五里塘公社卫生院;1984 年 9 月,更名为五里塘乡卫生院。1986 年,该院增设妇产科、五官科等,设病床 30

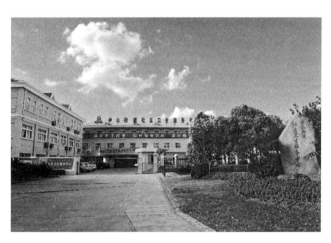

张,医务职工 72 人,其中中级技术职称 3 人。1994 年 6 月,该院更名为茸北镇卫生院,是年,整体搬迁至沪松路 275 号,占地 5.94 亩、建筑面积 3420 平方米。1995 年 12 月,该院评定为一级甲等医院。1996 年 6 月,该院与上海徐汇区精神卫生中心联合开办精神病康复病房,病床增至 145 张,在编职工 61 人,派遣制职工 70 人。2002 年 1 月,该院更名为松江区中山

中山街道社区卫生服务中心

街道地段医院。2006 年 8 月,该院更名为松江区中山街道社区卫生服务中心。该中心内设综合门诊、精神病人康复病房等,下设蓝天、夏家浜等 6 个卫生服务站;2007 年,中心设全科门诊,建 5 个卫生服务团队,在编职工 64 人,派遣制职工 76 人,设病床 145 张。至 2013 年,该中心房屋建筑面积 8111 平方米;在编职工 98 人,派遣制职工 87 人,其中高级技术职称 2 人,中级技术职称 22 人。20 世纪 60～80 年代,该院自制秘方药膏治疗疽、痈、疮、疖等中医外科疾病及卖花桥卫生所祖传秘方治疗儿科疾病颇有声誉。

**1958～2013 年中山街道社区卫生服务中心(城北人民医院,城北公社、五里塘公社卫生院,
五里塘乡、茸北镇卫生院,中山街道地段医院)党支部领导成员情况表**

职　务	姓　名	任　职　时　间
书　记	徐宝林	1960.12～1972.05
	顾连生	1972～1976
	顾耀良	1980～1992
	陈友贤	1992～1999
	王惠枫	1999.02～2005.01
	毛联忠	2005.01～2009.02
	郁建国	2009.02～2010.07
	盛金星	2010.07～2012.06
	范东良	2012.06～2013.12
副书记(主持)	徐宝林	1976～1980

**1958～2013 年中山街道社区卫生服务中心(城北人民医院,城北公社、五里塘公社卫生院,
五里塘乡、茸北镇卫生院,中山街道地段医院)行政领导成员情况表**

职　务	姓　名	任　职　时　间
院　长	周梦雄	1958.08～1964.02
	李正基	1964.02～1972.04
	顾连生	1972.04～1980.09
	金林梅	1980.09～1987.01
	陈莉娟(女)	1987.01～1989.05
	王如荃	1989.05～1991.05
	陈莉娟(女)	1991.05～1994.03
	陈平	1994.04～1998.12
	纪晓麟	1998.12～2000.03
	陆国庆	2000.03～2002.07
	曹大弟	2002.07～2005.01

（续表）

职 务	姓 名	任 职 时 间
主 任	曾 乐	2005.01～2010.05
	李军平	2010.05～2013.12
副院长	鲁纪宏	1975.05～1984.02
	陈莉娟（女）	1979.10～1987.01
	王山青	1997.03～2001.11
	陈人健	1998.03～1998.12
副院长、副主任	陶秀芳（女）	2001.11～

（四）方松街道社区卫生服务中心

2004 年 1 月，始筹建方松地段医院，2004 年底竣工，占地 9900 平方米，建筑面积 3280 平方米；院址：松江区文诚路 805 号；是年 12 月，更名为方松街道社区卫生服务中心。2005 年 1 月，挂牌开诊，设全科门诊；在编职工 32 人、派遣制职工 11 人，其中中级技术职称 19 人；机构定级为一级医疗机构。2006 年，该中心增设心内科、中医、内分泌、伤骨科、妇科、针推科等 6 个专科专家门诊。2008 年，该中心置建中医堂；2009 年，置建康复中心；2012 年，开设口腔科疾病诊治及专家门诊。2013 年，中心占地 14.85 亩、建筑面积 4000 平方米；内设中医科、预防保健科等 7 个科室，下设江中、建设等 7 个社区卫生服务站，1 所卫生室和 7 个健康咨询点；在编职工 89 人、派遣制职工 56 人，其中高级技术职称 2 人、中级技术职称 39 人。

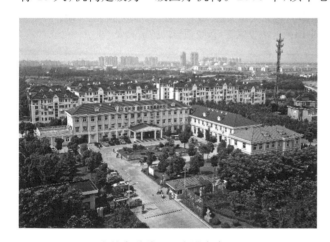

方松街道社区卫生服务中心

2005～2013 年方松街道社区卫生服务中心（地段医院）党支部领导成员情况表

职 务	姓 名	任 职 时 间
书 记	封金娥（女）	2005.02～2011.11
	董雄伟	2011.11～2013.12
副书记	赵学军	2008.10～2013.12

2005～2013 年方松街道社区卫生服务中心(地段医院)行政领导成员情况表

职 务	姓 名	任 职 时 间
主 任	周小全	2004.11～2005.06
	赵学军	2005.07～2013.12
副主任	徐园妹(女)	2005.01～2007.12
	钱松杰	2009.02～2013.12
	董雄伟	2011.10～2013.12
	杨志伟	2011.10～2013.12

(五) 新桥镇社区卫生服务中心

1958 年 9 月,由新桥地区清政、联农等 5 所联合诊所(又称卫生站)合并建立新桥乡医院,下辖 6 所卫生所(又称保健站);开诊时借用民房 246 平方米,科室有内科、伤骨科等 5 个,设简易床位 12 张,医务职工 33 人;院址在新桥镇新南街 79 号。1959 年 9 月,该院更名为新桥公社卫生院;1984 年 4 月,更名为新桥乡卫生院;1985 年,内设行政、医疗、防保、妇幼保健等 4 个大组,分设伤科、精神病科等 24 个科室;医务职工 77 人,病床 30 张。1986 年,该院医疗用房面积 1861 平方米,内设防保、医疗、妇幼、行政后勤等 4 个大组,门诊设内科、妇产科等 7 个科室,医务职工 71 人,病床 40 张。1989 年 9 月,该院与上海市精神病医院北桥分院合作设精神病联合病房,医务职工 69 人,其中中级技术职称 1 人,病床增至 130 张。1994 年 1 月,该院评定为一级甲等医院;同年 5 月,更名为新桥镇卫生院。2002 年 10 月,该院迁建工程动工,2003 年 8 月竣工,占地 7598 平方米,建筑面积 4875 平方米,院址在新桥镇中心小学旧址。有医务职工 70 人,其中高级技术职称 2 人,中级技术职称 8 人,核定床位 130 张,开放床位 150 张。2006 年 8 月,该院更名为新桥镇社区卫生服务中心。至 2013 年,该中心占地 7598 平方米,建筑面积 5172 平方米;门诊设内科、外科等 8 个科室以及全科病房、老年病房和精神病康复病房,下设 7 所中心卫生室、2 所一般卫生室;在编职工 112 人,派遣制职工 108 人,中级技术职称 28 人;床位 150 张。

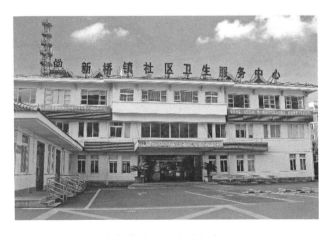

新桥镇社区卫生服务中心

1958～2013 年新桥镇社区卫生服务中心(新桥乡医院,新桥公社、乡、
镇卫生院)党支部领导成员情况表

职　务	姓　名	任　职　时　间
书　记	沈培荣	1958.01～1960.12
	王开福	1961.01～1963.09
	杨仲贤	1963.09～1966.01
	吴顺荣	1966.01～1973.11
	王列夫	1973.12～1985.01
	沈银弟	1985.01～1987.05
	褚金祥	1987.06～1989.12
	吴迪清	1989.12～1993.09
	陈美娟(女)	1993.09～2001.05
	袁梅华(女)	2001.06～2005.06
	宋丽娟(女)	2005.07～2013.01
	吴　强	2013.01～2013.12
副书记	胡引娣(女)	1975.01～1983.01
	宋丽娟(女)	2002.09～2005.07
	曾　乐	2010.03～2013.12

1958～2013 年新桥镇社区卫生服务中心(新桥乡医院,新桥公社、乡、
镇卫生院)行政领导成员情况表

职　务	姓　名	任　职　时　间
院　长	沈培荣	1958.01～1961.12
	杨仲贤	1961.12～1965.01
	吴顺荣	1965.01～1973.12
	王列夫	1973.12～1985.01

（续表）

职 务	姓 名	任 职 时 间
院 长	周留余	1985.01～1988.01
	陈伟国	1988.01～1988.12
	蒋仙金	1989.01～1990.12
	周留余	1991.01～1992.01
	陈美娟（女）	1992.01～1998.12
院长、主任	吴卫平	1998.12～2010.03
主 任	曾 乐	2010.03～2013.12
副院长	杨仲贤	1958.01～1961.12
	周文杰	1958.01～1965.01
	王列夫	1965.01～1973.11
	周留余	1973.12～1985.01
	蒋仙金	1973.12～1985.01
	孙 治	1985.01～1987.06
	陈美娟（女）	1987.07～1992.01
	蒋仙金	1987.07～1989.01
	周留余	1989.01～1990.12
	蒋仙金	1991.01～1998.12
	孙 治	2000.01～2002.01
	沈明芳	2001.11～2003.11
	钱春芳（女）	2002.02～2006.11
副主任	纪晓麟	2006.11～2012.12
	章玉英（女）	2010.03～2013.12
	宋丽娟（女）	2010.03～2012.12
	吴 强	2013.01～2013.12

(六) 洞泾镇社区卫生服务中心

1978 年 4 月,建立砖桥公社卫生院;借砖桥大队蔡家浜民宅 120 平方米开诊;设防保组、内科、外科,医务职工 13 人;1979 年 8 月建新院,占地 3300 平方米,建筑面积 1600 平方米,院址在

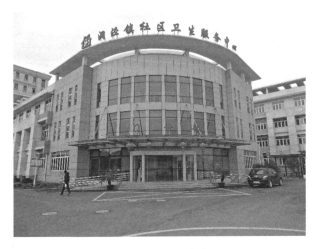

洞泾镇洞西路 126 号。1981 年 3 月,该院更名为洞泾公社卫生院。1984 年 8 月,更名为洞泾乡卫生院;同月,与上海华建中西医结合医院联办肝科病房,设病床 30 张。1985 年,设住院部。1986～1992 年,该院门诊先后设内科、外科等 11 个科室,病床 30 张;并与静安区卫生协会联办老年痴呆联合病房,设病床 50 张,总病床达 100 张。1994 年 4 月,该院更名为洞泾镇卫生院,同时评定为一级甲等医院。1998 年 1 月,该院与静安区老年医院签约,设老年康复中心联合病房。2000

洞泾镇社区卫生服务中心

年 12 月,上海市卫生局核发第二冠名为松江区洞泾老年护理院;医务职工 74 人,其中高级技术职称 1 人,中级技术职称 5 人。2006 年 8 月,该院更名为松江区洞泾镇社区卫生服务中心。2011 年 6 月,中心整体搬迁,建筑面积 7398 平方米;地址在洞泾镇长兴东路 1566 号。至 2013 年,该中心门诊设中医科、心血管内科等 9 个科室,下设 7 所中心卫生室,另设社区科和住院病房;在编职工 82 人,派遣制职工 41 人,高级技术职称 1 人,中级技术职称 21 人;总病床 137 张。该院针灸科对独刺大钟穴对虚池腰肌劳损及棘上韧带损伤的治疗有独特研究。

1983～2013 年洞泾镇社区卫生服务中心(洞泾公社、乡、镇卫生院)党支部领导成员情况表

职 务	姓 名	任 职 时 间
	金林梅	1983.02～1987.01
	唐正林	1987.01～1990.04
	李文彬	1990.04～1992.03
书 记	解银生	1992.03～2002.02
	付兴海	2002.02～2007.12
	王 伟	2007.12～2010.12
	张 洁(女)	2010.12～2013.12

1978～2013 年洞泾镇社区卫生服务中心(洞泾公社、乡、镇卫生院)行政领导成员情况表

职　务	姓　名	任　职　时　间
院　长	薛天林	1978.10～1985.10
	唐正林	1985.10～1991.09
院长、主任	解银生	1991.09～2009.02
主　任	朱惠新(女)	2009.02～2013.12
副院长	何水林	1991～1993
	付兴海	1998～2001.11
副主任	王　伟	2001.11～2007.12
	王　峰	2001.11～2013.12
	徐荣辉	2010.12～2013.12

(七) 九亭镇社区卫生服务中心

1978 年 3 月,设九亭公社医疗服务点;设内科、外科简易门诊,医务职工 3 人;地址在九亭公社友谊大队诸家生产队。1980 年 5 月,九亭公社卫生院建成,占地 5 亩,建筑面积 1700 平方米;门诊设内科、中医科等 5 个科室,核定病床 12 张;地址在九亭镇九新公路 299 号。1984 年 12 月,该院更名为九亭乡卫生院;1989 年 3 月,与上海市精神病防治总院签约联办联合病房,增设病床 60 张,在编职工 37 人。1993 年 8 月,更名为九亭镇卫生院。1993 年 7 月,评定为一级甲等医院;1999 年 5 月,开设老年病房;2000 年,门诊设中医科、精神科等 12 个科室,病床增至 130 张。2002 年 6 月,该院整体搬迁至九亭镇九亭大街 758 号,占地 8000 平方米,建筑面积 7500 平方米。2006 年 8 月,更名为九亭镇社区卫生服务中心,下设 6 所中心卫生室、6 所一般卫生室、9 个医疗服务站(点);医务职工 181 人,其中在编 73 人,非编 108 人,高级技术职称 4 人,中级技术职称 11 人。2012 年 3 月,该中心搬迁至九亭镇易富路 128 号;占地 11462 平方米,建筑面积 12617 平方米。至 2013 年,中心内设临床科、辅助科、预防保

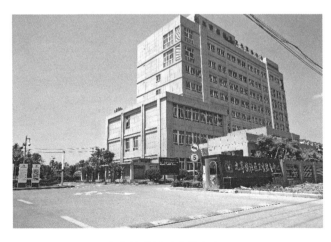

九亭镇社区卫生服务中心

健科等职能科室 28 个;下设 5 所中心卫生室、5 所一般卫生室和 7 个医疗服务点,设病床 50 张;在编职工 96 人,派遣制职工 106 人,其中,高级技术职称 1 人,中级技术职称 44 人。

1978～2013 年九亭镇社区卫生服务中心(九亭公社、乡、
镇卫生院)党支部领导成员情况表

职　务	姓　名	任　职　时　间
负责人	张惠仁	1978.03～1986.01
书　记	顾关云	1986.01～1987.04
	张惠仁	1987.04～1993.02
	朱云灿(女)	1993.02～1996.08
	赵然馥	1996.09～2001.10
	陆继良	2001.10～2007.12
	徐　明(女)	2008.01～2013.12
副书记	王伟才	1990.10～1993.02
	徐　明(女)	2007.03～2007.12
	宋丽娟(女)	2013.03～2013.12

1978～2013 年九亭镇社区卫生服务中心(九亭公社、乡、
镇卫生院)行政领导成员情况表

职　务	姓　名	任　职　时　间
负责人	张惠仁	1978.03～1983.08
院　长	顾关云	1983.08～1987.07
	孟永球	1987.07～1988.07
	吴启龙	1988.07～1988.10
	赵然馥	1988.10～2002.11
	钱春贤	2002.11～2004.12
	林久健	2005.01～2010.03
主　任	吴卫平	2010.03～2013.01
	宋丽娟(女)	2013.01～2013.12

（续表）

职　务	姓　名	任　职　时　间
副院长	陆增荣	1985.06～1988.07
	赵然馥	1988.07～1988.10
	孟永球	1988.07～1989.12
	张惠仁	1988.10～1992.05
	沈明芳	1991.11～2001.11
	唐国权	1993.02～2003.01
	王山青	2001.11～2013.01
副主任	袁春兰(女)	2009.02～2013.06
	赵建明	2013.01～2013.12

（八）泗泾镇社区卫生服务中心

　　1979 年 6 月,在泗联公社中心卫生院更名转为县属泗泾医院时,重新成立泗联公社卫生院;卫生院不设门诊,仅承担辖区内防保工作;租用镇房管所民房 200 平方米作为办公用房,时有职工 11 人;院址在泗泾镇北张泾 12 号。1984 年 4 月,该院更名为泗联乡卫生院;1991 年 4 月,更名为泗泾镇卫生院。1992 年,该院搬迁至泗泾镇江达北路 11 号,办公用房 450 平方米。2000 年 8 月,撤销泗泾镇卫生院建制,整体并入泗泾医院,院内设社区和预防保健科,负责社区卫生服务工作。2012 年 5 月,成立泗泾镇社区卫生服务中心,原泗泾医院承担的社区卫生服务工作整体移交中心;中心内设中医针灸科、全科等 7 个科室;下设 1 个卫生服务站、6 所卫生室;在编

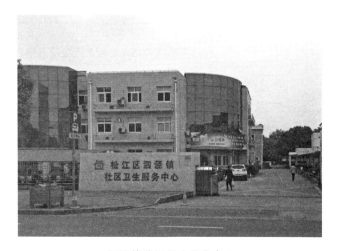

泗泾镇社区卫生服务中心

职工 53 人,派遣制职工 36 人,其中中级技术职称 8 人;办公地址在泗泾镇江川北路 108 号(原泗泾医院)。至 2013 年,该中心在编职工 54 人,派遣制职工 40 人,其中高级技术职称 1 人,中级技术职称 6 人。

1979～2000 年泗泾镇(泗联乡)卫生院党支部领导成员情况表

职　务	姓　名	任　职　时　间
书　记	顾关荣	1987.10～2000.08
副书记	沈伯林	1992～2000.08

1979～2000 年泗泾镇(泗联公社、乡)卫生院行政领导成员情况表

职　务	姓　名	任　职　时　间
院　长	顾关荣	1979.06～1983.04
	顾关荣	1987.07～2000.08
副院长(代理院长)	沈伯林	1983.04～1987.07
副院长	陈福仁	1983.04～1985.05
	沈伯林	1987.07～2000.08

2012～2013 年泗泾镇社区卫生服务中心党支部领导成员情况表

职　务	姓　名	任　职　时　间
书　记	张建凤(女)	2012.05～2013.12

2012～2013 年泗泾镇社区卫生服务中心行政领导成员情况表

职　务	姓　名	任　职　时　间
主任(兼)	钱春贤	2012.05～2013.12
副主任	徐忠于	2012.05～2013.12

(九) 新浜镇社区卫生服务中心

　　1958 年 8 月,成立新浜乡医院,设门诊科室 6 个,医务职工 18 人,病床 13 张;1959 年 5 月,更名为新浜人民公社医院;1959 年 9 月,更名为新浜公社卫生院。1960 年,该院在新浜市河西建新院,建筑面积 112 平方米;设中医科、内科等 5 个门诊科室,时有医务职工 32 人;下设甪钓湾、胡家埭等 6 所分诊所(1965 年撤销)。1966 年,该院更名为新浜卫生院;1984 年 4 月,更名为新浜乡卫生院。1986 年 4 月,该院整体搬迁至新浜镇共青南路西侧,

占地 3150 平方米、建筑面积
1966 平方米；内设内科、外科等
8 个门诊科室，医务职工 36 人，
病床 40 张。1994 年 2 月，该院
更名为新浜镇卫生院；是年 8
月，评定为一级甲等医院。2004
年，该院迁入原新浜镇成人学
校，建筑面积 1891 平方米。
2006 年 8 月，该院更名为松江
区新浜镇社区卫生服务中心；建
筑面积 4187 平方米，设中医科、

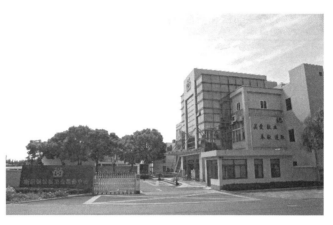

新浜镇社区卫生服务中心

口腔科等门诊科室 12 个，在编职工 42 人，其中中级职称 11 人，病床 135 张。至 2013 年，
该中心占地 8667 平方米，建筑面积 6795 平方米；内设内科、外科等 10 个科室，下设 6
所中心卫生室、2 个卫生服务站；职工总数 146 人，其中在编职工 65 人，派遣制职工
49 人，乡村医生 32 人；中级技术职称 17 人。

**1973～2013 年新浜镇社区卫生服务中心（新浜公社、乡、
镇卫生院）党支部领导成员情况表**

职　务	姓　名	任 职 时 间
书　记	曹伯明	1973.09～1978.08
	王卫理	1978.09～1981.03
	曹伯明	1981.04～1984.03
	顾玉林	1984.04～1987.12
	俞金华	1987.12～1995.06
	庄阿寿	1995.06～2005.09
	黄美英（女）	2005.09～2013.12
副书记	曹伯明	1984.04～1987.12
	庄阿寿	1987.12～1995.06
	孙四云	1995.06～2009.03
	殷建峰	2009.03～2010.03
	王连青	2013.03～2013.12

1958～2013 年新浜镇社区卫生服务中心(新浜公社、乡、镇卫生院)行政领导成员情况表

职　务	姓　名	任　职　时　间
院　长	石兆元	1958.09～1960.07
	金信梅	1960.07～1963.07
	沈斯旋	1963.07～1965.07
	钱富良	1965.07～1968.09
负责人	钱富良	1968.10～1971.05
	曹伯明	1971.06～1979.05
院　长	姚海国	1979.06～1984.05
	沈斯旋	1984.06～1987.02
	俞金华	1987.02～1989.06
	姚海国	1989.06～1995.06
院长、主任	孙四云	1995.06～2009.03
主　任	殷建峰	2009.03～2010.03
	王连青	2010.03～2013.12
副院长	俞金华	1984.06～1987.02
	孙四云	1987.02～1995.06
	诸小弟	1995.06～2001.11
副院长、副主任	殷建峰	2001.11～2009.03
副院长	黄美英(女)	2001.11～2003.12
副主任	何全军	2010.03～2013.12

(十) 车墩镇社区卫生服务中心

1978 年 3 月,成立高桥人民公社卫生院,设综合门诊室和防保组,医务职工 13 人;院址在高桥公社红星大队 11 队。1979 年,该院迁入车墩镇虬长路 168 号,占地 2.4 亩,建筑面积 1150 平方米;设中医内科、小儿科等 4 个门诊科室,病床 18 张。1981 年 3 月,该院更名为车墩公社卫生院。1984 年 4 月,该院更名为车墩乡卫生院。1985 年 1 月,该院开办松江第一所精神病康复院,病床 70 张。1988 年 4 月,该院与长宁区精神病防治院合作创办上海市第一所联办精神科协作病房,病床 108 张。1994 年 3 月,该院评定为一级乙等医

院;是年 7 月,更名为车墩镇卫生院。2001 年 1 月,华阳桥镇卫生院建制撤销并入车墩镇卫生院,原华阳桥卫生院为车墩镇卫生院华阳桥分部,卫生院等级定为一级甲等医院。至 2001 年底,医院占地 15.26 亩,建筑面积 7388 平方米;门诊设内科、蛇伤科等 8 个科室;在编职工 120 人,其中中级技术职称 5 人,核定床位 250 张、开放床位 180 张。2006 年 8 月,

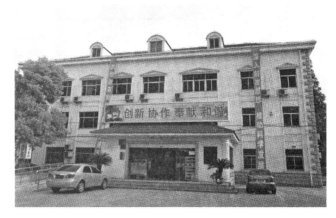

车墩镇社区卫生服务中心

该院更名为车墩镇社区卫生服务中心,内设中医科、全科等 8 个科室,下设 7 所中心卫生室、10 个卫生服务点;在编职工 115 人、派遣制职工 32 人,其中中级技术职称 20 人。至 2013 年,该中心占地 9965 平方米,建筑面积 10174 平方米;内设全科诊室、中医科等临床科室 5 个,下设华阳桥分中心、7 所中心卫生室、10 个社区卫生服务点;核定床位 250 张,在编职工 115 人,派遣制职工 93 人,其中中级技术职称 55 人。该院在蛇咬伤和皮肤科带状疱疹的治疗上有独特的治疗方案。

1978～2013 年车墩镇社区卫生服务中心(高桥公社、车墩公社卫生院,
车墩乡、镇卫生院)党支部领导成员情况表

职　务	姓　名	任 职 时 间
书　记	陈金荣	1978.01～1980.05
	吴顺荣	1980.05～1981.05
	吴文卿	1981.08～1982.11
	高宝康	1982.11～1984.10
	岳小炳	1984.10～1997.10
	张巧凤(女)	1999.12～2001.01
	曹大弟	2001.01～2002.07
	高允光	2005.09～2006.11
	钱春芳(女)	2006.11～2011.11
	夏　健	2011.11～2013.12

（续表）

职 务	姓 名	任 职 时 间
副书记	张巧凤(女)	1997.11~2002.07
	高允光	2002.07~2005.09
	黄会明	2005.11~2011.11
	钱春芳(女)	2011.11~2013.12

1978～2013 年车墩镇社区卫生服务中心(高桥公社、车墩公社卫生院，车墩乡、镇卫生院)行政领导成员情况表

职 务	姓 名	任 职 时 间
院 长	陈金荣	1978.01~1980.05
	沈引弟	1980.05~1981.08
	岳小炳	1982.11~1984.12
	桂四泉	1984.12~2000.03
	吴松林	2000.03~2005.10
院长、主任	黄会明	2005.10~2011.11
主 任	钱春芳(女)	2011.11~2013.12
副院长	吴文卿	1981.08~1982.11
	陆国庆	2002.07~2003.06
	高允光	2002.11~2004.08
	徐忠于	2005.01~2005.07
	纪晓麟	2005.01~2006.11
副主任	朱美英(女)	2006.09~2013.06
	钱春芳(女)	2006.11~2011.11
	吴建国	2006.11~2013.12
	夏 健	2011.11~2013.12

附：车墩镇社区卫生服务中心华阳桥分中心

1958年8月,由长泺、吴家桥等5所联合诊所合并成立城东乡医院;设综合门诊(内科、外科、中医等),医务职工20人,简易病床26张;院址在华阳桥镇156号。1959年9月,该院更名为城东公社卫生院。1976年,松江东门街蛇组撤销,并入公社卫生院,设蛇咬伤科。1980年12月,该院更名为华阳桥公社卫生院;1984年4月,更名为华阳桥乡卫生院。1989年,该院与闸北区精神病防治院联办精神病联合病房;1991年,改与上海市精神卫生中心分院联办联合病房,设病床120张。1994年6月,该院更名为华阳镇卫生院;是年8月,评定为一级甲等医院。至2000年,医院建筑面积4231平方米,在编职工64人,中级技术职称2人。该院蛇伤科为上海市郊特色专科。2001年1月,该院更名为车墩镇卫生院华阳桥分部;2006年8月,更名为车墩镇社区卫生服务中心华阳桥分中心。

1964～2002年华阳桥镇(城东公社,华阳桥公社、乡)卫生院党支部领导成员情况表

职 务	姓 名	任 职 时 间
书 记	岳小炳	1964.11～1982.11
	吴文卿	1982.11～1984.11
	周秉岐	1989.09～1999.10
	曹大弟	1999.10～2002.07

1958～2002年华阳桥镇(城东公社,华阳桥公社、乡)卫生院行政领导成员情况表

职 务	姓 名	任 职 时 间
院 长	吴文卿	1958.08～1964.11
	吴文卿	1982.11～1984.11
	曹大弟	1984.11～2001.03
副院长	陈梅英(女)	1963.12～1982.11
	吴文卿	1979.03～1981.08
	高宝康	1981.08～1982.11
	周秉岐	1982.11～1984.11
	曹大弟	1982.11～1984.11
	钱梅华(女)	1998.02～2002.11

(十一) 佘山镇社区卫生服务中心

　　1958 年 8 月,由佘山乡(小乡)卫生所、广富林联合诊所等合并成立佘山乡医院,医院租借民房 200 平方米开诊,设内科、骨伤科等 9 个科室,医务职工 20 人;院址在东佘山脚下山前

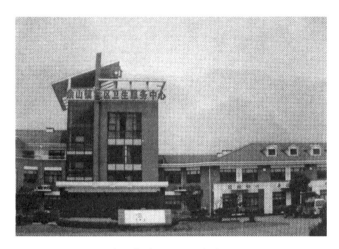

街。1959 年 9 月,该院更名为佘山公社卫生院;1961 年建新院,建筑面积 300 平方米;院址在陈坊桥镇老街(现佘山镇西霞路 42 号)。1965 年,该院迁至陈坊桥镇桥北辰山塘边(现佘山镇西霞路 242 号),建筑面积 500 平方米。1984 年 4 月,该院更名为佘山乡卫生院;1986 年 6 月,更名为佘山镇卫生院,设内科等 8 个临床科室,医务职工 65 人,病床 38 张。1989 年,该院整体搬迁至陈坊桥镇桃源路 189

佘山镇社区卫生服务中心

号,占地 10.6 亩,建筑面积 3216 平方米;是年 7 月,与上海精神卫生中心、上海静安老年服务所联办上海精神卫生中心佘山联合病房,新增病床 70 张。1994 年 3 月,该院评定为一级甲等医院。2001 年 1 月,天马山镇卫生院建制撤销,并入佘山镇卫生院。2005 年 3 月,该院整体搬迁至佘山镇佘新路 18 号,占地 30768 平方米、建筑面积 9530 平方米。2006 年 8 月,该院更名为松江区佘山镇社区卫生服务中心,设精神科、内科等 10 个临床科室,在编职工 113 人,病床 200 张。至 2013 年,该中心设内科、中医科等 9 个门诊科室,下设天马山社区卫生服务分中心、9 所中心卫生室和 1 所一般卫生室;在编职工 124 人,派遣制职工 92 人,其中中级技术职称 31 人。

1969～2013 年佘山镇社区卫生服务中心(佘山公社、乡、镇卫生院)党支部领导成员情况表

职　务	姓　名	任 职 时 间
负责人	唐亚梅(女)	1971.08～1972.11
书　记	张金云	1972.11～1976.10
	钱伯勤	1976.10～1977.08
	张金云	1977.08～1982.08
	王海龙	1982.08～1983.08
	季正春	1983.08～1985.05

（续表）

职 务	姓 名	任 职 时 间
书 记	王海龙	1985.05～1989.08
	马家荣	1989.08～1990.02
	徐银龙	1990.02～1994.09
	陆纪良	1994.09～2001.05
	沈国民	2001.05～2006.03
	高允光	2006.11～2010.03
	张　洁（女）	2010.03～2010.12
	王　伟	2010.12～2013.12
副书记	顾文云	1969.01～1971.08
	刘　铭	2006.03～2006.11

1958～2013年佘山镇社区卫生服务中心（佘山公社、乡、镇卫生院）行政领导成员情况表

职 务	姓 名	任 职 时 间
院长（乡干部兼）	卢跃忠	1958.01～1959.06
院 长	傅月珍（女）	1978.10～1979.12
	屠永根	1987.11～1989.09
代院长	陆纪良	1989.09～1992.01
院 长	陆纪良	1992.01～2001.05
	邵德辉	2001.05～2003.08
院长、主任	李军平	2003.08～2010.03
主 任	林久健	2010.03～2010.06
	陶　峰	2010.06～2013.12
副院长	倪光焘	1959.06～1978.10
	屠永根	1980.01～1987.11

附：佘山镇社区卫生服务中心天马山分中心

1958年8月,在天马乡(小乡)卫生所基础上组建天马乡医院;时有房屋122平方米,开诊设内科、中医科等6个科室,医务职工25人;院址在天马山北首。1959年9月,该院更名为天马公社卫生院;1964年,迁至天马山集镇北首。1981年,该院整体搬迁至天马山镇东街15号,占地4000平方米、建筑面积2149平方米。1984年4月,该院更名为天马山乡卫生院;1987年7月,与上海静安区卫生工作者协会联办骨外伤治疗中心;同年11月,改与静安区老年医院联办静安天马联合病房;1991年8月,改与上海曙光医院联办曙光天马联合病房。1994年3月,该院更名为天马山镇卫生院;4月,评定为一级甲等医院。2000年12月,上海市卫生局核发第二冠名为松江区天马老年护理院。2001年1月,更名为佘山镇卫生院天马山分部;建筑面积3059平方米,病床150张,在编职工61人;地址在天马山镇天新路56号。2006年8月,该分部更名为佘山镇社区卫生服务中心天马山分中心。

1960～2001年天马山镇(天马公社、天马山乡)卫生院党支部领导成员情况表

职　务	姓　名	任　职　时　间
书　记	崔　玲(女)	1960.07～1966.05
	张桂堂	1966.05～1970.02
	王忠达	1970.02～1970.10
	金　参	1970.10～1972.03
	邱士斌	1972.03～1975.10
	张照泉	1975.10～1976.10
	徐德富	1976.10～1979.02
	季正春	1979.02～1982.04
	李文彬	1985.05～1987.01
	金鹤松	1987.01～1987.10
负责人	沈国民	1987.10～1988.11
书　记	沈国民	1988.11～2001.05
副书记	李云生	1970.04～1970.10
	王永林	1982.04～1985.05

1958～2001 年天马山镇(天马公社、天马山乡)卫生院行政领导成员情况表

职　务	姓　名	任　职　时　间
主　任	李云生	1952～1953
卫生所所长(主任)	周祖训	1956.05～1958.12
院长(负责人)	李云生	1957.09～1966.12
负责人	季德才	1958.12～1961.07
	崔　玲(女)	1961.07～1966.05
	金　爹	1970.10～1978.10
革委会主任	李云生	1970.12～1978.07
院　长	季正春	1978.10～1982.07
	伍光辉	1982.07～1985.08
	金明欢	1985.08～1986.12
	王山青	1986.12～1992.09
负责人	金明欢	1992.09～1993.02
院　长	陈　平	1993.02～1994.04
	邵德辉	1994.04～2001.05
副院长	李永生	1966.05～1970.10
	李云生	1978.07～1988.01

(十二) 小昆山镇社区卫生服务中心

1978 年 3 月,在原小昆山卫生所基础上组建昆冈公社卫生院;开诊时政府调拨民房 200 平方米,设综合门诊和防保组,医务职工 9 人,设观察床 5 张;院址在小昆山镇山西路 2 号。1980 年,昆冈公社卫生院建新院,建筑面积 2162 平方米,院址在小昆山镇鹤溪街 75 号。1984 年 4 月,该院更名为昆冈乡卫生院;1993 年 7 月,更名为小昆山镇卫生院;1994 年 4 月,评定为一级甲等医院。2001 年 5 月,大港镇卫生院建制撤销,并入小昆山镇卫生院,设小昆山镇卫生院大港分部;时有在编职工 89 人,其中中级技术职称 3 人。2003 年,该院更名为松江科技园区社区卫生服务中心;2006 年 8 月,更名为松江区科技园区社区卫生服务中心,下设大港分中心;2007 年 7 月,更名为小昆山镇社区卫生服务中心。至 2013 年,该中心占地

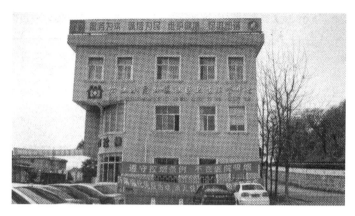

小昆山镇社区卫生服务中心

3996 平方米,建筑面积 4275 平方米;设全科、妇科等 6 个临床、辅助科室,下设大港分中心和 4 所中心卫生室;在编职工 80 人,派遣制职工 45 人,其中中级技术职称 15 人,病床 105 张。

1978～2013 年小昆山镇社区卫生服务中心(昆冈公社、乡卫生院,小昆山镇卫生院,松江区科技园区卫生服务中心)党支部领导成员情况表

职 务	姓 名	任 职 时 间
书 记	薛天林	1978.06～1978.11
	沈银弟	1978.11～1984.11
	朱志方	1984.11～1988.03
	金鹤松	1988.03～1999.10
	黄会明	1999.10～2001.05
	朱志方	2001.05～2003.09
	邵德辉	2003.09～2007.12
	徐园妹(女)	2007.12～2013.12
副书记	陈金云	1978.06～1978.11
	黄会明	1993.09～1999.10
	朱秀龙	1999.10～2001.07
	黄会明	2001.07～2005.10
	陶 峰	2006.03～2010.06
	郁建国	2010.07～2013.12

1978～2013 年小昆山镇社区卫生服务中心(昆冈公社、乡卫生院，小昆山镇卫生院，
松江区科技园区卫生服务中心)行政领导成员情况表

职　务	姓　名	任　职　时　间
院　长	沈银弟	1978.10～1981.11
	周玉林	1981.11～1993.03
院　长	黄会明	1993.03～2005.10
主　任	邵德辉	2005.10～2006.02
	陶　峰	2006.02～2010.06
	郁建国	2010.06～2013.12
副院长	李云生	1978.10～1985.07
	顾永昌	1978.10～1983.07
	杨竞昌	1983.07～1993.03
	黄会明	1987.11～1993.03
	周玉林	1993.03～2001.06
	金鹤松	1993.03～1999.10
	朱秀龙	2000.10～2002.11
副院长、副主任	范东良	2001.06～2006.12
	夏　健	2002.11～2011.10
副主任	郁建国	2006.12～2009.02
	朱玉龙	2010.03～2013.12

附：小昆山镇社区卫生服务中心大港分中心

　　1978 年 3 月，组建大港公社卫生院，开诊时借民房 300 平方米，设综合门诊、化验、药房等，留观病床 5 张，医务职工 14 人；院址在大港公社史家村；1980 年 4 月建新院，建筑面积 1800 平方米；院址在大港镇浦江路 2 号。1984 年 4 月，更名为大港乡卫生院；先后设内科、儿科等 8 个科室，简易病床 8 张；至 1985 年，在编职工 22 人，其中中级技术职称 2 人。1994 年 3 月，更名为大港镇卫生院。2001 年 1 月，更名为小昆山镇卫生院大港分部。2006 年 8 月，更名为小昆山镇社区卫生服务中心大港分中心。2007 年，撤销大港分中心，更名为大港社区卫生服务中心卫生室。

1978～2001 年大港镇(公社、乡)卫生院(小昆山镇卫生院大港分部)党支部领导成员情况表

职　务	姓　名	任 职 时 间
书　记	曹伯明	1978.04～1981.07
	徐贵达	1981.08～1995.05
	卜云龙	1995.09～1996.08
	朱志方	1996.09～2001.06

1978～2001 年大港镇(公社、乡)卫生院(小昆山镇卫生院大港分部)行政领导成员情况表

职　务	姓　名	任 职 时 间
院　长	曹伯明	1978.04～1981.07
	徐贵达	1981.08～1985.05
	唐炳忠	1985.05～1995.08
	卜云龙	1995.09～1998.12
	朱志方	1998.12～2001.06
副院长	郭永政	1978.09～1983.07
	杨雪林	1984.11～1996.08

(十三) 石湖荡镇社区卫生服务中心

1958 年 8 月,由张庄、洙桥等 4 所联合诊所合并组建古松乡医院;设中医内科、外科、儿科和妇科等诊室,下设夏庄、洙桥等 4 所卫生所;医务职工 23 人,医院用房 156 平方米;院址在石湖荡镇北首广庵内。1959 年 8 月,该院搬迁至古松公社机关西侧,房屋面积 688 平方米;是年 9 月,更名为古松公社卫生院;1975 年,搬迁至石湖荡镇东首石湖新路,建筑面积 1000 平方米。1984 年 4 月,该院更名为古松乡卫生院;1992年建新院,建筑面积 1900 平方米;

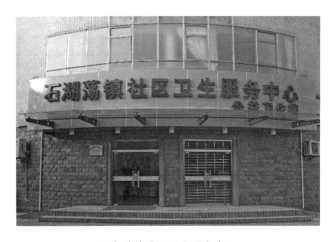

石湖荡镇社区卫生服务中心

院址在石湖新路105号。1994年2月,该院更名为石湖荡镇卫生院;1995年12月,评定为一级乙等医院。1998年10月,上海市卫生局核发该院第二冠名为松江区红十字老年护理院;在编职工46人,病床76张。2001年1月,李塔汇镇卫生院建制撤销,并入石湖荡镇卫生院;2006年8月,更名为石湖荡镇社区卫生服务中心,另设李塔汇分中心。至2013年,中心占地5361平方米,建筑面积6292平方米;内设全科、中医科等5个临床科室,下设1个分中心、6所中心卫生室、7所标准化卫生室;在编职工80人,派遣制职工74人,其中中级技术职称27人,开放病床130张。

1958~2013年石湖荡镇社区卫生服务中心(古松乡医院,古松公社、乡卫生院,石湖荡镇卫生院)党支部领导成员情况

职 务	姓 名	任 职 时 间
书 记	徐桂达	1958.08~1969.11
	吴云虎	1969.11~1978.04
	陆明龙	1982.04~1988.12
	周炳华	1989.01~1995.08
	陆火君	1995.08~2001.05
	毛联忠	2001.07~2005.10
	顾宜华	2005.10~2006.11
	刘铭	2006.11~2013.12

1958~2013年石湖荡镇社区卫生服务中心(古松乡医院,古松公社、乡卫生院,石湖荡镇卫生院)行政领导成员情况表

职 务	姓 名	任 职 时 间
院 长	姚彬才	1958.08~1961.06
	金永明	1961.06~1965.07
	徐伯康	1965.07~1970.08
	徐桂达	1970.08~1975.04
	王能劲	1975.04~1978.06
	陈雄熊	1978.06~1982.08
	陆明龙	1982.04~1985.06

职　务	姓　名	任　职　时　间
院　长	张富云	1985.07～1987.03
	吴松林	1987.03～1988.06
	陆明龙	1988.06～1995.03
院长（兼）	张银海	1995.03～1995.07
院　长	周炳华	1995.07～2001.05
	李军平	2001.05～2003.09
院长（主任）	朱秀龙	2004.09～2010.03
主　任	殷建峰	2010.03～2013.12
副院长	陆明龙	1978.06～1982.03
	顾玉林	1982.03～1984.11
	周炳华	1982.03～1989.09
	郁美娣	1988.06～1991.10
	王亚均	1988.06～1991.06
	陆火君	1995.02～2001.05
	姜跃明	2001.06～2008.06
副院长、副主任	唐　刚	2001.06～2006.11
副院长	朱秀龙	2003.09～2004.09
副主任	孙建平	2006.11～2013.12
	庄敬佩	2009.02～2013.12

附：石湖荡镇社区卫生服务中心李塔汇分中心

　　1978年3月，在李塔汇卫生所基础上组建塔汇公社卫生院；开诊时房屋面积160平方米，设内科、痔疮等8个临床科室，医务职工20人；院址在李塔汇镇塔前街西（原李塔汇卫生所旧址）。1980年建新院，建筑面积2002平方米，院址在李塔汇镇塔汇路42号。1984年4月，该院更名为塔汇乡卫生院；1994年2月，更名为李塔汇镇卫生院；1995年12月，评定为一级甲等医院。2000年，该院新增放射、B超等辅助科室，医务职工43人。2001年1月，该院更名为石湖荡镇卫生院李塔汇分部；2006年8月，更名为石湖荡镇社区卫生服务中心李塔汇分中心。分中心中医外科痔疮专科从 20 世纪 50 年代起,一直保持为特色专科,在近郊有一定声誉。

1978～2001 年李塔汇镇(乡)(塔汇公社、塔汇乡)卫生院(石湖荡镇卫生院李塔汇分部)党支部领导成员情况表

职 务	姓 名	任 职 时 间
书 记	许世荣	1978.03～1984.09
	李成海	1984.09～1986.10
	张富云	1986.10～1988.06
	吴松林	1988.06～1994.07
	陈金娥	1994.07～1995.08
	张明云	1995.08～1998.02
	孙木星	1998.02～1999.08
	毛联忠	1999.08～2001.05

1978～2001 年李塔汇镇(乡)(塔汇公社、塔汇乡)卫生院(石湖荡镇卫生院李塔汇分部)行政领导成员情况表

职 务	姓 名	任 职 时 间
院 长	陆沁源	1978.03～1984.09
	李成海	1984.09～1987.04
	张富云	1987.04～1988.06
	吴松林	1988.06～1994.07
	陈人健	1994.07～1998.12
	毛联忠	1998.12～2001.07
副院长	张明云	1987.06～1990.05
	毛联忠	1990.05～1998.12

(十四)泖港镇社区卫生服务中心

1957 年 10 月,由泖港、黄桥联合诊所合并组建泖港乡人民医院;门诊设内科、妇科、外科

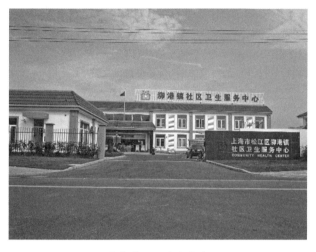

泖港镇社区卫生服务中心

和伤科等,医务职工11人;院址在泖港镇老街东首。1958年10月,该院更名为泖港人民公社卫生院。1966年10月,泖港公社卫生院由金山县划归松江县辖,医务职工15人。1984年4月,该院更名为泖港乡卫生院;1988年建新院,占地9亩,建筑面积2596平方米,院址在泖港镇中南路55号。1990年9月,该院更名为松江县浦南中心卫生院;设内科等14个临床科室,医务职工77人,其中中级技术职称6人。1992～1995年,该院先后与长宁区、虹口区、县中心医院签约开办精神病联合病房及妇产科联合病房,在编职工77人,病床120张;1994年3月,评定为一级甲等医院。1998年,更名为浦南卫生院。2001年1月,五库镇卫生院建制撤销,并入浦南卫生院。2006年8月,更名为泖港镇社区卫生服务中心;设内科、中医科等8个临床科室,下设五库社区卫生服务分中心;在编职工105人,其中中级技术职称15人,病床270张。2010年8月,中心整体搬迁至泖港镇新宾路436号。至2013年,中心占地10亩,建筑面积4401平方米;设内科、精神科等8个临床科室,下设五库分中心、6所中心卫生室和10所村卫生室;在编职工103人,派遣制职工143人,其中中级技术职称26人;开放病床270张。

1959～2013年泖港镇社区卫生服务中心(泖港乡、公社卫生院,浦南中心、浦南卫生院)党支部领导成员情况表

职　务	姓　名	任 职 时 间
指导员、书记	顾连生	1959.12～1972.04
书　记	吴惠珍(女)	1972.04～1980.07
	顾连生	1980.07～1989.10
	徐明芳	1989.10～1993.09
	岳火根	1993.09～1995.03
	陈时运	1995.03～1999.01
	陈莉萍(女)	1999.02～2001.05
	徐春娟(女)	2001.06～2013.12

(续表)

职 务	姓 名	任 职 时 间
副书记	郁麟生	1981.11～1983.01
	徐明芳	1983.01～1989.10
	岳火根	1989.10～1993.09
	陈时运	1993.09～1995.03
	徐春娟(女)	1999.02～2001.05
	陈莉萍(女)	2001.06～2004.12
	陆火君	2005.01～2010.12
	唐 刚	2011.01～2013.12

1957～2013年泖港镇社区卫生服务中心(泖港乡、公社卫生院，浦南中心、浦南卫生院)行政领导成员情况表

职 务	姓 名	任 职 时 间
负责人	封子厚	1957.10～1958.10
负责人	孙士明	1957.10～1958.10
业务院长	阮景南	1958.10～1964.04
负责人	顾连生	1964.04～1972.04
院 长	吴惠珍(女)	1972.04～1980.07
	顾连生	1980.07～1981.11
	郁麟升	1981.11～1982.12
	岳火根	1982.12～1994.10
	陈时运	1994.10～1998.10
	陈莉萍(女)	1998.12～2005.01
院长、主任	陆火君	2005.01～2010.12
主 任	唐 刚	2010.12～2013.12
副院长	郁麟升	1978.10～1981.11

（续表）

职　务	姓　名	任　职　时　间
副院长	黄洪发	1978.10～1983.04
	岳火根	1981.11～1982.12
	戴　峰	1982.12～1986.10
	王卫理	1983.07～1985.07
	吴纪盛	1985.04～1988.06
	夏春云	1986.10～1995.04
	陈时运	1988.06～1994.10
	李军平	1995.04～1997.04
	周锡金	1996.04～2004.11
	陈莉萍（女）	1997.04～1998.12
	周　伟	2001.06～2002.11
	徐春娟（女）	2002.11～2005.12
	纪晓麟	2003.05～2004.12
副院长、副主任	吴建国	2005.01～2006.11
	吴　强	2005.01～2012.12
副主任	唐　刚	2006.11～2010.11
	徐春娟（女）	2006.01～2013.06
	沈亚红（女）	2013.01～2013.12

说明：1957年10月至1958年10月，封子厚为泖港联合诊所负责人，孙士明为黄桥联合诊所负责人。

附：泖港镇社区卫生服务中心五库分中心

　　1958年8月，由五库、黄桥联合诊所合并组建新五乡医院，租用街面房256平方米开诊，设中西医内科、中西医外科、针灸科和口腔科等，医务职工14人；院址在五库镇老街南首；1959年9月，更名为新五人民公社卫生院。1968年该院建新院，建筑面积1045平方米，设西内科、中内科等14个临床科室；院址在新五公社政府大院西侧。1984年4月，该院更名为新五乡卫生院；1994年2月，更名为五库镇卫生院；1995年12月，评定为一级甲等医院。至2000年，该院占地2898平方米，建筑面积2590平方米；在编职工52人，派遣制职工 6 人,其中中级技术职称 2 人;床位 78 张。2001 年 1 月,该院更名为浦南卫生院五库分部;2006 年 8 月,更名为泖港镇社区卫生服务中心五库分中心。

1966～2001 年五库镇卫生院(新五乡医院、新五公社卫生院)党支部领导成员情况表

职 务	姓 名	任 职 时 间
书 记	胡树霖	1958.08～1966.03
	沈耀忠	1966.04～1971.03
	顾耀良	1971.03～1976.09
	沈耀忠	1976.09～1981.10
	姜银根	1981.10～1984.03
	沈耀忠	1984.03～1986.04
	俞召其	1986.04～1989.09
	卜海生	1989.10～1993.11
	顾林根	1993.12～1996.08
	盛久旺	1996.09～1997.04
	李军平	1997.04～2001.05
副书记	李国才	1970.02～1981.10
	沈耀忠	1981.10～1984.03
	俞召其	1984.03～1986.03
	沈耀忠	1986.04～1991.12
	顾林根	1991.12～1993.12
	顾林根	1996.09～1997.04
	诸 红(女)	1997.04～1999.03

1958～2001 年五库镇卫生院(新五乡医院、新五公社卫生院)行政领导成员情况表

职 务	姓 名	任 职 时 间
院 长	胡树霖	1958.08～1959.02
	钱岳仙	1959.02～1963.09

（续表）

职　务	姓　名	任 职 时 间
院　长	徐佰云	1963.09～1965.03
	顾耀良	1965.03～1966.04
院长、革委会主任	沈耀忠	1966.04～1971.03
革委会主任	顾耀良	1971.03～1976.09
院　长	沈耀忠	1976.09～1984.11
	张富云	1984.11～1986.03
	顾林根	1986.03～1997.04
	李军平	1997.04～2001.05
副院长	胡树霖	1959.02～1966.03
副院长、革委会副主任	夏鹓秋	1966.04～1974.06
革委会副主任	赵文汉	1968.01～1969.06
	李国才	1969.06～1978.10
副院长	姜银根	1978.10～1984.11
	俞召其	1979.09～1986.03
	张富云	1983.11～1984.11
	顾林根	1984.11～1986.03
	卜海生	1986.03～1989.09
	李国才	1989.02～1994.03
	俞召其	1989.02～1997.03
	朱方才	1994.01～1996.12
	钱　瑜	1994.03～1997.03
	周　伟	1997.03～2001.05
	钱　瑜	1998.01～2001.05

（十五）叶榭镇社区卫生服务中心

1958 年 8 月,在叶榭区第一联合诊所基础上组建叶榭乡医院,医务职工 22 人;院址在叶榭镇东煤货山荒地。1959
年 4 月,该院更名为叶榭公社卫
生院;设中西医内科、针灸科等
6 个科室;1984 年 4 月,更名为
叶榭乡卫生院。1993 年,该院
与黄浦区精神卫生中心开设精
神病联合病房;医务职工 56 人,
设病床 34 张。1994 年 2 月,该
院更名为叶榭镇卫生院;同年 8
月,评定为一级甲等医院。1995
年,该院增挂黄浦区精神卫生中
心叶榭分部牌子,医务职工 58

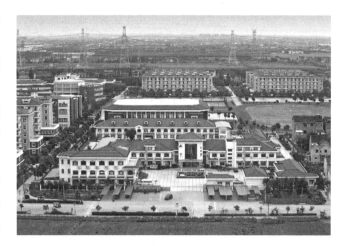

叶榭镇社区卫生服务中心

人,设病床 100 张,总病床增至 134 张。2001 年 5 月,张泽镇卫生院建制撤销,并入叶榭
镇卫生院,在编职工 92 人,派遣制职工 41 人,其中中级技术职称 8 人。2003 年 5 月,上
海市卫生局核发该院第二冠名为松江区中心医院叶榭分院。2005 年 5 月,该院整体搬
迁至叶榭镇叶权路 210 号;占地 16650 平方米,建筑面积 8320 平方米;在编职工 92 人,
派遣制职工 43 人,其中中级技术职称 8 人。2006 年 8 月,该院更名为叶榭镇社区卫生
服务中心。至 2013 年,中心设全科医学、中医等科室,下设张泽社区卫生服务分中心、2
个社区卫生服务站和 17 所村卫生室;在编职工 108 人,派遣制职工 96 人,其中中级技
术职称 27 人;核定病床 100 张。

**1958～2013 年叶榭镇社区卫生服务中心(叶榭公社、
镇卫生院)党支部领导成员情况表**

职　务	姓　名	任 职 时 间
书　记	寿照林	1969.05～1974.04
	沈一青	不详
	潘大妹(女)	1974.05～1992.05
	吴金良	1992.06～1996.09
	叶福林	1996.09～2003.04
	顾益金	2003.04～2006.11
	顾宜华	2006.11～2013.12

1958～2013 年叶榭镇社区卫生服务中心(叶榭公社、镇卫生院)行政领导成员情况表

职 务	姓 名	任 职 时 间
院 长	吴秀根	1958.08～1965.11
	陈金荣	1965.11～1978.03
	黄锡根	1978.10～1990.10
	奚狄青	1990.10～1998.12
	袁梅华(女)	1998.12～2001.05
	纪晓麟	2001.05～2003.04
院长、主任	顾汛燕(女)	2003.04～2010.03
主 任	朱秀国	2010.03～2013.12

附：叶榭镇社区卫生服务中心张泽分中心

1958 年,在张泽联合诊所基础上组建张泽乡医院;1959 年 10 月,更名为张泽公社卫生院;院址在张泽镇东市彭家庙(东隐庵)。1965 年,该院在彭家庙西首新建医疗用房 600 平方米,始有医院房产。1983 年,该院搬迁至张泽镇西市马路东侧,占地 4.9 亩,建筑面积 1800 平方米;1984 年 4 月,更名为张泽乡卫生院。1986 年,医院设中医科、内科等 6 个科室,医务职工 63 人,病床 30 张。1994 年 2 月,该院更名为张泽镇卫生院。同年 8 月,评定为一级甲等医院。2000 年,医院设内科、外科等 8 个科室,医务职工 59 人,病床 30 张。2001 年 5 月,该院更名为叶榭镇卫生院张泽分部;2006 年 8 月,更名为叶榭镇社区卫生服务中心张泽分中心。

1958～2001 年张泽镇(公社、乡)卫生院(叶榭镇卫生院张泽分中心)党支部领导成员情况表

职 务	姓 名	任 职 时 间
书 记	薛天林	1971.06～1978.04
	何水林	1978.05～1981.08
	沈品富	1981.08～1985.09
	薛天林	1985.10～1990.08
	詹海云	1990.08～1991.10
	顾德才	1991.10～1994.09

（续表）

职　务	姓　名	任职时间
书　记	沈火章	1994.10～1996.03
	马小英(女)	1996.03～2001.06
副书记	何水林	1974.07～1978.04
	何水林	1981.08～1988.03

1958～2001年张泽镇(公社、乡)卫生院(叶榭镇卫生院张泽分中心)行政领导成员情况表

职　务	姓　名	任职时间
主任(负责人)	陆润馨	1956.10～1960.10
革委会召集人	朱永安	1969.06～1970.03
	何水林	1970.04～1973.02
院　长	薛天林	1981.05～1985.09
	奚狄青	1985.10～1990.10
	詹海云	1990.10～1997.05
	顾敬礼	1997.05～2000.03
	纪晓麟	2000.03～2001.05
副院长	何水林	1981.08～1988.03

四、其他

(一) 村(大队)卫生室(服务站)

1955年起,松江农村逐步配备和培训大队一级不脱产卫生保健员。至1959年,全县17所公社卫生院,下设81个保健室,先后培训1330名保健员。20世纪60年代初,全县先后建立合作社(生产大队)保健室,配1～2名保健员;1966年4月,改称大队卫生室。1968年,全县农村实行合作医疗制度;农民看病的医药费,实行统筹资金(社员2元、生产队2元)、统一使用、统一结销;医药费的报销范围,在本村卫生室看病的100%报销,转诊、转院的报销50%。是年,全县13个公社308个大队先后成立卫生室(又称合作医疗站),配赤脚医生、卫生员410人。1982年起,全县各大队(村)卫生室逐步开展多种形式的责任制试点工作,实行村办村管、村办乡管合作医疗管理模式,并得到发展。1985 年,赤脚医生改称乡村医生;全县村卫生室共有乡村医生和保健员 936 人。1992 年,全县 321 个行政村设卫生室 314 所。1993 年,全县 318 个行政村中有 303 个实行合作医疗管理,合作医疗覆盖率 97.17%。1999 年 5 月,全区 278 所村卫生室经松江区卫生局核准执业登记。2000 年起,全区实施镇、村卫生机构一体化管理,村卫生室、乡村医生由镇(街道)社区卫生服务中心统一管理。2006 年始,全区村卫生室按功能用房、诊疗设备、消毒灭菌设备、急救设备、健康教育设备、药品储存设备、办公设备和标识牌等 8 方面统一标配,使用面积不低于 120 平方米,拥有诊疗室、治疗室、注射室、观察室、药房、康复室、健康室和信息室等要求,开展卫生室规范化、标准化建设。至 2008 年,全区 150 所(2006 年 40 所、2007 年 50 所、2008 年 60 所)标准化卫生室(服务站)建设任务全面完成。至 2013 年,全区村居卫生室(服务站)共 162 所,其中中心卫生室 68 所、一般卫生室 59 所、卫生服务站 35 个,乡村医生 358 人。

(二) 企事业单位医务室

1958 年起,因国家生产建设发展需要,先后有市属企业搬迁、新建至松江境内。1978 年始,全县乡镇企业蓬勃发展,凡规模较大、职工较多的均设医务室,配有 1～2 名专兼职医务人员(卫生员、保健员)。至 1985 年底,全县市、县属企业、乡镇企业、机关和学校等设医务室 150 多所。1986 年,全县企事业单位设医务室 294 所,卫技人员 367 名;1992 年,共 244 所,卫技人员 536 人;2000 年,共 154 所,卫技人员 315 人;至 2013 年 6 月,全区企事业单位共设保健站、门诊部、卫生所 55 个(家、所)。

1986～2013 年松江区(县)企事业单位内设医疗机构情况表

年 份	机构数(所)	年 份	机构数(所)	年 份	机构数(所)
1986	294	1996	141	2005	95
1987	186	1997	127	2006	76
1988	194	1998	134	2007	68
1989	186	1999	134	2008	71
1990	187	2000	154	2009	76
1991	198	2001	154	2010	51
1992	244	2002	53	2011	46
1993	260	2003	83	2012	45
1994	188	2004	94	2013	55
1995	198				

（三）县、区卫生所

1. 县卫生所　1950 年 7 月，苏南人民行政公署批准设立松江县卫生所，负责全县卫生行政事务及防病治病工作；所长由苏南公立松江医院院长曹德箴兼任；在编职工 11 人；所址暂放在苏南公立松江医院内。1951 年 3 月，该所迁至杨家桥南堍（现中山小学校址）；同年 9 月，建制撤销。

2. 区卫生所　（1）泗泾区卫生所　1951 年冬成立，为行政、医疗双重机构；设内科、外科、产科等，医务职工 8 人；地址在泗泾镇张泾街。1957 年，该所撤区并乡后改称泗泾卫生所；1971 年，建制撤销，并入泗联公社中心卫生院。（2）天昆区卫生所　1950 年 12 月，小昆山地区成立天昆区卫生所，时有医务职工 8 人。1953 年 6 月，该所更名为小昆山卫生所；1958 年，建制撤销。（3）城东区卫生所　1951 年，成立区卫生所；采用西医分科治疗，设内科、外科、儿科和屠宰检疫等科室，医务职工 12 人；所址在华阳桥集镇西段。1958 年，该所撤销建制，并入城东乡医院。（4）叶榭区卫生所　1950 年 12 月，成立区卫生所。1955 年 7 月，该所建制撤销；1957 年，并入叶榭乡医院。（5）佘山区卫生所　1955 年 8 月，成立卫生所。1958 年，该所建制撤销，并入佘山乡医院。

（四）联合诊所

1. 泗泾镇联合诊所　1950～1956 年，先后组建泗泾镇第一联合诊所、第二联合诊所、第三联合诊所、民主卫生站、第四联合诊所（1956 年并入第二联合诊所）、东北联合诊所和新民联合诊所。1958 年 8 月，撤销泗泾镇联合诊所建制，并入泗联乡医院。

2. 佘干区联合诊所　1951 年 10 月，佘干区（属青浦县管辖）以小集镇民间医生小联合形式组成联合诊所。1953 年 1 月，实行大联合，先后成立陈坊桥、辰山、广富林、张朴、天马、庙头和凤凰山等 7 所联合诊所；同年 6 月，天马联合诊所改建为天马（山）乡（小乡）卫生所。1955 年，陈坊桥联合诊所改建为佘山乡（小乡）卫生所。1957 年，撤销原联合诊所、卫生所建制，分别并入天马乡医院和佘山乡医院。

3. 天昆区联合诊所　1952 年 3 月，天昆区分别组建小昆山、天马山、庙头 3 所联合诊所。1953 年 6 月，3 所联合诊所合并组成小昆山卫生所和天马山卫生所。1959 年 12 月，天马山卫生所升格为天马山卫生院，小昆山卫生所隶属天马山卫生院。

4. 城西区联合诊所　1952 年，城西区先后在仓桥、石家浜、李塔汇和毛家渡等设 4 所联合诊所。另有松江城区第六联合诊所设在钱泾桥东（属城西区境内）。1958 年 9 月，上述 5 所联合诊所建制撤销，并入城西乡卫生院。

5. 叶榭区联合诊所　1951 年 4 月，建立叶榭区第一联合诊所；同年 9 月，建立张泽联合诊所。1954～1956 年，另设叶榭卫生所（隶属叶榭第一联合诊所）和 4 所小乡分诊所。1957 年，叶榭第一联合诊所及卫生所和分诊所建制撤销，并入叶榭乡医院。1959 年 10 月，张泽联合诊所建制撤销，并入张泽公社卫生院。

6. 城东区联合诊所   1950年10月,在卖花桥集镇组建城东区第五联合诊所。1951年,分别在老车墩、得胜港、中渡桥、南门、打铁桥、长泖、城东、吴家桥和联民等地建9所联合诊所。1957年8月,建卖花桥、五龙、夏家浜等3所联合诊所。1957年底,得胜港、老车墩等9所联合诊所建制撤销,并入城东乡医院;五龙、夏家浜等4所联合诊所并入城北乡医院。

7. 新桥地区联合诊所   1951年11月,在清政村3队建立新桥地区第一联合诊所(取名清政乡卫生站)。1952年3月,建立新泾乡联合诊所。1953年1月,在姚家角成立联农乡分诊所(卫生站)。1953年3月,建新龙乡卫生站。1958年9月,清政等5个卫生站建制撤销,并入新桥乡医院。

8. 新浜乡联合诊所   1952年,建立新浜诊所(属枫泾区卫生所第二联合诊所)和用钓湾诊所(属枫泾区卫生所第三联合诊所)。1957年,新浜、用钓湾诊所合并建新浜乡联合诊所。1958年,该所建制撤销,并入新浜乡医院。

9. 泖港、新五乡联合诊所   1952年4月,组建泖港联合诊所;5月,组建黄桥联合诊所(分所)。1954年10月,组建五厍联合诊所。1956年,建黄桥镇联合诊所。1957年10月,泖港、黄桥2所建制撤销,并入泖港乡人民医院。1958年8月,五厍、黄桥镇联合诊所建制撤销,并入新五乡卫生院。

10. 石湖荡地区联合诊所   1952年,石湖荡地区所属天昆、城西2区先后在李塔汇、石湖荡和张庄3个集镇设立李塔汇、古松和张庄3所联合诊所,后又相继建立洙桥、新庄、大港3所联合诊所。1955年5月,李塔汇联合诊所更名为仁济联合诊所。1957年,撤区并乡,原张庄、洙桥、新庄、大港和古松等联合诊所并入古松乡卫生院。1958年10月,仁济联合诊所更名为李塔汇卫生所。1978年3月,并入塔汇公社卫生院。

11. 城区联合诊所   1951~1957年间,松江城区卫生工作者协会先后组织成立城区6所联合诊所和牙科、伤科联合诊所。1958年8月,城区第一、二、四、五联合诊所和牙科等5所联合诊所合并成立城区联合医院;是年9月,第六联合诊所与大仓桥诊所合并,同时吸纳在城区开业的私人医生,成立城西乡卫生院。

1951~1956年松江县各区联合诊所情况表

辖区	机 构 名 称	成立时间	人 员
城东区	城东联合诊所	1951年	负责人王宾如 2~3人
	老车墩联合诊所	1951年	负责人肖默生 2~3人
	得胜港联合诊所	1951年	负责人吴文卿 2~3人
	中渡桥联合诊所	1951年	负责人周国华 2~3人
	南门联合诊所	1951年	负责人夏步云 2~3人
	打铁桥联合诊所	1951年	负责人徐敏珠 2~3人

（续表）

辖区	机构名称	成立时间	人员
城东区	长泖联合诊所	1951 年	
	联民联合诊所	1951 年	
	吴家桥联合诊所	1951 年	
	卖花桥(城东区第五)联合诊所	1951 年	所长周梦熊,王世连、蒋静珍、诸巧莲、朱黎明
城西区	大仓桥联合诊所	1952 年	
	李塔汇联合诊所	1952 年	负责人符钟晕,孙剑欧、周秋江、庄婉珍、黄济苑、徐原进
	石家浜联合诊所	1952 年	
	毛家渡联合诊所	1952 年	
天昆区	天马山第一联合诊所	1952 年 3 月	所长徐偁生,周祖训、沈思明、金瑞蓬、董志寒、周正常、陆清华、包桂英、王逸仙
	小昆山第二联合诊所	1952 年 3 月	
	庙头第二联合诊所	1952 年 3 月	所长李云生,金瑞莲、徐士章、梅桂荣、顾祖秀、王凤英等
	古松联合诊所	1952 年	负责人徐伯匡,顾畅道、沈英士、张仲仁、沈继权
	张庄联合诊所	1952 年	负责人周秋泉,张同和,周谷声、张伯仁
泗泾地区	泗泾(镇)第一联合诊所	1950 年 7 月	徐卫国、姚敬贤等
	泗泾第三联合诊所	1951 年	马福康、陆湘伯、沈幼樵等
	泗泾第二联合诊所	1952 年	萧文秀等
	塘桥民主卫生站	1952 年	屠天应、杨仲贤等
	泗泾第四联合诊所	1954 年	赵嘉模、李晓初、李国梁等
	东北联合诊所	1956 年	朱学希、吴振家、徐鼎林、徐自新、陈菊生、唐谷仁等
	新民联合诊所		
新桥地区	清政乡卫生站	1951 年 11 月	平仁钦、韩鸣九、叶青等
	新泾联合诊所	1952 年 3 月	周文杰、周志芳、李也秋、何兴邦等
	清政乡卫生站联农分诊所	1953 年 1 月	周杏秀、陈警夫、诸士良、徐惠仁
	新龙卫生站	1953 年 3 月	周颂达、章秀英、冯鸣霞、何素英

（续表）

辖区	机构名称	成立时间	人员
枫泾地区	新浜诊所	1952 年	沈念祖等 5 人
	甪钓湾诊所	1952 年	李亚芳等 4 人
	泖港联合诊所	1952 年	封子厚、王浩生、庄正明、曹毓桢、周婉芳、马志祥、王诊平、孙晋春
	黄桥联合诊所	1952 年	孙士明、张志澄、张易生、蒋建章、许志远
	五库联合诊所	1954 年 10 月	胡树霖、胡树云等
	黄桥镇联合诊所	1956 年	徐余康父子等
叶榭区	叶榭第一联合诊所下设 4 个分诊所	1951 年	15 人
	张泽联合诊所	1951 年 9 月	15 人
松江城区	松江城区第一联合诊所	1951 年 12 月	
	松江城区第二联合诊所	1951 年 12 月	
	松江城区第三联合诊所	1951 年 12 月	
	松江城区第四联合诊所	1951 年 12 月	
	松江城区第五联合诊所	1951 年 12 月	
	松江城区第六联合诊所	1951 年 12 月	
	松江城区牙科联合诊所	1951 年 12 月	
	松江城区伤科联合诊所	1951 年 12 月	
佘山区	陈坊桥联合诊所	1953 年 1 月	所长王吕明、康明林等
	辰山联合诊所	1953 年 1 月	所长卢日高、游浩、游培生
	广富林联合诊所	1953 年 1 月	所长倪光焘、沈希明、朱一岳、王元通
	张朴联合诊所	1953 年 1 月	所长诸引娣、吴金其等
	凤凰山联合诊所	1953 年 1 月	王昌明等
说明	1. 1954 年 12 月，余干区由青浦县划归松江县；1955 年 5 月，松江县新建佘山区。2. 1966 年 10 月，枫泾、亭林、漕泾等地区由松江县划归金山县，目前不属松江区区域内的不统计在内。		

（五）民营医疗机构

解放前,松江个体开业医生较多。据相关资料记载,1947～1949年,全县共有中、西医医生564人,其中中医511人、西医28人、助产士25人。解放后,全县个体开业医生逐年减少。1951年起,松江大多数私人开业医生经组织参加全民、集体医疗机构。1956年,全县个体开业医生有170多人。至1962年,由县卫生科批准发给个体开业证书的有65人。"文化大革命"期间,停止私人开业。1982年,松江执行《上海市开业医务人员暂行管理条例》,至1985年,由县卫生局批准发给个体开业证书的有27人。1986年后,随着卫生改革的不断深入,松江一些社会团体、驻松部队、企业单位、个人自筹资金组建成立面向社会的各类医院、门诊部(所)、护理院等社会医疗机构。2003～2013年,松江先后核准成立上海茸城医院、上海博大医院、上海安贞医院、上海谷阳医院、上海东开医院、上海华裕医院和上海亲清老年护理院等7所综合医院、护理院;1993～2013年,先后核准开设民营综合门诊部、专科门诊部、中医门诊部、口腔门诊部等23所;至2013年6月底,核准发给个体开业证书32张;共有执业医师425人,床位224张。

松江区民营医院情况表

序号	单 位 名 称	地　　　址	法定代表人	类　别
1	上海博大医院	松江区阔街23～57号	游文华	综合医院
2	上海安真医院	松江区人民南路39号	占阳珊	综合医院
3	上海谷阳医院	松江区谷阳北路46号	许文清	综合医院
4	上海茸城医院	松江区西林北路355号	吕　静	综合医院
5	上海华裕医院	松江区九亭镇九新公路528号	高进兴	综合医院
6	上海东开医院	松江工业区锦昔路180弄134、136、138号	吴永明	综合医院
7	上海亲清老年护理院	松江区辰花路387号	朱良才	护理院

松江区民营综合、专科、中医、口腔门诊部情况表

序号	单 位 名 称	地　　　址	法定代表人	类　别
1	上海警松门诊部	松江区中山街道松东路102号	胡德基	综合门诊部
2	上海松健门诊部	松江区佘山镇桃源188弄21号301～311、313～315室	沈广东	综合门诊部

（续表）

序号	单 位 名 称	地　　　址	法定代表人	类　别
3	上海普照门诊部	松江区普照路 89 号	郑建华	综合门诊部
4	上海康宁门诊部	松江区环城路 260 号	朱智峰	综合门诊部
5	上海友爱门诊部	松江区新桥镇莘松路 1111 弄 252 - 1、253 - 1、255 - 1 号	毛胡枝	综合门诊部
6	上海诺康门诊部	松江区环城路 316 弄 5～7 号	杨冬英	综合门诊部
7	上海莱亭门诊部	松江区九亭莱亭南路 179 号	李志远	综合门诊部
8	上海砖桥门诊部	松江区洞泾镇砖桥贸易城 3 区 4 幢 13～14 号	闫 飞	综合门诊部
9	上海朝华门诊部	松江区九亭大街 252～257 号	詹国勇	综合门诊部
10	上海天仁皮肤科门诊部	松江区中山二路 125 弄 30 号	戴玉琳	专科门诊部
11	上海朋健门诊部	松江区砖桥贸易城二区 19 幢 1～3 号	马启元	综合门诊部
12	上海康众门诊部	松江区新桥新南街 450～452 号	赵 凯	门诊部
13	上海余天成堂中医门诊部	松江区中山中路 270 号三楼	胡秀菊	中医(综合)门诊部
14	余天成医疗美容门诊部	松江区普照路 28 号	尚华英	专科门诊部
15	上海亚琴口腔门诊部	松江区西林南路 99 弄 1～2 号	单高峰	专科门诊部
16	上海百信门诊部	松江区叶榭镇叶新公路 24、26、28、30 号	赵 岩	综合门诊部
17	上海仁惠门诊部	松江区叶榭镇张泽社区辕门路 110 号	王 斌	综合门诊部
18	上海久富门诊部	松江区九亭镇久富经济开发区盛龙路 48 号	闫 飞	综合门诊部
19	上海健仁门诊部	松江区泗泾镇江川南路 2～6 号	郑丽红	综合门诊部
20	上海新南门诊部	松江区新桥镇新南街 166～170 号	吴吉华	综合门诊部
21	上海泰晤士小镇门诊部	松江区三新北路 900 弄 249 号	柳 卫	综合门诊部
22	上海新敦门诊部	松江区车墩镇影视路 55～59 号	陈秀明	综合门诊部
23	上海华尔康口腔门诊部	松江区乐都路 62～74 号	闵国杨	口腔门诊部

2013 年 6 月松江区私立医疗诊所情况表

序号	地区	单 位 名 称	地 址	诊疗科目
1	岳阳街道	上海陈月华中医内科、妇科诊所	松江区岳阳街道人乐三村 80 号 101 室	中医科、内科、妇科
2	岳阳街道	上海朱雅多中医儿科诊所	松江区小塔前 16 号 102 室	中医科
3	岳阳街道	上海范文庆口腔诊所	松江区松乐路 128 号 612 室	口腔科
4	岳阳街道	上海韩益东泌尿外科诊所	松江区岳阳街道人乐一村 12 幢 41 号 102 室	外科、泌尿外科
5	中山街道	上海王子钧口腔诊所	松江区中山东路 26 号	口腔科
6	中山街道	上海余天成药业连锁有限公司方塔药店松江区中山东路中医坐堂医诊所	松江区中山东路 170 号	中医科、内科
7	永丰街道	上海唐宪村内科诊所	松江区中山西路 272 号	内科
8	永丰街道	上海王坚口腔诊所	松江区仓汇路 664 号	口腔科
9	方松街道	上海夏国英口腔诊所	松江区江学路 555 弄 7 号	口腔科
10	方松街道	上海王瑞林口腔诊所	松江区文诚路 338 弄 1 号 308 室	口腔科
11	方松街道	上海余春生口腔诊所	松江区人民北路 1335 号	口腔科
12	方松街道	上海徐军口腔诊所	松江区谷阳北路 1425 弄 158 号	口腔科
13	泗泾镇	上海周云祥外科诊所	松江区泗泾镇江达南路 53 号	外科
14	泗泾镇	上海陈美瑛内科诊所	松江区泗泾镇江川北路 14 弄 1 号 104 室	内科
15	泗泾镇	上海唐荣杰中医诊所	松江区泗泾镇北张泾 85 号	中医科、内科
16	泗泾镇	上海仇兰英口腔诊所	松江区泗泾镇鼓浪路 268 号	口腔科
17	泗泾镇	上海余天成药业连锁有限公司余天成堂泗泾药号泗泾镇开江中路中医坐堂医诊所	松江区泗泾镇开江中路 321 号	中医科、内科
18	九亭镇	上海严晓珍口腔诊所	松江区九亭镇九亭大街 238 号	口腔科、口腔内科、口腔颌面外科、口腔修复科

（续表）

序号	地 区	单 位 名 称	地 址	诊疗科目
19	九亭镇	上海宫羽口腔诊所	松江区九亭镇虹泾路 99 弄 42 号	口腔科
20	九亭镇	上海赵然馥内科诊所	松江区九亭镇金吴村同利路 100 号	内科
21	九亭镇	上海李巧明口腔诊所	松江区沪亭北路 644 号、646 号第二层	口腔科
22	九亭镇	上海陆华鸣口腔诊所	松江区九亭镇沪松公路 1399 弄 63 号	口腔科
23	九亭镇	上海王慧珍口腔诊所	松江区九亭镇九新公路 18 号	口腔科
24	九亭镇	上海雷允上涞坊药房九亭涞坊路中医坐堂医诊所	松江区九亭镇涞坊路 259 号码 261 号底层	中医科、内科
25	新桥镇	上海平仁钦中医诊所	松江区新桥镇新北街 286 号	中医科
26	新桥镇	上海王列夫中医诊所	松江区新桥镇新北街 304 号	中医科
27	新桥镇	上海曹国华口腔诊所	松江区新桥镇新育路 422 号	口腔科
28	新桥镇	上海余天成药业连锁有限公司新升药店新桥镇新镇街中医坐堂医诊所	松江区新桥镇新镇街 966 号	中医科、内科
29	泖港镇	上海钱柏明中医内科、妇科诊所	松江区泖港镇五库老街 86 弄 14 号	中医科
30	泖港镇	上海庄宝云中医诊所	松江区五库镇中库路 150 弄 21 号	中医科
31	车墩镇	上海市松江区赵飞虎私立泌尿外科诊所	松江区车墩镇联营路 119 号	外科、泌尿外科
32	小昆山镇	上海俞雪荣中医骨伤科诊所	松江区小昆山平原街 64 号	中医科、骨伤科、针灸科、推拿科

（六）解放前医疗机构

1. 松江县立医院 据江苏省卫生志记载，民国元年（1912 年），松江建立全省（江苏省）第一所县立医院（院址不详）。

2. 松江时疫医院 民国 4 年（1915 年）9 月，管理公款公产处雷君彦以节届秋凉，易生疫疠，爰请县知事李恩露拨款 2000 元以资救济，就城中金节堂偏西市公所设立时疫医院，同月开诊,聘医生黄自雄、黄鸣鹤担任施诊。1年后停办。

3. 松江临时救疫医院 民国5年(1916年)9月,松江霍乱流行,高峰时城内日死数10人;为此,成立松江临时救疫医院(院址不详)。民国8年(1919年)8月,鉴于时疫流行,松江士绅朱鹤生、谢宰平等请地方政府拨款筹办松江临时救疫医院,院址设在松江广明桥弄县议会旧址;同年8月底疫平,改组为地方医院,由该院主任医生候念言接办;后因经费困难,于1921年停办。

4. 若瑟医院 民国6年(1917年),天主教上海公教进行会在松江开设诊所,后起名为普育堂医院。民国12年(1923年),该院经扩建后,会长陆伯鸿(洗名若瑟)改名为若瑟医院;医院占地4亩多,建楼房1幢、平房13间;分男女两部;设施诊室和病房(病房分头、二、三、四等),另设老人间,专为孤苦老人服务,院址在松江马路桥南堍。民国26年(1937年),该院曾作为伤兵医院,后因日本军机轰炸殃及医院,一度迁邱家湾天主堂,院务停顿。民国34年(1945年),该院由陆伯鸿长子陆隐耕主持复院,担任院长。民国35年(1946年)10月,由主任医师吴云瑞修复医院,设病床50张;先后聘柯德琼、张志惠、吴云儒等医师为主任。1950年11月,若瑟医院董事会主席朱叔建、院长王槐安等要求人民政府接办。1953年3月,经松江县人民政府批准,若瑟医院和松江卫生院合并。

5. 松江时行病医院 民国8年(1919年)9月,松江绅商两界鉴于时疫流行,由郑子松、张省三和周鹤云等发起筹办时行病医院;院址在城内钱家白场。邀聘上海宝隆医院名医焦湘宗(主任)、傅炎(副主任)两医生莅松施诊,1年后停办。

6. 湘宗医院 民国9年(1920年)冬,医师焦湘宗于松江西门外长桥堍建屋创设湘宗医院,为松江第一所私人医院;设内科、外科、妇科等科室,病床5张。民国18年(1929年)冬,焦湘宗受青岛医院之聘,离开松江;后遂将湘宗医院全部院产折价售给同学柯德琼医师。

7. 松江临时时疫医院 民国10年(1921年),由松江工商界筹集资金、慈善董事会筹组临时时疫医院,院长朱调荪;院址在松江西塔弄底陈夏祠堂内,次年停办。

8. 济众医院 民国14年(1925年)7月,松江城厢霍乱流行,济众医院开业;另设8处施医局,为民众施诊给药。

9. 松江医院 民国16年(1927年),由松江县政府拨款创办,聘冯友鹿为院长;院址在云间第一楼西侧,民国26年(1937年)停办。

10. 崇华产科医院 民国17年(1928年),由产科医师孙崇华在松江前诸行街开办,为松江最早的私人产科医院;设产床4张,民国24年(1935年)停办。

11. 茸城医院 民国19年(1930年),医师张绍修在松江阔街寓所开设,以产科、外科为主,设病床18张,医务职工36人,1952年停办。

12. 德琼医院 民国19年(1930年),医师柯德琼接收湘宗医院后改此名。民国24年,柯德琼于松江松汇路5号购地6.2亩建新院。抗战期间医院迭遭损毁,后重修复院,设内科、儿科、肺科等9个科室,医务职工34人,设病床30张,配20毫安西门子X光机1架。1953年4月,柯德琼将全部院产捐献给中国防痨协会;同年5月,经卫生部批准,松江县人民代表大会通过,成立中国防痨协会松江分会,德琼医院改称为松江县结核病防治所,成为全国第一个县级结核病专业防治机构;所长为柯德琼。

13. 云间慈善时疫医院 民国 28 年(1939 年)夏,松江疫病流行,由慈善董事会聘张志惠医师创办云间慈善时疫医院,设病床 6 张,并附设护士学习班,培训基层卫生人员;院址在松江包家桥堍,3 年后停办。

14. 松江公医院 民国 35 年(1946 年)4 月筹办,医院设内、外、儿、皮肤、助产和五官等科,另设专门戒烟部,病床 20 张,医务职工 18 人;先后聘张忠骥、张绍修为院长;院址在松汇路金玉坊。1949 年 6 月,该院由松江军管会接管。

15. 松江县卫生院 民国 36 年(1947 年)1 月,奉江苏省卫生处令,建立松江县卫生院;医院内设卫生防疫医疗、总务、门诊、住院部;门诊设内科、外科等 6 个科室,病床 6 张,医务职工 29 人;院长先后由曹筠、钱家骏、季佩铭、张道华担任;院址先期在松江公医院内,后迁至松江东门外于姓祠堂。1949 年 6 月,与松江公医院合并,组建成立松江市人民医院。

第三节 防保、检验、医疗相关机构

一、防治保健机构

(一) 松江区疾病预防控制中心

前身为松江县血吸虫病防治站、松江区(县)卫生防疫站。1951 年 6 月,松江县血吸虫病防治站成立,设血防组、治疗组,有职工 38 人,地址在松江泗泾镇中市桥堍。1952 年 1 月,该防治站搬迁至松江白龙潭宁绍会馆内。1953 年,松江县卫生院卫生防疫股并入县血吸虫病防治站,站内设防疫组、防治组;1957 年,搬迁至人民南路 74 号。1974 年,站内设血防组、防疫组等 8 个组室。1976 年,县血吸虫病防治站建新办公大楼,建筑面积 5173 平方米;同年,县血吸虫病防治站更名为松江县卫生防疫站,设防疫科、血防科等 9 个科室。1985 年,设寄生虫病防治、卫生宣教等 10 个科室。1998 年 7 月,县卫生防疫站更名为松江区卫生防疫站,设健康教育、寄防消杀等 17 个科室,职工 143 人,其中高级技术职称 2 人、中级技术职称 11 人。

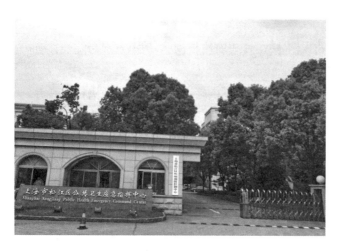

松江区疾病预防控制中心

2000 年 2 月,区卫生防疫站建制撤销,成立上海市松江区疾病预防控制中心;内设学校卫生、传染病防治等 14 个科室,对外还履行区卫生检验检测所、区卫生局卫生监督所相关职能。2006 年 11 月,中心整体搬迁至西林北路 1050 号,占地 8330 平方米,建筑面积 7537 平方米。至 2013 年,区疾病预防控制中心内设办公室、总务科、财务科、信息科(生命统计、伤害监测)、传染病防治科、结核病防治科、性病艾滋病防治科、寄防消杀科、免疫预防科、慢性病防治科、健康教育科、学校卫生科(眼病、牙病防治)、卫生监测科(职业卫生、放射卫生、环境卫生监测)、质量管理科、微生物检验科和理化检验科等 16 个科室,在编职工 131 人,其中高级技术职称 7 人、中级技术职称 60 人。

1951~2013 年松江区(县)疾病预防控制中心(血吸虫病防治站、卫生防疫站)党支部领导成员情况表

职　务	姓　名	任　职　时　间
指导员	顾达珍	1951.06~1956.09
	赵金明	1956.09~1961.02
	赵爱霞(女)	1961.02~1963
书　记	徐永良	1963~1966
	俞景行	1972~1973
	王妙林	1974.07~1977.12
	徐世南	1980.03~1985.01
书记(兼)	俞治平	1985.01~1986.03
书　记	朱建伟	1986.03~1987.02
	朱建新	1987.02~1988.12
	朱建伟	1988.12~1991.03
	张金龙	1991.03~1992.10
	徐永根	1992.10~1996.11
	彭四弟	1997.08~2005.01
	路德祥	2005.02~2013.12
副书记	胡家萍(女)	1961.02~1966
	郁云生(女)	1974.07~1976.08

（续表）

职　务	姓　名	任 职 时 间
副书记	赵宝森（女）	1978.03～1980.03
	金林梅（女）	1977.08～1979.04
	王能劲	1978.11～1981.08
	张金龙	1983.06～1984.08
	林　革	1985.01～1987.02
	朱建伟	1987.02～1988.12
	徐坤龙	1991.03～1995.05
	朱林昌	1995.06～1997.08
	俞晓红（女）	1997.08～2000.02
	高允光	2010.03～2013.12

1951～2013 年松江区（县）疾病预防控制中心（血吸虫病防治站、卫生防疫站）行政领导成员情况表

职　务	姓　名	任 职 时 间
站长（兼）	李少峰	1951.06～1953.04
站　长	王桂林	1953.04～1958.03
	徐加级	1958.03～1963
	俞景行	1963～1978
	王能劲	1978.11～1981.06
	徐世南	1981.06～1984.09
	李晋麟	1984.08～1988.03
	张金龙	1988.03～1992.10
	徐永根	1992.10～1996.11
	吴金良	1996.11～2000.02

（续表）

职 务	姓 名	任 职 时 间
主 任	陈 平	2000.02～2005.09
	毕安华	2005.10～2013.12
副站长（兼）	曹德箴	1951.06～1958.08
副站长	张伟功	1979.03～1983.02
	陈定申	1982.03～1987.11
	章菊林	1981.06～1984.08
	彭 克	1981.06～1984.08
	桂新池	1986.01～2000.02
	虞国英（女）	1979.03～1983.06
	徐惠德	1979.03～1983.08
	朱建伟	1987.02～1988.12
	李晋麟	1989.03～1997.08
	路德祥	1996.05～2000.02
副主任	郭晓芹（女）	2005.01～2013.12
	姜永根	2007.05～2013.12
	朱美英（女）	2009.02～2013.12

（二）松江区（县）妇幼保健所

1951 年 2 月，成立松江县妇幼保健所，职工 5 人，与松江县卫生所合署办公；地址在城内杨家桥南堍。1953 年，该所迁至诸行街杨士杰石库门 2 楼；1957 年，迁至人民南路 74 号；1984 年 12 月，迁至乐都路 37 号（后为 193 号），与县妇幼保健院合署办公，内设妇女保健科、计划生育婚检科和儿童保健科。1998 年 7 月，该所更名为松江区妇幼保健所。2000 年起，妇女保健科增设更年期、妇女病普查和孕妇营养等门诊；儿童保健科增设五官科和儿童营养门诊；计划生育科增设男性生殖保健门诊；2009 年 1 月，整体搬迁至西林北路 1010 号。至 2013 年，该所在编职工 23 人，其中高级技术职称 1 人、中级技术职称 12 人。

1984～2013 年松江区(县)妇幼保健所党支部领导成员情况表

职　务	姓　名	任　期
书记(兼)	金讯梅(女)	1984.06～1985.04
书　记	王　唯(女)	1988.12～1991.11
书　记	王晓菁(女)	1991.12～1998.12
书　记	葛存山	1998.12～2000.07
书　记	俞　华(女)	2000.07～2006.04
书　记	张雅红(女)	2006.05～2013.12
副书记	胡家萍(女)	1984.06～1985.04
副书记	高玉琴(女)	1985.04～1988.12

1984～2013 年松江区(县)妇幼保健所行政领导成员情况表

职　务	姓　名	任　职　时　间
所　长	夏瑞英(女)	1951.02～1953
所　长	王槐安	1953～1955.01
所　长	赵宝森	1955.01～1958.12
所　长	金讯梅(女)	1984.07～1988.01
所　长	俞景芝(女)	1988.01～1989.05
所　长	葛存山	1989.06～1998.12
所　长	陈时运	1998.12～2013.12
副所长	伊亚沧	1951.02～
副所长	胡家萍(女)	1973.12～1988.12
副所长	王纯蓓(女)	1988.12～1995.12
副所长	周敬贤	1998.12～2002.11
副所长	朱惠新	2005.02～2009.02
副所长	杨　青(女)	2009.02～2013.12

（三）松江区（县）眼病防治所

1988年,成立松江县眼病防治所,医务职工3人;所址在松江阔街21号(松江镇卫生院内);所长姜耀秋。1994年,该所迁至县精神病防治院内办公;1997年10月,迁至县方塔中医门诊部办公,在编职工24人,所长朱林昌。1998年7月,该所更名为松江区眼病防治所;2000年2月,建制撤销,并入区疾病预防控制中心。

（四）松江区（县）肿瘤、心脑血管病防治办公室

1992年,成立松江县肿瘤防治办公室,主任张玉铭;办公地点在县结核病防治院内;1995年,挂靠乐都医院,时有在编职工4人;1997年,挂靠方塔中医医院;1998年7月,更名为松江区肿瘤防治办公室。1999年,区中心医院心脑血管防治小组并入,更名为松江区肿瘤心脑血管防治办公室。2000年2月,该办公室建制撤销,并入区疾病预防控制中心。

二、监督检验机构

（一）松江区（县）卫生局药品检验所

1979年6月,建立松江县卫生局药品检验所,时有职工9人;所址在阔街21号(松江城厢镇卫生院内)。1990年,该所迁至香家弄15号,建筑面积485平方米;所内设化学室、中药室等5个科室,职工10人,其中中级技术职称4人。1998年7月,该所更名为松江区卫生局药品检验所;至1999年,职工22人,其中高级技术职称1人、中级技术职称4人。2002年12月,该所建制撤销,其职能归口上海市药品监督管理局。

1986～2000年松江区（县）卫生局药品检验所党支部领导成员情况表

职　务	姓　名	任　职　时　间
书　记	薛伯华	1986.08～1988.06
	宋海金	1996.03～2000.07

1980～2000年松江区（县）卫生局药品检验所行政领导成员情况表

职　务	姓　名	任　职　时　间
所　长	胡长兴	1991.03～1992.05
	陆道生	1992.05～1994.07
	宋海金	1994.07～1996.03

（续表）

职　务	姓　名	任　职　时　间
所　长	汪国平	1996.03～2000.07
副所长	钟君良	1980.09～1987.12
	储云海	1987.12～1991.03

（二）松江区（县）卫生局卫生监督所

1996年5月，由原县卫生防疫站设计审核科、卫生监督监测科合并，组建成立松江县卫生局卫生监督所；所内设综合管理科、卫生审核发证科和卫生监督监测科；1998年7月，更名

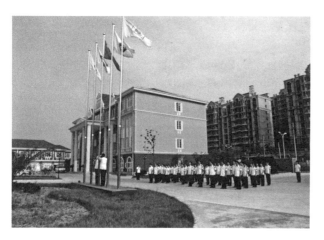

为松江区卫生局卫生监督所。2000年2月，单列该所建制，核定编制80人，实有66人，其中高级技术职称1人、中级技术职称4人；办公地点在乐都路317号。2002年9月，该所增设医政执法科和医疗事故处理办公室；2004年1月，整体搬迁至文诚路801号，建筑面积4100平方米。2005年1月，食品、化妆品（流通领域）监督管理职能划归上海市食品药品监督管理局松江分局；食品、化妆品（生产领域）监督管理职能划归松江区技术质量

松江区卫生局卫生监督所

监督管理局；2010年12月，职业卫生监督管理职能划归松江区安全生产监督管理局。至2012年，该所内设行政办公室、医疗事故处理办公室、业务综合科、审核发证科、医疗执业科、卫生监督1～5队等，在编职工71人，其中高级技术职称1人、中级技术职称14人。

1996～2013年松江区（县）卫生局卫生监督所党支部领导成员情况表

职　务	姓　名	任　职　时　间
书　记	俞晓红（女）	2000.02～2004.12
	陈　勇	2004.12～2006.11
	刘　俊	2006.11～2013.12
副书记	俞晓红（女）	1998.04～2000.02

1996～2013 年松江区（县）卫生局卫生监督所行政领导成员情况表

职 务	姓 名	任 职 时 间
所 长	高玉林	1996.05～1996.12
	张真诚	1996.12～2003.07
	徐建新（女）	2003.07～2004.01
	吴金良	2004.01～2004.12
	俞晓红（女）	2004.12～2013.12
副所长	徐永根	1996.05～1996.11
	桂新池	1996.05～2004.12
	俞晓红（女）	2000.02～2004.12
	吴金良	2000.02～2004.01
	陈 勇	2002.04～2004.12
	卫晓明	2003.09～2009.09
	刘 俊	2004.12～2013.12
	何晓燕（女）	2010～2013.12
	汤宇斌	2010～2013.12

三、医疗相关机构

（一）松江区医疗急救中心

前身为上海市医疗救护大队松江分站；1979 年，下放在县人民医院；1981 年 11 月正式成立，时有职工 22 人，站址在县人民医院内。1984 年 6 月，搬迁至乐都路 37 号；占地 333 平方米、建筑面积 552 平方米。至 1986 年，该站有救护车 11 辆，职工 28 名；1998 年 7 月，更名为松江区医疗

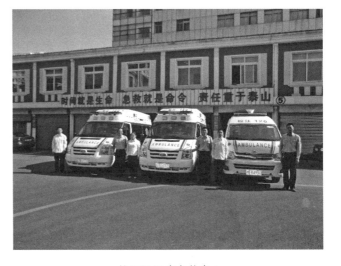

松江区医疗急救中心

救护站。2003年7月,整体搬迁至松江区文诚路801号;占地3330平方米、建筑面积2820平方米;职工42人,其中在编职工33人(医务人员7人、驾驶员26人),非编职工9人。2004年7月,更名为松江区医疗急救站;2005年7月,更名为松江区医疗急救中心。2006~2012年,根据松江区区域布局和人口、医疗发展需要,分别在松江老城区、新城区、泗泾、佘山、九亭、新浜、叶榭、车墩等地建8个分站,由区医疗急救中心统一调度。至2013年,急救中心在编职工62人,派遣制职工60人,其中随车救护医务职工40人、驾驶员52人。

1981～2013年松江区(县)医疗急救中心(分站、救护站、急救站)党支部领导成员情况表

职 务	姓 名	任 职 时 间
书 记	戴洪俊	1981.11～1993.10
	姚五一	1993.10～1994.02
	沈阿四	1994.02～1995.05
	许富余	1995.06～2003.11
	王兴建	2003.11～2007.12
	薛美芳(女)	2008.01～2010.12
	毛联忠	2010.12～2013.12

1981～2013年松江区(县)医疗急救中心(分站、救护站、急救站)行政领导成员情况表

职 务	姓 名	任 职 时 间
站 长	戴洪俊	1981.11～1986.03
	程益龙	1986.03～1995.05
站长、主任	王兴建	1995.06～2010.12
主 任	陆火君	2010.12～2013.12
副站长	陆水良	1981.11～1994.03
	陈珊侯	1981.11～1986.03
副主任	吴卫华	2006.03～2013.12
	曹峰	2010.03～2013.12
	毛联忠	2012.12～2013.12

（二）松江区血液管理办公室

1987年6月,松江县献血领导小组成立,下设献血办公室(在县卫生局内);主任由县卫生局1名副局长兼任,在编职工5人;1990年,与松江县血站合署办公,县血站站长兼任县献血办公室副主任。1992年10月,县献血办公室整体搬迁至松江区谷阳北路341号;1998年7月,更名为松江区献血办公室。2003年7月,整体搬迁至松江区文诚路801号;2004年11月,更名为松江区血液管理办公室,与区血站合署办公。

（三）松江区血站

1990年1月成立,职工9人;与县献血办公室合署办公;站址:松江镇乐都路49号。1992年10月,血站迁至松江谷阳北路341号,建筑面积800平方米;内设检验科、血源科等8个科室,在编职工12人,其中中级技术职称1人。1998年7月,更名为松江区血站。2003年7月,血站整体搬迁至文诚路801号;占地8.67亩、建筑面积1798.87平方米。至2013年,在编职工23人,其中中级技术职称13人。

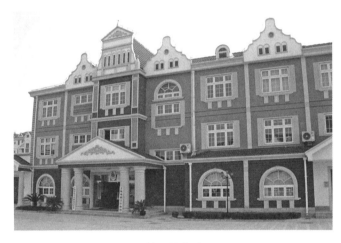

松江区血站

1996～2013年松江区(县)血站党支部领导成员情况表

职 务	姓 名	任 职 时 间
	徐建新(女)	1996.10～1999.04
	封金娥(女)	1999.04～2005.01
书 记	张建凤(女)	2005.01～2010.12
	薛美芳(女)	2010.12～2013.01
	陆 军	2013.01～2013.12

1990～2013 年松江区（县）血站行政领导成员情况表

职 务	姓 名	任 职 时 间
站 长	陆伟华	1990.01～1998.02
	封金娥（女）	1998.06～2005.01
	张建凤（女）	2005.01～2011.09
	薛美芳（女）	2011.09～2013.12
副站长	薛美芳（女）	2002.12～2007.12
	陆 军	2009.01～2013.12

（四）松江区卫生人才培训中心

1997 年 6 月，松江县卫生人才培训中心成立，挂牌在松江县卫生学校内。2001 年 9 月，松江区卫生学校建制撤销，归口松江区建筑工程学校；其中卫生人才职后教育培训工作归区建筑工程学校卫生人才培训科。2003 年 7 月，重新成立松江区卫生人才培训中心，归口区教育局辖职业教育集团，时有教职员工 11 人；地址在西林北路 58 号。2005 年 9 月，该中心划归区卫生局。2007 年 6 月，区机构编制委员会批复同意组建上海市松江区卫生学校，与区卫生人才培训中心实行两块牌子、一套班子管理。2008 年 1 月，该中心整体搬迁至松江区文诚路 801 号，建筑面积 3000 平方米；设教务科、实训室等 6 个科室；在编职工 14 人，其中高级讲师 1 人、讲师 7 人；同年 3 月，挂牌为松江区红十字急救培训基地。2011 年 4 月，经高教委同意，该中心改名为上海交通大学网络教育学院医学院分院松江区卫生人才学习中心；至 2013 年，中心在编职工 12 人，其中高级讲师 3 人、讲师 3 人。

2003～2013 年松江区卫生人才培训中心党支部领导成员情况表

职 务	姓 名	任 职 时 间
书 记	黄明秋	2007.03～2007.08
	王爱萍（女）	2007.09～2013.12

2003～2013 年松江区卫生人才培训中心行政领导成员情况表

职 务	姓 名	任 职 时 间
主 任	黄明秋	2003.07～2010.12
	肖振祥	2010.12～2013.12
副主任	肖振祥	2003.07～2010.12

第四节　医学教育

一、中等医学教育

(一) 平正助产学校

1936年,邑绅陈主素收购松江中山西路钱泾桥北石皮街吴姓宅邸20余亩,重新翻修,以东西侧厢房各6间,分设助产学校教室、校舍;为纪念祖德以堂名代之,定名"平正"为助产学校校名,培养助产人员,学校内职工半尽义务,不供膳宿,年终略支津贴。学校历经3年,共培养助产士10名。1939年日伪时期,平正学校器物尽毁,乃宣告停办。

(二) 优生高级助产学校

1948年2月,医生冯澄筹建创办私立松江优生高级助产学校,校址在秀野桥西包家桥堍,学校附设妇产门诊部。

冯澄出身于上海金山廊下镇一户乡绅家庭,1937年毕业于上海同德医学院(解放后改名为上海第二医学院),精通德语和英语,致力于妇产科专业。该校生源来自上海市区和松江、金山、青浦、奉贤、嘉定、昆山、嘉兴平湖等县。松江医务界"三巨头"柯德琼、李望平和高尔材等被邀到学校授课。冯澄的同学李传鼎任教导主任。该校第一期招收新生28名,次年毕业。松江解放后,该校捐给政府,由苏南行政区松江专员公署管辖。1951年7月,由冯澄率领该校135名女学生响应国家号召,全体参军,西迁新疆,参军后的番号为新疆军区卫生部助产学校,冯澄续任校长。

(三) 苏南公立松江第五护士学校

1951年冬,苏南行署卫生处在原优生高级助产学校校址筹建苏南公立松江第五护士学校,由苏南公立松江医院院长曹德箴兼任校长,护士长范鼎华担任教务主任。1952年该校正式招生,学生来源分别由青浦第四护校70余名在读学生转并入和松江专署所属各县报送。该校共办两届,1953年,第一届毕业生70余人均为青浦第四护校转来学生;1954年,第二届毕业生77余人。1954年末,苏南公立松江第五护士学校并入常州护士学校。

(四) 松江专区医院(松江县人民医院)附属护士学校(卫生学校)

1957年,成立松江专区医院护士学校,开设护士专业。生源从专区各县中招收40名初中毕业生(包括少量调干生)。该校校址先设在专区医院内乐恩堂旁步公厅,后转至专区医院后门外的二层楼职工宿舍内。副院长周文化兼任护校校长和政治教员,外科主任陈锷兼任教务主任,护士长朱新娥担任护士班专职班主任,兼任护理教员,其他课程均由医院所属各科主要医技骨干讲授,学籍学制 2 年。

1958 年 8 月,专区医院划归松江县人民政府管理并改名为江苏省松江县人民医院,专区医院护士学校随之改名为江苏省松江县人民医院护士学校。1958 年 11 月,松江等 10个郊县划归上海市辖,该校改名为上海市松江县人民医院护士学校,学生享受国家人民助学金补贴,每人每月 9 元;助学金除每人每月 1 份伙食费外,其他用于杂费,视每位学生家庭实际状况而定。1960 年,36 名学生毕业,4 名学生中途转学离校。县人民医院留用 10名毕业生为护理人员,其余毕业生分配到全县卫生医疗基层单位工作。

1960 年 6 月,该校增设医士专业,随之,松江县人民医院护士学校更名为松江县人民医院卫生学校,招生 4 个班级,其中 2 个班级为医士专业(其中 24 名为中医士专业),招生对象为初中生,学制 3 年;2 个班级为护士专业,招生对象为高小毕业生,学制 4 年,护士班共招生 126 名。1962 年,松江县人民医院卫生学校解散。学生通过 2 年专业学习,回到各自所籍公社、镇工作,在当时医疗卫生保健人员十分缺乏的年代,发挥了特殊作用。

(五) 松江县人民医院半农半医医士班

1965 年下半年,松江县人民医院附设半农半医医士班,招收 56 名半农半医性质的医务人员集中培训,学习医士专业,学制 3 年。由县人民医院副院长赵宝森负责学校管理,内科高年资医师张艾山(转业军医、党员)担任专职班主任兼政治教师,护士长朱新娥担任辅导员,医生钟启贤担任解剖和生理学教师,检验师杨锦芳担任微生物和寄生虫学教师,药师徐谋龄担任药理学教师,会计秦铨执负责生活后勤工作,学生享受伙食补贴。该校校址先选在黑鱼弄底菜花泾,后期迁入县人民医院北后门原血防站职工宿舍内(现上海电视大学松江分校校址)。该校学生原计划 1968 年毕业,因“文化大革命”,延期到 1969 年 1 月毕业,54 名毕业生全部分配到各公社卫生院工作。

(六) 松江区(县)卫生学校

1. 医训班

1971 年 4 月,根据上海市招生工作通知精神,松江县人民医院举办医务人员培训班(简称医训班),顾德泉为负责人,季兴生、应丽莱、章礼扬分别担任班主任。医训班首届共招生 101 名,其中 35 名在全县农村插队落户知识青年中招收,66 名在相关医疗单位中招收;学制一年半,医训班地点在院内三层职工宿舍楼。35 名学员于 1972 年 10 月毕业。

1972 年 12 月,第 2 届医训班招生 170 余名,均为应届初中生。医训班设医士、护士、放射技士、药剂士、检验士和助产士等 6 个专业,其中医士专业 86 名(其中 4 名为代培训生)、护士专业 36 名、助产士专业 10 名、放射技士专业 14 名、检验士专业 16 名和药剂士专业 17 名,学制 2 年;医训班地址在松江县中山中路 844 号(秀野桥东,韩三房旧址)。1974年底,医训班 170 余名学生如期毕业。

1975 年 4 月,第 3 届医训班开学,学制二年半,学生为松江县和闸北、黄浦区应届初中毕业生,共 101 名;专业和人数分别是护士 53 名、中医 20 名和公共卫生 28 名;1977 年 10 月本届学生毕业,绝大多数分配在县卫生系统各单位工作。

1976 年 12 月,第 4 届医训班开学,学生 38 名,均为松江县抽调上来的插队落户知识青年,学制 2 年,设医士和护士 2 个专业;1978 年 12 月毕业。

2. 卫生学校

1978 年 4 月,原松江县人民医院医训班更名为松江县卫生学校,属市卫生局和县卫生局双重领导,列入上海市中等专业学校招生计划,承担松江县全日制中等医学教育任务。该校生源先期、后期来自县内应届初高中毕业生,毕业后由县卫生局统一分配;中期来自全市,毕业生由市卫生局医教处统一分配。1978 年,该校招生 2 个专业。1982 年,增设放射医士专业;1983 年,增设放射技士专业;1993 年,获上海市中等专业学校教育评估 B 级学校。

1997 年 6 月,松江县卫生学校与上海市卫生学校联办,学校第二冠名为上海市卫生学校松江分校;同时,学校成立松江县卫生人才培训中心。

1998 年,学校更名为松江区卫生学校。

2001 年 9 月,因松江区总体规划和上海市中等医学专业学校布局调整,撤销松江区卫生学校,并入松江区教育局系统的松江区建筑工程学校,设卫生人才培训科;原区卫生学校教职员工一部分调入市卫生学校,一部分转入区建筑工程学校,余下部分由区卫生局分流安置。

① 党政领导

1972～2001 年松江区(县)卫生学校党支部领导成员情况表

职　　务	姓　　名	任　职　时　间
书记(由县人民医院党总支书记兼任)	王　洪(女)	1972.12～1978.03
书　记	郁云生	1978.03～1981.08
书　记	覃正础	1982.02～1984.12
书　记	董文林	1984.12～1989.11
书　记	吴梅莉(女)	1989.12～1991.03
书　记	朱建伟	1991.03～1996.01
书　记	钱　芸(女)	1996.01～1997.05
书　记	王爱萍(女)	1998.05～2001.09
副书记	于俊英(女)	1972.12～1981.10

（续表）

职　务	姓　名	任　职　时　间
副书记	李德熙	1972.12～1978.03
副书记	范金林	1973.10～1978.03
副书记	赵长海	1983.03～1987.11
副书记	王禄全	1987.11～1994.07

1971～2001年松江区（县）卫生学校行政领导成员情况表

职　务	姓　名	任　职　时　间
校　长	吴宝忠	1984.12～1987.11
校　长	郑明雄	1987.11～1993.03
校　长	朱根明	1993.03～1993.11
校　长	金志龙	1993.11～1999.10
副校长	章礼杨	1978.08～1984.11
副校长	赵长海	1979.09～1991.03
副校长	吴新镛	1979.11～1984.11
副校长	孙干卿	1979.11～1984.09
副校长	吉明山	1979.11～1984.11
副校长	宋笔军	1991.03～1997.11
副校长	王禄全	1992.02～1993.11
负责人	顾德泉	1971.04～1972.11
副校长	顾德泉	1994.07～1999.08
副校长	张绍辉	1994.07～2001.09
副校长	黄明秋	1999.10～2001.09

② 人员情况

1978年4月,原医训班专职员工(2人回归县人民医院)全部转为县卫生学校教职员工。1981年,经市卫生局医教处联合组织评定、外语考试合格,该校2名教师晋升讲师。

1985 年,卫生学校在编教职员工 85 人,其中讲师 7 人、授课主治医师 6 人和主管药师 1人;至 2000 年末,教职员工 79 人,其中教师 45 人(高级职称 6 人、中级职称 28 人)。

1986~2000 年松江区(县)卫生学校教职员工情况表

年份	职工总人数	教务(人)				行政(人)	工勤(人)	其他(人)	备注
		合计	高级	中级	初级				
1986	74	55	8	22	25	5	9	5	
1987	77	56	8	24	24	5	9	7	
1988	95	65	8	25	32	9	10	11	
1989	94	56	7	21	28	9	10	19	
1990	90	61	7	18	36	8	19	2	
1991	93	59	7	21	31	14	14	6	
1992	93	60	8	26	26	10	19	4	
1993	108	67	9	22	36	12	23	6	
1994	115	64	9	27	28	15	20	16	
1995	115	64	10	30	24	13	21	17	
1996	111	58	8	34	16	14	21	18	
1997	104	56	7	33	16	13	20	15	
1998	96	50	5	30	15	13	18	15	
1999	83	45	5	26	14	12	16	10	
2000	79	45	6	28	11	10	15	9	

③ 经费设施

1978 年 4 月,松江县卫生学校复办时,松江县卫生局调拨韩三房房产作校址。1981年,市卫生局先后拨款 66.6 万元扩建该校教室和学生宿舍,建筑面积 6401 平方米,后又建造实验教学楼;至 2000 年,学校占地面积 10557 平方米,建筑面积 9546 平方米,其中教学用房建筑面积 7800 平方米,分为教学大楼、实验大楼和学生宿舍。2001 年 9 月,松江区卫生学校建制撤销并入松江区建筑工程学校,其校址和房产由区政府统一调拨给区中心医院改扩建工程。

松江县卫生学校教学仪器设备有 X 光机 4 台,B 超机 1 台,586 电脑 50 台,教学闭路电视 1 套和成套多媒体教学设备；教学设有多媒体教室、电脑房、语音室、多功能室、显微镜和各种实验室；学校教学仪器设备资产 152 万元，学生实习实践仪器设备总价 33 万元，学校图书室馆藏书 1.64 万册。

④ 教学业务

松江县卫生学校设校长室、教务科、学生科、总务科和职工教育办公室。

1978 年，松江县卫生学校首期招生西医士（50 名）、护士（52 名）2 个专业，学制 3 年，生源来自松江县户籍应届初高中毕业生。1982 年，该校增设放射医士（后改名医学影像诊断专业）专业，学制 4 年，生源来自上海 10 个郊县应届初中毕业生。1983 年，该校又增设放射技士（后改名医学影像技术专业）专业，学制 3 年，生源来自上海市区应届初中毕业生；上述 4 个专业列入市中等专业学校招生计划，每年每个专业招生 1 个班级，每班 40～45 人。1984 年，该校在校学生 515 名，分 4 个专业，其中有医士 2 个年级班、放射医士 3 个年级 6 个班、放射技士 2 个年级 5 个班和护士 2 个年级班。至 1985 年，该校毕业 307 人，尚有 393 人在学。该校从 1978 年成立到 1986 年共招生 792 名，毕业 422 名；至 1986 年 9 月底，共有在校学生 600 人，14 个班级。至 2000 年，学校共向全县各医疗单位输送 2340 名中等医学（西医士和护士）专业人才；2000 名医学影像专业毕业生分配到上海各医疗单位放射科等，弥补了全市医学影像中等专业人才的空缺。

1994 年起，松江县卫生学校先后与松江建筑工程学校、原松江职校、供销社中专、工业局技校和市商会学校等兄弟学校联合办专业班，还先后开办临床医士高复班、高级护理（自考大专）等全日制中专和大专班，依托上海医科大学和上海第二医科大学的师资力量先后举办半脱产成人自学临床、护理和预防医学大专班。学校有 3 人参加卫生部第三轮中专规划教材纂写工作，1 人参与上海市课改办 10181 工程编写工作，1 人担任全国中等卫生学校内科教学研究会副秘书长、上海分会副会长、《内科教学与临床》副主任，1 人担任全国中等卫生学校医学影像教学研究会副主任委员、《医学影像教学与临床》副主编，1 人主持国家级种子计划、专业课题《X 线增感屏的重谱分析》（已通过鉴定结题），1 人在 2000 年中专卫生学校教学法评比中获一等奖，并在全市中专职教系统教学法评比中获二等奖。自 1988 年上海市中等医学教育设立杏林园丁奖以来，该校先后有 6 名教师获得此奖。

受市、县卫生局的委托，1986 年至 1999 年间，该校为外省市培养 2 届中等医学社区西医士班 102 人，招收对象为外省市应届和历届初中毕业生，学制 4 年。学生毕业后回原籍卫生系统工作。

二、成人医学教育

（一）松江县中医业余学校

1958 年，松江成立县中医业余学校，学制 5 年，校址在中山路秀野桥畔西侧，招收县域内中医带徒的学生到学校集中上课。1959 年 3 月，枫泾区卫生所所长、中医内科医师陈永昌调入该校任教学副组长。该校先后招收 57 名中医带徒学员,通过市卫生局统考合格、准予毕业 38 名,其中大部分毕业生由县卫生局分配到基层医疗单位,小部分毕业生分配至兄弟区县基层医疗单位。县中医业余学校于 1968 年停办。"文化大革命"后,该校毕业生被认定为大专学历。

(二) 松江区(县)卫生职工学校

1981 年,松江成立县卫生职工学校,第二冠名为松江县卫生干部进修学校,负责县卫生系统职工成人医学教育和在职培训、补课和提高学历层次等,县卫生学校教师兼任教学课程,基础文化课和高学历的医学理论课则聘请外校老师上课;校址在县卫生学校内。该校开展的教学培训项目有:

1. 基础文化补课班

补课对象为 1971～1978 年参加工作的卫生系统职工,补课结束考试合格作为今后定级定职的必备条件之一;补课工作从 20 世纪 70 年代末开始持续到 80 年代中期,前期补课工作由县职工业余学校以及各乡镇成人业余学校承担,1981 年后由该校负责承办基础文化补课,共办 16 期,其中扫盲班 1 期、初中班 2 期、高中班 2 期和混合班 11 期。

2. 基础医学理论复训班

复训对象为 1971～1978 年毕业参加工作的各类士级、师级卫生技术人员,复训结束通过考试合格者方能定职称;复训工作从 20 世纪 70 年代末到 80 年代中期结束,前期复训工作由县卫生学校承担,1981 年之后由该校负责;全县各类士级(师级)卫生技术人员参加基础医学理论复训 471 人,复训 1 年考试合格定士级(师级)技术职称 441 人。

3. 上海电视大学医学班松江辅导站

1978 年和 1982 年,市卫生局举办两届(上海电视大学)医学专业班,学员从在职初级医务人员(医士)和有 5 年以上实际工作经验并经过初训和复训的赤脚医生中招收,经考试入学;该班采用平时业余学习和考试前集中培训的方式,学制 4 年,考试合格发给大专毕业文凭。上海电视大学医学班在县卫生学校设松江辅导站,下设教学点,每周集中进行 1 次辅导;1982 年,全县毕业 41 人;1986 年,全县毕业 47 人。

4. 职称晋升考试辅导班

1978 年,县卫生系统恢复卫生专业技术人员原有技术职称。1986 年,全县开始实施卫生专业技术职称改革,卫生专业人员技术职称的晋升、评审和聘任,逐渐走向常规化、正规化。县卫生职工学校适时开办卫技人员晋升考试辅导班,1986～2000 年,该辅导班涉及的专业有临床、护理、药剂、卫生预防、检验和口腔等,举办士升师职称晋升考试辅导班 6 届 567 人;乡村医生员升士考试辅导班 3 届 446 人。

5. 自学考试辅导班

为鼓励和支持在职医务人员参加提高医学学历的自学考试,县卫生职工学校举办自学考试辅导班。1986~2000年,该校举办中等医学(临床医士、护理和临床检验)专业自学考试辅导班4届151人;举办高等医学大专学历自学考试辅导班1届120人。

6. 在职业余培训

1986~2000年,由县卫生局统一安排,卫生职工学校分别举办由乡卫生院院长、党支部书记、赤脚医生、卫生防保人员、统计员以及商业中药和西药人员参加的培训班共17期466人;配合卫技人员职称晋升考试和评定,开办中级科技英语考试辅导班3届167人。2001年9月,区卫生学校撤销建制,并入区建筑工程学校;区卫生职工学校建制撤销,全区卫生人才的培训教育由区建筑工程学校卫生人才培训科承担。

(三) 在职学历教育

1997年6月,松江成立县卫生人才培训中心。该培训中心在对以往卫生人才培训资源进行整合后,同年开设护理自学、临床医学自学和预防医学3个大专班以及药工中级班4个专业。该培训中心在册学员385人,其中,护理自学大专班于1995年与上海医科大学联办,临床医学自学大专班于1997年1月与上海第二医科大学联办,预防医学大专班与上海医科大学联办,学员经参加成人高考录取12人。另外,1994年与上海第二医科大学夜大学、上海电视大学松江分校联合开办的临床医学大专班45名学员,经临床实习与操作考试,于1997年1月全部毕业。

2004年,《松江区继续医学教育学分授予办法的若干规定》制定并发布。该培训中心加强卫技人员的在职医学教育,开办成人医学大专、本科学历教育班,举办各种专业培训班等,提高卫技人员的整体业务水平和素质。同年1月起,区卫生人才培训中心分别与上海职工医学院(现改名为上海健康职业技术学院)、上海中医药大学、上海交通大学医学院成教学院和上海交通大学网络学院医学院分院签订联合办学协议,结合岗位和网络培训,培养卫生技术人员。2003年至2012年,培训中心开设预防医学、药学、护理专业大专班和预防医学、临床医学、药学、临床检验、护理专业等专升本多专业的学历培训,合计1151人。

2003~2012年松江区卫生人才培训中心学历培训情况表

年　份	类　别	培　训　名　称	学生(人)	毕业(人)
2005	成人中专	乡村医生中专学历班	67	67
2004	成人大专	2004级预防大专班	59	59
		2004级药剂大专班	58	58
		2004级护理大专班	81	81
2005		2005级药剂大专班	39	39

（续表）

年 份	类 别	培 训 名 称	学生（人）	毕业（人）
2006	成人大专	2006 级护理大专班	69	69
2007		2007 级护理大专班	58	58
2008		2008 级护理大专班	64	64
2009		2009 级护理大专班	27	27
2010		2010 级护理大专班	109	
2011		2011 级护理大专班	84	
2012		2012 级护理大专班	83	
2008	研究生课程班	临床医学研究生课程班	49	49
2012		2012 临床医学研究生课程班	58	58
2013	网络大专	2013 药学大专（网络）	12	12
2011	网络本科	2013 药学本科（网络）	37	37
2011		2011 临床检验（网络）	17	17
2013		2011 药学本科（网络）	34	34
2005	成人本科	2005 医学临床专升本	89	89
2007		2007 预防专升本	59	59
2007		2007 护理专升本	72	72
2008		2008 预防专升本	59	59
2008		2008 医学专升本	71	71
2008		2008 护理专升本	72	72
2010		2010 临床医学专升本	43	
2010		2010 护理专升本	58	
2011		2011 护理专升本	114	
2012		2012 临床医学专升本	43	
2012		2012 护理专升本	108	
合 计			1793	1151

（四）职后教育（在职培训）

1. 赤脚医生（乡村医生）提高班

1979～1989年，由县卫生局统一组织师资力量，先后在大港公社（乡）、车墩公社（乡）和县卫生职工学校举办赤脚医生（乡村医生）提高班。赤脚医生提高班办8期，每期培训1年，至1984年末培训结束，考试及格339人。

2. 在职培训班

1978～1986年，县卫生局组织各医疗卫生单位在职医务人员，采取多形式、多途径进行培训提高的累计1241人，占全县医务人员总数的68%。护师培训班54人，复训1年，1981年，参加市统考合格护师35人；中医士提高班24人，复训3年，参加市中医师考试合格22人；公共卫生培训班36人，培训半年后参加定职；初级卫生技术人员培训班246人，其中护理员117人，妇幼保健员15人，助产员19人，化验员22人，放射员7人和药剂员54人，以及其他培训班和职称晋升辅导班等。

3. 学历辅导班

1986～1999年，全县职后教育培养中等医学学历及以上学历卫生专业技术人员1472人，其中中专或相当中专学历699人、大专或相当大专学历773人。

4. 进修学习

1977～1983年，全县县级医院送市级医院进修学习144人，乡镇卫生院送县级医院进修学习178人，总计322人。

5. 岗位培训

2001年，区卫生学校为配合全区镇村卫生机构一体化管理，为街道医院和镇卫生院举办全科医生学习班，参加学习54人；至2004年，完成一级医疗机构第一轮全科医生培训346人。2003～2013年，区卫生人才培训中心进行包括全科（医生、护士）理论和技能操作等多专业培训14649人。

2003～2013年松江区卫生人才培训中心岗位培训情况表

年　份	培　训　名　称	学生（人）	结业（人）
2003	全科医生岗位培训	148	148
	社区护士岗位培训	137	137
	非精神科医生精神疾病知识普及	80	80
2004	社区护士岗位培训	146	146
	全科医生岗位培训	83	83

（续表）

年　份	培　训　名　称	学生（人）	结业（人）
2004	乡村医生岗位培训	71	71
	非精神科医生精神疾病知识普及	146	146
2005	非精神科医生精神疾病知识普及	200	200
	社区护士岗位培训	31	31
	全科医生岗位培训	80	80
	职称英语考试和职称计算机考试辅导	160	160
	职业病防治法培训	2000	2000
2006	全科医生岗位培训	133	133
	职业病防治法培训	560	560
2007	全科医生岗位培训	145	145
	全科医生考试辅导	60	60
2008	全科医生团队长专业素质提高	65	65
	住院医生临床理论与技能培训	63	63
	乡村医生知识更新	360	360
	全科医生理论培训	53	53
	麻醉及精神药品使用培训及考试	216	216
	全科医生技能培训	39	39
	国家健康管理师	102	102
	高血压群组干预培训	48	48
	信息化技术培训	250	250
2009	全科医生技能操作培训	38	38
	麻醉及精神药品使用培训	152	152
	执业医师考试辅导	211	211
2010	中医药知识与技能	29	29
	社区康复、放射专业人员岗位培训	27	27

（续表）

年 份	培 训 名 称	学生（人）	结业（人）
2010	执业医师考试辅导	119	119
	医生/护士三基理论培训	3300	3300
	医师/护士三基操作培训	502	502
2011	社区超声、口腔专业人员岗位培训	21	21
	全科医生岗位培训临床诊疗培训班	81	81
	精神药品培训	238	238
	医生/护士三基医师理论	386	386
	医生/护士三基医师技能	372	372
	三基护士理论	386	386
	三基护士技能	749	749
2012	医务科长护理部主任核心理念与技能	42	42
	社区检验、药学、康复、B超、口腔	55	55
	全科医师临床能力培训	46	46
	新职工入职理论知识培训	93	93
	新职工入职户外拓展训练	90	90
	乡村医生知识更新	200	200
	科技论文撰写	95	95
	三基医师技能培训	210	210
	三基护士技能培训	484	484
	三基医师理论培训	214	214
	三基护士理论培训	485	485
	上海市家庭医生临床技能考试辅导	55	55
2013	新入职工理论知识培训	144	144
	新入职工户外拓展训练	144	144
合　计		14649	14649

6. 医学类高复班培训

2003~2013年,区卫生人才培训中心进行护理、临床医学等专业高复班培训1660人;参加每年一度的全国成人高等教育入学统一考试,录取率专科100%,本科96%。

2003~2013年松江区卫生人才培训中心医学类高复班培训情况表

年　份	类　别	培训名称	学生(人)
2003		护理大专	90
		预防本科	70
		药学大专	63
2004		护理大专	70
		护理本科	160
2005		护理大专	60
2006		护理大专	56
2007		护理大专	70
		护理本科	90
2009	高复班	护理大专	93
		护理本科	64
2010		护理大专	30
		护理本科	111
		临床医学本科	19
2011		护理大专	71
		护理本科	158
2012		护理本科	85
		临床医学本科	55
		护理大专	52
2013		护理大专	45
		护理本科	83
		临床医学本科	65
合　计			1660

7. 社会培训

作为松江区红十字会急救培训基地,区卫生人才培训中心承担并完成全区有关部门、企业等人员的现场急救培训7810人。

2008～2013年现场急救培训情况表

年　份	培训(人)	结业(人)
2008	1840	1840
2009	1460	1460
2010	1280	1280
2011	1145	1145
2012	1115	1115
2013	970	970
合　计	7810	7810

第五节　卫生队伍

一、队伍构成

解放前,松江医卫队伍以个体开业医生为主;据解放初统计,1949年约有500人。1951年后,随着社会主义医疗卫生事业的不断发展,松江全民、集体医疗卫生机构相继建立,各级各类医院卫技队伍及农村卫生保健队伍不断壮大。至1958年,全县有卫技人员763人。1965年起,松江加大农村卫生队伍、村卫生室建设力度,分期分批培训大队保健员、卫生员、赤脚医生。1978年起,全县加大直属医疗机构、乡镇医疗机构等建设力度,机构队伍增加较快。1980年,全县医疗卫生机构27所,其中县直属医疗卫生机构7所,公社、镇卫生院20所;医卫人员2316人,其中各类卫生技术人员1645人,占总数的71.03%;行政管理214人,占总数的9.24%;工勤人员457人,占总数的19.73%;农村卫生室(站)赤脚医生、保健员892人。之后,随着松江医疗卫生事业改革发展,医疗机构、队伍增长速度较快。至2013年,全区医疗卫生机构29所;医卫人员6296人,比1980年增长171.84%;卫生技术人员4750人,比1980年增长188.75%。村中心卫生室127所,乡村医生284人;个体开业39家,企事业单位卫生室(站、所)55所。

二、职称评定

解放前,松江医疗卫生机构主要以私立医院、私人诊所为主,无卫生行政机构管理医技人员职称评定工作。据记载,1936~1939 年间,松江平正助产学校曾培养助产士 10 人。1949 年,松江优生高级助产学校曾培养助产士 28 人。1952~1954 年,苏南行署卫生处创办苏南公立松江第五护士学校,为松江专区各县培养护士 147 人,成为松江第一批卫生专业初级技术人员。1958 年,县人民医院附设护士学校,先后开设医士班、护士班,毕业 437 人,为松江培养了一批专业技术人员。1961 年,松江县贯彻实施市卫生局制订的《中级卫技人员晋升高级卫技职务试行办法》和《国家卫生事业机构中初级卫技人员晋升为中级卫技人员的通知》精神,对经过业余医药学校系统学习且成绩及格,达到高、中等卫生专业水平者均给予晋升相应的专业技术职称。"文化大革命"期间,松江专业技术职称停止评定与晋升。1978 年,恢复技术职称晋升和评定工作,至 1986 年,松江先后通过电视医科大学、护师培训、医大提高班、中级卫技人员复训班、公共卫生专业培训班和初级卫技人员培训班等,共培养提高毕业晋升 1241 人。1979~1981 年,经市、县职称评定领导小组先后评定为主任医师、中医师等高中初级卫技人员 428 人。1986 年,松江贯彻执行上海市职称领导小组下发《关于上海市贯彻〈卫生技术人员职务试行条例〉实施细则(试行)的通知》精神,改职称评定为专业技术聘任制(简称职改)。1987 年 6 月,成立松江县初级卫生专业技术职务评审委员会和中级卫生专业技术职务评审委员会。先后对松江各级各类医疗卫生机构相关人员给予评定相应技术职称。1999 年 9 月,松江区卫生系列中级、初级专业技术职务评审委员会撤销。2000 年起,卫生专业技术任职资格实施评聘分离。卫生系列中、初级专业技术职务任职资格实行以考代评,考试合格者可获得卫生系列中、初级专业技术职务任职资格。至 2013 年,松江区卫生系统有各级各类卫生技术人员 4750 人,其中高级技术职称 183 人,占总数的 3.85%;中级技术职称 1371 人,占总数的 28.86%;初级技术职称 3196 人,占总数的 67.28%。

1979~2013 年松江区(县)医卫人员构成情况表

年份	职工总数(人)	卫生局系统(人)				村卫生室(人)	私人诊所(人)
		卫技	行政	工勤	其他技术		
1979	2191	1516	211	464	0	870	
1980	2316	1645	214	457	0	892	
1981	2405	1662	291	441	11		
1982	2493	1724	292	465	12		27
1983	2525	1762	296	450	17		28
1984	2636	1858	301	457	20		27
1985	3030	2250	297	463	20	936	27
1986	3165	2351	303	490	21	781	24

（续表）

年份	职工总数（人）	卫生局系统（人）				村卫生室（人）	私人诊所（人）
		卫技	行政	工勤	其他技术		
1987	3253	2410	304	512	24	644	24
1988	2893	1890	297	481	25	616	29
1989	2998	2182	286	503	27	559	25
1990	3066	2256	284	500	26	565	30
1991	3123	2309	263	523	28	518	29
1992	3197	2341	279	547	30	598	24
1993	3252	2355	274	594	29	618	30
1994	3311	2394	304	583	30	640	26
1995	3443	2504	306	603	30	578	27
1996	3518	2574	320	594	30	574	32
1997	3626	2696	303	597	30	556	33
1998	3633	2701	329	576	27	516	32
1999	3654	2748	320	564	22	581	25
2000	3638	2734	324	559	21	581	26
2001	3568	2703	313	544	8	470	39
2002	3526	2707	131	544	144	422	40
2003	3497	2753	97	475	172	422	34
2004	3408	2722	71	442	173	422	44
2005	3326	2698	85	425	168	400	31
2006	3364	2642	94	427	201	400	51
2007	4114	3152	226	590	153	385	35
2008	4812	3474	318	837	183	384	34
2009	5124	3704	360	938	122	279	33
2010	5681	4283	196	899	303	345	30
2011	5839	4491	182	907	259	356	27
2012	6069	4641	167	970	291	356	28
2013	6296	4750	194	1034	318	284	39

1986～2013 年松江区(县)卫生系统高、中、初级技术人员情况表

年份	卫技人员总数（人）	高级（人）		中级（人）		初级（人）	
		人数	占比（%）	人数	占比（%）	人数	占比（%）
1986	2351	10	0.43	82	3.49	2259	96.08
1987	2410	9	0.37	109	4.52	2292	95.11
1988	1890	39	2.06	196	10.37	1655	87.57
1989	2182	38	1.74	200	9.16	1944	89.10
1990	2256	34	1.51	199	8.82	2023	89.67
1991	2309	45	1.94	230	9.96	2034	88.10
1992	2341	45	1.92	250	10.08	2046	87.40
1993	2355	46	1.95	239	10.15	2070	87.90
1994	2394	42	1.75	269	11.24	2083	87.01
1995	2504	49	1.96	357	14.26	2098	83.78
1996	2574	56	2.18	390	15.15	2128	82.67
1997	2696	64	2.37	389	14.43	2243	83.20
1998	2701	57	2.11	355	13.14	2289	84.75
1999	2748	62	2.26	372	13.54	2314	54.20
2000	2734	64	2.34	367	13.42	2303	84.24
2001	2703	64	2.36	366	13.54	2273	84.10
2002	2703	80	2.95	448	16.57	2175	80.47
2003	2753	80	2.90	386	14.02	2287	83.10
2004	2720	93	3.42	597	21.95	2030	74.63
2005	2698	97	3.59	633	23.46	1968	72.95
2006	2642	103	3.90	708	26.80	1831	69.30
2007	3152	127	4.03	723	22.94	2302	73.03
2008	3474	142	4.08	928	26.71	2404	69.20

（续表）

年份	卫技人员总数（人）	高级（人）		中级（人）		初级（人）	
		人数	占比（%）	人数	占比（%）	人数	占比（%）
2009	3704	145	3.91	984	26.56	3575	69.52
2010	4283	163	3.80	1093	25.52	3027	70.68
2011	4491	175	3.90	1239	27.59	3077	68.51
2012	4641	180	3.87	1299	28.00	3162	68.13
2013	4750	183	3.85	1371	28.86	3196	67.28

三、松江区享受政府津贴人员、首席医生和首席社区医生

（一）松江区享受政府津贴人员

2008～2013 年松江区卫生系统享受政府津贴人员情况表

获奖年度	姓　名	荣誉称号	单　位
2008～2009	马松枝（女）	第一届政府津贴	妇幼保健院
	王兴鹏	第一届政府津贴	中心医院
	李　萍（女）	第一届政府津贴	中心医院
	吴卫平	第一届政府津贴	新桥镇社区卫生服务中心
	张建凤（女）	第一届政府津贴	血站
	陈时运	第一届政府津贴	妇幼保健院
	金智敏	第一届政府津贴	中心医院
	胡喜梅（女）	第一届政府津贴	中心医院
	骆　春（女）	第一届政府津贴	方塔中医医院
	曹树军	第一届政府津贴	中心医院
	解银生	第一届政府津贴	洞泾镇社区卫生服务中心
	蔡光荣	第一届政府津贴	中心医院

（续表）

获奖年度	姓　名	荣誉称号	单　位
2010～2011	马松枝（女）	第二届政府津贴	妇幼保健院
	吴卫平	第二届政府津贴	新桥镇社区卫生服务中心
	张建凤（女）	第二届政府津贴	血站
	陈时运	第二届政府津贴	妇幼保健院
	金智敏	第二届政府津贴	中心医院
	胡喜梅（女）	第二届政府津贴	中心医院
	骆　春（女）	第二届政府津贴	方塔中医医院
	曹树军	第二届政府津贴	中心医院
	蔡光荣	第二届政府津贴	中心医院
	许海风	第二届政府津贴	中心医院
	杨道华	第二届政府津贴	中心医院
	陈　平	第二届政府津贴	方塔中医医院
	卢伯良	第二届政府津贴	方塔中医医院
	关金辉（女）	第二届政府津贴	方松街道社区卫生服务中心
2012～2013	胡喜梅（女）	第三届政府津贴	中心医院
	许海风	第三届政府津贴	中心医院
	杨道华	第三届政府津贴	中心医院
	关金辉（女）	第三届政府津贴	方松街道社区卫生服务中心
	叶　放（女）	第三届政府津贴	乐都医院
	吴国富	第三届政府津贴	中心医院
	郁林海	第三届政府津贴	方塔中医医院
	赵文彪	第三届政府津贴	中心医院
	赵学军	第三届政府津贴	方松街道社区卫生服务中心
	顾　斌	第三届政府津贴	永丰街道社区卫生服务中心
	蔡建军	第三届政府津贴	新浜镇社区卫生服务中心

（二）松江区首席医生

2004～2013 年松江区首席医生情况表

获奖年度	姓　名	荣　誉　称　号	单　位
2004～2005	马　云	松江区第一届首席医生	泗泾医院
	马松枝（女）	松江区第一届首席医生	妇幼保健院
	卢伯良	松江区第一届首席医生	方塔中医医院
	李　正	松江区第一届首席医生	中心医院
	沈树权	松江区第一届首席医生	中心医院
	金智敏	松江区第一届首席医生	中心医院
	胡喜梅（女）	松江区第一届首席医生	中心医院
	骆　春（女）	松江区第一届首席医生	方塔中医医院
	徐英影（女）	松江区第一届首席医生	中心医院
	蔡光荣	松江区第一届首席医生	中心医院
2006～2007	马松枝（女）	松江区第二届首席医生	妇幼保健院
	金智敏	松江区第二届首席医生	中心医院
	胡喜梅（女）	松江区第二届首席医生	中心医院
	骆　春（女）	松江区第二届首席医生	方塔中医医院
	蔡光荣	松江区第二届首席医生	中心医院
	曹树军	松江区第二届首席医生	中心医院
	毕玲爱（女）	松江区第二届首席医生	乐都医院
	孔庆健	松江区第二届首席医生	中心医院
	朱小英（女）	松江区第二届首席医生	中心医院
	杨道华	松江区第二届首席医生	中心医院
2008～2009	卢伯良	松江区第三届首席医生	方塔中医医院
	曹树军	松江区第三届首席医生	中心医院
	杨道华	松江区第三届首席医生	中心医院
	申　健	松江区第三届首席医生	妇幼保健院

（续表）

获奖年度	姓　名	荣誉称号	单　位
2008～2009	朱　涛	松江区第三届首席医生	中心医院
	李　凡	松江区第三届首席医生	中心医院
	吴国富	松江区第三届首席医生	中心医院
	郁林海	松江区第三届首席医生	方塔中医医院
	赵　阳	松江区第三届首席医生	中心医院
	赵文彪	松江区第三届首席医生	中心医院
2010～2011	朱　涛	松江区第四届首席医生	中心医院
	李　凡	松江区第四届首席医生	中心医院
	吴国富	松江区第四届首席医生	中心医院
	郁林海	松江区第四届首席医生	方塔中医医院
	赵文彪	松江区第四届首席医生	中心医院
	王　剑	松江区第四届首席医生	泗泾医院
	张丽娟（女）	松江区第四届首席医生	中心医院
	赵迎春	松江区第四届首席医生	中心医院
	徐　萍（女）	松江区第四届首席医生	中心医院
	蔡浩敏	松江区第四届首席医生	方塔中医医院
2012～2013	王　剑	松江区第五届首席医生	泗泾医院
	张丽娟（女）	松江区第五届首席医生	中心医院
	赵迎春	松江区第五届首席医生	中心医院
	蔡浩敏	松江区第五届首席医生	方塔中医医院
	石　斌	松江区第五届首席医生	中心医院
	平　花（女）	松江区第五届首席医生	妇幼保健院
	任吉芳（女）	松江区第五届首席医生	中心医院
	李　伟	松江区第五届首席医生	方塔中医医院
	秦　涛	松江区第五届首席医生	中心医院
	臧秀娟（女）	松江区第五届首席医生	中心医院

（三）松江区首席社区医生

2006～2013 年松江区首席社区医生情况表

获奖年度	姓　名	荣誉称号	单　位
2006～2007	关金辉（女）	松江区第一届首席社区医生	方松街道社区卫生服务中心
	顾琼龙	松江区第一届首席社区医生	岳阳街道社区卫生服务中心
2008～2009	关金辉（女）	松江区第二届首席社区医生	方松街道社区卫生服务中心
	顾琼龙	松江区第二届首席社区医生	岳阳街道社区卫生服务中心
	叶　放（女）	松江区第二届首席社区医生	乐都医院（支援新浜镇社区卫生服务中心）
	刘健英（女）	松江区第二届首席社区医生	中山街道社区卫生服务中心
	朱跃华	松江区第二届首席社区医生	九亭镇社区卫生服务中心
	张　宏（女）	松江区第二届首席社区医生	方松街道社区卫生服务中心
	宋庆美（女）	松江区第二届首席社区医生	车墩镇社区卫生服务中心
	陆元英（女）	松江区第二届首席社区医生	小昆山镇社区卫生服务中心
	顾　斌	松江区第二届首席社区医生	永丰街道社区卫生服务中心
	顾梅榴（女）	松江区第二届首席社区医生	叶榭镇社区卫生服务中心
	诸金红（女）	松江区第二届首席社区医生	泖港镇社区卫生服务中心
	谢东峰（女）	松江区第二届首席社区医生	石湖荡镇社区卫生服务中心
	蔡建军	松江区第二届首席社区医生	新浜镇社区卫生服务中心
2010～2011	叶　放（女）	松江区第三届首席社区医生	乐都医院（支援新浜镇社区卫生服务中心）
	张　宏（女）	松江区第三届首席社区医生	方松街道社区卫生服务中心
	陆元英（女）	松江区第三届首席社区医生	小昆山镇社区卫生服务中心
	顾　斌	松江区第三届首席社区医生	永丰街道社区卫生服务中心
	顾梅榴（女）	松江区第三届首席社区医生	叶榭镇社区卫生服务中心
	蔡建军	松江区第三届首席社区医生	新浜镇社区卫生服务中心
	丁鹤峰	松江区第三届首席社区医生	九亭镇社区卫生服务中心
	沈淑红（女）	松江区第三届首席社区医生	岳阳街道社区卫生服务中心

（续表）

获奖年度	姓　名	荣　誉　称　号	单　位
2012～2013	沈淑红（女）	松江区第四届首席社区医生	岳阳街道社区卫生服务中心
	马圣燕（女）	松江区第四届首席社区医生	中山街道社区卫生服务中心
	王丽萍（女）	松江区第四届首席社区医生	车墩镇社区卫生服务中心
	庄棋军	松江区第四届首席社区医生	新浜镇社区卫生服务中心
	李　燕（女）	松江区第四届首席社区医生	九亭镇社区卫生服务中心
	沈朝英（女）	松江区第四届首席社区医生	小昆山镇社区卫生服务中心
	宋丽洁（女）	松江区第四届首席社区医生	方松街道社区卫生服务中心
	陆新华（女）	松江区第四届首席社区医生	小昆镇社区卫生服务中心
	陈伟峰	松江区第四届首席社区医生	泗泾医院
	周芬芳（女）	松江区第四届首席社区医生	佘山镇社区卫生服务中心
	周勇妹（女）	松江区第四届首席社区医生	中山街道社区卫生服务中心
	赵金芳（女）	松江区第四届首席社区医生	方松街道社区卫生服务中心
	秦玉革	松江区第四届首席社区医生	车墩镇社区卫生服务中心
	钱爱军	松江区第四届首席社区医生	泖港镇社区卫生服务中心
	徐先锋	松江区第四届首席社区医生	叶榭镇社区卫生服务中心
	黄新军	松江区第四届首席社区医生	永丰街道社区卫生服务中心
	谢东峰（女）	松江区第四届首席社区医生	石湖荡镇社区卫生服务中心
	潘秀萍（女）	松江区第四届首席社区医生	新桥镇社区卫生服务中心

第六节　党派　群团

一、中共松江区（县）卫生局（卫生和计划生育委员会委员会）委员会（核心小组、党组）

1970年1月,中共松江县文教卫生局核心小组成立。1972年6月,建立中共松江县卫生局核心小组。1978年11月,县委撤销中共松江县卫生局核心小组,建立中共松江县卫生局党组。1984年8月,中共松江县卫生局党组改为中共松江县卫生局委员会。1986年

5月,建立中共松江县卫生局纪律检查委员会。

1998年7月,松江撤县建区后,中共松江县卫生局委员会改为中共松江区卫生局委员会,设有中共松江区卫生局纪律检查委员会,党委办公室,宣传、医务工会和共青团松江区卫生局委员会职能归于一室,合署办公。

2001年,全系统完成定编制、定岗位、定职务工作;4月,设立党群工作科(党委办公室)和组织人事科。

2013年5月,松江区卫生局与松江区人口计划生育委员会合并,建立中共松江区卫生和计划生育委员会委员会。

1970~2013年中共松江区(县)卫生局委员会(卫生和计划生育委员会委员会)(核心小组、党组)领导成员情况表

机 关 名 称	职 务	姓 名	任 职 时 间
中共松江县文教卫生局核心小组	组 长	陆纯湘	1970.01~1972.04
	副组长	毛 鹏	1970.01~1972.04
	组 员	郑玉莲(女)	1970.01~1972.04
		张玉瑞	1970.01~1972.04
		陈祥生	1970.05~1972.04
中共松江县卫生局核心小组	组 长	陶万友	1972.06~1978.11
	副组长	张葆夫	1972.06~1973.03
		贾心敬	1978.01~1978.11
		牟敦前	1978.01~1978.11
	组 员	张玉瑞	1972.06~1978.11
		王 胜	1972.06~1973.03
		俞景行	1972.06~1973.09
		王 洪(女)	1973.01~1978.03
		王妙林	1974.01~1977.12
中共松江县卫生局党组	书 记	陶万友	1978.11~1981.05
		朱瑞卿	1981.05~1984.08
	副书记	贾心敬	1978.11~1981.05

（续表）

机 关 名 称	职 务	姓 名	任 职 时 间
中共松江县卫生局党组	副书记	牟敦前	1978.11～1984.08
		张葆夫	1982.01～1984.08
	成 员	张玉瑞	1978.11～1984.08
		俞景行	1978.11～1984.08
		于嘉铭	1978.11～1984.02
		过忠云（女）	1978.11～1984.08
		覃正础	1982.11～1984.08
中共松江县卫生局委员会	书 记	朱宝林	1984.08～1990.05
		邢家成	1990.05～1993.05
		屈　红（女）	1993.05～1998.07
	副书记	张葆夫	1984.08～1987.06
		黄伯路	1985.05～1988.08
		陈雄熊	1988.06～1997.01
		倪平远	1990.10～1997.01
		张浩亮	1997.01～1998.07
		程　瑜（女）	1998.05～1998.07
	委 员	潘家珍（女）	1984.08～1993.06
		杨引媛（女）	1984.08～1995.12
		黄伯路	1984.08～1985.05
		陈炎文	1984.09～1991.07
	委员（纪委副书记）	朱小英（女）	1986.01～1988.07
	委 员	王延霞（女）	1986.10～1998.07
		陈雄熊	1987.08～1997.01
		高玉林	1987.09～1996.08
	委员（纪委书记）	胡贵海	1989.09～1998.07

（续表）

机 关 名 称	职 务	姓 名	任 职 时 间
中共松江县 卫生局委员会	委 员	程 瑜（女）	1993.06～1998.07
		倪平远	1997.01～1998.07
中共松江区 卫生局委员会	书 记	屈 红（女）	1998.07～2000.12
		马凌云	2001.01～2005.02
		马 莉（女）	2007.03～2008.11
		雷黎光	2008.11～2013.05
	副书记	程 瑜（女）	1998.07～1999.08
		阮德强	1999.08～2010.02
		李宏波	2010.08～2010.12
		张浩亮	1998.08～2003.01
		张真诚	2003.04～2011.08
		李 正	2011.08～2013.05
	委 员	程 瑜（女）	1999.08～2005.08
		倪平远	1998.07～1998.08
		俞治平	1998.08～2001.08
		胡贵海	1998.07～1999.08
		王延霞（女）	1998.07～1998.08
		吴 云	1999.08～2001.08
		徐建新（女）	2001.08～2003.05 2007.12～2008.11
		宋巧林	2003.06～2005.08
		李 正	2007.12～2011.08
		刘淮虎	2007.12～2013.05
		郝达荣	2010.03～2013.05
		施佩丽（女）	2011.08～2013.05

（续表）

机关名称	职务	姓名	任职时间
中共松江区卫生和计划生育委员会委员会	书记	姚　平（女）	2013.05～
	副书记	李　正	2013.05～
	委员（纪委书记）	郝达荣	2013.05～
	委员	沈利明	2013.05～2013.10
		刘淮虎	2013.05～
		施佩丽（女）	2013.06～2016.08

二、主要工作

中共松江区（县）卫生局委员会及其基层组织，贯彻执行党和国家各项方针政策，领导松江区（县）卫生系统的党员、干部和群众围绕卫生事业的发展积极工作。

1984～1987年，在开展"五讲四美三热爱"、创建文明单位等精神文明建设活动中，以加强思想政治工作建设为重点，通过树典型、学先进，在全体职工中形成浓厚的学习先进人物先进事迹的氛围。县卫生局党委组织卫生系统党员、干部和群众系统地学习《建设有中国特色的社会主义》和《坚持四项基本原则，反对资产阶级自由化》两本书，澄清迷糊观念，统一思想认识，增强抵制资产阶级自由化的能力，提高两个基本点的完整认识。

1988年，县卫生局党委把学习、宣传党的十三大文件及精神作为全系统新时期加强党的建设和开展思想政治工作的重要任务，组织2期党员干部轮训班，学习基本国情、一个中心两个基本点；组织收看《袁木辅导》讲话和《广东之行》录像，参观乡村企业、中心医院和泗泾医院，听取农村、医院改革的巨大变化和发展远景规划、发展成果等，对全系统党员、群众分阶段进行党的基本路线宣传、学习和教育。

1992～1994年，县卫生局党委组织直属单位党支部书记参加县委党校举办的培训班；举办近200名党员参加的形势报告会。

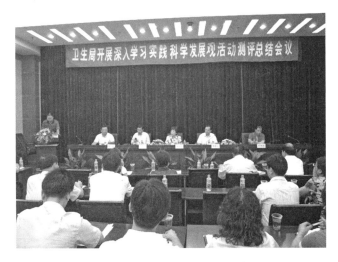

学习实践科学发展观活动测评总结会议

全系统 90％以上的党员参加党纪党课和模拟案例的学习讨论,观看党纪和廉政教育录像1220 人次;组织学习《一代医魂白求恩》,开展研讨活动,交流论文 20 余篇;开展学习《邓小平文选》第三卷、党的十四届四中全会决定以及社会主义市场经济的理论的活动;广泛开展学理论、学知识、学技术活动,对职工进行基本理论、基本知识和基本操作内容的培训教育。

1995～1997 年,县卫生局党委分别举办全系统党政领导干部学习邓小平理论,贯彻党的十四届四中、五中全会精神学习班,集中学习 3～4 天,在学习理论基础上统一思想、提高认识,形成科技兴医、人才兴医共识。全局开展乘势而上,再创辉煌的形势任务教育;对基层党政领导干部进行讲学习、讲政治、讲正气为主要内容专题教育,举办学习班和学习法律知识培训班。运用党员干部会议、党支部书记例会、学习培训班、专题辅导、上党课等形式,提高党员干部的思想政治素质。在党员干部中开展党性党风党纪教育;在基层党支部中进行关于党的思想、组织和作风建设等方面内容的调查研究;在党支部书记例会上,就调查中一些深层次问题进行专题研讨。

1998～1999 年,全局举办党政领导干部学习邓小平理论和党的十五大报告培训班;继续开展以讲学习、讲政治、讲正气为主要内容的党性党风教育,组织基层党支部书记听取上海社科院举办的《邓小平理论与改革开放二十年》12 讲专题报告,举办卫生系统第三期中青年干部培训班;组织基层党支部宣传委员学习十五大报告和邓小平理论,举办宣传干部培训班和通讯员业务培训班。

2000 年,局党委开展调研,制定党委中心组和基层中心组的学习内容,落实考核制度和记录制度;举办 1 期基层后备干部学习班,系统学习邓小平理论和党的各项方针政策,了解国际国内形势;多次召开局民主党派联席会议或座谈会,认真听取意见,发挥他们的参政议政和民主监督作用。

2001 年,局党委在市委郊区党校举办为期 1 周的卫生系统党政负责干部培训班;举办《党史教育与"三个代表"》报告会,学习江泽民在庆祝建党 80 周年上的重要讲话辅导报告。在区委党校举办 2 期 400 多名党员参加的全系统党员轮训班,同时,基层党组织运用上党课、观看录像、举办理论讲座、外出参观和表彰先进等形式增强学习效果。

2002 年,局党委组织学习江泽民在中央党校省部级干部进修班毕业典礼上的讲话精神和党的十六大报告,通过召开全局基层党支部书记例会、局党政领导班子成员分头到基层单位作十六大精神宣讲、4 次举办报告会等形式提高学习实效。在区委党校举办区卫生系统副职干部培训班,在市卫生局党校举办区卫生系统首届中高级知识分子政治理论培训班,以及举办工会、共青团干部培训班等。

2003～2004 年,全局深入开展党的十六大精神、十六届四中全会精神和"三个代表"重要思想学习活动,举办 8 次专题报告会和 2 期学习贯彻"三个代表"重要思想专题研讨班,对基层干部进行轮训。区卫生局、各基层单位党政班子成员带头撰写学习心得,联系各自工作实际进行调研,形成一批调研成果。区卫生局党政主要领导撰写学习体会并在《松江报》上刊登。区卫生局党政班子成员下基层宣讲"三个代表"重要思想、松江跨越式发展的新目标和卫生系统形势等共15场(次),2000余人听讲;连续2年在市委郊区党校举办中高级知识分子培训班。

2005～2006年,按照区委统一部署,区卫生局机关党支部和基层直属医疗卫生单位12个党(总)支部609名党员参加第一、二批党员先进性教育活动。全系统先后进行党的十六届五中全会精神等6个专题学习,举办8次专题报告会和1期学习专题研讨班和1期专题辅导讲座,组织开展领导干部学习党章、荣辱观教育和主题实践活动,组织警示教育、建党85周年纪念活动等。局党委结合《上海市松江区卫生局关于开展治理医药购销领域商业贿赂专项工作的实施方案》的具体部署进行调研。

2007～2008年,全局举办基层党政负责人学习班和每季度1次的领导干部学习讲座,学习贯彻党的十七大精神。全系统学习中纪委2007年7号文件,就陈良宇严重违纪和社保资金案,开展党员干部警示教育,组织基层领导干部轮训和学习交流活动。创办内部刊物《松江卫生》报,宣传卫生综合改革,及时报道卫生工作信息,展示广大卫生工作者风貌,反映卫生系统精神文明建设

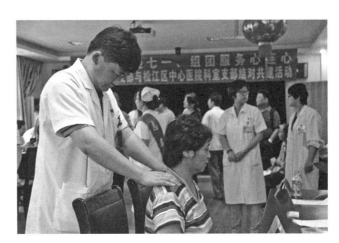

结对共建活动

成效,普及医学卫生与健康保健知识等。全局举办第二期基层医疗卫生单位党支部书记培训班,培训围绕五项重点内容展开,即:加强理论学习,建设学习型医院;加强职业道德建设,树立诚信良好形象;加强质量管理,增强质量意识;开展创建活动,培育医院精神;加强文化建设,努力营造优美环境。参训人员就医保改革、开展医院文化建设等方面进行了互动和交流。

2009年,按照区委统一部署,在全系统党员中开展学习实践科学发展观活动。3月,区卫生局党委召开开展深入学习实践科学发展观活动的动员大会,并对学习实践科学发展观活动作具体部署;4月,集中3天时间,组织全系统党政工团干部进行学习实践科学发展观活动专题培训;中共松江区委常委、宣传部部长杨峥到卫生系统作题为《深入学习实践科学发展观,实现松江经济社会事业科学发展》辅导讲座。

2010年1月,局党委召开基层单位党(总)支部书记会议,研讨卫生系统2010年党建工作;4月,召开社区卫生服务中心党支部书记交流会;9月,召开以职工思想工作为重点,深入推进卫生系统创先争优活动的基层党支部书记总结交流会,会上,下发汇编的区卫生

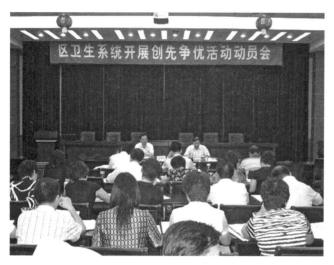

创先争优动员会

系统开展职工思想政治工作的收获体会文章。年内,集中 3 天时间,邀请市委党校和卫生工作的专家教授对全系统基层党政干部进行培训,各基层单位也结合实际,相应举办多种类型的干部学习培训班。

2011 年,局党委召开专题座谈会,以思想政治工作责任区为载体,深入开展创先争优活动听取意见,探索思想政治工作责任区(党员责任区)的工作内涵与方式,在全系统 26 个党(总)支部建立 417 个思想政治工作责任区。4 月,局党委召开基层党支部书记例会,就各单位加强对思想政治工作责任区负责人培训、工作交流和评比考核等提出要求并进行部署。

2012 年,全局召开卫生系统思想政治工作研讨会,从卫生系统党的工作、群众工作、行风工作和医院文化等重点,总结交流近两年各级党组织开展思想政治工作的新方法、新经验和新成效,得到区委组织部、区委宣传部的肯定。全局 154 篇优秀论文汇编成册,供基层学习借鉴;中心医院党总支以思想政治工作责任区为平台,开展带头示范、带动群众的活动,每个党员干部结合自身的工作职责,从工作、生活、作风、学习等多方面做出承诺和示范,并带领群众积极实践,取得较好成效。此项活动在全系统全面推进。

2013 年,区卫计委党委组织全系统党员干部群众学习党的十八大报告、新党章、中国梦、习近平重要讲话和十八届三中全会精神,形成中心组学习为龙头、支部学习为基础和集中学习为手段的理论学习基本格局;举办十八大知识测试,聚焦学习型、服务型、创新型党组织开展专题研究;运用非职业学习模式,提升医务人员的业务本领和思想素质。卫计委党委集中 2 天时间,重点对全系统基层党政领导干部在卫生战略思想、科学创新驱动、推进卫生改革和医院发展管理等方面进行学习培训。

三、中共松江区(县)卫生局纪律检查委员会

(一) 机构

1985 年 2 月,中共松江县卫生局纪律检查委员会成立。1998 年 7 月,松江撤县建区,改为中共松江区卫生局纪律检查委员会。2013 年,改为中共松江区卫生和计划生育委员会委员会纪律检查委员会。

中共松江区(县)卫生局纪律检查委员会成员情况表

职　务	姓　名	任 职 时 间
书　记	胡贵海	1991.06～1999.08
	吴　云	1999.08～2001.08
	郝达荣	2010.04～
副书记	黄伯路	1985.02～1986.05
	朱小英(女)	1986.05～1988.07
委　员	潘家珍(女)	1991.08～1994.05
	王　俊	1991.08～1994.05
	范金林	1991.08～1994.05
	程　瑜(女)	1994.05～1998.05
	张明云	1994.05～1998.05
	谢　逸	1994.05～1998.05

(二) 主要工作

1987～1988年,全局开展以党性为主要内容的党员教育,组织全系统党员开展新时期党员形象、党性党风党纪等讨论活动;制定《纠正行业不正之风,端正院、所、站风十条守则》,修订局党委端正党风责任制试行办法;集中对所属基层党组织进行党风检查。组织全系统党员收看电视录像《悬崖》,增强党员纪律观念和拒腐蚀的思想净化力,提高维护党纪的自觉性。局党委接待群众来信来访46件(次),其中重复的10件;处理32件,占90%。对2起违纪案件和涉及的党员干部作出行政处理和通报批评。县卫生局2年中共收到社会各界表扬、感谢信300余件,锦旗、镜框、花束等10件。

1992年4月,聘请25人为县卫生局党风、医德医风监督员。全局立案并办结6件,批评教育4人。1993年,县卫生局增聘6名党风监督员。全系统拒收、上交礼金22000多元。批评教育6人,查处贪污受贿、索贿5人次。

1994～1995年,县卫生局制定下发《关于党政领导干部廉洁勤政的若干规定》《关于禁止医务人员收受"红包"》等文件,组织全系统党员干部观看《贿赂忧思录》等录像,举办党性修养内容讲课,参加达3714人次。全系统拒收、上交礼金等10万余元(其中回扣45000元)。立案查处3件。

1997～1999年,全局推行医务公开和社会服务承诺制,开展廉洁自律和党纪条规知识

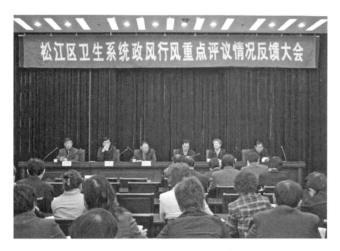

松江区卫生系统政风行风重点评议情况反馈大会

竞赛。局党委举办 1 期由 50 名基层党政主要领导干部家属参加的"廉内助"培训班进行学习交流;重新调整和聘请医德医风监督员,定期召开会议听取意见,开展医药购销行风评议活动,受理来信来访举报 28 件。3 年中全局立案查处 7 件,移交司法机关处理 1 件,党纪处理 3 件;行政处理 4 件,经济处罚 3 件。拒收、上交礼金 42 万余元;收到表扬信 419 封、锦旗 81 面、匾 3 块。

2000～2002 年,建立全系统党政班子成员廉政档案,重新聘请 19 名行风监督员,对基层领导班子成员进行党风廉政责任制执行情况考核,落实药品收支两条线管理工作,抓好药品市场整顿,取缔非法游医、行医场所 22 个。全局党风廉政工作责任制纳入综合目标管理考核内容中。全系统推行住院病人医疗费用一日清制度。全系统受理信访举报 18 件,办结 18 件。在全系统直属单位中推荐出 9 名党员干部先进事迹进行宣传。

2003～2006 年,全系统查处乱收费、红包、回扣等问题,进一步规范卫生监督执法行为,社会平均满意率达到 92% 以上;抓好领导干部不准收受有关单位、个人的现金、支付凭证以及领导干部配偶子女从业和个人重大事项报告、出国境管理等规定的落实,开展治理医药购销领域商业贿赂专项工作。全系统召开专题会议 232 次,开展宣传教育活动 5 次,组织学习 8 次 15999 人次参加,对重点人员谈话 304 次;6 人主动退出、上缴钱款 8566 元。全局系统拒收、上交、退还礼金 12500 元,受理群众信访举报 14 件,办结率 100%,其中初查核实 3 件,给予诚勉谈话、党纪处分各 2 件;收到表扬信 192 封、锦旗 83 面。

2007 年,全局组织开展对党员进行陈良宇严重违纪和社保资金案的警示教育活动,制定完善《松江区卫生局关于查处医药购销领域商业贿赂违规行为的规定》《松江区卫生系统反腐倡廉宣传教育实施意见》等,开展学习先进典型活动和进行案例警示教育。

2010～2011 年,全系统层层签订政风行风建设目标责任书,开展廉政准则为主要内容的专题学习,组织党员干部收看党风廉政专题教育片,开展违规收送礼金礼券和有价证券专项整治工作。

2012 年,将惩防体系建设与卫生工作同安排、同部署、同检查、同考核。卫生系统 26 个基层党组织 1248 名党员参与公开承诺活动,接受社会监督。按照区纪委关于加强廉政风险防控机制建设的要求,在全系统排查出 251 个廉政风险点、495 个廉政风险环节。

2013年,全系统各单位签订党风廉政工作目标责任书,印发松江区《卫生系统纪检监察暨纠风工作要点》,组织医务人员观看《保卫理想》等警示教育片;加强对药品集中采购、新型农村合作医疗基金、医疗卫生机构的监管。全系统安装科技治贿的防统方软件,建立监控工作站,监督检查各单位执行"八项规定"情况。全系统拒收红包157人次,上交红包49人次、金额37600元;发放病人满意度问卷调查表640份,平均满意度93.46%,病人投诉率、信访数量有所下降。

四、基层组织

(一) 基本情况

1952年6月,松江县政府设立县卫生科,县卫生科党员组织关系隶属中共松江县机关支部委员会。

1956年4月,县卫生科及其下属医疗卫生单位党员的组织关系,隶属中共松江县文教口支部委员会。9月,由县卫生科及下属的县人民医院、县血防站、县妇幼保健所和县结核病防治所等医疗卫生单位的党员,组成中共松江县卫生支部委员会,隶属中共松江县文教总支部委员会。

1958年4月,县卫生科党员组织关系转入中共松江县文教卫生支部委员会,隶属中共松江县机关委员会。

1959年6月,组建中共松江县卫生支部委员会,隶属中共松江县机关委员会。

1960年12月,中共松江县卫生支部委员会归中共松江县文教卫生支部委员会领导,隶属中共松江县机关委员会。

1962年9月,组建中共松江县文教卫生支部委员会,隶属中共松江县机关委员会。

至2013年,中共松江区卫生和计划生育委员会委员会下属2个总支部委员会(19个支部委员会),11个直属支部委员会,党员909名。中共松江区各镇、街道社区卫生服务中心以及泗泾医院和九亭医院的组织关系仍隶属于中共松江区各镇、街道(工作)委员会,实行属地化领导。由于全区各镇、街道社区卫生服务中心以及泗泾医院和九亭医院的行政关系隶属松江区卫生局,职工人事、工资关系也在区卫生局,因此,在配备中共松江区各镇、街道社区卫生服务中心及泗泾医院和九亭医院支部书记时,一般都经中共松江区卫生局委员会与中共松江区各镇、街道(工作)委员会双方协商确定,再由中共松江区各镇、街道(工作)委员会发文任命或换届选举产生。

(二) 2010～2012年中共松江区卫生局委员会基层组织及党员基本情况

2010～2012年,全区卫生系统基层党组织数量不变,党员队伍逐步扩大,党员文化程度普遍提高,党员年龄结构呈年轻化发展趋势。

2010～2012 年中共松江区卫生局委员会基层组织及党员情况表

年　份		2010	2011	2012
组织数量（个）	总　计	13	13	13
	党　委	1	1	1
	总支部	2	2	2
	党支部	11	11	11
党员（人）	总　数	818	845	885
	其中：女性	452	469	488
新发展党员（人）		18	16	19
文化程度（人）	博　士	0	0	0
	硕　士	48	50	58
	大　学	297	316	345
	大　专	219	229	231
	中　专	160	161	159
	高　中	42	40	43
	初中以下	52	49	49
年龄状况（人）	35 岁及以下	265	268	272
	36～45 岁	156	170	189
	46～54 岁	130	128	136
	55～59 岁	87	84	72
	60 岁及以上	180	195	216
入党时间（人）	1937.07.07～1945.09.02	1	1	1
	1945.09.03～1949.09	11	11	11
	1949.10～1966.04	56	55	55
	1966.05～1976.10	72	72	71
	1976.11～1978.12	23	22	23
	1979.01～2002.10	348	352	356
	2002.11 及以后	307	332	368

（三）2013 年中共松江区卫生和计划生育委员会委员会组织情况

2013 年,区卫生局与区计划生育委员会合并,转建为中共松江区卫生和计划生育委员会委员会;共有党员 930 人,下设 2 个党总支,10 个党支部。

2013 年中共松江区卫生和计划生育委员会委员会所属党组织情况表

组　织　名　称	党员数（人）
中共松江区卫生和计划生育委员会委员会机关支部委员会	123
中共松江区中心医院总支部委员会	368
中共松江区方塔中医医院支部委员会	61
中共松江区妇幼保健院支部委员会	90
中共松江区乐都医院支部委员会	47
中共松江区精神卫生中心支部委员会	43
中共松江区疾病预防控制中心支部委员会	59
中共松江区卫生局卫生监督所支部委员会	59
中共松江区医疗急救中心支部委员会	45
中共松江区血站支部委员会	13
中共松江区卫生人才培训中心支部委员会	10
中共松江区民营医院总支部委员会	12

说明：中共各镇、街道社区卫生服务中心(包括泗泾医院和九亭医院)组织隶属中共各镇、街道(工作)委员会领导。

五、民主党派

（一）民革松江区(县)委员会教卫支部卫生系统成员及活动

1986 年 6 月,成立民革松江小组;1989 年,松江县方塔医院主治医师郭开国加入该小组。1996 年 6 月,民革松江县委成立教卫支部、综合支部,顾洁奇任综合支部主委。至 2013 年,松江区(县)卫生系统有 23 人参加民革松江区组织及活动,占松江民革组织成员总数 17％。区中心医院王志坚(后任松江区卫生局副局长)先后任民革松江区委第三届委员、第四届副主委。

民革松江区(县)委教卫支部自 1996 年 12 月组织党员医生到松江县五库镇开展医疗咨询服务活动、并为该镇卫生院医生进行医务培训以来,经常参加服务社会公益活动。10

多年来,民革松江区(县)委教卫支部中的医卫党员为结对共建的松江区泖港镇朱定村村民进行免费体检、医疗咨询等服务;先后为永丰街道仓吉和永丰居委会、新浜镇群众进行B超、高血压、心血管、内科、外科、眼科和妇科等免费医疗服务。在2010年迎世博期间,他们以关爱与奉献为主题,到松江社会福利院为200多名老人进行健康体检和医疗咨询服务,向该福利院赠送迎世博——全民健康教育行动书籍和宣传画册;2012年6月,为新浜镇群众提供免费医疗咨询服务,发放《0～3岁婴幼儿健康成长指南》《克服焦虑,安心睡眠》等宣传资料300份。

(二)民盟松江区(县)委员会医卫支部及活动

1985年7月,成立民盟松江小组。1982年加入民盟的医师杨永健,于1985年由陕西省汤峪疗养院调入松江县传染病院,参加松江盟员自然形成的小组活动。至2013年,松江区(县)卫生系统有24人参加松江民盟及活动,占松江民盟盟员总数13％。区中心医院主治医师金巧立曾任民盟松江县第三届委员会委员。区中心医院副主任医师徐英影曾任民盟松江县第三届(届中调整增选)委员会委员、民盟松江区第一届委员会委员。区妇幼保健院主治医师毛玫琪曾任民盟松江区第二届委员会委员。区中心医院主治医师张卫曾任民盟松江区第三、四届委员会委员、社会工作委员会主任。

松江民盟成员中不乏医卫界的专家教授,他们在参与公益性社会服务活动中,开展医疗咨询活动。1986年和1987年教师节,民盟松江县支部邀请上海市区各医院知名教授到松江为广大教师进行医疗咨询服务;六一儿童节来临之际,组织民盟医生为儿童体检。1990年9月和1991年3月,民盟上海市委副主委、心血管专家欧阳仁荣和医疗专家秦启贤一行14人,应邀到松江为全县中高级职称以上教师进行义务医疗咨询,为上海市农校师生义诊及讲课,传授医疗保健知识。1990年至2009年期间,松江民盟组织盟内中高级医生先后到松江新浜、新桥、新五、车墩、泗泾、永丰和泖港等十几个乡镇、街道,为教师、村(居)民、孤老进行义诊5130人次。民盟松江区委与新浜镇党委签订聚焦新农村,服务促发展结对共建协议;自2009年开始,盟内盟员医生每年不定期在新浜镇为群众提供医疗咨询服务,深受当地群众欢迎。

民盟盟员松江县卫校高级讲师王盛宗,利用业余时间为老师、学生和街坊邻居每年义诊120余人次,被评为1990年度上海市精神文明百件好事之一。1994年,金巧立被评为市盟务工作积极分子。2003年,毛玫琪被评为市盟务工作积极分子。徐英影在2001年分别获得国际学术会议颁发的中国糖尿病医生荣誉称号和世界健康基金会颁发的中国糖尿病教育项目证书;2003～2004年度上海市三八红旗手称号。民盟松江区委医卫支部被评为2003年度市盟务工作先进集体。

(三)民进松江区(县)委员会医卫(小组)支部及活动

据《中国民主党派上海市松江区地方组织志》记载:1993年,民进松江小组成立后,9

名会员中医务界1人。1995年医务界4人占民进松江县会员总数16.7%。2013年,松江卫生系统有15人参加民进松江区(县)组织及活动,占松江民进组织成员总数的14%。区方塔中医医院副主任医师朱东勋曾任民进松江区委员会第一、二届委员。

1999~2013年,民进松江区委组织医卫支部成员,每年到松江区中山街道开展社区服务活动,为居民进行义务医疗咨询和诊治,同时,长期为卧床不起的老干部提供上门服务。2000年,民进松江区医卫支部组织医卫小组到松江区新桥职校为教师提供义务医疗咨询和诊治服务。2003年上半年,SARS猖獗,会员们积极参加全区群众性的防治"非典"工作。其中,民进松江区方塔中医医院支部成员参加该医院防非工作,战斗在抗击SARS第一线,发挥了很大的作用。2010年,医卫支部张忠连医生赴四川都江堰对口援建。

2010年,民进松江区委员会委员朱东勋提交的《关于提高社区慢性阻塞性肺癌疾病综合防治能力,降低病人治疗费用的建议》,被评为松江区政协优秀个人提案。2012年,松江区两会期间,民进松江区委医卫支部集体提案《关于构建和谐医患关系的思考和建议》,被确立为2013年大会发言提案。

(四) 农工党松江区(县)委员会中心医院、医卫支部及活动

农工党松江小组,成立于1947年10月中旬,不久即转入地下活动。1957年9月,农工党松江小组恢复组织发展工作,先后发展柯德琼、许尚文等9人入党。1981年10月,建立农工党松江县直属支部。1989年9月,农工党松江县委员会成立。下设县中心医院、医卫、教育、文化、科技5个支部。1998年7月,松江撤县建区,农工党松江县委员会改为农工党松江区委员会。

农工党松江区(县)组织成员,至2013年,医药卫生界党员为91人,占全区农工党员总数48%。全国第一所县级结核病防治所所长、中国防痨协会松江分会常务理事会副理事长兼干事柯德琼,曾任农工党松江小组(1957年)组长,县中心医院副主任医师许尚文曾任农工党松江直属支部委员、副主任委员;医生陈金斗曾任农工党松江直属支部委员、农工党松江医疗咨询委员会主任;副主任医师沈海山曾任农工党松江县直属支部、县委主任委员、名誉主任委员。区(县)精神卫生中心主治医师杨云珠曾任农工党松江区(县)委员、副主任委员、主任委员。区中心医院副主任医师陶明曾任农工党松江区(县)委员、副主任委员。区方塔中医医院主治医生王一德曾任农工党松江区(县)委委员。区中心医院主任医生朱涛曾任农工党松江区委副主任委员。区中心医院主治医师毛雄、区方塔中医医院主治医师顾春明、区妇幼保健院副主任医师马松枝、区卫生局副主任医师倪建华曾任农工党松江区委委员。

农工党松江区(县)委中心医院、医卫支部注重参政议政,平时与松江区(县)卫生主管部门保持密切联系与沟通,及时了解松江每年卫生事业的总体现状、工作思路、工作重点和需要解决的困难,充分利用党派优势,在政协松江区(县)委员会大会上发言、上报提案、调研报告等,提出意见和建议,得到中共松江区(县)委、松江区(县)政府及有关部门的重

视;有的提案被政协松江区(县)委员会评为年度优秀提案或个人优秀提案;有的建议在市、区两级代表大会提出,受到有关方面的高度重视。他们在各自的岗位上勤奋工作的同时,也积极面向社会开展义务医疗咨询服务活动。

1984年12月,以陈金斗、许尚文、阮齐庆医生为主,成立农工党松江县医疗咨询服务部,陈金斗任主任,在县政协大楼开设第一个医疗咨询服务点;1988年7月,在松江余天成药店开设第二个医疗咨询服务点;1989年8月,在人乐老年活动中心开设第三个医疗咨询服务点,面向社会开展医疗咨询服务。每星期四下午,医疗咨询服务部组织内、外、妇、儿、中医、泌尿、口腔、皮肤、伤骨和五官等各科高年资医生,在各医疗咨询服务点为松江政协委员及社会各界群众服务。据不完全统计,至2005年底,医疗咨询服务达30万人次。松江百年药店余天成医疗咨询服务点自1988年创建以来,已有20多年,医疗咨询服务的社会效果非常明显。江苏、浙江、四川、安徽、福建、贵州等省以及青浦、金山、奉贤、闵行、卢湾和长宁等周边地区的患者慕名而来。1988~1999年,6万余患者得到医治,其中2名被医院判为不治之症的患者,经诊疗得以康复。2000~2001年间,336名患有各种不孕症的妇女,经著名妇科医生陈映珠精心诊疗后,有109名怀孕生育。特别是近年来,通过余天成医疗咨询服务点,每年都有近2万患者得到医治;有多人被医院判为不治之症,经诊疗后至今还康复健在。每年冬至,农工党十几名高年资医生,在松江余天成药店举行大型冬令进补健康咨询服务,为市民解答各种不同进补方式,每年开出2000余张膏滋药方。

1991年4月10日,农工党松江县委医疗咨询服务部与松江县古松乡卫生院签署为期1年的扶持协议。每星期三,组织外科、内科、妇科、儿科和中医等高年资医师到古松乡卫生院采取一帮一、传帮带方法传授医术,历时8个月。该院停止5年的外科手术室恢复,妇产科恢复人流、上环手术等小手术。其间,还帮助该院建立了中药房。从1991年第一届全国助残日至2013年第23届全国助残日,每年组织高年资医生到全区(县)各镇(乡)街道社区、福利工厂、阳光之家为残疾人义务医疗咨询服务,进行会诊和康复训练指导,或建立档案,制定计划,上门指导,跟踪服务。农工党松江区卫生系统党员医生还不时有针对性地为松江社区居民、企业职工举办各种预防疾病的知识讲座。在2003年抗击非典中,农工党松江区卫生系统全体党员奋战在第一线。担任区非典诊治专家组第三组组长的陶明多次参加各种疫情、发热会诊,到新桥镇、九亭镇、佘山镇、小昆山镇等地参与非典防治工作。防止非典向农村蔓延是这项工作的重中之重,刚担任松江区中心医院叶榭分院院长、医生顾汛燕与分院职工全力以赴,投入抗击非典的工作。医生顾春明和黄鹏是曙光医院松江分院的非典诊治组成员,主动参加发热门诊值班,面临零距离操作易感染非典的高风险,不畏艰险,连续值班。

副主任医师马松枝作为区妇幼保健院承担的胎儿中央远程监护学科的带头人,带领学科小组对1538例远程监护病例进行综合分析,她与同事们共同完成《胎儿中央远程监护的作用》研究课题,使医院的围产儿死亡率从原来的7%,下降到3%,课题荣获上海市科技进步奖。

（五）九三学社松江区（县支社）委员会卫生系统成员及活动

1989 年 11 月，九三学社松江县支社成立。1994 年，松江县泗泾医院副主任医师马顺官加入九三学社。

松江区（县）卫生系统有 18 人参加九三学社组织及活动，占全区九三学社成员总数 17％。区中心医院主任医师孔庆健任九三学社松江区委员会第三支社主委、第二届区委副主任委员；区乐都医院副主任医师林久健任九三学社松江区委第二届委员会委员。

1990 年 9 月，九三学社松江县支社特邀九三学社上海市委医务咨询部著名心血管科专家王一山教授带领的 13 位专家教授到松江，假座松江县方塔医院开展医疗咨询，义诊 290 人次。此次活动，9 月 3 日《解放日报》、9 月 5 日《上海大众卫生报》均作了报道。2003～2012 年，松江区（县）九三学社每年组织社内医学专家，到松江区岳阳街道、方松街道、新浜镇和泗泾镇等社区，以及学校和企业开展义务医疗咨询服务，举办各类预防疾病知识讲座，受到广大群众、师生和企业职工的欢迎。2008 年，李伟、阙荣萍、曹晖 3 位医疗专家代表九三学社松江区委赴嘉定区外冈镇进行义诊。2009 年，九三学社松江区委与新浜镇党委签订结对共建协议，11 月，社区委副主委、区中心医院主任医师孔庆健为新浜镇社区居民举办中老年常见眼病的防治讲座；组织社内医疗专家到该镇开展医疗咨询活动，为居民量血压、诊病、开处方，讲解病理和预防保健知识。

2010～2012 年，九三学社松江区委副主委、区中心医院主任医师孔庆健 3 次受邀参加北京大学白内障复明慈善光明行活动，先后为内蒙古扎赉特旗、四川凉山越西县和青海省果洛州的贫困群众进行白内障复明手术；2010 年，他在上海市人大十三届三次会议上提出的《慈善救助应坚持以人为本，体现人文关怀》等 3 份书面意见，被市民政局等相关部门采纳。2011 年，在市人大十三届四次会议上，孔庆健提出《公立医疗机构在慈善助医中应该发挥主体地位》的议案，被提请市人大常委会审议，成为提请市人大常委会审议的 20 件议案之一。

六、群团组织

（一）松江区（县）医务工会

1. 概况

1951 年 8 月，松江县第一届总工会委员会成立，县卫生系统建有基层工会组织，"文化大革命"期间停止活动；1974 年，恢复工会组织。1996 年 9 月，松江县卫生局工会工作委员会更名为松江县医务工会，并召开松江县医务工会第一届会员代表大会，选举产生松江县医务工会第一届委员会。1998 年 7 月，松江撤县建区，松江县医务工会更名为松江区医务工会。至 2013 年 6 月底，区医务工会下辖基层工会 27 个，工会小组 216 个，会员 4175 人，其中女会员 2909 人。

2. 领导成员

1979～2013年松江区(县)医务工会(卫生局工会工作委员会)领导成员情况表

机 构 名 称	职 务	姓 名	任 职 时 间
松江县卫生局 工会工作委员会	主 任	牟敦前	1979.03～1985.04
		杨引媛(女)	1985.04～1986.01
		王延霞(女)	1989.03～1996.09
	副主任	赵光恩	1979.03～1985.04
		潘家珍(女)	1979.03～1985.04
		于俊英(女)	1981.10～1989.03
		杨慧敏(女)	1982.12～1985.07
		张金龙	1985.01～1987.02
		王延霞(女)	1988.07～1989.03
		胡贵海	1988.07～1989.06
		徐子平	1989.03～1992.09
		许亚妮(女)	1989.06～1989.10
		周 平(女)	1989.10～1996.09
		范金林	1992.09～1996.09
	委 员	季正春	1989.03～1992.09
		陆晓梅(女)	1989.03～1992.09
		纪晓麟	1989.03～1992.09
		周秉岐	1989.03～1992.09
		张娟君(女)	1992.09～1996.09
		高玉琴(女)	1992.09～1996.09
		沈光辉	1992.09～1996.09
		朱 凌(女)	1992.09～1996.09
		戴 锋	1992.09～1996.09

（续表）

机 构 名 称	职 务	姓 名	任 职 时 间
松江县医务 工会委员会	主　席	王延霞（女）	1996.09～2000.04
	副主席	周　平（女）	1996.09～2000.04
		范金林	1996.09～2001.04
	委　员	宋巧林	1996.09～2001.04
		叶福林	1996.09～2001.04
		高玉琴（女）	1996.09～2001.04
		张娟君（女）	1996.09～2000.04
		沈光辉	1996.09～2000.04
		黄雅芳（女）	1996.09～2000.04
松江区医务 工会委员会	主　席	周　平（女）	2000.04～2002.03
		马晓燕（女）	2002.03～2007.07
		邵　琼（女）	2007.07～
	副主席	张　颖（女）	2000.12～2002.03
		钱　芸（女）	2005.12～2011.07
		顾　红（女）	2011.07～
	委　员	张娟君（女）	2000.04～2005.12
		沈光辉	2000.04～2005.12
		黄雅芳（女）	2000.04～2005.12
		钱　芸（女）	2001.04～2005.12
		方松华	2001.04～2005.12
		鲁美仙（女）	2001.04～2011.07
		徐坚锋	2001.04～2011.07
		费　红（女）	2005.12～2011.07
		张明云	2005.12～2011.07
		费　芸（女）	2005.12～2011.07

（续表）

机 构 名 称	职 务	姓 名	任 职 时 间
松江区医务 工会委员会	委　员	傅国君（女）	2005.12～2011.07
		朱福妹（女）	2005.12～2011.07
		丁帼瑛（女）	2011.07～
		王艳华（女）	2011.07～
		关　颖（女）	2011.07～
		张　萍（女）	2011.07～
		周志明	2011.07～
		龚德胜	2011.07～

3. 主要工作

1979年后，松江县卫生局工会工作委员会根据《中华人民共和国工会法》《中华人民共和国劳动法》和《上海市工会条例》等有关法律法规，以组织起来、切实维护为重点，坚持以职工为本工作理念，积极发挥工会维护、参与、建设、教育四项社会职能，开展各项工作。1996～2011年，先后召开松江县医务工会第一次代表大会和松江区第二、第三次代表大会，选举产生医务工会委员会和工会经费审查委员会。局工会加强工会组织建设，及时指导做好卫生系统基层工会领导班子的充实调整工作。组织举办工会干部培训班，学习工会知识，提高干部素质；在全系统工会中推行工会领导班子向会员（代表）报告、接受会员（代表）评议制度；配合局党委积极参与社会主义精神文明建设活动，加强职工思想道德、职业道德、社会公德等教育，坚持以科学理论教育职工、以劳模精神引领职工、以创先争优激励职工，广泛开展创建学习型组织、争做知识型职工和创文明单位、建文明班组、做文明职工等活动，完善培训、练兵、比武、表彰、激励五位一体工作机制，提升医务职工综合素质；会同局精神文明建设委员会评选出年度松江区（县）卫生局文明班组、红旗文明岗，推荐上海市文明班组、红旗文明岗等。全系统各基层工会（除松

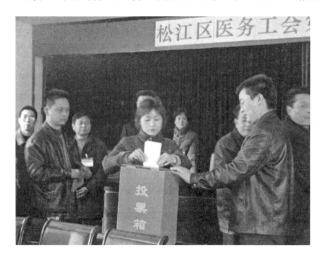

工会选举

江区（县）卫生局机关工会、民营医院工会外）健全和完善职工代表大会或职工大会制度，参与单位重大事项包括职工利益的讨论决策，民主评议领导干部和财务监督工作，坚持深化民主理财工作；全局各单位坚持检查制度并做好上报工作，不断提高职工参政议政能力。各单位都能按规定每年召开职代会，落实职代会各项职权。

全局工会组织配合行政参与院务公开等工作，开展医院管理年活动。2005年，区卫生局工会对20家医疗单位进行医院管理年院务公开的督导工作；全区医疗卫生单位职代会组建率先实现全覆盖，职工对职代会满意度达95％。2006年，区卫生局工会对基层单位采取自查、抽查和全面检查的方法，督促检查医院管理年活动落实情况；同时，按照国家的有关法律法规、条例，调查处理在人事制度等方面的纠纷和矛盾。做好帮困送温暖工作，2002～2005年，全局平均每年有35名职工得到帮困，累计慰问金额20万元；春节、五一和国庆节日期间慰问患大病申请帮扶职工47名，慰问金10.96万元；助学帮扶申请职工9名，慰问金1.16万元。全局各单位工会做好职工互助保障工作，鼓励职工（包括退休职工）参加医疗住院等各类补充保险；至2012年底，全系统100％的职工参加各种互助保障。开展医务职工疗休养活动，组织职工文娱活动和体育比赛等。1998年，举办松江区第三届卫生系统职工运动会，组织职工参加松江·上海之根文化旅游节文艺广场晚会——卫生局专场活动，演出获得好评。全系统组织开展文体娱乐活动196次（场），7500多（人次）职工参与。2002～2005年，区医务工会参加市医务工会第六届文化艺术比赛，获区县组总分第二名；参加市排舞比赛，获青年组第二名。2009年，区医务工会开展与世博同行，为世博添彩为主题的职工文化活动，多形式、多内容展示卫生系统特有的文化内涵。2011年，在全区26个公立医疗卫生单位和10个民营机构中开展卫生法律法规知识竞赛活动。2012年，在区卫生系统开展责任在我心，诚信伴我行主题实践活动，围绕六个一即：开展一次大讨论，提炼一批岗位格言，举办一场技能竞赛，推动完善一批职业道德规范，宣传一批好人好事和组织一次读书心得交流等内容展开，182个班组，5080人（次）参与活动，举行大讨论16场次，收到岗位格言75条，征集读书心得375篇；组织800余名医务职工参加2012年松江区医务职工岗位技能规范化培训与技能竞赛活动。每年根据女职工特点，开展各类活动，发挥女职工的作用。全系统坚持每年一次评比十佳好事活动制度，2002～2005年，评选好人好事45件，其中2件分别获得市职工百件好事称号和市医务职工十佳好事称号。2008年，全系统评选17件个人好人好事和15件集体好事，其中1件获市卫生系统精神文明十佳好事称号。开展优秀职工代表、优秀提案评选工作，2010～2012年，全系统评选职工代表15人，优秀职工代表提名奖15人；优秀职代会提案15件，优秀职代会提案提名奖15件。

创建工会工作信息化网络平台，提升工会工作管理水平。2011年，利用局信息化网络平台和计算机技术，开发创建区卫生系统工会工作管理系统，该系统将工会管理工作内容分成13个大项，涵盖100多个触及工会管理的子项目；系统分成6个管理级别的用户，各用户可凭不同登录名和密码登录系统，在相应权限内进行浏览、管理和操作；实现上下沟通、横向交流、向党政汇报和向群众展示的四大功能。

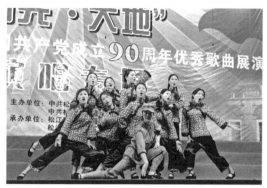

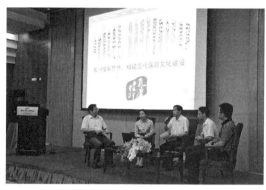

参加松江区纪念中国共产党建党
90周年优秀歌曲展演活动

首届医院文化论坛

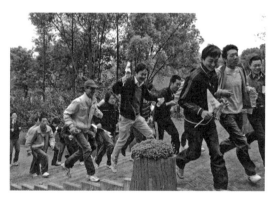

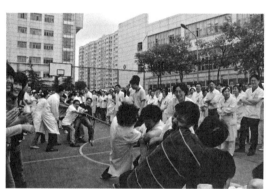

天马山登高活动

文体活动拔河

开展工会工作理论研究,组织理论研讨及论文交流活动。2002～2005年,局工会工作理论队伍撰写论文64篇,其中1篇被评为第六届上海市医务工会论文三等奖;4篇被评为第七届上海市医务工会论文鼓励奖。2007年,区卫生系统职工撰写调研报告和论文11篇,其中1篇获市卫生系统工会理论研究会第十一届年会论文评比二等奖。

在国家开展重大活动、发生突发事件中,区医务工会积极配合支持,开展凝聚力工程建设。在2003年抗击非典中,区卫生系统各基层工会配合党政认真做好宣传发动工作,关心医护人员的身心健康,为一线医务人员提供保障服务;在2008年的抗震救灾中,各基层工会与党政一起,组织职工捐款捐物;并对奔赴四川一线医疗卫生队成员及家属进行慰问,帮助他们解决生活中的实际困难。

(二) 共青团松江区(县)卫生局委员会

1. 机构

1973年5月,共青团松江县卫生局委员会成立,设在松江县卫生局机关内,受中共松江县卫生局委员会和共青团松江县委员会领导,主管松江县卫生局直属单位共青团组织。1998年7月,松江撤县建区,共青团松江县卫生局委员会改称共青团松江区卫生局委员会。至 2012 年,局团委下设团总支部 1 个(中心医院团总支部下设团支部 11 个),团支部 7 个(方塔中医医院、乐都医院、妇幼保健院、精神卫生中心、疾病预防控制中心、卫生监督所、医疗急救中心),共青团员 300 多名。

2. 主要工作

组织松江区(县)卫生局直属单位团员、青年学习政治理论和业务知识;宣传、贯彻、执行上级党团组织的决议和精神,发挥团员青年先锋突击队作用,推荐优秀团员作为中共组织的发展对象;发现和培养青年中的优秀人才,推荐他们进入重要的工作岗位;指导基层单位团组织根据《中国共产主义青年团章程》的要求,按时换届选举,协助卫生局直属各单位党组织加强对各级团干部的选拔、培养和管理。

20 世纪 80、90 年代,县卫生局团委在全系统开展讲文明、树新风活动;青年文明岗、文明窗口、文明病区活动;迎农运盛会、展青春风采医务青年承诺服务和青年志愿者服务活动;共青团号创建活动:医务青年迎八运、窗口优质服务竞赛活动等。1998年,局团委被市老龄委等单位授予爱心助老特色基地称号。1999年,局团委被评为上海市青年志愿者服务先进集体。卫生系统各级团组织平时注重了解掌握团员

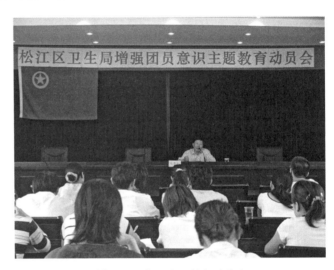

增强团员意识主题教育动员会

青年的思想、要求,维护他(她)们的合法权益,关心他(她)们的学习、工作和生活,结合实际开展丰富多彩的文化、体育、娱乐活动;培养教育适龄青年加入团组织,办理超龄团员的离团手续,收缴、管理团费;对团员进行教育和管理,健全团的组织生活,开展批评与自我批评,监督团员切实履行义务,保障团员的权利不受侵犯,表彰先进,执行团的纪律;对团员进行党的基本知识教育。

进入 21 世纪后,局团委继续深化共青团号创建、推优入党等工作,在全系统深化青年志愿者服务活动,形成社区志愿者服务网络;成立由 600 名青年组成的无偿献血青年志愿者队伍,积极筹备医务青年人才库,2001 年,首批 23 人入选。卫生系统团员青年积极参与赴滇扶贫、送医下乡等以扶贫帮困为主的青年文明创建活动。全系统团组织继续坚持扩大志愿者服务区域,以社区志愿服务站为阵地,以义诊咨询、健康讲座、送医下乡、爱心助学、帮困结对和社区文化等多种形式,为松江社区居民、敬老院、学校提供服务。2002 年以来,全系统医务青年积极参加争做一名光荣的无偿献血志愿者宣传员活动,上流动采血车宣传无偿献血知识,一年 365 天从不间断,不少青年放弃双休日休息积极参与。2005 年,

在青年骨髓捐献志愿行动中,全系统150多名医务青年志愿者踊跃报名,加入中华骨髓库。在抗击非典、禽流感、甲型H1N1流感,支援5.12汶川地震、迎世博等突发事件和重大活动中,松江区卫生系统青年志愿者总是出现在第一时间,奉献在第一线,为卫生事业改革和发展作贡献。

3. 领导成员

共青团松江区(县)卫生局委员会领导成员情况表

届 次	职 务	姓 名	任 职 时 间
共青团松江县卫生局第一届委员会	书 记	高玉林	1973.06～1978.11
	副书记	钱美华(女)	1973.06～1978.11
	副书记(调整)	张聪美(女)	1975.12～1978.11
	委 员	张桃宝(女)	1973.06～1975.12
		刘志强	1973.06～1978.11
		徐子平	1973.06～1975.12
		王维刚	1973.06～1978.11
		金智敏	1973.06～1978.11
共青团松江县卫生局第二届委员会	书 记	高玉林	1978.11～1982.09
	副书记(转岗)	张聪美(女)	1978.11～1981.11
	副书记	任国芳(女)	1978.11～1982.09
	副书记(增补)	许亚妮(女)	1981.10～1982.09
	委 员	徐子平	1978.11～1982.09
		刘志强	1978.11～1981.10
		洪建军	1978.11～1982.09
		徐建新(女)	1978.11～1982.09
		凌浩发	1981.10～1982.09
共青团松江县卫生局第三届委员会	书 记	许亚妮(女)	1982.09～1986.01
	副书记	任国芳(女)	1982.09～1986.01
		廖 青(女)	1982.09～1986.01

（续表）

届　　次	职　　务	姓　　名	任　职　时　间
共青团松江县卫生局第三届委员会	副书记（增补）	徐建新（女）	1985.03～1986.01
	委　员	徐杭雪	1982.09～1986.01
		骆　春（女）	1982.09～1986.01
		祝　勇	1982.09～1986.01
		洪建军	1982.09～1986.01
共青团松江县卫生局第四届委员会	书　记	许亚妮（女）	1986.01～1988.04
	副书记	张浩亮	1986.01～1988.04
		浦　健（女）	1986.01～1988.04
	委　员	廖　青（女）	1986.01～1987.07
		吉蔚蔚（女）	1986.01～1988.04
		骆　春（女）	1986.01～1988.04
		顾敬礼	1986.01～1987.07
		陈婷婷（女）	1986.01～1988.04
	委员（增补）	张迎春（女）	1987.07～1988.04
共青团松江县卫生局第五届委员会	书记（转岗）	许亚妮（女）	1988.04～1989.06
	书记（调整）	张迎春（女）	1989.06～1990.05
	副书记	张迎春（女）	1988.04～1989.06
		张　燕（女）	1988.04～1990.05
	副书记（调整）	陶　涛	1989.06～1990.05
	委　员	陶　涛	1988.04～1989.06
		陈婷婷（女）	1988.04～1990.05
		金川连	1988.04～1990.05
		吉蔚蔚（女）	1988.04～1990.05
		俞　华（女）	1988.04～1990.05
		王惠枫（女）	1988.04～1990.05

届　　次	职　　务	姓　　名	任职时间
共青团松江县卫生局第六届委员会	书记（转岗）	张迎春（女）	1990.05～1993.08
	副书记	柴亚华（女）	1990.05～1994.04
	副书记（主持工作）	宋巧林	1993.08～1994.04
	委　员	陆　洁（女）	1990.05～1994.04
		王惠枫（女）	1990.05～1994.04
		韩文忠	1990.05～1994.04
	委员（增补）	张丽华（女）	1991.01～1994.04
		陈婷婷（女）	1991.01～1994.04
共青团松江县卫生局第七届委员会	书　记	宋巧林	1994.04～2000.03
	副书记	任晓山	1994.04～2000.03
	委　员	张丽华（女）	1994.04～2000.03
		沈　莉（女）	1994.04～2000.03
		费　云（女）	1994.04～2000.03
		冯士兴	1994.04～2000.03
		顾　红（女）	1994.04～2000.03
共青团松江区卫生局第一届委员会	书　记	马晓燕（女）	2000.03～2002.03
	副书记	任晓山	2000.03～2003.04
	副书记（主持工作）	邵　琼（女）	2002.03～2003.04
	委　员	张丽华（女）	2000.03～2003.04
		胡　春（女）	2000.03～2003.04
		邵　琼（女）	2000.03～2002.03
		盛金星	2000.03～2003.04
		沈春娟（女）	2000.03～2003.04
共青团松江区卫生局第二届委员会	书　记	邵　琼（女）	2003.04～3007.07
	副书记	施佩丽（女）	2003.04～2007.12

（续表）

届　次	职　务	姓　名	任　职　时　间
共青团松江区卫生局第二届委员会	副书记(主持工作)	董雄伟	2007.07～2007.12
	委　员	杨　青(女)	2003.04～2007.12
		范春军	2003.04～2007.12
		詹　奕(女)	2003.04～2007.12
共青团松江区卫生局第三届委员会	书　记	董雄伟	2007.12～2010.10
	书记(调整)	卢光耀	2011.10～2012.05
	副书记	施佩丽(女)	2007.12～2009.05
	委　员	杨　青(女)	2007.12～2012.05
		陈　纯	2007.12～2012.05
		王艳华(女)	2007.12～2012.05
		姚春霞(女)	2007.12～2012.05
		周　欢(女)	2007.12～2012.05
共青团松江区卫生局第四届委员会	书　记	卢光耀	2012.05～
	副书记	王　晶(女)	2012.05～
	委　员	王艳华(女)	2012.05～
		刘彩兰(女)	2012.05～
		朱海峰	2012.05～

七、中共代表大会代表、人民代表大会代表、政协委员会委员

（一）中共市、区(县)历次代表大会松江区(县)卫生系统代表

中共上海市、松江区(县)历次代表大会松江区(县)卫生系统代表名录

单　位	姓　名	名　　称
中心医院	徐　萍(女)	中共上海市第十次代表大会代表
卫生科	陈志英(女)	中共松江县第一次代表大会代表
血吸虫病防治站	张伟功	中共松江县第一次代表大会代表

（续表）

单　　位	姓　名	名　　称
人委卫生科	顾达珍	中共松江县第二次代表大会代表
人民医院	毛　鹏	中共松江县第二次代表大会代表
教卫局	朱瑞卿（女）	中共松江县第四次代表大会代表
教卫局	王　胜	中共松江县第四次代表大会代表
卫生局	朱宝林	中共松江县第五次代表大会代表
传染病医院	吕瑞龙	中共松江县第五、七、八次代表大会代表
中心医院	许　俊	中共松江县第五次代表大会代表
结核病防治院	曹心如	中共松江县第五次代表大会代表
中心医院	周玉仙（女）	中共松江县第五次代表大会代表
泗泾医院	杨绍元	中共松江县第五次代表大会代表
泖港乡卫生院	岳火根	中共松江县第五次代表大会代表
古松乡卫生院	郁美娣（女）	中共松江县第五次代表大会代表
塔汇乡卫生院	陆沁源	中共松江县第五次代表大会代表
昆冈乡敬老院保健医生	沈玉珏（女）	中共松江县第五次代表大会代表
张泽乡卫生院	郁国林	中共松江县第五次代表大会代表
车墩乡卫生院	桂四泉	中共松江县第五次代表大会代表
卫生局	邢家成	中共松江县第七次代表大会代表
卫生局	陈雄熊	中共松江县第七次代表大会代表
中心医院	王承红（女）	中共松江县第七次代表大会代表
张泽乡卫生院	马小英（女）	中共松江县第七、八次代表大会代表
佘山乡卫生院	沈美华（女）	中共松江县第七次代表大会代表
泗泾医院	王振明	中共松江县第七次代表大会代表
仓桥乡卫生院	鲁秀芳（女）	中共松江县第七次代表大会代表
新桥乡卫生院	陈美娟（女）	中共松江县第七次代表大会代表
昆冈乡卫生院	黄会明	中共松江县第七次代表大会代表
古松乡卫生院	周炳华	中共松江县第七次代表大会代表

（续表）

单　　位	姓　　名	名　　　　称
卫生局	屈　红（女）	中共松江县第八次、松江区第一次代表大会代表
卫生局	张浩亮	中共松江县第八次、松江区第一次代表大会代表
中心医院	黄伯路	中共松江县第八次、松江区第一次代表大会代表
妇幼保健院	王晓菁（女）	中共松江县第八次、松江区第一次代表大会代表
小昆山卫生院	黄会明	中共松江县第八次、松江区第一次代表大会代表
五库卫生院	诸　红（女）	中共松江县第八次、松江区第一次代表大会代表
浦南卫生院、妇幼保健院	陈时运	中共松江县第八次、松江区第一、三次代表大会代表
松江镇卫生院	沈胜利	中共松江县第八次、松江区第一次代表大会代表
卫生局	马凌云	中共松江区第二次代表大会代表
卫生局	阮德强	中共松江区第二、三次代表大会代表
中心医院	王承红（女）	中共松江区第二、三次代表大会代表
卫生局	李　正	中共松江区第二、四次代表大会代表
卫生监督局	俞晓红（女）	中共松江区第二次代表大会代表
卫生局	马　莉（女）	中共松江区第三次代表大会代表
卫生局	雷黎光	中共松江区第三、四次代表大会代表
疾病预防控制中心	郭晓芹（女）	中共松江区第三、四次代表大会代表
卫生局	张真诚	中共松江区第三次代表大会代表
方塔中医医院	骆　春（女）	中共松江区第三次代表大会代表
卫生局	苗水生	中共松江区第三次代表大会代表
中心医院	俞　华（女）	中共松江区第四次代表大会代表
妇幼保健院	冯　敏（女）	中共松江区第四次代表大会代表
卫生人才培训中心	邵元英（女）	中共松江区第四次代表大会代表
乐都医院	张秋妹（女）	中共松江区第四次代表大会代表
九亭医院	朱　凌（女）	中共松江区第四次代表大会代表
新桥镇社区卫生服务中心	宋丽娟（女）	中共松江区第四次代表大会代表
中山街道社区卫生服务中心	李军平	中共松江区第四次代表大会代表

说明：以届次为序。

（二）区（县）以上历届人民代表大会松江区（县）卫生系统代表

上海市、松江区（县）以上历届人民代表大会松江区（县）卫生系统代表名录

单　位	姓　名	名　称
人民医院	柯德琼	上海市第四、五届人民代表大会代表
中医医院	骆益君（女）	上海市第八届人民代表大会代表
精神卫生中心	杨云珠（女）	上海市第十二届人民代表大会代表
中心医院	韦　薇（女）	上海市第十三届人民代表大会代表
中心医院	孔庆健	上海市第十三届人民代表大会代表
德琼医院	柯德琼	松江县第一、二届各界人民代表会议代表 松江县第一届各界人民代表会议常务委员会委员
人民医院	曹德箴	松江县第一、二届各界人民代表会议代表 松江县第一届各界人民代表会议常务委员会委员
自由职业	李望平	松江县第一、二届各界人民代表会议代表
自由职业	王彬容	松江县第一、二届各界人民代表会议代表
泗泾中心学校校医	赵嘉模	松江县第一、二届各界人民代表会议代表
自由职业	王宾如	松江县第一、二届各界人民代表会议代表
自由职业	朱孔麟	松江县第一、二届各界人民代表会议代表
自由职业	宋英翘	松江县第一、二届各界人民代表会议代表
自由职业	朱奎文	松江县第一、二届各界人民代表会议代表
自由职业	陈永昌	松江县第一、二届各界人民代表会议代表
自由职业	许施福	松江县第一届各界人民代表会议代表
自由职业	干祖望	松江县第一届各界人民代表会议代表
自由职业	孙厥谋	松江县第一届各界人民代表会议代表
自由职业	杨玉汉	松江县第一届各界人民代表会议代表
优生助产学校	冯　澄	松江县第一届各界人民代表会议代表
自由职业	符瑞申（女）	松江县第一届各界人民代表会议代表
自由职业	陆昇彝	松江县第一届各界人民代表会议代表
自由职业	张致果	松江县第一届各界人民代表会议代表

（续表）

单　位	姓　名	名　　　称
自由职业	顾龙杰	松江县第一届各界人民代表会议代表
自由职业	韩明道	松江县第一届各界人民代表会议代表
自由职业	施华生	松江县第一届各界人民代表会议代表
人民医院	李　芳（女）	松江县第一届各界人民代表会议代表
自由职业	倪瑞芬（女）	松江县第一届各界人民代表会议代表
自由职业	韩君铸	松江县第一届各界人民代表会议代表
自由职业	陈彩君（女）	松江县第一届各界人民代表会议代表
自由职业	陈锡光	松江县第一届各界人民代表会议代表
自由职业	徐倜生	松江县第一届各界人民代表会议代表
自由职业	陈定中	松江县第一届各界人民代表会议代表
自由职业	朱耀辉	松江县第一届各界人民代表会议代表
自由职业	朱季青	松江县第一届各界人民代表会议代表
自由职业	韩君臻	松江县第一届各界人民代表会议代表
自由职业	陆相伯	松江县第一届各界人民代表会议代表
自由职业	夏瑞英（女）	松江县第二届各界人民代表会议代表
自由职业	谢闻达	松江县第二届各界人民代表会议代表
自由职业	周杏秀（女）	松江县第二届各界人民代表会议代表
自由职业	李仁生	松江县第二届各界人民代表会议代表
自由职业	丁秀娥（女）	松江县第二届各界人民代表会议代表
人民医院	柯德琼	松江县第一、二、三、四、五届人民代表大会代表
人民医院（原松江专区医院）	曹德箴	松江县第一、二、三、四、五届人民代表大会代表
人民医院、松江城区医院	李望平	松江县第二、三、四、五届人民代表大会代表
城东乡医院、华阳桥卫生院	韩君铸	松江县第二、三、四、五届人民代表大会代表
城厢第二联合诊所、松江城区医院	萧守仁	松江县第二、三、四、五届人民代表大会代表
枫泾联合诊所	王彬容	松江县第二、三、四、五届人民代表大会代表
山阳联合诊所	吴仲贤	松江县第二、三、四、五届人民代表大会代表

（续表）

单　　位	姓　名	名　　称
城东联合诊所、新桥公社卫生院	周志芳	松江县第二、三、四、五届人民代表大会代表
泗泾镇联合诊所、泗泾公社卫生院	陆相伯	松江县第二、三、四、五届人民代表大会代表
人民医院	高尔才	松江县第二、三、四、五、八届人民代表大会代表
县卫生科	顾达珍	松江县第二、四、五届人民代表大会代表
妇幼保健所	王槐安	松江县第二、三届人民代表大会代表
山阳联合诊所	柳白影	松江县第二、三届人民代表大会代表
佘山联合诊所	夏步蟾	松江县第二、三届人民代表大会代表
城厢第二联合诊所	王润霖	松江县第二届人民代表大会代表
人民医院	陈永昌	松江县第四、五、七届人民代表大会代表
城厢公社卫生院	姚念祖	松江县第四、五、七届人民代表大会代表
枫泾卫生所	沈德庸	松江县第四、五届人民代表大会代表
人民医院	程筠秋（女）	松江县第五届人民代表大会代表
张泽公社卫生院	陆润馨	松江县第五、八届人民代表大会代表
古松公社卫生院、卫生局	陈雄熊	松江县第七、十、十一届人民代表大会代表
人民医院	陈金斗	松江县第七、八、九届人民代表大会代表 松江县第八、九届人大常务委员会委员
人民医院	金汛梅（女）	松江县第七、八届人民代表大会代表
泗泾公社卫生院	杨绍源	松江县第七、八届人民代表大会代表
古松公社卫生院	王能劲	松江县第七届人民代表大会代表
人民医院	陈锷	松江县第七届人民代表大会代表
高桥公社卫生院	周文杰	松江县第七届人民代表大会代表
高桥公社车墩大队"赤脚医生"	唐月珍（女）	松江县第七届人民代表大会代表
城东公社新农大队"赤脚医生"	盛桂芳（女）	松江县第七、八届人民代表大会代表
城东公社卫生院	徐明珠（女）	松江县第七届人民代表大会代表
塔汇公社卫生院	陆沁源	松江县第七届人民代表大会代表
佘山公社卫生院	倪光涛	松江县第七、八届人民代表大会代表

（续表）

单　位	姓　名	名　　称
城厢镇卫生院	张玉峰	松江县第七届人民代表大会代表
城厢镇卫生院	骆益君（女）	松江县第七届人民代表大会代表、人大常务委员会委员
卫生局	朱瑞卿（女）	松江县第七届人民代表大会代表
华阳桥卫生院	吴文卿	松江县第八届人民代表大会代表
松江镇卫生院	朱雅多	松江县第八、九、十届人民代表大会代表
古松乡砖瓦厂医务室医生	柴品娟（女）	松江县第八、九届人民代表大会代表
五里塘乡梅家浜大队"赤脚医生"	车桂芳（女）	松江县第八届人民代表大会代表
泖港乡陆庄大队"赤脚医生"	蒋建英（女）	松江县第八届人民代表大会代表
叶榭乡堰泾大队"赤脚医生"	蒋玲花（女）	松江县第八届人民代表大会代表
县公路管理所医务人员	张炳馥（女）	松江县第八届人民代表大会代表
卫生局	张葆夫	松江县第八、九届人民代表大会代表、第八届人大常务委员会委员
传染病医院	陈国良	松江县第八届人民代表大会代表
卫生学校	袁　健（女）	松江县第八届人民代表大会代表
天马卫生院	俞守玉（女）	松江县第八届人民代表大会代表
古松卫生院	郁美娣（女）	松江县第八届人民代表大会代表
佘山镇卫生院	屠永根	松江县第九届人民代表大会代表
五里塘乡邱泾村乡村医生	郎巧玲（女）	松江县第九届人民代表大会代表
华阳桥乡联民村乡村医生	殷惠娥（女）	松江县第九届人民代表大会代表
中心医院	卜芷芳（女）	松江县第九届人民代表大会代表
卫生学校	陈伯昌	松江县第九届人民代表大会代表
卫生学校	陈惠琴（女）	松江县第十届人民代表大会代表
中心医院	唐林安	松江县第十届人民代表大会代表、人大常务委员会委员
仓桥乡卫生院	张银海	松江县第十届人民代表大会代表
五里塘乡生生村乡村医生	郑金娟（女）	松江县第十届人民代表大会代表

（续表）

单　位	姓　名	名　称
泖港乡姚厍村乡村医生	徐亚芳（女）	松江县第十届人民代表大会代表
叶榭乡堰泾村乡村医生	张文华（女）	松江县第十届人民代表大会代表
华阳桥乡卫生院	吴剑心（女）	松江县第十届人民代表大会代表
新桥乡卫生院	陈美娟（女）	松江县第十届人民代表大会代表
泗泾医院	肖　正	松江县第十一届人民代表大会代表
中心医院	沈海山	松江县第十一届人民代表大会代表、人大常务委员会副主任
中心医院	崔　达（女）	松江县第十一届人民代表大会代表
精神病防治院	杨云珠（女）	松江县第十一届人民代表大会代表
卫生局	张浩亮	松江县第十二届、松江区第一届人民代表大会代表
中心医院	李　萍（女）	松江县第十二届、松江区第一届人民代表大会代表
泗泾医院	沈士新	松江县第十二届、松江区第一届人民代表大会代表
卫生局	马凌云	松江区第二届人民代表大会代表
中心医院	徐英影（女）	松江区第二届人民代表大会代表
车墩镇汇桥村乡村医生	金林华（女）	松江区第二届人民代表大会代表
车墩镇香山村乡村医生	陆法妹（女）	松江区第二届人民代表大会代表
中山街道新经村乡村医生	沈华芳（女）	松江区第二届人民代表大会代表
洞泾镇卫生院	解银生	松江区第二届人民代表大会代表
中心医院	陶　明	松江区第三届人民代表大会代表、人大常务委员会委员
中心医院	胡喜梅（女）	松江区第三、四届人民代表大会代表
方松街道社区卫生服务中心	关金辉（女）	松江区第三届人民代表大会代表
方塔中医医院	骆　春（女）	松江区第四届人民代表大会代表
九亭镇社区卫生服务中心	吴卫平	松江区第四届人民代表大会代表
佘山镇社区卫生服务中心	顾翠华（女）	松江区第四届人民代表大会代表
新浜镇社区卫生服务中心	黄美英（女）	松江区第四届人民代表大会代表
中心医院	韦　薇（女）	松江区第四届人民代表大会代表

　　说明：以届次为序。

(三) 政协区(县)以上历届委员会松江区(县)卫生系统委员

政协区(县)以上历届委员会松江区(县)卫生系统委员名录

单 位	姓 名	名 称
松江防痨协会、人民医院	柯德琼	政协松江县第一、二、三、四届委员会委员 政协松江县第一、二、三、四届委员会常委 政协松江县第一、二、三、四届委员会副主席
人民医院	王槐安	政协松江县第一、二、三届委员会委员
专区医院	曹德箴	政协松江县第一届委员会委员
阔街第二联合诊所 城厢卫生院	萧守仁	政协松江县第一届委员会委员 政协松江县第二、三、四、五届委员会常委
城区卫生院	王润霖	政协松江县第一、二、三、四届委员会委员
人民医院	陈永昌	政协松江县第二、三、四、五届委员会常委
城区卫生院	韩凤九	政协松江县第二、三、四届委员会委员
人民医院	李望平	政协松江县第二、三、四届委员会委员
人民医院	夏瑞英(女)	政协松江县第二、三、四届委员会委员
枫围卫生院	王彬容	政协松江县第二、三、四届委员会委员
岳阳保健站	杨秉文	政协松江县第二、三、四届委员会委员
泗泾医院	陆相伯	政协松江县第三、四、五、六届委员会委员
人民医院	陈 锷	政协松江县第五、六届委员会副主席
城厢镇卫生院	张玉峰	政协松江县第五、六届委员会常委 政协松江县第七届委员会委员
人民医院	程筠秋(女)	政协松江县第五、六届委员会委员
传染病医院	陈国良	政协松江县第五、六届委员会委员 政协松江县第六届委员会常委
人民医院	周敖洪	政协松江县第五、六届委员会委员
人民医院	曹心如	政协松江县第五、六、七届委员会委员
泗泾医院	杨绍源	政协松江县第五、七、八届委员会委员
卫生防疫站	李晋麟	政协松江县第五、六、七、八、九届委员会委员

单　　位	姓　名	名　　称
卫生防疫站	唐杏村	政协松江县第五、六届委员会委员
妇幼保健所	伊亚沧（女）	政协松江县第五、六届委员会委员
塔汇乡卫生院	陆沁源	政协松江县第五、六、七届委员会委员
人民医院	许尚文	政协松江县第五、六、七届委员会委员
卫生学校	朱新娥（女）	政协松江县第五届委员会委员
车墩公社卫生院	周文杰	政协松江县第五届委员会委员
城厢卫生院	林照仁	政协松江县第五届委员会委员
传染病医院	陈国良	政协松江县第六届委员会常委
人民医院	姚绳祖	政协松江县第六、七届委员会委员
精神病防治院	王祖良	政协松江县第六、七届委员会委员
松江镇卫生院	杨一飞	政协松江县第六届委员会委员
中心医院	沈海山	政协松江县第七、八届委员会副主席
中医医院	杨桂生	政协松江县第七、八届委员会常委 政协松江县第九届委员会委员
妇幼保健院	陈映珠（女）	政协松江县第七、八届委员会委员
方塔医院	魏淑仪（女）	政协松江县第七、八届委员会委员
中心医院	徐子平	政协松江县第七、八届委员会委员
传染病医院	陈岐田	政协松江县第七、八、九届委员会委员
卫生局	俞治平	政协松江县第七、九、十届委员会委员 政协松江区第一、二届委员会委员
卫生局	朱宝林	政协松江县第八届委员会常委
肿瘤防治办公室 心脑血管防治办公室	张玉铭	政协松江县第八、九、十届委员会委员 政协松江区第一届委员会委员、常委
中心医院、药品检验所	陆道生	政协松江县第八届委员会委员 政协松江县第九届委员会常委
中心医院	周嘉礽（女）	政协松江县第八、九届委员会委员
卫生学校	蒋英华（女）	政协松江县第八、九届委员会委员

（续表）

单　　位	姓　名	名　　　称
仓桥乡卫生院	潘百里	政协松江县第八、九届委员会委员
精神病防治院 方塔中医医院	陈　杰	政协松江县第八、九届委员会委员 政协松江县第九、十届委员会常委 政协松江区第一、二届委员会常委
卫生局	潘家珍（女）	政协松江县第八届委员会委员
泗泾医院	唐润俅（女）	政协松江县第八届委员会委员
松江镇卫生院	程美娟（女）	政协松江县第八届委员会委员
中心医院	李建刚	政协松江县第九届委员会委员
方塔医院	王一德	政协松江县第九届委员会委员
妇幼保健院	阮芳菁（女）	政协松江县第九届委员会委员
泗泾医院 中心医院	沈树权	政协松江县第九、十届委员会委员 政协松江区第一、二届委员会委员
中心医院	陶　明	政协松江县第十届委员会常委 政协松江区第一、二、四届委员会常委
妇幼保健所	吴安锁（女）	政协松江县第十届委员会委员 政协松江区第一届委员会委员
卫生局	程　瑜（女）	政协松江县第十届委员会委员 政协松江区第一、二届委员会委员
中心医院	夏正毅	政协松江县第十届委员会委员 政协松江区第一届委员会委员
卫生防疫站	路德祥	政协松江县第十届委员会委员 政协松江区第一届委员会委员
市精神卫生中心分部	陈荣杰	政协松江县第十届委员会委员 政协松江区第一届委员会委员
乐都医院	毕玲爱（女）	政协松江县第十届委员会委员 政协松江区第一、二届委员会委员
泗泾医院	俞云泉	政协松江县第十届委员会委员 政协松江区第一、二届委员会委员
方塔中医医院	蔡浩敏	政协松江县第十届委员会委员 政协松江区第一、二、三届委员会委员

（续表）

单　　位	姓　　名	名　　称
妇幼保健院	毛玫琪（女）	政协松江区第一、二届委员会委员
中心医院	毛　雄	政协松江区第一、二、三届委员会委员
精神卫生中心	杨云珠（女）	政协松江区第二届委员会副主席
疾病预防控制中心	黄中敏	政协松江区第二、三、四届委员会常委
卫生局	阮德强	政协松江区第二届委员会委员
中心医院	孔庆健	政协松江区第二届委员会委员 政协松江区第三、四届委员会常委
中心医院	胡喜梅（女）	政协松江区第二届委员会委员
卫生局	徐建新（女）	政协松江区第二届委员会委员
中心医院	顾汛燕（女）	政协松江区第二、三届委员会委员
卫生监督所	傅国君（女）	政协松江区第二、三届委员会委员
方塔中医医院	朱东勋	政协松江区第二、三届委员会委员
中心医院、卫生局	王志坚	政协松江区第三、四届委员会委员 政协松江区第三、四届委员会常委
中心医院	许海风	政协松江区第三、四届委员会委员
市一医南部	李　臻（女）	政协松江区第三、四届委员会委员
方松街道社区卫生服务中心	沈美玲（女）	政协松江区第三、四届委员会委员
中心医院	张　卫	政协松江区第三、四届委员会委员
卫生局	倪建华	政协松江区第三、四届委员会委员
方塔中医医院	李　伟	政协松江区第三、四届委员会委员
方塔中医医院	张景良	政协松江区第三、四届委员会委员
妇幼保健院	马松枝（女）	政协松江区第三届委员会委员
中心医院	朱新伟	政协松江区第三届委员会委员
中心医院	王兴鹏	政协松江区第三届委员会委员
方塔中医医院	骆　春（女）	政协松江区第三届委员会委员
乐都医院	解晓燕（女）	政协松江区第三届委员会委员

（续表）

单 位	姓 名	名 称
血站	冯士兴	政协松江区第三届委员会委员
方塔中医医院	顾春明	政协松江区第三届委员会委员
岳阳街道社区卫生服务中心	袁雪蕾（女）	政协松江区第三届委员会委员
医学会	朱 勤（女）	政协松江区第三届委员会委员
中心医院	韦 薇（女）	政协松江区第三届委员会委员
妇幼保健院	刘桂芬（女）	政协松江区第四届委员会委员
中心医院	沈伟勤（女）	政协松江区第四届委员会委员
精神卫生中心	袁大伟	政协松江区第四届委员会委员
中心医院	李 凡	政协松江区第四届委员会委员
中心医院	朱 涛	政协松江区第四届委员会委员
方塔中医医院	顾士荣	政协松江区第四届委员会委员
妇幼保健院	曹菊妹（女）	政协松江区第四届委员会委员
中心医院	高丽萍（女）	政协松江区第四届委员会委员

说明：以届次为序。

第七节 卫 生 团 体

一、公会

（一）松江县中医师公会

松江县中医师公会的前身为神州医学会松江分会。1933 年，由曹伯荫等发起改名成立松江县中医师公会，时有会员 224 人；推选黄诵先为理事长，杨宪文为副理事长。抗战期间松江沦陷，松江县中医师公会活动停止。1946 年 3 月，恢复成立松江县中医师公会，时有会员 511 人，推选韩凤九为理事长。1947 年，中医师公会改组，推选骆润卿为公会理事长。1949 年，公会活动停止。

（二）松江县药业公会

据资料记载，民国 8 年（1919 年）后，松江中药业发展较快，时有中药业 38 家，西药业

10家。民国33年,成立松江中药业公会。民国34年11月,召开松江药业公会成立大会暨松江县药业公会第一次会议,有中西药业45家代表参加。1954年11月,成立松江西药业公会,后又根据1951年12月卫生部要求各地要成立中医学术团体的精神,两个公会合并成立松江县药业公会。

(三) 松江县医师公会

民国35年(1946年)3月,成立松江县医师公会,时有会员39人;1949年,公会工作停止。

(四) 松江县助产士公会

民国35年(1946年)6月,成立松江县助产士公会,时有会员25人,公会协助地方政府办理妇幼卫生事宜。1949年,公会工作停止。

二、学会

(一) 松江区(县)医学卫生学会

1979年2月,松江县医学卫生学会成立暨第一届会员代表会议召开,推选张玉瑞为第一届医学卫生学会理事长,陈锷、王宾如、陈永昌、李晋麟、陈国良为副理事长,办公地点在县人民医院内。该学会设内、外、妇儿、防疫、五官口腔眼科、中医、护理、放射、检验、药学、科普、老年和工厂保健等13个学组。1981年12月,县医学卫生学会第二届会员代表会议召开,推选张玉瑞为理事长,陈锷、王宾如、周敖洪、陈永昌、李晋麟、陈国良为副理事长。1984年12月,县医学卫生学会第三届会员代表会议召开,推选张葆夫为理事长,陈锷、陈国良、张艾山、马景辉、陆柳荫为副理事长,陆柳荫兼任秘书长。1987年,该学会办公地点改在松江县科学技术协会内。1988年5月,县医学卫生学会第四届会员代表会议召开,推选陈雄熊为理事长,张葆夫、姜银根、陈金斗、李德熙、张玉铭为副理事长,张忠雷为秘书长,赵红梅为副秘书长。1992年3月,县医学卫生学会第五届会员代表会议召开,推选陈雄熊为理事长,张葆夫、姜银根、唐林安、张玉铭、李德熙为副理事长,张忠雷为秘书长,赵红梅为副秘书长。1997年,该

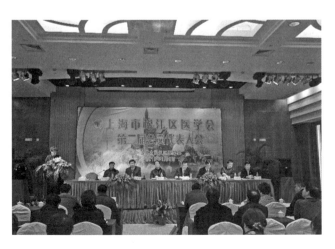

医学会代表大会

学会办公地点由中山东路 237 号搬至谷阳北路 343 号(县卫生局内)。1998 年 4 月,县医学卫生学会第六届代表会议召开,推选张浩亮为理事长,张忠雷为副理事长,赵红梅为秘书长。1998 年 7 月,松江县医学卫生学会更名为松江区医学卫生学会。2002 年,根据松江区科学技术协会《关于加强区级学会组织建设》的要求精神,松江区医学卫生学会更名为松江区医学会。2003 年 8 月,松江区第一届医学会会员代表会议召开,选举产生新一届理事会理事共 21 人,推选程瑜为理事长,沈树权、张忠雷、朱勤为副理事长,秘书长由朱勤兼任,副秘书长为陆金荣、杨宏仁。2012 年 1 月,区第二届医学会会员代表会议召开,选举产生理事会理事 63 名,推选张真诚为会长,刘淮虎为常务副会长,徐萍、夏术阶为副会长,朱勤为秘书长,顾汛燕、杨宏仁、张颖为副秘书长。2013 年,学会办公地址改在乐都路 193 号。

(二) 松江区(县)中医学会

1988 年 12 月,松江县中医学会成立。1989 年 1 月,县中医学会第一届会员代表会议召开,推选俞治平为理事长,杨桂生、许尚文为副理事长,王祖良为秘书长,刘克定、沈慈竹、王一德为副秘书长,会址在中山东路西司弄 50 号(县中医医院内)。1995 年 5 月,县中医学会第二届会员代表会议召开,推选俞治平为理事长(1997 年 9 月起由陈杰担任),副理事长杨桂生、堵继红,秘书长由杨桂生兼任,副秘书长为马景辉、陈益民、陆金荣。1998 年 7 月,松江县中医学会更名为松江区中医学会。同月,松江区中医学会第一届会员代表会议召开,推举陈杰为理事长,杨桂生为副理事长,秘书长由杨桂生兼任,副秘书长为马景辉、陈益民、陆金荣。至 2000 年,区中医学会有团体会员单位 4 个,个人会员 115 人。2003 年 8 月,区中医学会第二届会员代表大会召开,会议选举产生新一届理事会理事为马景辉等 11 人;理事会推举陈杰为理事长,胡秀菊为副理事长,马景辉为秘书长,曹小勤、陆金荣为副秘书长。2008 年 12 月,区中医学会第三届会员代表会议召开,会议选举产生新一届理事会理事为陈平等 11 人;理事会推举陈平为理事长,胡秀菊为副理事长,王惠枫为秘书长,陆金荣、曹小勤为副秘书长。2013 年 10 月,陈平辞去松江区中医学会第三届理事长职务,同时,经理事会讨论决定,对部分理事作调整;调整后理事会理事有陈勇、胡秀菊等 12 人;理事会推举陈勇为理事长,胡秀菊为副理事长,王惠枫为秘书长,曹小勤为副秘书长。至 2013 年 12 月,区中医学会有团体会员单位 4 个,个人会员 139 人,办公地址在中山东路 39 号(方塔中医医院内)。

(三) 松江区(县)护理学会

1989 年 5 月,松江县护理学会成立暨第一届会员代表会议召开,选举产生新一届理事会理事 15 人;推选俞治平为理事长,卜芷芳为副理事长兼秘书长,金讯梅、邵雪华为副秘书长,办公地址在松汇路 54 号(县卫生局内)。1992 年 9 月,县护理学会第二届会员代表会议召开,推选张治芳为理事长,殷珊梅、董光璐为副理事长,张子惠为秘书长,唐炳华、金月华为副秘书长。1995 年 2 月,根据松江医疗卫生事业发展需要及部分理事年龄身体状况,对本届理事作充实调整;调整后的理事会理事有张治芳、周家礽等 13 人,办公地址在谷阳北路 343 号(县卫生局内)。1997 年 10 月,县护理学会第三届会员代表会议召开,推选俞勤燕为理事长,金月华为副理事长,唐炳华为秘书长,金月华为副秘书长(兼);会议决定学会下设组织组、学术组和培训组,时有会员 378 人。1998 年 9 月,松江县护理学会更名为松江区护理学会。1999 年 3 月,区科学技术协会批复同意(未经松江区社团管理局登记)组成松江区第一届护理学会理事会,并作部分调整,其组成成员为孙建胜、俞勤燕等 13 人;俞勤燕为理事长,金月华为副理事长,唐炳华为秘书长,陈美华为副秘书长。2001 年 1 月,区科学技术协会批复同意成立上海市松江区护理学会,并经松江区社团管理局登记;4 月,正式成立上海市松江区护理学会。11 月,松江区护理学会第一届会员代表会议召开,选举产生第一届理事会理事为陆金荣、唐炳华等 11 人;推选陆金荣为理事长,俞勤燕为副理事长,唐炳华为秘书长,金月华为副秘书长。2008 年 3 月,区第二届护理学会会员代表会议召开,选举产生第二届理事会理事 17 人;推选杨宏仁为会长,俞勤燕、周剑英、方芳为副会长,柳亚青为秘书长,夏平英、胡金花、金月华为副秘书长。2013 年 5 月,区第三届护理学会会员代表会议召开,选举产生第三届理事会理事 25 人;推选杨宏仁为会长,周剑英、柳亚青、夏平英为副会长,柳亚青兼任秘书长。

(四)松江区心理卫生学会

2011 年 5 月,区卫生局批复同意成立松江区心理卫生学会,同年 10 月,区心理卫生学会经区社团管理局批准,召开成立大会暨第一届会员代表会议,会议选举产生第一届松江区心理卫生学会理事会理事 27 人,常务理事 9 人;选举袁大伟为会长,徐利荣为副会长,金霞芳为秘书长;推举王志坚、徐坚锋为名誉会长。区第一届心理卫生学会有团体会员单位 11 个,个人会员 90 人,办公地址在塔汇路 209 号(区精神卫生中心内)。

三、协会

(一)松江医药卫生协会

民国 10 年(1921 年),由黄肯堂、韩半池、杨云泉、查贡甫等筹组松江医药卫生协会。民国 11 年(1922 年)2 月,成立松江医药卫生协会,松江医药界 50 余人参加,推选韩半池为会长,查贡甫、钱吾省为副会长,查贡甫兼任编辑负责人;协会创刊《松江医药杂志》,先后刊出三期。民国 13 年(1924 年),推选杨文蔚为该协会副会长。民国 16 年(1927 年),松江医药卫生协会更名为松江中医协会,推选杨文蔚等 7 人为执行委员;后因战祸,协会停止工作。

(二)松江县医务工作者协会

1950 年 4 月,松江县民政科召开中西医及助产士公会理监事会议,决定由各公会推选医务工作者协会筹备委员会人员 13 人,是年 11 月,松江县中医师公会、西医师公会和助产士公会合并,成立松江县医务工作者协会;1951 年 10 月,并入松江县卫生工作者协会。

(三) 松江区(县)卫生工作者协会

1951 年 10 月,成立松江县卫生工作者协会,推选柯德琼为主任,萧守仁、李望平为副主任,之后,松江各乡镇先后设立分会。1954 年、1957 年和 1963 年,县卫生工作者协会先后改选第二、三、四届执行委员,柯德琼连续推选为主任委员,副主任委员先后为萧守仁、王槐安、王宾如、王彬容。1966～1976 年,因"文化大革命",松江县各级卫生工作者协会被迫停止活动。1984 年 4 月,县卫生工作者协会恢复成立,时有会员 1117 人;协会设集体医疗机构、开业医务人员和离退休医务人员 3 个专门委员会。1986 年 1 月,县卫生工作者协会第五届会员代表大会召开,选举产生第五届执行委员会委员 27 人;推选张玉瑞为名誉会长、俞治平为会长,周敬贤、汪国平、张银海、季兴生为副会长,季德才为秘书长。协会下设集体医疗机构、开业医生、离退休人员、学术活动和乡村医生等 5 个专门委员会。1988 年 7 月,县卫生工作者协会五届二次执委扩大会议暨松江县农村卫生协会成立大会召开,新一届松江县农村卫生协会执委会与县卫生工作者协会组成一套领导机构。1995 年 4 月,县卫生工作者协会第六届会员代表大会召开,选举产生新一届执行委员会委员 40 人;推选陈雄熊为名誉会长,顾问张玉瑞,会长俞治平,副会长沈海山、范山龙、张银海、周敬贤,秘书长周敬贤(兼),副秘书长金月华。协会下设学术活动、集体医疗机构、乡村医生、开业医务人员和组织宣传文体福利等 5 个专门委员会。同时,决定松江县农村卫生协会不单列名称,并入县卫

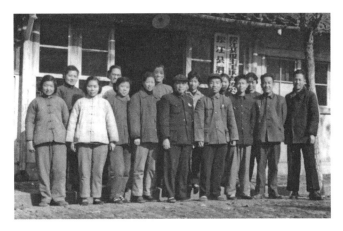

20 世纪 60 年代松江县卫生工作者协会泗联分会成员

生工作者协会。1997 年 3 月起,副会长周敬贤调整为钟君良。1998 年 7 月,松江县卫生工作者协会更名为松江区卫生工作者协会。2001 年 12 月,区卫生工作者协会第七届会员代表会议召开,选举产生新一届松江区卫生工作者协会执行委员会委员 33 人;推选张浩亮为名誉会长,程瑜为会长,金德明、张银海、解银生为副会长,金月华为秘书长,沈胜利、陈莉萍为副秘书长。2007 年 3 月,区卫生工作者协会会长由李正兼任。2008 年 2 月,区卫生工作者协会第八届会员代表大会召开,选举新一届协会领导班子,张真诚为名誉会长,李正为会长,杨宏仁为副会长,金德明为秘书长,金月华(专职)、柳亚青为副秘书长。

（四）中国防痨协会松江分会

1953年4月,松江县第二届第三次各界人民代表会议召开,会议通过迅即组织群众性防痨协会议案。5月,成立由副县长姚鹓雏及各群众团体、公立医院负责人等12人组成的中国防痨协会松江分会筹备委员会。9月,经中国防痨协会批准,成立中国防痨协会松江分会,柯德琼将私立德琼医院捐献给中国防痨协会,改名为松江县结核病防治所;并选举第一届理事会理事21人,候补理事4人,姚鹓雏为理事长,曹德箴、袁道中为副理事长,聘请柯德琼为总干事。1958年12月,原德琼医院改组的县结核病防治所整体并入松江县人民医院。至1974年12月,县人民医院承担中国防痨协会松江分会工作,负责全县结核病预防、治疗,开展群防群治、建立健全全县结核病三级防治网。1966年,该协会停止活动。

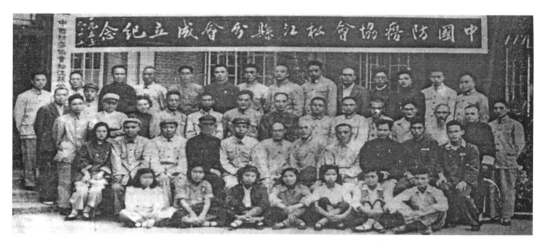

1953年,中国防痨协会松江分会成立时合影

1981年12月,松江县结核病防治院成立,中国防痨协会松江分会的日常工作由县结核病防治院承担。1984年9月,组建中国防痨协会松江分会第二届会员代表会议筹备组,曹心如为组长,同月召开中国防痨协会松江分会第二届会员代表会议,选举产生第二届理事会理事19人,推选张葆夫为理事长,陈锷、曹心如、张玉铭为副理事长,张玉铭兼任秘书长,洪建军为秘书(专职)。1988年11月,中国防痨协会松江分会第三届会员代表会议召开,选举高玉林为理事长,张玉铭为常务副理事长,张忠雷、张葆夫为副理事长,张玉铭兼任秘书长,储木根、洪建军为副秘书长。

1995年5月,县结核病防治院撤销,建立松江县乐都医院,中国防痨协会松江分会的日常工作转为正常的医疗预防范畴,由乐都医院承担,但仍保留松江县结核病防治所牌子。2002年2月,乐都医院结防科并入松江区疾病预防控制中心,由区疾病预防控制中心结核病防治科承担全区结核病预防控制工作,至此,中国防痨协会松江分会活动基本停止。

（五）松江区(县)工厂企业卫生保健管理协会

松江区(县)工厂企业卫生保健管理协会的前称为上海市工厂企业卫生保健管理协作委员会松江分会。1988年12月,上海市工厂企业卫生保健管理协作委员会松江分会成立暨第一届会员代表会议召开,推选俞治平为会长,冯正康、诸锡琪、汪鉴松为副会长,陆伟华为秘书长。1994年12月,上海市工厂企业卫生保健管理协作委员会松江分会第二届会员代表会议召开,推选俞治平为会长,周敬贤、钟君良、金德明为副会长,屠永根为秘书长。1998年7月,更名为松江区工厂企业卫生保健管理协会。2000年1月,区工厂企业卫生保健管理协会第三届会员代表会议召开,推选张真诚为会长,金月华、陆逸平、王锦康为副会长,金德明为秘书长。2006年3月,区工厂企业卫生保健管理协会召开第三届五次理事会及会员代表会议,提出《关于决定终止松江区工厂企业卫生保健管理协会决议》;松江区工厂企业卫生保健管理协会注销,并入松江区卫生工作者协会。

（六）松江区有害生物防制协会

2005年11月,经区民政局批复同意,成立松江区有害生物防制协会;12月,松江区有害生物防制协会成立暨第一届会员代表会议召开,会议选举产生第一届区有害生物防制协会理事会理事25人,理事会推举毕安华、朱林昌、吴永明、沈海英、陆金龙、郭晓芹、盛志军为常务理事;选举陆金龙为会长,毕安华、沈海英为副会长,秘书长由陆金龙兼任。区第一届有害生物防制协会有团体会员单位26个,个人会员49人,办公地址在文诚路801号。2009年12月,区有害生物防制协会第二届会员代表会议召开,选举产生第二届理事会理事共23人,理事会推举盛志军、毕安华、沈海英、顾正平、顾春芳、郭晓芹、谢文忠为常务理事;选举盛志军为会长、毕安华、沈海英为副会长,盛志军兼任秘书长,顾春芳、郭晓芹、谢文忠为副秘书长。至2013年,区有害生物防制协会有团体会员单位22个,个人会员89人。

（七）松江区癌症康复协会

2007年10月,区卫生局批复同意成立松江区癌症康复协会;12月,松江区癌症康复协会成立暨第一届会员代表会议召开,会议选举产生第一届区癌症康复协会理事会理事为关金辉、钱佳明、高玉林等11人;选举高玉林为会长,钱佳明、郭晓芹为副会长,任琪琳为秘书长。2010年7月,高玉林辞去会长职务,8月,经区卫生局同意,推荐马莉为会长。2011年8月,马莉辞去会长职务,9月,区癌症康复协会第二届会员代表会议召开,会议选举产生第二届理事会理事为钱佳明、朱美英、彭四弟等11人;选举彭四弟为会长,钱佳明、朱美英为副会长,钱佳明为秘书长(兼);推选马莉为名誉会长。2013年6月,彭四弟辞去会长职务。2013年7月起,区癌症康复协会的日常工作由钱佳明主持。至2013年,区癌症康复协会有个人会员630人,办公地点在文诚路801号6号楼内。

四、其他

(一) 松江公共卫生会

民国 8 年(1919 年)9 月,松江地区霍乱流行猖獗,由地方人士朱鹤生、谢宰平等倡议成立松江公共卫生会,推选步惠廉为会长,周球、张全为副会长;设宣传、研究、急救、总务等股;在霍乱流行期间,开展一些卫生宣传,给群众发些痧药水等,会址在松江乐恩堂内。民国 12 年(1923 年)8 月,松江公共卫生会第二次会议召开,重申速建清洁公所,请侯绍裘、王润霖等人筹组在城区建造公共厕所等卫生设施。后因组织经验、人力财力不足等因素,该会 2 年后停办。

(二) 松江县夏令卫生运动委员会

民国 25 年(1936 年)5 月,成立松江县夏令卫生运动委员会,设总务、立法、卫生和推行等 4 个部。医务界人士公推周冠群为该会训练部主任,医师张绍修、张志惠、李望平、柯德琼、王沦鼎为教官,负责商店、公共场所和街巷等夏令卫生设施建设以及卫生防疫指导,对县政府及 20 个单位 34 人进行卫生知识培训。

(三) 中国红十字会松江分会

民国 13 年(1924 年)9 月,成立中国红十字会松江分会,推选周学文为会长;会址在长桥南超果寺内。抗战期间,松江红十字会分会会址被炸毁,设办事处于上海。民国 34 年(1945 年)9 月,筹备恢复红十字会松江分会。民国 36 年(1947 年)12 月,红十字会松江分会成立,公推会长周学文,名誉会长钮永建,名誉副会长赵祖康。该会民国 37 年(1948 年)停办。1957 年 9 月,恢复成立松江县红十字会,推选柯德琼、顾达珍等 7 人为理事会理事。"文化大革命"期间,松江县红十字会组织瘫痪,工作停顿。1984 年 12 月,松江县红十字会组织恢复。1986 年 5 月,松江县红十字会第一届会员代表大会召开,选举产生第一届理事会理事 18 人;选举倪映文为会长,俞治平、许御楼、范亦铮为副会长(1988 年 3 月高玉林为副会长,钟君良为秘书长)。1991 年 6 月,县红十字会第二届会员代表会议召开,选举产生第二届理事会理事 28 人;选举倪映文为会长(1994 年 4 月~1996 年 5 月为唐安璋,1996 年 6 月~1998 年 6 月为尹弘,1998 年 7 月~1999 年 5 月为山兆辉),高玉林等 9 人为副会长,钟君良为秘书长。1998 年 7 月,松江县红十字会更名为松江区红十字会。1999 年 5 月,区红十字会第一届会员代表会议召开,选举产生第一届理事会理事 35 人;选举潘龙清为名誉会长,吴红星、倪映文为名誉副会长,山兆辉为会长(2000 年 2 月~2006 年 4 月为周雪娣),程瑜、俞治平为常务副会长,张浩亮等 13 人为副会长,钟君良为秘书长。2003 年 11 月,潘益时为副秘书长。2005 年 8 月,区委、区政府决定单列设置松江区红十字会。

（四）思想政治工作研究会

1. 工作机构及成员

1988年6月,召开松江县卫生系统思想政治工作研究会成立大会暨首届年会,大会通过局思研会章程(试行草案),选举产生局思研会理事成员9名;局思研会理事会设会长1名,副会长2名,正、副秘书长各1名(1名副会长兼秘书长),以及常务理事和理事;理事会会长朱宝林代表卫生局党委和首届理事会作工作报告。

2004年2月,松江区思想政治工作研究会卫生系统工作委员会领导班子成员进行调整:马凌云任主任,阮德强、程瑜任副主任,宋巧林任秘书长,胡春、马晓燕、邵琼任副秘书长;经区思研会卫生系统工作委员会第五次年会审议通过,王承红等8人为区思研会卫生系统工作委员会常务理事,王兴建等17人为理事。

2012年4月,区思研会卫生系统工作委员会领导班子成员进行调整:雷黎光任主任,郝达荣、施佩丽任副主任,郝达荣兼秘书长,袁健、邵琼、卢光耀任副秘书长,经区思研会卫生系统工作委员会第六次年会审议通过,俞华等8人为区思研会卫生系统工作委员会常务理事,薛美芳等17人为理事。

2. 章程

松江区思想政治工作研究会卫生系统工作委员会工作章程,由性质、宗旨、任务、组织原则、工作制度和活动经费来源等内容组成(略)。

3. 调查研究

1988年,根据松江县思想政治工作研究会、上海市卫生系统思想政治工作研究会的要求,县卫生系统各单位根据各自实际,分别成立研究分会和领导小组,开展研讨活动。研讨活动围绕一个中心、两个基本点,深入进行卫生工作改革,探索党政职能分开,实行院(所、站、校)长负责制后的思想政治工作新格局,以及目标管理、民主管理等方面制定专题研讨课题50个,由各单位按照各自工作特点选择课题,开展调查研究,撰写研讨文章并进行交流。

1992年,全年开展职工队伍现状调查等研讨活动6次,交流调研论文70余篇,向市、县思研会推荐并发表论文5篇。

1996年,召开县卫生局思研会第五次年会,表彰先进,评比优秀思想政治工作研究文章,印发《政工通讯》8期。局思研会被评为市农口系统思想政治工作先进集体,并在县第六届思研会年会上介绍经验。

1995～1997年,局思研会围绕人才培养、干部队伍建设、精神文明建设、卫生资源合理配置、功能定位、农村卫生和卫生管理体制改革等8个方面进行专题研讨,为县委、县政府制定松江卫生改革与发展的实施意见提供依据。

1999年,局思研对新形势下的医院发展模式、预防体制改革、发展社区卫生服务、加强精神文明建设和卫生文化建设等方面在理论上进行探索,实践上进行尝试;围绕热点难点问题开展调研,探索新时期思想政治工作新路子。全系统收到研究文章 33 篇,部份优秀论文在当年召开的局思研会年会上得到表彰。

2000～2003 年,区卫生局思研会先后召开四次年会,总结表彰 9 篇获奖论文,并在会上进行交流;会议确定新的思研课题。局党委分工与基层单位成立 6 个课题组,针对卫生系统思想政治工作实际、卫生改革发展中的热点和难点进行调研,形成一批调研成果。

2011 年,局思研会各团体会员单位围绕思想政治工作责任区的基本工作体制框架、工作机制、工作方法、主要内容、解决职工困难的工作机制、主体(党员)队伍建设和表率作用的发挥等六个方面进行探索;以创先争优、深化卫生改革、促进和谐稳定、学习型党组织和队伍建设热点难点为主题,就如何做好职工思想政治工作进行调研。全系统当年撰写调研文章 154 篇。

第八节　后勤服务、卫生产业

一、松江县卫生工业公司

松江区(县)卫生系统从 20 世纪 80 年代中期始办第三产业。本着进一步拓宽卫生经费来源渠道,有效解决富余非医技人员出路,增强医疗卫生单位经费补偿机制,达到以工补医、以工养医的目的,县卫生局于 1988 年 3 月,向县政府提出《关于成立松江县卫生局工业公司的请示》,明确公司的任务是领导和协调本系统已开办的小工厂、医疗器械维修服务部等卫生产业,开发及筹办新产业、新项目,主持对外业务联系及信息开发综合处理等。同年 6 月,县政府批复同意建立松江县卫生工业公司,并明确公司属全民事业性质,实行企业管理,独立核算,自负盈亏。吴云虎任县卫生工业公司经理,地址在松汇路 54 号。

二、松江区(县)卫生工业管理所

1990 年 8 月,县编制委员会批复松江县卫生工业公司更名为松江县卫生工业管理所,主要职能为卫生系统提供物资供应和后勤服务,开发新项目,协调管理卫生企业。1992 年9 月,该管理所随县卫生局机关搬迁至谷阳北路 343 号;吴云虎任所长,薛天林任副所长。1997 年 6 月,姜银根任县卫生工业管理所所长。2001 年 2 月,张富云任区卫生工业管理所副所长。2002 年 4 月,乔山忠任区卫生工业管理所副所长。同年 12 月起,张富云主持区工业管理所日常工作,所址在乐都路 311 号。

三、松江区卫生后勤服务管理所

2006 年 12 月,区编制委员会下发《关于区卫生局事业单位机构编制清理问题的通知》,上海松江卫生工业管理所更名为上海市松江区卫生后勤服务管理所,其主要职能是根据松江区卫生综合改革及医疗卫生单位后勤社会化改革等要求和需要,为全区医疗卫生单位提供物资供应、后勤服务、管理协调、监督卫生产业和开拓新企业;张富云任所长,乔山忠任副所长。2010 年 6 月,区卫生后勤服务管理所调整为全额拨款单位,同年 10 月,区卫生后勤服务管理所归口区国有资产管理委员会。

附：卫生产业简介

一、上海松江松卫照相机部件装配厂

1987 年 8 月,筹建松江松卫照相机部件装配厂,租用部队空地搭建活动房 2000 平方米为厂房,厂址在东门下塘街 29 号。同年 11 月装配厂成立,时有装配工人 80 人,其中一部分为医疗卫生单位富余人员,一部分是从社会上招用的临时工,经培训并在上海照相机总厂技术人员带教下,为上海照相机总厂装配照相机部件;后因照相机销售等多种原因,于 1993 年 12 月停业。该厂厂长先后由蒋仁荣、周学凉担任。

二、上海茸卫经营服务部

上海茸卫经营服务部的前身为上海松江松卫水电安装服务部,组建于 1988 年 6 月;1992 年 2 月,更名为上海茸卫经营服务部。该服务部主要经营各乡镇自来水工程水电设备安装维修及建材、钢材、五金和电器材料等零售批发,朱根云为负责人,地址在松汇路 54 号大院内。1992 年,该服务部迁至乐都路 311~315 号。

三、松江县大港制剂室

1988 年 7 月,市、县卫生局批复同意筹建松江县大港中心制剂室,地址设在大港镇浦港路 2 号。1989 年,该制剂室租用原大港乡卫生院房屋 1000 平方米,调张富云等负责开办大港中心制剂室,并抽调有关医疗单位制剂人员和部分富余人员 51 人,经对生产制剂操作规程培训,严格考试,取得资格证书后全部上岗。大港中心制剂室主要生产医疗单位所用糖水、糖盐水及生理盐水等,使用小型自动磨装机和净化检验设备,操作规程严格,产品符合国家医用制剂的规定标准;1990 年,经市卫生局批准颁发制剂生产许可证,成为本市唯一的联合制剂室。1995 年 3 月,松江县大港中心制剂室更名为上海市松江县大港制剂室。2000 年 12 月,根据市药品监督管理局的相关规定,该制剂室停止生产。

四、上海松江韩通印刷厂

上海松江韩通印刷厂前身是松江韩通印刷厂,属松江县卫生学校校办厂,建于 1991 年 9 月;厂址在中山中路 844 号。该厂时有职工 19 人,刘明辉等为负责人,1996 年 1 月后沈金弟为负责人。1998 年 5 月,松江卫生工业管理所与松江卫生学校联合管理松江韩通印刷厂。2001 年 7 月,卫生学校划归区教育局,韩通印刷厂产权归卫生工业管理所,为管理所下属企业,并更名为上海松江韩通印刷厂;11月起,搬迁至大港工业园区浦港路2号,租用原大港卫生院房屋,生产工人15人。韩通印刷厂主要以区卫生系统提供医疗卫生所需印刷品为主,同时也承接社会印刷业务。

五、上海松卫医工贸实业公司

1993年11月,由松江卫生工业管理所发起,松江镇、华阳桥、仓桥、昆岗、佘山和九亭等6所卫生院及中医门诊部、方塔医院共9个单位共同出资建立上海松卫医工贸实业公司。该公司主要经营包括医疗器械、仪器设备、医用材料、医用试剂、医疗用具、五金机电、消毒物品、劳防用品和化学试剂等,品种达2000多种,为松江地区特有的一家专业经营医疗物资单位;该公司经理先后为蒋仁荣,张富云,副经理为吴云虎。2001年,上海松卫医工贸实业公司转为松江区医院后勤服务的物流公司,成为卫生工业管理所的下属企业。公司地址在乐都路311~315号。

六、上海松江松卫大理石厂

1995年6月,开办松江松卫大理石厂,厂址在松江镇东门下塘街29号,厂长杜良平。大理石厂主要经销国外大理石、国内花岗石,并进行加工;2003年5月停业。

七、松江区卫生系统洗涤中心

2000年10月,成立松江区卫生系统洗涤中心,属医疗机构后勤社会化的服务单位,不对外经营。2001年1月,该中心正式对区各医疗卫生单位开展被服等采购、加工、洗涤等服务工作,有职工44人,乔山忠兼任洗涤中心主任。地址在大港镇浦港路2号(原大港制剂室内)。

八、松江区卫生系统配菜中心

2001年11月,成立卫生系统配菜中心,隶属区卫生工业管理所,由陆火君兼任配菜中心主任,2002年1月开业。该配菜中心主要职能是为松江区卫生系统调运、配送、供应优质副食品,以提升医疗机构后勤社会化运作机制。2004年12月后,该配菜中心主任为庄阿寿,中心地址在乐都路311号。2006年5月,区卫生系统配菜中心歇业。

九、上海松卫旅行社

上海松卫旅行社前身为松卫旅游管理部,组建于2002年4月,地址在乐都路315号;姜银根兼任松卫旅游管理部经理,董泰铭为常务副经理(外聘人员)。2002年10月,松卫旅游管理部更名为上海松卫旅行社,主要承担本区各医疗卫生单位职工国内旅游、社会旅游和票务等,社址在乐都路315号,法人代表陆火君。2008年5月起,转以租赁形式经营。

十、松江卫生系统护工管理服务中心

2002年4月,成立松江卫生系统护工管理服务中心,谢燕凤为护工管理服务中心主任,地址在乐都路315号。该中心主要职能是落实局直属医疗机构护工队伍的招聘、培训、安排和日常管理等。2006年5月,终止职能。

十一、松江卫生系统保安管理服务中心

2002年4月,组建松江卫生系统保安管理服务中心,该中心主要负责局直属医疗卫生单位保安人员的招聘、培训、安排和日常管理。该中心主任由张民兼任,地址在乐都路315号。2006年5月,终止管理职能。

第二章 医疗服务

从古代起,松江府县医学机构至民国时期政府拨款建立医疗机构,或民主慈善人士捐资建立时疫医院,以及众多行医医生,在松江地区医疗保健、人口繁衍等作出了贡献。中华人民共和国成立后,松江逐步建立各级医疗机构,构织成三级医疗保健网,健全医疗服务体系;医技力量,医疗设备规模和层次,医疗服务质量和水平不断得到壮大和提升。松江从解放初期仅能做一般下腹部手术,发展到能做颅脑、胸腔等部位手术,继而到能进行心脑血管等微创手术;区域性医疗救护网络实现无缝隙链接;实现公费医疗和劳保医疗改革并轨,全面实施新型农村合作医疗制度。健全松江中医组织和机构,开展中医传人传承工作,培养发展中医队伍,重点扶持松江中医特色专科,推进西医学习中医和中西医结合队伍建设,做好中药人才有序规范培养工作;完成上海市乡、镇卫生院中医科基本标准建设。松江基本形成布局层次合理、科室业务齐全、设施设备配套、各具业务特色的医疗服务体系和三级医疗服务网络。2013 年,全区公立医疗机构完成年门急诊量 646.24 万人次,年出院 7.67 万人次,年手术 3.20 万人次。

第一节 医 疗 制 度

一、医药卫生体制改革

自 1949 年中华人民共和国成立以来,我国医疗卫生事业发展大致经历了"从无到有""放权搞活""科学发展""以人民为中心"四个阶段,松江也参与其中,经历了 20 个世纪 50 年代的劳保、公费医疗制度,60 年代预防为主、除害灭病、消灭血吸虫病等,70 年代建立和巩固农村合作医疗制度等。改革开放以来,松江医疗卫生事业进入新的发展阶段,随着物质生活水平的不断提高,健康需求和维护、促进发生了根本性的变化。面对新情况,松江不断调整医疗卫生机构布局,充分挖掘潜力,走内涵发展道路,着力提高医疗卫生服务整体水平。

摸着石子儿过河的医改道路荆棘重生。当时,由于适应市场经济体制改革的需要以及一些政策限制因素的存在,医疗秩序受到了一定的影响,供需矛盾突出,群众"看病难、看病贵"问题一度成为社会热点。鉴于此,松江把医改的目标定位在了"满足人民群众的健康需求,解决经济社会发展与人的健康发展不相适应的机制和体制"上,围绕"解决看病难、看病贵问题，提高人民群众健康水平，促进健康公平"的初心，结合卫生事业不同阶段的发展特点，从疾病为中心转变到以病人为中心，再逐步转变到以人的健康为中心；从公立医院收入减支出，转变到强调公益性，再发展为公益与效率并重，松江一代又一代的卫生工作者为此做出了不懈的努力。

2003年抗击非典后，针对公共卫生领域不断出现的新情况新问题，国家采取了一系列举措：加大投入，加强公共卫生体系建设；大力推进新型农村合作医疗制度建设，缓解城乡居民因病致贫、因病返贫问题；全面启动了农村乡镇卫生院以及城市社区卫生服务体系规范化建设，解决基层医疗卫生服务体系弱化问题；规范药品市场、加强价格和质量监管，解决药品生产流通秩序问题……这是当时国家在医疗、医保、医药三联动方面所做的一些改革和探索。2005年9月，松江被确立为上海市三医联动改革的两大试点城市之一，全力推动医药卫生体制改革。

2007年6月，松江又被列为全国社区卫生服务改革重点联系地区，8月，松江将三医联动改革拓展为卫生综合改革。根据市政府确定的试点要求，结合松江实际，围绕医疗服务体系、药品供应保障体系、医疗保障体系、公共卫生服务体系"四大体系"，就体制、机制、制度进行了改革和探索，这"四大体系"的改革和探索从2005年9月开始，一直持续开展至2011年5月。

针对医疗服务体系建设。松江建立了以区域医疗中心、疾控中心、社区卫生服务中心为主体的卫生服务框架。2006年，松江率先在郊区引进了三级医院即上海市第一人民医院南部，开展了社区卫生服务中心标准化建设，实施镇村卫生机构一体化管理，建立和完善医疗机构政府投入补偿机制、绩效考核机制、内部运行机制和社区医院联动机制，医疗机构公益性得以确保，群众看病难、看病贵问题得到了一定的缓解。

针对解决"看病难、看病贵"问题，松江持续推进药品供应保障体系建设。2007年5月，区卫生局、财政局、医保办率先进行研究，建立了《松江区基本药品目录》，并率先实施了基本药品零差率，促进了基本医疗服务下沉，减轻了群众就医经济负担，更为重要的是引导了医务人员和群众逐步建立起基本医疗、基本药品的理念，受到了广泛的欢迎和认可。同时建立统一的药品采购组织和采购平台，建立药品集中采购配送制度等，这些都为国家基本药物制度的实施提供了一定的经验和借鉴。

在医疗保障体系建设上，松江也进行了有益的探索。2006年以来，松江对城镇职工医保经费实行"一级基金、两级管理"和区域总额预付制，控制门急诊均次费用、控制平均住院床日费用等，坚持合理检查、合理治疗、合理用药、减少浪费……城镇职工基本医疗保险制度在当时得到了改革和完善。此外，健全和完善农村合作医疗管理制度也在推进。合作医疗筹资、补偿、管理、监督的制度于2005年得以建立；同年，松江区政府还建立和完善基本医疗、大病统筹、大病互助三条医疗保障线，有效的提高了农民的医疗保障水平，妥善地解决了失地农民的社会保障，小城镇社会保险制度也得以建立。

针对公共卫生服务体系建设,2003年以来,区卫生局采取滚动实施公共卫生体系建设三年行动计划的措施,建立健全了公共卫生应急指挥中心、疾病预防控制、卫生监督、精神卫生、妇幼保健、应急救治、采供血等专业公共卫生服务网络,实现公共卫生服务关口前移、重心下沉。不断抓好重大疾病的预防控制,严格控制重大传染病,全区继续保持传染病疫情低发病水平。通过深入开展爱国卫生运动,积极推动国家卫生城区建设,松江的卫生环境有了很大变化,2004年被评为"国家卫生区",居民自我保健意识也进一步提高。

2008年3月,时任卫生部卫生政策专家委员会委员刘俊、饶克勤向国家卫生部提交松江区卫生综合改革调研报告。时任卫生部部长陈竺批示指出,"上海市松江区卫生综合改革的大方向是符合科学发展观与和谐社会建设目标的,为建立'人人享有'的基本医疗卫生服务制度提供了鲜活经验,拟可采纳报告的建议,考虑作为综合改革试点;可由政法司牵头组成调研组赴松江区考查,调研成果纳入配套政策文件"。2009年4月,国家新医改方案出台。2011年5月,上海医改意见出台。松江根据国家和本市部署,从先行先试转化为"模范执行、率先实施"。总体来看,这一阶段的医改主要解决了公益性、政府主导职能等问题,同时,也围绕医疗卫生机构的运行机制进行了有益的探索。

2011年5月上海医改意见出台起,松江继续全面推进医改,在公益性和积极性的内涵提升上体现了的最大决心。按照"保基本、强基层、建机制"、"打基础、管长远、可持续"的总体要求,从理念到行动,把健康是一切可持续发展的基础和人民美好生活向往的基石作为工作目标方向,强调需求导向、问题导向和实效导向,从坚持公益性、公益与效率并重到致力卫生健康事业高质量发展,统筹推进卫生改革与发展。努力加强全生命周期、全疾病过程、全区域覆盖、全健康体系的管理和建设,努力提升人民群众和医务人员两个获得感,努力促进健康公平,努力提升区域的健康品质和人民的健康水平。

二、公费医疗

公费医疗经费是财政资金用于解决行政机关、事业单位、党派团体工作人员,以及二等乙级以上在乡残废军人、大专院校学生等人员病伤的医疗费用。

1949年6月,松江市(9月,改松江县)成立人民医院,执行为松江专署和解放军部队南下人员享受供给制干部的医药费由国家承担的规定。1952年7月,根据国家政务院实行公费医疗预防的指示,松江县成立公费医疗预防实施管理委员会,具体由县财政科、卫生科共同管理,全面实施机关、事业单位干部职工公费医疗制度。1953年,根据江苏省颁布的公费医疗暂行实施办法,松江县先后数次修改公费医疗管理试行办法、享受公费医疗待遇范围和公费医疗经费报销范围等相关规定;公费医疗经费按实有人数每人每月2元

（已折为新版人民币）编列预算,以每乡 3 人计算,超过者可在公费医疗中自行调度解决;1954 年 1 月,公费医疗标准改为每人每月 1.50 元预列。1954 年,松江县享受公费医疗 3192 人。1955 年,公费医疗标准规定为每人每月 1.20～1.40 元,全县凡享受公费医疗的行政机关、党、群团体及事业单位工作人员,其子女随机关所在地居住生活的均可自愿参加统筹医疗,每个子女每月由父母自负 1 元,所在机关福利费中负担 0.70 元,18 周岁以上者不得参加。1957 年规定,松江县撤区并乡后,县、区干部下放至乡,其子女可继续参加统筹医疗。

1960 年 12 月文件,规定松江县凡下放干部子女,原享受统筹医疗待遇者继续享受;干部家属回乡将子女领回乡间的停止统筹医疗待遇;1961 年起,凡不和干部一起生活的子女,一律不参加统筹医疗。1962 年,全县实行《公费医疗实施暂行规定（草案）》,停止统筹医疗,但在上述《暂行规定（草案）》实施前已参加统筹医疗的子女可继续参加,至 1965 年 5 月,统筹医疗终止。1963 年,上海市卫生局、财政局组织公费医疗整顿小组,清理享受范围,松江严格执行制度,全县公费医疗经费支出明显下降。

1979 年 10 月,松江县实行国家机关、事业单位干部职工家属医疗费补贴的办法,试行办法规定享受公费医疗职工的直系供养亲属的医疗费用,参照企业职工家属的医疗费报销办法,由所在单位在职工福利费中补贴（报销）50％。

1984 年,松江县开始实行公费医疗制度改革,门诊药费与个人挂钩,试行部分指标到人、节约归己的办法。1985 年,全县享受公费医疗 9960 人,年公费医疗支出人均 80.03 元;1986 年 10575 人,年人均支出 106.03 元。随着药品涨价和更新换代、引进先进医疗设备和新医疗技术的应用,公费医疗费用大幅度上升。1988 年 1 月,全县公费医疗由全额报销改为发给医药费备用金、门急诊医疗费少量付费的办法;每人每年发给医药费备用金 13.7 元,门诊挂号费自负（离休干部不在此列）。

1991 年,松江县实行公费医疗经费定额、定期考核、结余提成、超支赔补和经费由医院代管的办法。1992 年,全县实行公费医疗分级管理,乡级机关、事业单位原享受公费医疗人员的医疗费由乡财政承担;县级机关、事业单位原享受公费医疗人员的医疗费由县财政承担。1994 年 7 月,松江实施市财政局、市物价局和市卫生局共同制定的《关于本市医院费用实行总量控制、结构调整,进一步加强医疗服务质量管理的若干意见》,控制全县公费医疗费用过快增长。

2000 年,《松江区公费医疗管理办法》实行,规定在职人员自负门诊诊疗费,退休人员自负 50％门诊诊疗费;在职人员自负门诊医疗费 10％,退休人员自负门诊医疗费 5％;在职人员自负住院医疗费 15％,退休人员自负住院医疗费 8％;在职人员自负医疗费年超过 1600 元,退休职工自负医疗费年超过 800 元以上的部分补助 50％。2000 年,全区享受公费医疗人数 20877 人,年公费医疗支出人均 1784.33 元。2001 年 1 月,全区公费医疗享受单位和享受人员全部纳入上海市城镇职工基本医疗保险,长达 50 年的公费医疗制度完成历史使命。

1954～1986 年松江县公费医疗情况表

年份	享受人数（人）	年人均医药费（元）	年份	享受人数（人）	年人均医药费（元）
1954	3192	19.92	1971	4338	31.37
1955	3428	17.60	1972	4205	40.76
1956	3725	21.28	1973	5603	42.04
1957	3818	26.11	1974	5714	47.61
1958	3070	20.23	1975	6184	45.81
1959	4070	23.03	1976	6421	42.71
1960	4771	27.52	1977	6940	40.10
1961	4741	32.15	1978	7125	83.22
1962	5083	38.45	1979	7323	37.97
1963	4703	41.02	1980	7556	39.20
1964	4833	36.35	1981	8341	41.57
1965			1982	8782	44.59
1966			1983	9090	52.71
1967	3485	29.43	1984	9496	60.93
1968			1985	9960	80.03
1969			1986	10575	106.04
1970	3985	26.45			

1985～2000 年松江区（县）公费医疗经费支出情况表

年份	享受人数（人）	经费支出总数（元）	年人均医药费用（元）	人均年增长率（％）	备注
1985	9960	797128.42	80.03		
1986	10575	1121367.05	106.04	32.49	
1987	11511	2043745.72	117.04	10.38	
1988	19492	2309075.99	178.20	52.08	

（续表）

年份	享受人数（人）	经费支出总数（元）	年人均医药费用（元）	人均年增长率（%）	备注
1989	14377	2797026.48	194.55	9.30	
1990	14999	2760752.00	184.06	−5.39	
1991	15144	3324713.26	219.54	19.28	
1992	15712	4670992.92	293.04	33.48	
1993	16807	7554939.52	425.71	45.27	
1994	18051	9468516.30	524.54	23.21	
1995	18081	11712401.24	647.77	23.49	
1996	19180	14618314.36	785.21	21.22	
1997	19555	17464677.59	894.07	13.86	
1998	20246	24111925.63	1213.79	35.76	
1999	20659	27115787.02	1312.54	8.13	
2000	20877	37245195.24	1784.33	35.92	

三、劳保医疗

1951年2月，松江县贯彻执行《中华人民共和国劳动保险条例》，实行职工劳保医疗制度。至1953年前，全县交通运输、邮电、财贸商业和工厂企业单位均实施职工劳动保险医疗制度（简称劳保）。劳保医疗的经费按企业职工工资总额的3%提取；在职职工在企业职工福利基金中列支，退休职工在营业外支出中列支。1958年11月，松江县并入上海市后，按上海市标准执行（上海市在1953年后按企业工资总额的5%～7%，后又按5.5%、11%提取）。企业职工供养的直系亲属享受半费医疗待遇。全县劳保医疗除工厂企业保健站、职工医院承担一部分外，由县卫生局（科）指定医院分别和各工厂企业单位挂钩，作为特约劳保医院，签订劳保医疗合同，凭特约单就诊记账，按月或按季定期结算。1978年起，全县集体企业职工医药费也由企业全部负担，列入劳保医疗范围。

1982年始，全县劳保医疗费用大幅度上升，企业不堪负担，有些企业拖欠职工和医院医药费的情况十分严重。1984年6月，市劳动部门制定《关于在部分企业中试行医药费包干使用办法的几点意见》，松江县选择部分企业对原报销办法进行探索和改革，部分企业按照定额包干、定期结算、超支实报、节余奖励的原则试点，根据各单位的经济状况和人员多寡，采取不同形式和比例的医药费用包干办法，职工个人按工龄和年龄承担一定比例和数额的医疗费用;离退休人员的医药费实报实销。1983 年,全县县、乡镇两级工厂企业职工有 45358 人,占全县总人口 9.4%,人均医药费支出 47.18 元。松江的劳保医疗制度一直持续到 1995 年被《上海市城镇职工医疗保险制度》取代。

四、农村合作医疗

农村合作医疗制度是由集体和政府引导、农民自愿参与、集体和个人共同按比例集资并提供低费用的一种互助互济的医疗保障制度,是松江农村社会保障体系的重要组成部分。1950 年底和 1951 年初,松江县第一批联合诊所(小联合)成立时,个别联合诊所在所辖小乡内规定每户缴纳一定量的物质基数作为统筹医疗费用,凡参加者免收基本医疗费用;但因联合诊所属私有性质,入不敷出,集体无力支持,运转不久即停办(止)。1954 年,松江第二批联合诊所(大联合)成立后,个别高级生产合作社与联合诊所签立保健合约,本社社员在该联合诊所看病医疗的,由该生产合作社统一垫支费用,年终分红时统一结算。1958 年 8 月起,全县各乡分别建立乡医院,先后成立乡保健委员会,参加保健的社员每人每月缴一定保健费,凭保健卡就诊,每个大队保健室配有保健员、备有常用保健药品,基本不收费用,年终统一结算。此为松江县农村合作医疗萌芽。

1965 年,松江县城西公社将大队保健室改为卫生室,试行队办队管合作医疗制度;1966 年,泗联公社(九里亭大队)、古松公社实行合作医疗;至 1968 年,全县 13 个公社、308 个大队统一改名为卫生室,队队实行合作医疗,医疗经费统筹,统一使用,统一结算。经费来源"3 个一点"(个人一点、集体一点、国家防疫补贴一点),医药费报销封顶、超支自理,并采用分级医疗分级报销比例措施。1966~1976 年,松江合作医疗制度基本实行队办队管,有些大队卫生室自办中草药房,收取费用贴补合作医疗。

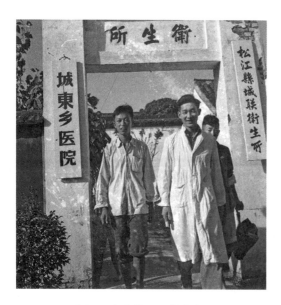

20 世纪 50 年代松江县城东乡医院

1979 年 1 月,塔汇公社率先在全县实行村办乡管合作医疗。至 1985 年,全县 19 个公社全部实行村办乡管合作医疗模式,由生产大队个人和集体基金后缴拨乡合作医疗管理站统筹使用,按乡制定的规定管理运转,仍然采用分级医疗和分级报销比例措施。当年全县参加合作医疗 434419 人,占全县总人口的 90.0%,全县年人均合作医疗基金 6 元。

1987 年,松江县新桥乡在乡办合作医疗基础上探索农村社会健康保险试点,全乡有 18852 人参加,占全乡农业人口的 85%,乡政府成立乡社会保障委员会和乡健康保险办公室;保险基金来源为乡财政、村集体、生产队、社员个人四级分担;同样采用分级医疗和分级报销比例措施。同年 10 月,市卫生局在该乡召开上海市农村健康保险研讨会,总结新桥模式,探索上海农村社会保障制度。1987～1996 年,全县合作医疗制度实行镇(乡)办镇(乡)管、镇(乡)办村管、农工统筹和医疗预防保健相结合的健康保险制度。

1996 年 1 月,县政府印发《松江县农村合作医疗保险暂行办法》,全县实行农村合作医疗保险。同年 3 月,松江成立县农村合作医疗保险管理委员会,下设管理办公室,制定下发《合作医疗保险暂行办法实施细则》《合作医疗保险财务会记制度暂行规定》《合作医疗保险就医用药范围》和《实施合作医疗保险暂行办法考核细则》,各镇相继成立镇农村合作医疗保险管理委员会,下设办公室,配专职管理人员 2 人。全县 19 个农业镇、293 个行政村实行农村合作医疗保险(另 15 个行政村于 1997 年初实行),其中 18 个镇实行合作医疗保险基金和大病风险基金农工统筹,泖港镇实行大病风险基金农工统筹;管理形式均为镇办镇管。1996 年,全县参加合作医疗保险的农民达 24.48 万人,投保率 80.6%;筹集基金 2036.88 万元,到位率 97.15%;当年基金支出 1699.61 万元,占基金总额的 83.44%,其中大病风险基金支出 134.40 万元,占基金总支出的 7.91%,共计补偿大病 215 人次。同年 7 月,市农委、市卫生局在松江召开上海市郊巩固发展农村合作医疗研讨会。松江县还代表上海市出席卫生部在河南郑州、株洲召开的全国农村合作医疗经验交流会,作《引入保险机制,发展农村合作医疗》的交流发言,被称为"松江模式"。1997 年 10 月,全国政协科教文卫体委员会常务副主任、卫生部原副部长郭子恒率队考察松江农村卫生和合作医疗,对此予以肯定。

1996～2000 年松江区(县)参加农村合作医疗保险情况表

年　　份	1996	1997	1998	1999	2000
松江区(县)总人口(人)	494234	491845	490302	492826	496403
松江区(县)农业人口(人)	341046	335226	330475	318208	
参加合作医疗保险人数(人)	244800	224830	213573		224773
投保率(%)	80.60	79.84	92.74	91.16	92.28
筹集合作医疗保险基金(万元)	2036.88	2291.57	2574.28	2701.25	3228.00
到位率(%)	97.15		95.00	93.25	95.00
合作医疗保险支出(万元)	1699.61	2175.00	2459.92	2622.10	2853.20
占筹集基金总额(%)	83.44	94.91	95.56	97.07	88.39
其中门诊支出(万元)	0	1065.00	1409.86	1492.20	1600.00
住院支出(万元)	0	1109.25	1050.06	1129.84	1253.20

（续表）

年　　份	1996	1997	1998	1999	2000
筹集大病风险基金（万元）			267.80	321.45	235.20
财政拨款大病风险金（万元）	128.50	100.00	120.00	120.00	120.00
大病风险基金支出（万元）	134.40	182.00	192.22	266.38	275.80
大病风险补偿人次（人次）	215	462	756	757	912
人均补偿（元）	6251	3939	2543	3519	3024
其中补偿2万元封顶人次（人次）	0	14	5	3	8

说明：（1）在农业人口中，有一部分在镇、村办企业工作的参加镇、村办企业医疗保险。

（2）1999年6月，在新桥、洞泾、天马三镇先实行镇、村卫生机构一体化管理，2000年全县全面铺开，出台新的合作医疗保险基金计征办法。

2005年3月，全区实施新型农村合作医疗制度，制定并实施新型《松江区农村合作医疗管理办法》《松江区政府关于改善松江区农民就医问题的十大措施》，按照应保尽保、就近医疗、贫困托底和大病救助的原则，从根本上缓解农民因病致贫问题。2006年，全区开展合作医疗计算机信息管理系统建设，开通松江合作医疗网。2007年7月，出台《松江区农民健康体检暂行办法》，凡具有松江区农业户口、参加合作医疗的农民均纳入健康体检范围。2009年5月，松江区农村合作医疗管理委员会办公室更名为松江区合作医疗事务管理中心。同年，区合作医疗基金全部纳入区财政社会保障专用账户，实行区级统筹管理，在全区7所区级医院、14所（2012年15所）社区卫生服务中心和6所分中心、66所村卫生室实现刷卡看病实时报销。农村合作医疗报销范围基本参照城镇职工基本医疗保险。

2012年1月，全区启用新型农村合作医疗社保卡一卡通，凡松江区的农业户籍人员全部纳入，实现新农合与松江区其他社会医疗保险数据共享；出台实施《关于调整松江区农村合作医疗筹资及补偿的实施意见》《关于调整松江区农村合作医疗门急诊、住院补偿的实施意见》和《关于调整松江区村级卫生机构经费统筹管理的意见》，明确筹资渠道和补偿办法，提高筹资费用和补偿费用，巩固新农合制度；加强村级卫生机构管理，稳定乡村医生队伍。

五、医疗保险

（一）城镇职工基本医疗保险

1995年8月，根据《上海市城镇职工医疗保险制度改革方案》，成立松江县职工医疗保险制度改革领导小组，撤销县公费医疗办公室，成立县医疗保险办公室。1996年5月，松江县实施《上海市城镇企业职工住院医疗保险暂行办法》，实行定点医疗机构医疗，公立医疗机构作为定点医疗机构，职工凭单位开出的住院凭证住院治疗。1997年5月，全县门诊部分项目和个体私营者医疗保险出台;同年 8 月,合作联社实施医疗保险;10 月,部分事业单位实施医疗保险。1998 年,全区 995 家企事业等单位参加城镇职工医疗保险,其中国有企业 374 家、三资企业 327 家、私营企业 135 家、个体工商户 35 家,合作联社与部分事业单位 124 家。同年 11 月,上海市推进城镇企业退休人员门急诊医疗保险改革,全区 2.4 万余名城镇企业退休职工享受住院和门急诊医疗保险待遇,解决了这部分人员长期来门急诊医药费报销困难的实际问题。

2000 年 12 月,成立松江区推进医疗保险改革协调小组,组织实施《上海市城镇职工基本医疗保险办法》。2001 年 1 月,松江区医疗保险办公室更名为松江区医疗保险事务中心。全区范围内的城镇企业、机关、事业单位、社会团体和民办非事业单位在职职工、退休职工和其他参保人员均参加基本医疗保险;原来公费医疗享受单位和享受人员全部纳入上海市城镇职工基本医疗保险范围。全区 2473 户参保单位的 24960 名离退休人员划卡就医,82870 名在职职工用老凭证按新办法结算。全区 26 个医疗单位完成计算机网络工程建设和门急诊收费软件安装,组织全区 2500 多名企事业单位医疗保险经办人员进行分批培训。《上海市城镇职工基本医疗保险办法》规定:用人单位和职工个人交费费率,实行个人账户和社会统筹相结合的办法,参保人员可在全市所有医疗保险定点医疗机构自由就诊;明确了账户计入、支付比例、病种付费、医疗减免、就医管理等细则;公布定点医院、定点药房。同年末,全区参加城镇职工基本医疗保险的单位 4083 户,参加医疗保险 142711 人,其中退休人员 31055 人、离休干部 538 人、二等乙级以上伤残军人 58 人,以及个体、自由职业、协保等其他各类人员 5751 人。2002 年,松江区实现医保年度转接和医保卡、社保卡两卡并轨。2003 年,全区参加城镇职工医疗保险单位 1.30 万户,参保职工 16.85 万人。

上海市城镇职工基本医疗保险医疗费支付比例情况表

职工状况	参加工作时段	诊疗状况	医疗费支付比例
在职	2000 年 12 月 31 日前参加工作	门急诊	账户段+自负段(上年度职工年平均工资 10%)+根据出生年月个人分别自负 30%(即 1955 年 12 月 31 日前出生、在 2000 年 12 月 31 日前参加工作的城保在职人员)、40%(即 1956 年 1 月 1 日至 1965 年 12 月 31 日出生、在 2000 年 12 月 31 日前参加工作的城保在职人员)、50%(即 1966 年 1 月 1 日后出生、在 2000 年 12 月 31 日前参加工作的城保在职人员),其余医保支付。
		住院	起付线上年度职工年平均工资 10%,超过以上部分个人自负 15%。
	2001 年 1 月 1 日后参加工作	门急诊	账户段后,全部个人自负。
		住院	起付线为上年度职工年平均工资 10%,超过部分个人自负 15%。
	门诊大病		无起付线,15%个人自负。

（续表）

职工状况	参加工作时段	诊疗状况	医疗费支付比例
退休	2000 年 12 月 31 日前退休	门急诊	账户段＋自负上年度职工年平均工资 2％，根据医院级别，个人自负：一级 10％、二级 15％、三级 20％。
		住 院	起付线上年度职工年平均工资 5％，以上部分个人自负 8％。
	2000 年 12 月 31 前参加工作、2001 年 1 月 1 日后退休	门急诊	起付线为上年度职工年平均工资 5％，根据医院级别、个人自负：一级 15％～45％，二级 20％～50％，三级 25％～55％。
		住 院	起付线为上年度职工年平均工资 8％，超过部分个人自负 8％。
	2001 年 1 月 1 日后参加工作并退休	门急诊	起付线为上年度职工年平均工资 10％，根据医院级别、个人自负：一级 45％，二级 50％，三级 55％。
		住 院	起付线为上年度职工年平均工资 10％，超过部分个人自负 8％。
	门诊大病		无起付线，8％个人自负。
	封顶线		上年度职工年平均工资的 4 倍，超过部分个人自负 20％。
	起付线		住院和门诊在一个医保年度内只有一个起付线。

2012 年 12 月松江区医疗保险定点医院情况表

序号	院 名	地 址
1	区中心医院	中山中路 746 号
2	区方塔中医医院	中山东路 39 号
3	区泗泾医院	泗通路 389 号
4	区乐都医院	乐都路 279 号
5	区九亭医院	九亭镇九新公路 155 号
6	区妇幼保健院	西林北路 1010 号
7	区精神卫生中心	塔汇路 209 号
8	岳阳街道社区卫生服务中心	阔街 21 号
9	永丰街道社区卫生服务中心	荣乐西路 1039 号
10	中山街道社区卫生服务中心	沪松路 275 号

（续表）

序号	院　　　名	地　　　址
11	方松街道社区卫生服务中心	文诚路 805 号
12	车墩镇社区卫生服务中心	车墩镇虬长路 168 号
13	车墩镇社区卫生服务中心华阳桥分中心	华阳集镇华阳街 156 号
14	新桥镇社区卫生服务中心	新桥镇新南街 268 号
15	洞泾镇社区卫生服务中心	洞泾镇长兴东路 1566 号
16	九亭镇社区卫生服务中心	九亭镇易富路 128 号
17	泗泾镇社区卫生服务中心	泗泾镇江川北路 108 号
18	佘山镇社区卫生服务中心	佘山镇佘新路 18 号
19	佘山镇社区卫生服务中心天马分中心	天马集镇东街 15 号
20	小昆山镇社区卫生服务中心	小昆山镇鹤溪街 75 号
21	小昆山镇社区卫生服务中心大港分中心	大港集镇浦江路 2 号
22	石湖荡镇社区卫生服务中心	石湖荡镇石湖新路 105 号
23	石湖荡镇社区卫生服务中心李塔汇分中心	李塔汇集镇塔汇路 42 号
24	新浜镇社区卫生服务中心	新浜镇共青路 1237 号
25	泖港镇社区卫生服务中心	泖港镇新宾路 436 号
26	泖港镇社区卫生服务中心五厍分中心	五厍集镇二号街 70 号
27	叶榭镇社区卫生服务中心	叶榭镇叶权路 210 号
28	叶榭镇社区卫生服务中心张泽分中心	张泽集镇西市马路

2013 年松江区医疗保险定点药店情况表

名　　　称	地　　　址
松江余天成堂药号	松江区中山中路 270 号
上海余天成泗泾药店	泗泾镇江川北路 127 号
上海余天成九亭新区药店	九亭镇沪南路 12 号
上海余天成西号药店	松江区玉树路向阳一村 7 号底层

名　　　称	地　　　址
上海余天成车墩药店	车墩镇虬长路 64 号
上海余天成新桥药店	新桥镇新南街 370 号
上海余天成方塔药店	松江区中山东路 170 号
上海余天成新区药店	松江区南期昌路 420～422 号
上海余天成佘山药店	佘山镇陈坊桥西霞路 51 号
上海余天成泖港药店	泖港镇中南路 49 号
上海余天成海兴药店	洞泾镇长兴路 640～642 号
上海余天成新浜药店	新浜镇中心街 78 号
上海余天成塔汇药店	石湖荡镇李塔汇街 186 号
上海复星兴旺大药房	叶榭镇辕门路 91～93 号
上海雷允上小昆山药房	小昆山镇平原街 231 号
上海余天成叶大药店	叶榭镇叶新公路 54～56 号
上海好药师香泾药店	车墩镇华阳村 217 号
上海余天成东明大药房	松江区新松江路 1292 弄 1～8 号
上海好药师庆云药店	松江区沪亭南路 511～513 号
上海余天成桃东药店	佘山镇桃源路 53 号 96 房
上海余天成泗泾药店	泗泾镇开江中路 321 号
上海复美清河大药房	小昆山镇科技园区新港路 2 号
华氏大药房新桥药店	新桥镇新南路 17 号
上海余天成惠民大药房	松江区人民北路 175 号
上海余天成东凯药店	松江区荣乐东路 1791～1793 号
上海余天成云峰路药店	佘山镇天马云峰路 146 号
上海好药师汇缘大药店	九亭镇同利路 12 号一层
上海好药师锦昔药店	车墩镇南乐路 518 号—3 号房 30 号
上海雷允上香莫药房	车墩镇香泾路 377 号—3

（续表）

名　　　称	地　　　址
上海复美横港大药店	泗泾镇横港 640～642 号
上海好药师泗凤药店	泗泾镇泗凤公路 176 弄 122～124 号
上海好药师小寅药店	九亭镇九泾路 706～708 号
上海余天成弘翔药店	松江区弘翔路 129 号

（二）小城镇社会医疗保险

1992 年,松江县劳动和社会保障局所属征地养老服务所负责管理和报销全县征地养老人员的医疗费;2001 年,该局调整明确全区征地养老人员医疗费报销起付线、报销比例和最高限额。2003 年 10 月,松江区实施《上海市小城镇社会保险暂行办法》,凡征地人员均参加《上海市小城镇社会（医疗）保险》;至 2004 年,全区 101044 名征地农民参加《小城镇社会医疗保险》。2006 年,松江区为农来农去的知识青年、公安民警家属、教师家属、科技干部家属、海员家属、自理口粮户口、小城镇户口、1949 年 10 月 1 日前入党的党员、驻西藏部队复员军人等特殊人群落实《小城镇社会医疗保险》。2007 年 4 月,《小城镇社会医疗保险》实行全区统筹。松江为弥补《小城镇社会医疗保险》享受人员不能享受门急诊医疗保险的不足,规定凡《小城镇社会医疗保险》享受人员同时可以参加合作医疗,所需资金从个人账户资金中划转、划拨到区合作医疗办公室。

（三）城镇居民基本医疗保险

2008 年 1 月,松江区实施《上海市城镇居民基本医疗保险试行办法》（简称《试行办法》）、《上海市城镇居民基本医疗保险操作细则》和《上海市城镇居民基本医疗保险结算办法》,《试行办法》规定,符合以下条件之一的人员,可以参加《上海市城镇居民基本医疗保险》,即:（1）具有上海市城镇户籍,年龄超过 18 周岁的人员;（2）具有上海市户籍的中小学生和婴幼儿;（3）根据实际情况,可以参照适用本办法的其他人员。《试行办法》明确缴费费率和医疗保险待遇。同年底,松江区参加《上海市城镇居民基本医疗保险》10 万人,参加《上海市城镇职工基本医疗保险》16 万人,参加《上海市小城镇社会医疗保险》17 万人,参加《松江区农村合作医疗保险》8 万人,全区实现医疗保障制度全覆盖。

（四）精减退职回乡人员医疗保险

2005 年 7 月,松江区将上海市 1961～1962 年国民经济调整时期精减退职回乡、现仍在农村的 1957 年底以前参加工作的老职工基本医疗保障纳入社会统筹;其门急诊医疗费用实行个人医疗费用定额包干制度,定额包干费标准为每人每月 50 元,由市社保中心随生活补助费一起发放；其住院和门诊大病医疗参照享受《上海市城镇职工基本医疗保险办法》所规定的 2000 年 12 月 31 日前退休人员的住院、急诊观察室留院观察和门诊大病医疗待遇；其高额自负医疗费用参照享受上海市城镇职工基本医疗保险的各项医疗费用减负待遇。2008 年 1 月，松江区按照市医疗保险局等部门的联合通知精神，调整精减回乡老职工门急诊定额包干费标准，从每月 50 元提高到每月 80 元，由区社保中心随生活补助费一起发放。

（五）城镇职工老年遗属医疗保险

2006 年 1 月，松江区贯彻落实上海市《关于妥善解决本市城镇职工老年遗属医疗费报销问题的处理意见》，参加上海市城镇职工基本医疗保险的企业和机关、事业单位的职工死亡后，其原供养的直系亲属，且有上海市户籍，年满 60 周岁，按规定享受遗属生活困难补助且无保障的人员纳入医疗保险范围。

（六）城镇高龄无保障老人医疗保障

2006 年 9 月，松江区按照《上海市城镇高龄无保障老人基本医疗保障试行办法》，对全区年满 70 周岁，居住、生活满 30 年，从户籍制度建立起就是上海市城镇户籍、且未享受基本医疗保障以及征地养老医疗待遇的城镇居民（简称高龄无保障老人），可以享受上海市城镇高龄无保障老人基本医疗保障制度；高龄无保障老人就医实行定点医疗、按需转诊，医疗待遇包括门、急诊及住院医疗。2012 年，全区纳入该医疗保障的有 449 名高龄老人。

（七）城镇重残人员纳入基本医疗保障

2007 年 7 月，松江区根据《关于将本市城镇重残人员纳入基本医疗保障的试行意见》，对具有松江区城镇户籍，年满 16 周岁，持有《中华人民共和国残疾证》并符合上海市重残标准的无医疗保障人员的门急诊医疗发生的费用，由保障基金支付 50％，住院医疗发生的费用由保障基金支付 70％，其余部分由个人承担。区残联按每人每年 200 元的标准筹资建立重残人员大病、重病医疗帮困专项基金，对自负高额医疗费用有特殊困难的城镇重残人员提供医疗帮困。

六、其他

（一）自费医疗

解放前，松江居民治疗疾病都是自付医药费，以当时流通货币或实物（如大米等）折价支付，且价格昂贵；少数医院、私人诊所、慈善人士和团体开设施医局或义务诊所对贫病者进行医药救助，但粥少僧多，获救助者、减免者为数寥寥。松江农村农民生病往往无力求医，贫病交迫，生活难以为继。

中华人民共和国成立初期,居民医疗仍需自费。1951～1952年,松江县实行公费医疗和劳动保险医疗制度后,自费医疗人数逐年下降;农民逐步施行部分自费医疗。1968年,松江县农村全部实行合作医疗制度,自费医疗比重显著降低。1985年,全县居民中医药费完全自费的病人仅占全县人口的0.5%。20世纪80年代后期,松江社会医疗机构兴起,就医渠道拓宽,个体劳动者增多,自费医疗者比重略有上升。2008年,松江区实现医疗保障制度全覆盖,户籍居民已无完全自费医疗者。

(二)减免医疗

1. 贫病减免

元明清至民国期间,松江府(县)的施医局、时疫医院及义务诊疗所,在当地的大小集镇逢夏季疾病(瘟疫)流行时组织义诊,施医舍药,百姓扶老携幼求医者甚多;当时,对贫病医疗减免没有具体规定和要求,一般情况下对个别贫苦者免收门诊号金,对极个别赤贫者免收手术费及药费,行善积德为医者所崇尚。

中华人民共和国成立后,松江县各级医疗卫生机构对群众治病依据不同情况,实行收费、减费或免费。1950年,苏南行署卫生处规定对赤贫劳动群众、贫困的烈军工属患急性传染病、外伤急救和影响劳动生产较严重的疾病实行减免,松江的联合诊所、联合医院对烈军属及照顾贫苦工农诊治实行减免,烈军属八折优待,贫苦工农诊治,经当地政府证明,只收药费,其他费用酌情减免。1951年,松江县卫生院执行减免费政策。1954年,省政府制定《江苏省贫病医疗减免暂行办法》,松江县根据规定,对失业工人、赤贫农民、城市贫民患病,经申请批准,凭证券就诊,挂号、检验、手术、住院、医药费、住院伙食费、保暖费等费用向民政部门结算,其他费用由卫生部门负责。1956年起,全县上述减免经费均由民政部门的救济费中列支。

2. 疾病防治减免

(1)传染病减免

1954年,松江县根据江苏省卫生厅《急性传染病临时防治经费补助范围及领报办法》,对灾民及经济困难者发生天花、霍乱、乙型脑炎、斑疹伤寒、回归热、白喉、流行性脑脊髓膜炎、猩红热、赤痢、麻疹、百日咳等十几种急性传染病诊疗住院及药品费实行减免。1955年,国务院规定血吸虫病的检查和治疗免费,并明确规定血防工作由国家拨付专款,松

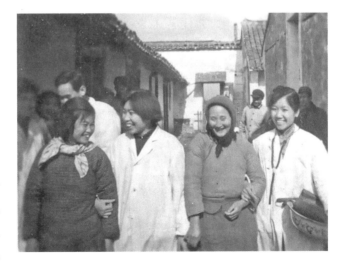

20世纪60年代松江农村病人出院

江县是血吸虫病流行区域,执行国家规定(包括 1980 年 10 月上海市卫生局颁布的关于晚期血吸虫病检查和治疗免费范围等有关规定)。对丝虫病、疟疾、雅司病的贫困患者,松江也根据规定给予减免补助。1958 年 11 月,松江县公立医疗机构按 1956 年颁布的《上海市各级医疗机构收费标准》进行收费,并按该标准规定的凡国家规定须于一定时期内消灭的疾病,除药品可按成本计收外,其他治疗费用全免;传染病专科医院住院病人只收伙食费、药品费,其他费用全免的政策延续至今。

(2) 妇女(病)普查免费和补助

松江区(县)妇幼保健所成立之日起为妇女提供妇科检查,其中对符合条件的困难妇女和退休人员妇女免费,妇女病普查费用则由政府支出。2010 年,松江区推进国家重大公共卫生服务项目,对准备怀孕的农村育龄妇女(包括流动人口育龄妇女),在孕前 3 个月至孕早期 3 个月免费增补、服用叶酸,预防神经管缺陷,当年完成 300 人;对农村户籍 35~59 岁自愿接受检查的妇女进行宫颈癌、乳腺癌检查,所需资金由中央补助资金和区财政配套资金承担,完成乳腺癌 2000 人、宫颈癌 10000 人筛查;对符合国家相关政策的孕产妇,给予分娩补助,所需资金由区财政局通过国库集中支付方式直接拨付给各定点医疗机构,全区 30 名农村孕产妇享受此项补助。

(3) 社区居民就诊减免

2007 年 2 月,松江区各社区卫生服务中心对持松江区户口的居民减免门急诊诊疗费 7 元;8 月,参加上海市新型农村合作医疗的郊区居民持合作医疗卡或社会保障卡,到所在村卫生室就诊,可以减免门诊诊查费。2008 年 10 月,全区 216 所村卫生室全面实行基本药品(150 种)零差率配售,由区财政按零差率药品销售总额的 15% 补助给村卫生室。同年 12 月,全区 15 所社区卫生服务中心全部实行基本药品零差率,产生的补偿费按药品销售总额的 15% 由医保基金承担,非城保人员在社区卫生服务中心使用零差率药品产生的补偿费用按药品销售总额的 15% 纳入部门预算,由区财政承担。2009 年 4 月,松江各社区卫生服务中心实行诊查费减免、166 种药品零差率,全年减免人次和费用、零差率让利费用达 454.8 万元。

(4) 肺结核病减免

2003 年 11 月,松江区执行上海市肺结核病减免治疗办法。2004 年,全区 61 名菌阳肺结核病人获减免治疗。2004、2005 两年,全区为结核病人减免费用 108231.30 元。

(5) 性病、吸毒免费治疗

中华人民共和国成立后,松江县根据国家卫生部等关于性病治疗可以免费的指示精神和 1959 年 4 月上海市卫生局对性病医疗收费作出补充规定,按能付则付、要减则减、需免则免的原则,免费对吸毒者进行戒毒治疗和性病治疗。2005 年 4 月,松江根据《上海市艾滋病及常见机会性感染减、免费药物治疗实施办法(试行)》和《上海市艾滋病免费自愿咨询检测实施办法(试行)》,对艾滋病患者感染性疾病使用抗病毒药物等可获减免药物治疗费用。

（6）精神病人减免

1997年起,松江县先后制定《关于贫困精神病人住院费用分级负担的办法》《关于贫困肇事肇祸精神病人住院费用分级负担的办法》和《上海市无业贫困精神病人免费服药项目实施方案》,为无业、贫困精神疾病患者免费提供精神病治疗基本药物。2008年,松江区参加国家686和贫困无业精神病人免费服药项目,完成对重型精神病复诊诊断、风险评估、建档立卡新增250人,免费服药增加170人,应急处置37人,免费住院80人,动态随访618例;对20名贫困患者实行免费服药。全区累计免费服药370人,同比增长12%,免费服药患者的辅助检查率上升至97%。

（7）其他减免

1998年10月,松江区对首批133例贫困白内障患者实施复明手术,其中完成白内障复明手术85例(其余病例因手术禁忌症暂缓),人工晶体植入率达60%以上。同年末,全区累计完成白内障手术163例,每个复明手术病例费用4000元,其中市财政补助2000元、区财政补助1000元、医院减免500元、个人承担500元。2003年,全区完成复明手术343例,2004年382例,2007年304例。

2002年,区政府拨专款240余万元,建立贫困人口医疗救助制度和贫困人口医疗救助基金,解决农村贫困人口投保费用问题和大病医疗费用的再补助,全区30548人受益。

3. 离休干部医疗费

1998年12月,松江区按照《国务院关于建立城镇职工基本医疗保险制度的决定》精神,在建立城镇职工基本医疗保险制度的过程中,离休人员的医疗待遇不变,医疗费用按原资金渠道解决,支付确有困难的,由区政府帮助解决。2000年11月,松江按照《中央组织部、国家经贸委、财政部、人事部、劳动和社会保障部、卫生部关于落实离休干部离休费、医药费的意见》精神,对全区离休干部的医药费按规定实报实销。2009年4月,松江区按照《关于规范和调整本市综合类医疗服务价格的通知》精神,执行对离休干部、二等乙级以上革命伤残军人住A等病房,超出C等病房床位费标准的费用由病人自负;住B等病房,超出C等病房床位费收费标准的费用病人不自负的相关政策和规定。

4. 革命残废军人及其家属医疗费减免

1949年6月,成立松江(市)人民医院,执行松江专署、松江地委对革命伤残军人医药费的减免。1950年,松江县执行卫生部、内务部规定对在乡二等以上革命残废军人伤口复发的治疗费、手术费和医药费实行全免。1956年,全县二等以上革命残废军人家属因病医药费实行全免或半免。1991年7月,松江县执行《上海市优抚对象优待办法》,对不享受公费医疗待遇的革命烈士家属,因公牺牲军人家属、病故军人家属、现役军人家属以及带病回乡的复员退伍军人,因病治疗无力支付医疗费的,酌情给予减免;对二等以上革命伤残军人就诊,凭《革命伤残军人证》,免付挂号费。

5. 少数民族减免

松江县执行1950年国家卫生部制定《少数民族诊治疾病优待暂行办法》规定,对少数民族就医诊治的挂号费、诊疗费、注射费免收;普通手术费、透视及住院费、重要药品材料费、摄片费、特殊化验费按70%收费;接生费经省妇女联合会审批,在新法接生补助费内解决。减免经费,每年由江苏省卫生厅核定指标下达到县。1958年后,松江县按照上海市卫生局有关规定实施。

(三) 医疗互助

1. 社区医疗互助

2004年1月,松江区实行《上海市市民社区医疗互助帮困计划》,区内凡按照国家和上海市政策,经政府动员支援外省市建设,在外省市单位工作现退休回沪松江区定居、已取得上海市户籍并由市总工会发放生活补贴的人员在每年缴费后,享受医疗互助帮困补贴。2004年,全区有1018名支内(支疆)退休回沪定居人员享受该医疗保障。2008年12月,松江区再次完善有关市民社区医疗互助帮困计划的实施事宜。

2. 少儿医疗互助

1991年和1993年,松江县相继实行《上海市中小学生、幼儿园儿童住院医疗保险》和《上海市婴儿住院医疗保险》。1996年9月,松江县根据《上海市中小学生、婴幼儿住院医疗互助基金》(简称《少儿住院基金》)规定,成立松江县中小学生、婴幼儿住院医疗互助基金管理委员会,下设办公室,处理日常事务,《少儿住院基金》规定参加对象、收费标准、享受待遇、定点医院。2003年,松江区《少儿住院基金》参加对象从原来的中小学生(含中专、职校、技校、特殊学校)在册的学生(包括外省市借读生)和具有上海市常住户口的学龄前儿童扩大到上海市学龄前的残疾儿童。2004年,《少儿住院基金》又将上海市外籍媳妇生育的学龄前子女、外籍就业人员并已在松江区民工学校接受义务教育的子女纳入基金覆盖范围。

2005年,松江区将全区已领取残疾证未入学的残疾未成年人以及上海市引进人才子女,已办居住证并在有效期内的学龄前儿童纳入基金覆盖范围。2006年,松江区将18周岁以下辍学学生以及高中毕业且在教育行政部门确认的学校内就读高复班学生(一年以内),纳入《少儿住院基金》覆盖范围,《少儿住院基金》覆盖对象从上海市户籍的少年儿童扩展至居住在松江区的非上海市户籍的少年儿童。2006年,全区少年儿童医疗保障达10万人;同年8月,区《少儿住院基金》办公室划入区红十字会辖。

3. 职工医疗互助

2000年12月,松江区凡参加上海市城镇职工基本医疗保险的城镇职工,均可参保由市职工保障互助会制订实施的《上海市在职职工住院补充医疗互助保障计划》,以帮助患病住院的在职职工减轻个人自负部分医疗费的经济负担。2001年后,全区退休职工参照上述医疗互助保障计划,由单位工会统一缴纳保障费。

七、松江农村赤脚医生、乡村医生

1952年,全国农村掀起走互助合作社道路的热潮;在这个历史背景下,1955年,松江县农村产生了不脱产保健员,每个高级社有2～3名保健员;至1959年4月,全县17个公社卫生院,下设81个保健室,共有1330名保健员和127个接产员。全县保健员的任务是做好防病宣传和发动联系工作,进行防病报病,小外伤(包扎)处理和常见病简单处理,协助卫生院(所)医生打好预防针。1960年,受经济条件限制,松江农村大队保健员逐渐减少;至1961年步入低谷。1963年,全县重新成立充实大队保健员308人,逐步使

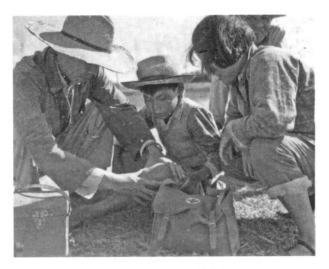

20世纪60年代松江农村赤脚医生

大队保健员队伍得到稳定。1965年后,全县大队保健员逐渐改称为半农半医,一半时间行医,并备有50～60种药物和基本诊疗器具;大队设有专项科目,建立账册。

1966年2月,泗联公社卫生院在上海市长宁区卫生工作队帮助下培训半农半医成为赤脚医生,这是松江县首批不脱离农业生产的农村初级医务人员。1968年,全县半农半医全部培训,易名为赤脚医生,全县13个公社、308个大队均成立大队卫生室,后改为农村合作医疗站,实行合作医疗制度。泗联公社金吴大队赤脚医生赵仁南常年边行医、边采草药,事迹突出,1969年作为上海市赤脚医生代表赴北京参加国庆天安门观礼。1968年,全县有赤脚医生410人,其中女性占50%。

1979年10月,松江县卫生局举办赤脚医生提高班,制定统一的普训教学计划。至1984年,先后在大港公社卫生院、车墩公社卫生院、县卫生职工学校共办8期,每期集中培

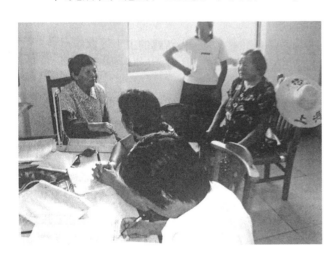

20世纪80年代松江乡村医生

训1年,包括临床实习,全县所有赤脚医生都参加提高班培训。县卫生局对凡在赤脚医生临床岗位工作满3年、通过普训考试各门功课及格、经临床考核合格者给予发证;1984年,全县获得合格证证书的有339人。另外有3人参加相当中专水平培训毕业,4人参加电视大学医学大专毕业,其中个别优秀人员选拔进入卫生院工作。

1985年3月,松江县卫生局根据市上海市卫生局规定,对赤脚医

生复训后进行统一考试,合格者改称为乡村医生,符合基本要求的改称为卫生保健员。全县936名赤脚医生中,发给乡村医生证书的有346人,发卫生保健员证书454人,其余136人培训1年后再考试。赤脚医生虽已成为历史,但为构建中国农村卫生保健网基础网底作用留下了光辉一页。1987年底,全县644名乡村医生中,有441名获得上海市卫生局颁发的乡村医生证书(其中435名获医士资格证书);乡村医生队伍的报酬仍然由乡(镇)、大队(村)负责。

1998年3月,松江县卫生局成立全县乡村医生系统化、正规化中等医学教育评估小组,对乡村医生中等医学教育开展评估。1999年,松江区卫生局在全区乡村医生队伍中开展执业资格认定工作。2000年6月,全区19个镇(街道)全部实施镇村卫生机构一体化管理,实现乡村医生管理和合作医疗基金管理彻底脱离,乡村医生纳入社区卫生服务中心统一管理范畴,稳定乡村医生队伍。2002年12月,在全区乡村医生中实行医师资格考试制度和医师执业登记注册制度,过渡期为2003年1月至2005年底,逾期仍未取得执业(助理)医师资格者不得聘用为乡村医生。2006年,松江区卫生局组织对乡村医生进行业务培训,全区326名乡村医生参加为期2个月(50学时)的远程医学教育,考试合格率98%。新浜镇胡家埭中心卫生室吴春华获2006年全国优秀乡村医生称号,受到国务院副总理吴仪接见。2007年3月,松江区区、镇两级财政拨资1800万元,在上海市郊率先解决256名符合条件的乡村医生镇保社会保障。同年7月,全区在岗、到龄离岗、因特殊原因离岗的乡村医生纳入基本社会保障制度。2008年,全区乡村医生经费实行区级统筹,稳定乡村医生队伍。

2010年5月,全区在岗乡村医生349人,其中退休返聘93名(26.65%),5年内达退休年龄99人(28.36%),5年以上157人(44.99%);有执业助理医师以上资质的245人(占70.20%)。2011年,松江区推行社区家庭医生制服务试点工作,全区66所村卫生室和166名乡村医生参与;2012年,扩展到86所村卫生室、260名乡村医生参与;2013年,以村为单位全区覆盖率达96.3%。

1985年松江县村卫生室乡村医生、卫生保健员情况表

乡名	村卫生室	乡村医生、保健员(人)			培训提高情况(人)			发证人数(人)	
		人数	男	女	参加县提高班一年结业	电大医科毕业	中专毕业	乡村医生发证人数	保健员发证人数
华阳桥	18	62	31	31	26	1	0	27	24
仓桥	14	45	24	21	17	1	0	18	23
五里塘	18	48	24	24	12	0	0	12	21
车墩	15	42	20	22	17	0	0	17	19

（续表）

乡名	村卫生室	乡村医生、保健员（人）			培训提高情况（人）			发证人数（人）	
		人数	男	女	参加县提高班一年结业	电大医科毕业	中专毕业	乡村医生发证人数	保健员发证人数
新桥	18	56	35	21	26	1	0	27	20
洞泾	13	34	19	15	13	0	0	13	16
泗联	11	33	16	17	17	0	1	18	8
九亭	16	49	25	24	10	0	0	10	29
佘山	24	67	32	35	24	0	1	25	29
天马	16	44	32	22	19	0	0	19	18
昆岗	18	42	23	19	14	0	0	14	21
大港	10	31	18	13	19	0	0	19	10
塔汇	16	42	16	26	20	0	0	20	13
新浜	25	71	39	32	18	0	0	18	48
古松	9	32	17	15	17	1	0	18	11
新五	13	52	24	28	15	0	0	15	35
泖港	19	54	31	23	20	0	1	21	24
张泽	17	68	37	31	17	0	0	17	43
叶榭	18	64	31	33	18	0	0	18	42
合计	308	936	484	452	339	4	3	346	454

1986～2000 年松江区(县)村卫生室乡村医生、卫生保健员情况表

年份	村卫生室数（所）	总人数（人）	乡村医生（人）			卫生保健员（人）
			小计	医生	医士	
1986	320	781	443	3	440	338
1987	315	644	441	6	435	203
1988	317	616	428	2	426	188

（续表）

年份	村卫生室数（所）	总人数（人）	乡村医生（人）			卫生保健员（人）
			小计	医生	医士	
1989	306	559	386	21	365	173
1990	306	565	405	20	385	160
1991	314	518	355	10	345	163
1992	314	598	429	12	417	169
1993	303	618	483	22	461	135
1994	314	640	514	16	498	126
1995	311	578	482	17	465	96
1996	310	574	503	20	483	71
1997	295	556	459			97
1998	278	516	436			80
1999	216	581	461			120
2000	216	581	461			120

2001～2013 年松江区村卫生室乡村医生情况表

年份	实现合作医疗和医疗保险的村（居）委会数（个）	村卫生室数（所）	乡村医生（人）			乡村医生（人）			
			小计	获得证书的乡村医生数	卫生员	小计	执业医师	执业助理医师	医士和保健员
2001	185	189	520	476	44				
2002	152	164	422	387	35				
2003	152	166	424	385	39				
2004	146	157	406	388	18				
2005	132	127	401	393	8	401	33	328	40
2006	146	146	400	371	29	400	33	328	39
2007	133	163	0	385					
2008	134	150	0	360					

（续表）

年份	实现合作医疗和医疗保险的村（居）委会数（个）	村卫生室数（所）	乡村医生（人）			乡村医生（人）			
			小计	获得证书的乡村医生数	卫生员	小计	执业医师	执业助理医师	医士和保健员
2009	139	150		360					
2010	138	146	349	307		307	23	222	62
2011	104	105	346	298		298	20	223	55
2012	145	125		281					
2013	146	127		284					

第二节　医疗技术

一、科室设置

1912年，松江建立江苏省第一所县立医院，也是松江第一所（公立）医院。松江最早创立的私立湘宗医院，于1920年11月正式对外开诊，设置西医临床内科、外科、妇科。1929年底，柯德琼接办后改院名、建新址，开设临床内科、外科、妇产科、肺科、皮肤科、花柳科、眼鼻喉科、牙科。

松江解放后成立的松江（市）人民医院，开设临床内科（兼儿科、干部门诊、传染科）、外科、妇产科，以及药房、化验室、行政科、医务科、财务室；1951年末，该院开设放射X光室。1954～1958年，该院改名为松江专区医院，临床科室设大内科、大外科、妇产科、儿科、中医科、五官科、传染科，医技科室设放射科、药剂科、检验科。1951年9月成立的松江县卫生院设大内科和大外科，1956年增设中医科。1953年3月，私立若瑟医院由松江县卫生院接收，至此松江已无私立医院。

1959年，松江县县级综合医院开设肺科；1960年，开设精神病科、血库（供应全县）、大超声波室；1961年，开设急诊室、皮肤科、麻醉室、传染性肝炎门诊；1962年，建立护理部、门诊部，开设骨科门诊、泌尿科门诊、口腔科门诊、儿科急诊；1963年，开设急性胃肠炎专科门诊；1964年，建立病理科和病史室；1965年，开展皮肤病防治科研工作。全县各乡镇卫生院开设3～6个临床科室。

1978年起，松江县分别成立县精神病防治院（1974年初建立县精神病防治站）、县泗泾医院、县传染病医院、县中医医院、县结核病防治院、县方塔医院，根据各所医院特点开设临床科室3～10个，医技科室3～5个，及专科门诊，逐步发展形成各自的专科特色。县级综合医院于1979年独立设泌尿科、胃科，二级分科逐步细化，内科设心血管、消化、呼吸、血液(风湿、肿瘤)、神经、内分泌、肾病7个专科(组),外科分设普外、胸外、神外3个专科(组),妇产科分设妇科(病区)、产科(病区)专科(组);1985年,独立设眼科、耳鼻咽喉科、麻醉科、针灸推拿科;1982年,成立B超室;1986年,成立激光室、微波室、老干部病房等。至20世纪90年代,县级综合医院临床科室设10～15科,医技科室设4～7科(室);乡、镇卫生院临床科室设5～8科,医技科室设3～4科(室)。

进入21世纪,随着医学科学的发展,松江区卫生系统医疗机构临床二级分科细化定位。2008年1月,全区综合医院大内科7个专科分别独立建制心内科、呼吸内科、神经内科、消化内科、血液风湿肿瘤科、内分泌科、肾内科;大外科3个专科分别独立建制普外科、胸外科,普外科又分为胃肠外科、肝胆外科;成立区危重病急救临床医疗中心,下设综合监护病房(GICU)。2010年,区中心医院进行科室、专业等资源整合,消化内科、胃肠外科、内窥镜中心组建成立区消化疾病诊治中心,相关的医技科室并入临床二级专科;根据区卫生规划和发展要求,成立区影像诊断中心、区检验检测中心、区病理诊断中心。松江区级医疗机构从各自医院层面,在科室专业齐全的基础上,将专业资源整合组建符合医院特点、发挥医院特长的专业科室和中心。区泗泾医院设肛肠专科,区方塔中医医院设骆氏(中医)妇科、中医内分泌、中医肛肠病学,区乐都医院设康复医学科(中心)。2006年8月,全区街道、镇社区卫生服务中心的科室设置统一按照市、区考核要求,根据业务工作需要作相应调整,成立全科门诊、社区防保科等。2013年,全区15所街道、镇社区卫生服务中心均设置康复医学科。

二、器械装备

明末清初,松江地区中医已应用国制刀、匕、剪、钳、针诸类手术器械和押舌、灸罩、喷壶、烙铁、药竿、双勾、银丝等医疗用具。1834年(清道光十四年),医学家、华亭人高文晋历经40余年编成《外科图说》4卷刊行,书中载有外科应用刀剪钳针各式物件全图,开创了松江(上海)医用器械图解之先河。1914年2月,产科医生吴宗亮在松江县开业,施行新式接生,始有西医在本地行医,使用木听筒、体温计以及刀、剪、钳、镊、钩等简单西式医疗器械。1945年抗战胜利后,私立德琼医院重建院产,购置20毫安X光机1台。当时县属2所公立医院诊疗仪器简陋,在松江解放接管时,只有旧病床20张、旧显微镜2架、旧普通手术床1张、旧产床1张。

1951年,苏南公立松江医院(松江专区医院)调拨到1台苏制(1935年造)200毫安X光机,万能手术床1台;1956年添置整形台;1957年添置第一台心电图仪。1960年,松江县人民医院添置A型超声波诊断仪、红外线理疗仪和1台X光机。1963年,县人民医院被上海市卫生局确定为县重点医院,添置万能手术床、万能产床、2台上海产跃进58型200毫安X光机。1958年,全县各公社卫生院先后添置了显微镜、血压仪、听诊器等基本的医疗设备,1978年,松江先后成立的县级医疗机构也陆续添置50毫安X光机、心电图仪等必备的医疗设备,至1983年,全县共有综合手术床21张,大小X光机50台,县、乡二级医疗机构根据《上海市综合性医院、区中心医院医疗仪器设备装备标准参考方案》《上海市地段医院医疗仪器设备装备方案》配备购置医疗设备。1983～1986 年间,全县县级医院等陆续购置 B 型超声波、脑血流图检查仪、自动血气分析仪、自动白血球计数仪、自动血小板计数仪、纤维胃镜、纤维宫腔镜、十二指肠纤维胃镜、激光治疗仪、微波治疗仪、心脏监护仪、眼科裂隙灯、500 毫安和 800 毫安遥控 X 光机、微型电子计算机、ND－82B 八联道髓点图仪、103 气象层析仪、气相色谱仪、全自动 1/10 万分析天平、XCT 微型电子计算机、荧光显微镜、环氧乙烷消毒设备等;各乡镇卫生院配置 50～100 毫安 X 光机、检验设备、下腹部手术包和计划生育手术包;部分卫生院还配置上腹部手术、骨科、五官科器械、A 超、心电图机、激光治疗仪等。

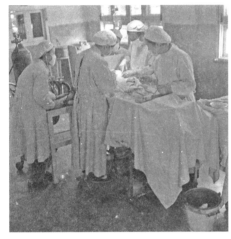
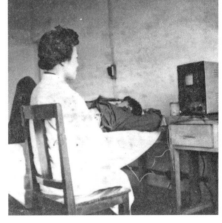

20 世纪 60 年代的手术室　　　　　　　　　超声波室(1964 年 10 月)

1990 年,松江县县、镇二级医疗机构基本达到Ⅱ级、Ⅲ级仪器设备项目水平的配置标准,部分医院还超出此配置标准。

1986 年松江县执行上海市城市各级医院仪器设备项目水平配置标准情况表

市级医院 （Ⅰ级）设备名称	区级医院 （Ⅱ级）设备名称	地段(街道)医院 （Ⅲ级）设备名称
800 毫安及以上 X 光机	400～750 毫安 X 光机	200 毫安 X 光机
CCU/动态心电图	心脏监护仪	心电图机
重症监护(ICU)	多道生理仪	B 型超声仪
头颅 CT	CCU/动态心电图	纤维胃镜
全身 CT	M 型超声诊断仪	苹果Ⅱ电脑
直线加速器	RU 型超声诊断仪	其他型号电脑

（续表）

市级医院 （Ⅰ级）设备名称	区级医院 （Ⅱ级）设备名称	地段(街道)医院 （Ⅲ级）设备名称
60 钴治疗机	纤维内窥镜	电动牙科椅
小型电子计算机	十二指肠镜	1/10 万光学分析天平
多功能自动呼吸器	肠镜	721 分光光度计
肝功能测试	气管镜	短波治疗机
血液透析装置	苹果Ⅱ电脑	激光治疗器
自动生化分析仪	电动人工呼吸器	
手术显微镜	病理检验设备	
手术 X 光机	血气分析仪	
	胎儿监护仪	
	阴道镜	
	同位素诊断仪	

1986～2000 年间,松江卫生系统共购置 5 万元以上医疗仪器设备 325 件;5 万～9 万元 139 件;10 万～49 万元 170 件;50 万元以上 16 件,累计资金 5782 万元;其中较大型仪器设备有:高压氧舱、800 毫安 X 光机、X 射线断层扫描成像系统、钴 60 回转运路治疗机、四通肌电诱发电位仪、美国太空实验室监护设备、全自动生化仪、彩超、血透机、产科中央监护网络系统、电化学发光免疫分析仪、气相色谱仪等。

1986～2000 年松江区(县)医疗机构添置 10 万元以上医疗仪器设备情况表

设 备 名 称	单价 （元）	数量 （台、套）	设 备 名 称	单价 （元）	数量 （台、套）
脑循环动力检测仪	188000	1	宫腔镜配套	189000	1
阿美达斯呼吸机	255000	1	电子膀胱镜	255000	1
口腔综合治疗机	127000	2	监护仪	120000	16
A/B 超声	190000	1	眼力健超声乳化仪	297000	1
四通肌电诱发电位仪	356800	1	眼科手术显微镜	321000	2
水处理系统	170000	2	血透机	850000	1

（续表）

设 备 名 称	单价（元）	数量（台、套）	设 备 名 称	单价（元）	数量（台、套）
高压氧舱	460000	1	VR 摄片机	430000	2
电子胆道镜	255000	1	800 毫安 X 线诊断仪	640000	1
美国太空实验室监护设备	650000	1	遥控透视 X 线机	148000	4
西门子快速换片机	120000	1	X 射线断层扫描成像系统	4290000	1
产科中央监护网络系统	255000	1	飞利浦 X 光机	260000	2
血球计数仪	136000	14	电子肠镜	180000	4
全自动生化仪	775000	2	数字式电子图像处理机	405000	1
三分类全自动血液分析仪	200000	3	240A 升级阴道直肠两用	110000	2
电化学发光免疫分析仪	630000	1	黑白超声波诊断仪	215000	3
自动细菌鉴定及药物测试仪	294000	1	超声波仪	315000	1
五分类全自动血液分析仪	350000	2	彩超	1518800	2
冰冻切片机	229000	2	经颅多普勒超声	120000	3
氩凝刀	100000	1	电视腹腔镜	280000	3
动态心电图	100000	3	手术电视 X 光机	185300	2
十二指肠镜主机	460000	1	电子胃镜	145000	4
太空监护多功能监护仪	145000	1	标准综合治疗台	116100	1
二级反渗透装置	118000	1	高压液箱色谱仪	230600	1
输氧设备	518900	1	配电设备	503750	1
电梯	425100	1	腹腔镜	280000	1
全自动生化电脑及软件	250000	1	帕萨特 SUV 轿车	269700	1
全顷 JX6541D－M 客车	226000	1	全自动白细胞计数仪	125000	1
热交换器	142500	1	钴源	139000	1
桑塔纳轿车	136800	9	钴 60 回转运路治疗机	255000	1
智能化摇风式 X 光机	695000	3	动态心脏监护仪	198000	1

(续表)

设 备 名 称	单价（元）	数量（台、套）	设 备 名 称	单价（元）	数量（台、套）
B超	189000	23	遥控闭路电视仪	100000	1
大容量冷冻离心机	250000	1	油路锅炉	204894	2
医用除颤仪	110000	2	依维柯汽车	231100	2
起亚救护车	183000	2	金杯救护车	240000	4
全顺救护车	253000	1	韩国现代医疗车	250000	1
金杯汽车	155367	9	网络设备一套	321000	2
标致汽车	243000	1	高效液相色谱仪	150000	1
半自动血液分析仪	122000	6	宫腔气探仪	320000	1
血液分析仪	130000	1	500WAX 光机	190550	1
二分类血球计数仪	100000	1	取暖锅炉	204894	1
气相色谱仪	354000	4	脑彩超	231100	2
激光血球计数仪	320000	2	中医电脑	155367	1
心电监护仪	510000	1	超声刀	354000	1

2001～2012 年,松江区区、镇二级医疗机构配置医疗仪器设备基本适应全区人口发展和居民各层次医疗需求的需要,二级医院全部符合医院等级评审标准,各镇(街道)社区卫生服务中心全部符合上海市示范性社区卫生服务中心建设标准。全区区级医疗机构 50万元以上的医疗仪器设备 132 套(台),15 所社区卫生服务中心平均每所有 1～2 台;100 万元以上有 66 套(台),其中 300 万元以上有 12 套(台)。

2013 年松江区二级公立医疗机构 100 万元以上医疗设备情况表

医 疗 机 构	设 备 名 称	数量（套、台、件）	价格（万元）
中心医院	核磁共振(1-5T)	1	1000
	64 排螺旋 CT	1	800
	16 排螺旋 CT	1	600
	2 排螺旋 CT	1	300

（续表）

医 疗 机 构	设 备 名 称	数量 （套、台、件）	价格 （万元）
中心医院	DSA 血管造影仪	1	400
	全数字双能骨密度仪	1	120
	全数字乳腺钼钯机	1	350
	全自动生化免疫流水线	2	1000
	细菌监测和药敏分析仪	1	100
	急诊全套生化分析仪	1	300
	微创腔镜手术设备	4	300
	全套手术系统	1	120
	电子胆道镜系统	1	100
	中央气体控制系统	1	100
	彩色多普勒超声仪	14	1500
	20 床中央监护仪	1	150
乐都医院	全身高档彩色多普勒超声仪	1	146.6
	数字化拍片系统	1	193
	悬吊式数字化拍片系统	1	139.7
	全自动生化分析仪	1	126
泗泾医院	彩色多普勒超声仪	4	547.8
	6 排 CT 仪	1	380
	数字胃肠机	1	209.7
方塔中医医院	数字胃肠机	1	156
	螺旋 CT	1	318
	数字 DR	1	278
	全自动生化仪	1	119.8
	彩色超声仪	4	471.5

（续表）

医 疗 机 构	设 备 名 称	数量 （套、台、件）	价格 （万元）
九亭医院	数字化成像系统	1	268
	RC 数字胃肠机	1	240
	彩色多普勒超声仪	1	128
	电子胃镜	1	100
	40 排螺旋 CT	1	529.8
妇幼保健院	彩色超声仪	3	545.3
	X 线诊断拍片系统	1	220
	罗氏 P 模块生化仪	1	100
	全数字化平板乳腺机	1	338.7

三、技术水平

（一）内科

古代松江以中医私人设诊行医为主，其中不乏诸多中医名家世家。民国时期始有西医内科，开设的私立医院和县属医院以内科为主，内科医师柯德琼、曹德箴等在本地享有名望。中华人民共和国成立后，松江公立医院开设内科，开始诊治内科系统常见病、多发病，兼治儿科等病患；1949 年底，设隔离病床收治传染病患者。1950～1958 年，接收和指导松江专区 9 个县的内科疑难病、晚期血吸虫病等传染性疾病患者的转院、会诊、抢救、治疗，开展对乙型脑炎等病的中西医结合治疗。1959 年，松江县人民医院成立心电图室、肺科病房，开展对恶性肿瘤、心脏病、阿斯综合症等各种疑难病例的诊治；1978 年，开展纤维胃镜检查。1986 年，松江县中心医院心内科临床应用心电监护；1988 年 8 月，成功救治 30 例农药叶樟散中毒病人，无一人死亡；1989 年 6 月，消化内科开展电子胃镜检查，成立胃镜室。1981～1990 年，全县医疗机构对 12 种传染病的治愈好转率达 97.40%，对活动性结核病治愈好转率达 80.00% 以上。

1991 年，县中心医院内分泌内科开展甲状腺功能全套检查和对甲状腺疾病的正规化治疗；1992 年，呼吸内科开展支气管镜和肺功能检查，神经内科开设相对固定的病区 30 张病床，大内科细分为神经、心血管、血液、内分泌、消化、呼吸、肾脏 7 个二级专业学科组，指定专业学科带头人，组织赴三级医院定向培养业务骨干，对病区按专业学科组进行组合安排；1993 年，建立心电监护室；1995 年，肾内科开设腹透室治疗尿毒症患者；开设心电监护病房（CCU），成功抢救室颤患者，开展起搏器安装；开设神经内科重病房。1996 年，县中心医院神经内科高血压脑出血颅内血肿碎吸研究被评为上海市医学领先学科医疗特色专科;同年,运用微创小孔锥颅碎吸内血肿治疗脑出血取得成功,该研究课题历时二个周期共8年于2003年通过鉴定;1997年,成立钴60肿瘤放疗中心,开展淋巴癌、乳腺癌、肺癌、肝癌、鼻咽癌等肿瘤放射治疗。1998年,区中心医院内分泌内科开展胰岛功能检测和C-肽测定,诊治糖代谢疾病;1999年,开展经皮动脉内部灌注治疗(介入治疗)恶性肿瘤,成立高压氧舱(室)。

2000年,区中心医院成立血液透析室;心内科与上海介入治疗中心合作,首次为3位病人成功安装永久性心脏起搏器。2002年始,全区内科系统医疗技术水平向系统化、专科化、规范化发展;2008年,大内科定位心内科、呼吸内科、血液风湿肿瘤科、肾内科、内分泌科、神经内科、消化内科7个独立建制的二级专科;实行科室重组,心电图室归入心内科,腹透室、血透室归入肾内科,脑电图室和高压氧舱(室)归入神经内科,内镜室归入消化内科,系统开展相应的检查和治疗。全区各

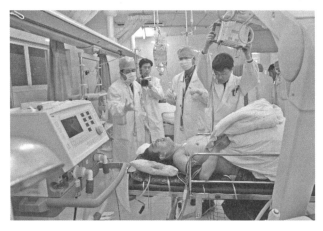

2005年4月4日,抢救上海佘山无机化学品厂7名掉落甲硫醇钠池中毒的工人

级医疗机构根据各自的功能定位、等级达标评审要求、示范性社区卫生服务中心达标标准开展内科业务和项目,在此基础上形成本单位特色和专长。2011年,区中心医院消化内科被评为区级重点学科建设,2012年又被评为市级学科建设。2013年,区中心医院神经内科、呼吸内科,区泗泾医院心血管内科,区乐都医院老年医学科被评为区级重点学科建设。

(二) 外科

民国时期,松江地区始有西医外科且医师很少,私立茸城医院以外科为主,一般仅施行简单的小手术,稍大手术介绍到市区医院。中华人民共和国成立后,县公立医院开设外科,上级分派的医科毕业生进院工作,诊治外科系统的常见病、多发病,兼治皮肤和五官科疾患。1949年9月,松江施行第一例阑尾切除手术;1950年,开展简单下腹部手术。1951~1956年,松江开展上腹部手术,施行大量的晚期血吸虫病患者脾脏切除手术;1957年,开展胸外科、骨外科和泌尿外科手术;1960年,开展颅脑损伤脑外科手术等;1970年,开展胃癌根治术、肝叶切除术等手术;1980年,开展直肠癌根治术、食道贲门癌手术等;1990年,开展肝脏肿瘤切除术、大脑半球肿瘤切除及小脑肿瘤全切术、胆石症综合治疗(胆道镜取石,经皮肤、肝、胆穿刺溶石)、腹腔镜手术(胆囊切除)、微创手术等。1992年,松江

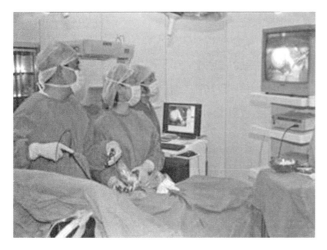

普外腹腔镜术

外科再次细分为普外科、胸外科、(神经)脑外科 3 个二级专业学科组;并有相对固定的病区床位。1993 年,松江成功抢救全国见义勇为先进分子赵德才;1996 年,成功抢救多脏器复合伤、血压为零病人。

2001 年,松江开展低位及超低位直肠癌切除保肛术中西医结合术后肿瘤治疗和肛肠病治疗等,全区外科医疗技术水平向专科化、微创化、规范化发展。2008 年,松江大外科定位普外科、胸外科 2 个独立建制的二级专科;在普外科中又设肝胆外科、胃肠外科 2 个三级专业组,胃肠外科并入消化中心。全区各级医疗机构根据各自的功能定位、等级达标评审要求和示范性社区卫生服务中心达标标准开展外科业务及项目,在此基础上形成本单位特色和专长。2012 年,区方塔中医医院中医肛肠病学被评为区重点学科建设。

(三) 妇产科

民国时期,松江地区开设的私立医院和县属医院一般设妇产科。中华人民共和国成立后,县公立医院设妇产科,诊治妇产科系统的常见病、多发病。1950 年,全县接生 515 名新生儿,无一例死亡。1953 年,松江施行第一例剖宫产手术,逐步开展子宫摘除、输卵管切除、卵巢囊肿切除、会阴联合手术(1957 年)等手术。1960 年,松江开展子宫肌瘤、宫颈癌、宫外孕等手术;1979 年,开展雷佛奴尔注入羊膜腔引产;1982 年,妇产科分为产科病区(专科组)、妇科病区(专科组);1988年,开展宫镜检查诊断、胎心监护;1990 年,开展阴道超声、乳腺红外光、腹腔镜诊断治疗妇科疾病,应用激光治疗妇科病,脐血流监测,胎儿中央远程监护。2000年,松江开展腹腔镜手术、无痛人流、新式剖宫产术、腹膜外剖宫产术、高危妊娠与检测、DIC 和妊娠合并心脏病心衰救治、超声刀临床应用;2003 年,开展妇科癌肿瘤根治术、宫颈 LEEP 手术、射频

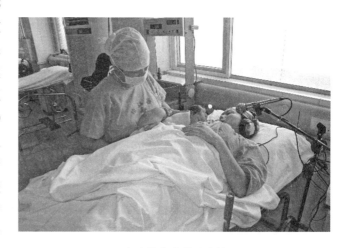

康乐待产式导乐分娩

消融技术、放射介入技术；2005 年，开展宫腔镜电切、宫颈癌的早期诊断和外阴癌根治手术；2008 年，开展排卵监测及不孕症诊治业务。

2001 年始，全区各级医疗机构妇产科和专科医院根据各自功能定位，开展相应妇产科业务和项目。松江方塔中医医院（骆氏）妇科入选海派中医妇科流派之一，分别入选 2009 年国家农村中医特色专科和 2012 年上海市中医特色重点学科。2011 年，区中心医院妇科、区妇幼保健院产科评为区级重点学科建设。2013 年，区妇幼保健院计划生育科被评为区级重点学科建设，区泗泾医院妇产科被评为区级特色专科建设。

（四）儿科

民国时期松江始有西医儿科，儿科医师高尔才颇有名望。中华人民共和国成立后，县公立医院不设儿科，由内科兼诊治儿科患者；儿科医师私人开业。1956 年，儿科医师进入松江公办医院后设儿科，诊治儿科系统常见病、多发病。1957 年，单列儿科病房，松江专区医院专题召开辖区 9 县县人民医院院长研究制定防治乙型脑炎工作。1959 年，松江县人民医院儿科独立建制，开展气管切开、脓胸闭式引流、心包穿刺、冬眠疗法等，收治消化系统、呼吸系统、败血症、中毒性疾症、心功能衰竭等疾病病孩。1962 年，松江开出儿科急诊；1976 年，开设中西医儿科门诊；1979 年，开展新生儿窒息、黄疸、溶血、硬肿症、缺血缺氧性脑病等新生儿疾病的系统诊治。1992 年，松江儿科细分为呼吸、新生儿、神经、肾脏、血液风湿、内分泌 6 个二级专业学科。2001 年，全区各级医疗机构儿科和专科医院根据各自功能定位，开展相应儿科业务和项目。2003 年，松江形成儿科二级专业学科组和特色：呼吸专业的规范哮喘治疗及开展哮喘雾化吸入；新生儿专业的全静脉营养技术应用；神经专业的多动症、多发性抽动以及癫痫的规范化治疗和神经疑难病例诊断；肾脏专业的尿微量蛋白检测、无症状血尿程序诊断、甲基强的松冲击治疗急进性肾炎和环磷酰胺冲击治疗难治性肾病；血液风湿专业的大剂量丙种球蛋白治疗血小板减少性紫癜及皮肤黏膜淋巴结综合症和白血病 MIC 分型；内分泌专业的小儿糖尿病、甲状腺疾病和性早熟及矮小症等疾病的诊断和治疗。2005 年，松江开展哮喘全球防治（GINA）方案，IVT703、706 两种过敏源检测。2013 年，区妇幼保健院新生儿科被评为区级特色专科建设。

（五）骨科

20 世纪 50 年代，松江县公立医院外科兼诊治骨科病患。1957 年，县公立医院开展骨外截肢手术，病人入住外科病房，由从事骨外科的外科医师诊治；以后逐步开展骨外科较复杂的手术；1974 年，单列骨外科病床（区），组成骨外科医师专业组，开设骨外科门诊；1985 年，骨外科改名骨科，独立建制和设置病区。1986～1999 年，松江先后开展显微骨外科神经吻合、骨折内固定、髋关节置换、良性肿瘤切除和植骨、恶性骨肿瘤截肢、血管吻合、股骨颈病灶清除加自体骨移植、髋臼骨折切开复位固定等手术。2001 年，松江各医疗机构骨科根据各自功能定位，开展相应的骨科业务和项目。2001～2009 年，松江先后开展微创技术治疗四肢骨折和椎弓根、膝关节镜、全膝关节置换、椎间融合固定和脊髓内肿瘤切除等手术。2012年,松江开展脊椎外科的微创小切口椎间盘切除术、PLF、PLIF、TLIF技术及非融合技术治疗腰椎管狭窄症及腰椎不稳症,椎管内肿瘤切除术,椎管成形技术在脊柱脊髓损伤中的应用,单节段固定技术在脊柱骨折中的应用;关节外科的关节镜下微创技术治疗胫骨平台骨折、膝关节镜下运动损伤修复、前后交叉韧带重建技术,人工髋关节置换、膝关节置换技术(已成熟);创伤外科的可吸收螺钉技术在四肢短管骨及关节内骨折中的应用,四肢骨折微创内固定技术。2013年,区方塔中医医院中西医结合骨伤学科被评为区级特色专科建设。

(六) 泌尿科

20世纪50年代前期,松江县公立医院泌尿外科仅开展包皮环切术、输精管结扎术、鞘膜翻转术、精索静脉曲张结扎术等简单手术。1956年起,县公立医院开展膀胱镜检查、肾切除、肾盂取石等手术,病人入住外科病房,由从事泌尿外科的外科医师诊治。1958～1973年,松江逐步开展肾盂肾盏切开取石术、肾癌根治术、UPJO整形术、肾错构瘤剜除术、膀胱输尿管再植术、膀胱肿瘤切除术、全膀胱切除＋回肠代膀胱术等。1974年,松江单列泌尿外科病床(区),组成泌尿外科医师专业组,开设泌尿外科门诊;1985年,泌尿外科改名泌尿科,独立建制和设置病区。20世纪90年代,松江开展膀胱肿瘤血管介入和肾脏肿瘤介入治疗;2002年,开展泌尿微创、膀胱颈荷包缝合悬吊法在前列腺摘除术中的应用、后尿道狭窄切除＋端端吻合、经尿道前列腺电切、尿道狭窄内切开、肾盂铸型结合肾盂肾窦切开取石、TVT吊带术治疗女性压力性尿失禁、后腹腔镜肾囊肿去顶、输尿管镜气压弹道碎石、开放性肾损伤修补、经皮肾镜术(PCNL)、小肾癌肾部分切除和尿动力检查等手术。

(七) 耳鼻咽喉科

解放前,松江中医喉科历史悠久且有一定名声。中华人民共和国成立后,县公立医院不设耳鼻咽喉科,病人到私人诊所就诊。1952年7月,中医师干祖望挂"松江城区第四联合诊所外科兼耳鼻咽喉科",是当时全国最早的中医耳鼻咽喉科招牌。1953年,县公立医院开设五官科(眼、耳、鼻、咽、喉)门诊,诊治五官常见病、多发病。1959年,松江开展鼻息肉摘除、扁桃体摘除、先天性耳前瘘管摘除等手术;20世纪60年代,开展上颌窦根治术、舌甲囊肿摘除术等;1973年,开展快速扁桃体挤切术;1979年,开展鼻咽癌、喉癌活组织检查诊断业务,实施间接喉镜下声带息肉摘除、会厌囊肿摘除、气管切开等手术,需住院的手术病人收治入外科病区,由耳鼻咽喉科医生负责查房治疗;1985年,耳鼻咽喉科独立建制,单列固定病床;1987年始开展喉显微手术;1988年,开展中耳乳突根治、喉癌半喉切除、喉癌全喉切除、上颌窦肿瘤上颌骨切除、面神经减压、腭咽成型等手术;1997年,开展耳声发射、声阻抗听力学检查;新生儿听力筛选列入上海市百人计划课题之一。2000年,松江开展纤维喉镜检查治疗;2002 年起,开展鼻内窥镜检查、电子喉镜检查、耳内窥镜检查、鼻内窥镜下鼻功能性手术等;2003 年,开展激光在耳鼻咽喉疾病治疗应用、激光治疗过敏性鼻炎等。至 2012 年,松江主要开展电子硬管喉镜检查、鼻内窥镜检查、电测听检查、声阻抗检查、鼻内窥镜手术、副鼻窦根治术、扁桃体摘除术、咽喉部息肉与囊肿显微摘除术、耳部瘘管与囊肿摘除术、部分喉癌手术、耳鼻咽喉科急诊手术,以及面神经麻痹、突发性耳聋等的综合治疗。

(八)眼科

1953 年,松江县公立医院设五官科门诊,诊治眼耳鼻咽喉常见病、多发病。1965 年,松江县人民医院有专职眼科医生诊治眼科常见病、多发病。20 世纪 70 年代末至 80 年代初,松江每年为盲眼病人施行白内障手术;1985 年,松江县中心医院眼科独立建制,单列固定病床,开展白内障囊内摘除、青光眼嵌顿等手术。1986 年,松江开展眼睑整形、斜视矫正、板层角膜移植、青光眼小梁切除、球内物取出、泪囊鼻腔吻合、视网膜脱离复位等手术;1995 年,开展白内障现代囊外摘除人工晶体植入术。2001 年,松江开展白内障超声乳化人工晶体植入、额肌止点下移

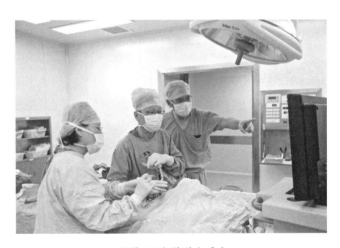
眼科、五官科联合手术

和直视下视网膜冷凝网膜复位手术;2002 年,开展眼球摘除义眼台植入、青光眼非穿透小梁切除和翼状胬肉切除自体角膜缘干细胞移植手术;2003 年,开展白内障超声乳化非球面人工晶体植入术。至 2012 年,全区各医疗机构眼科根据各自功能定位开展相应的眼科业务和项目,主要开展白内障现代囊外摘除人工晶体植入、视网膜复位手术、青光眼手术治疗、常见美容整形手术和眼外伤急救等。

(九)口腔科

解放前,松江地区有多家牙科私人诊所,以补牙、镶牙为主;1952 年起,牙科诊所并入联合诊所。1958 年,全县有条件的乡镇卫生院开设口腔(科)门诊(部)。1962 年,县公立医院开设口腔科门诊。1970 年,松江开展口腔颌面外科手术、整形外科手术(唇腭裂修补术、三叉神经分支撕脱切断术等),需要住院的手术病人入住外科病房,由口腔科医生负责诊治。1971 年,松江开展大面积组织缺损(肩、胸皮管、皮瓣)移植手术;1978 年,口腔科独立建制,单设病床,开展颌面部恶性肿瘤+颈淋巴结清扫术。1996 年,松江地区水氟含量

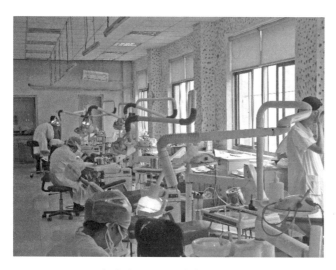

岳阳街道社区卫生服务中心口腔诊室

与龋病关系的研究课题获上海市科技成果奖。2005年，松江开展显微镜根管、正畸、种植治疗；2009年，开展呼吸睡眠综合症治疗。2011年，区中心医院口腔科被评为区级重点学科建设，设置口腔内科、口腔外科、口腔修复、口腔正畸4个二级专业学科组。

（十）皮肤性病科

1956年之前，松江的皮肤性疾病由外科医师诊治；1956年，县公立医院指定某外科医生专职诊治皮肤疾病。1961年，县人民医院开设皮肤科门诊，由皮肤科医师诊治皮肤常见病、多发病；1963年，皮肤科参加上海市卫生局稻田皮炎防治课题组，该课题于1978年获得卫生部（全国科技大会上）授奖。1978年，松江皮肤科独立建制，开展电灼、局部封闭、软疣铗除、微波治疗皮肤病。1980年，松江开展CO_2激光治疗宫颈炎、尿道口息肉、血管瘤、精液腺囊肿、混合痔、乳头状瘤、基底细胞癌、尖锐湿疣、纤维瘤、鳞状上皮细胞瘤等皮肤疾病；He-Ne激光照射治疗带状疱疹及带状疱疹后遗神经痛、皮肤瘙痒症、冻疮、急慢性溃疡感染、三叉神经痛、颞颌关炎、盆腔炎以及自体疣埋植免疫术等。2001年，全区各医疗机构根据各自功能定位开展相应的皮肤科业务和项目，至2012年，开展的主要项目包括痤疮、荨麻疹、湿疹、各种癣、银屑病、接触性皮炎、药疹、瘙痒症、带状疱疹、瘢痕疙瘩、各种疣、斑秃、疥疮、皮肤血管炎、大疱性疾病、结缔组织、皮肤肿瘤、皮肤性病等疾病的诊治。

（十一）麻醉科

中华人民共和国成立后，县公立医院设手术室，对病人施行手术时由主刀手术医师医嘱麻醉方案，助理手术医师和手术护师实施麻醉；1954年后，施行手术时指定某外科医师侧重麻醉工作。1959年，县人民医院成立麻醉医师组专职麻醉工作，隶属外科；早期的麻醉药物仅有氯仿和乙醚，采用开放式点滴麻醉方式，"文化大革命"中开展针刺麻醉。1985年，县中心医院麻醉科独立建制，开展椎管内麻醉和气管内麻醉，从全麻到静吸复合麻醉。20世纪90年代，松江开展麻醉应用于临床晚期肿瘤病人止痛、术后镇痛、人流、门诊无痛胃镜等。2000年后，全区各医疗机构根据各自功能定位开展相应的麻醉科业务和项目，开展腰-硬联合阻滞，有创压力监测、控制性降压技术，运用进口和国产麻醉机、麻醉工作站、麻醉多参数监护仪，配备标准手术间，严密监测患者的心率、血压、呼吸、血氧饱和度等，最大限度保障患者术中、术后医疗安全。2006年，区综合医院成立麻醉苏醒室。

（十二）放射科

解放前，松江私立德琼医院有 20 毫安 X 光机（西门子）1 台，开展简单的透视和摄片业务。1951 年，苏南行署调拨 1 台苏式 200 毫安 X 光机（旧机）给松江，并在县公立医院成立 X 光室，开展摄片和透视业务。1960 年和 1963 年，县政府下拨专项经费添置 3 台 X 光机（其中 2 台是上海产 200 毫安），20 世纪 60 年代始开展钡剂灌肠、胃肠造影、子宫输卵管造影、支气管造影、静脉肾盂造影等。1978 年，县综合医院成立放射科；1993 年，开展 CT 诊断和介入治疗；1997 年，开展钴 60 放射治疗；1998 年，介入疗法临床应用广泛并向深度发展，治疗多种（肝癌、肺癌、肾癌等）良恶性肿瘤。2001 年，全区各医疗机构根据各自功能定位开展相应的放射科业务和项目，普片设备更新换代使普片诊断上一个台阶；2003 年起，先后添置 GE‑Ⅱ 数字胃肠机、DSA、钼靶、CR 等设备并开展相应的临床诊断；2006 年，添置高分辨率 CT、DR 等设备运用于临床开展肝、肾、胰、垂体、盆腔脏器多期增强扫描和诊断；2009 年，添置核磁共振机（MRI）应用于临床。2011 年，成立松江区区域影像诊断中心，实现全区影像诊断资源共享，提高临床诊断质量和水平。

（十三）检验科

解放前，松江地区地方医院、私立医院的化验室只能做简单的化验。中华人民共和国成立后，县公立医院化验室只有 1 台显微镜，仅能做三大检验常规；20 世纪 50 年代承担大量血吸虫普查检验工作；1960 年，化验项目扩展，逐步开展尿、钾、钠、氯化钠测定，计算腹水量测定，B.S.P 肝功能测定，转氨基酶测定，CO_2 结合力测定等工作。70 年代，松江开展抗"O"、肥达氏试验、冷凝集试验等免疫项目，双糖管肠道致病菌检测，常见生化肝、肾功能、电解质项目检测。1985 年，县中心医院检验科细化分免疫、生化、临检、血库 4 个专业学科组；1987 年，建立细菌室；80 年代中后期，开展 AFP、免疫球蛋白、HAA 等生化检测项目以及 β‑HCG、AFP 等放射免疫分析；90 年代，开展甲状腺功能测定系列项目，以及全自动血球计数、全自动生化、尿 10 项生化、全自动血凝等测定；2000 年，开展半自动细菌鉴定。区综合医院成立中心实验室，配合临床开展 20 余项免疫放射学实验诊断技术和科研工作。全区各医疗机构检验科根据各自功能定位开展相应的检验业务和项目。2003 年，松江开展全自动模块式免疫生化分析，HIV 检验；2006 年起开展急诊生化检测。2011 年，成立松江区区域临床检验中心，实现全区检验资源共享和同质化检验检测服务。

（十四）松江区危重病临床医学急救中心

2008 年 5 月，松江区危重病临床医学急救中心成立，该中心整合区中心医院急诊危重病学科和区医疗急救中心的资源，联合区内 5 所二级综合性医院和 14 所社区卫生服务中心，组建一支高素质的急救网络队伍，建成区域性急救医疗网络；实现急救资源共享、信息互通以及院前急救——院内抢救——综合监护病房（GICU）无缝隙链接，提升急救能力和对急危重病人的抢救成功率。

（十五）松江区医学康复中心

2012年，松江区被市卫生局推荐为全市建立完善康复医疗服务体系4个试点地区之一；同年11月，松江区医学康复中心（上海市第一人民医院乐都康复中心）成立，内设物理治疗室等7个不同功能的康复治疗室，配备先进的康复医疗设备，拥有麦肯基、赛乐棒等先进的科学治疗技术、运动处方核心技术。2013年5月，区医学康复中心启动国际CAPF认证工作，运用CAPF标准对康复中心康复治疗流程、制度进一步优化和完善，与全区15所社区卫生服务中心建立一个康复网络平台，指导方松街道社区卫生服务中心开展脑瘫儿童医学康复和15所社区卫生服务中心康复医学科业务。

第三节　医疗业务与服务

一、医疗业务

（一）区（县）级医疗机构医疗业务

解放前，松江先后曾有过4所公立医院，主要诊治对象是党、政、军警、机关公职人员，也适当对外开诊。松江普通老百姓的疾病主要由当地私人诊所、私人医院和个体开业医生诊治，以中医为主。

1949年6月，松江市成立市人民医院，负责松江地区（包括松江县）的医疗业务，以及松江地委、松江市的公费医疗任务。1950年7月，松江县成立县卫生所，1950年8月更名为县卫生院；同月，县卫生院接收若瑟医院，更名为松江县人民医院，负责全县的医疗卫生业务。1951年2月，成立松江县妇幼保健所，承担全县的妇女儿童保健工作；同年6月，成立县血吸虫病防治站，主要承担全县的血吸虫病防治工作。1951年冬至1952年6月，松江县又先后成立县辖7所区卫生所（全民性质），分别负责本县域内的医疗卫生业务。1953年9月，成立松江县结核病防治所，是当时全国首家县级结核病防治医疗机构，负责全县的结核病防治工作（1981年11月，更名为松江县结核病防治院）；同年，苏南公立松江医院改名为松江专区医院，负责专区所辖9县的医疗业务指导，以及血吸虫病、农村常见病、多发病的危重疑难病例转院诊治工作。1958年11月，由于国内部分区域调整，松江专区医院归属松江县，松江县将原松江县人民医院并入该院后组成上海市松江县人民医院，负责全县的医疗业务；同年，组建松江县浦南医院（亭林镇），主要承担松江县浦南地区的医疗业务工作；1966年10月，上海市内区域调整，浦南医院划归金山县。

1974年，松江县成立精神病防治站；1978年9月，更名为松江县精神病防治院，收治各种精神病患者,负责全县精神病防治业务。1979 年 6 月,泗联公社中心卫生院扩充医技人员后转为县属综合性泗泾医院,负责松江县东北部地区的医疗业务工作。1980 年 8 月,成立松江县传染病医院,主要收治全县传染性肝炎、乙脑、伤寒、麻疹、流脑等传染病,负责全县传染病医疗、预防业务。1981 年 10 月,成立松江县中医门诊部;1986 年 8 月,成立松江县中医医院,设中医内、外、妇、儿、针灸、推拿等科室,开展中医医疗业务。1986 年 9 月,成立松江县方塔医院,开设内科、外科、儿科、妇科、中医科等临床科室,负责松江城区东部地区医疗业务。

1995 年 5 月,撤销县传染病医院和县结核病防治院,合并成立松江县乐都医院,继续保持原来的传染病、结核病医疗业务,同时开展综合性医疗业务。1996 年 7 月,撤销县方塔医院和县中医医院,合并成立松江县方塔中医医院,保持原来中医医疗业务特色,开展中西医结合医疗业务,成为中医综合性医院。2006 年 12 月,成立松江区九亭医院,开设内科、外科、妇产科、儿科、泌尿科、中医科等临床科室,主要承担松江区东北部(与市区相邻)九亭地区的医疗业务。

(二) 社区(乡镇)医疗机构医疗业务

1950～1957 年,松江县私人开业医生在自愿结合、集体经营、民主管理、政府领导的原则下组建联合诊所,为所在区域内老百姓开展医疗、预防、卫生服务,弥补公立医疗机构的不足,是集体所有制医疗机构的雏形;1958 年,松江县各乡镇合并联合诊所成立乡医院,后更名为乡卫生院、公社卫生院。全县各乡卫生院在经济上为自给自足单独核算的集体性质医疗机构,承担着农村三级医疗卫生保健网承上启下作用和所在区域老百姓医疗预防任务。

1986 年,松江县 19 所乡镇卫生院门诊 828481 人次,占全县县、乡二级医疗机构总门急诊 1599882 人次的 51.78%;出院病人 24215 人次,占全县总出院病人 37982 人次的 63.75%;病床数 608 张,占全县总病床 1643 张的 37.01%;房屋总面积 40398 平方米,固定资产 337 万元,流动资金 101 万元。

2000 年,松江全面实施《松江区镇、村卫生机构一体化管理实施办法》,经过撤、并、医疗资源整合,15 所街道、镇社区卫生服务中心完成标准化建设和验收,完成中医药服务达标建设验收,纳入区公立医疗机构管理范畴,从集体医疗机构演变为一级公立医疗机构,承担所属街道、镇辖区内的综合医疗卫生服务功能。2011 年,松江推行社区家庭医生服务试点,全区有 40052 户、99372 人签约,并将常住人口纳入服务范围;至 2013 年底,全区累计签约家庭 13.69 万户,签约 39.99 万人,户籍人口签约率 62.21%,常住人口签约率 25.47%,其中重点人群签约率 97.30%。松江的家庭医生制服务在社区现有全科团队的基础上,优化建立以家庭医生为核心、社区护士等其他卫生人员为成员的家庭医生服务团队,延伸、拓展、精化、提升家庭医生制——社区卫生服务内涵和质量。

二、医疗服务

(一) 门诊

　　松江地区始有中医后,一般就在其居所或中药堂内开设诊室或坐堂诊治,对外施诊行医,若患者病情危重或不能搬移动的,医生便出诊行医。1912 年,松江建立第一所医院始有门诊,门诊一般只设内科、外科或某一科,稍有规模的医院加设妇、儿、五官、肺痨、皮肤花柳诸科。1929 年,松江改建的私立德琼医院门诊科目较全;专科医院仅设某一科门诊。

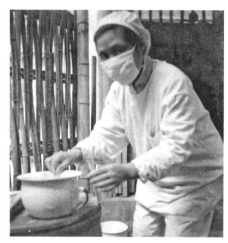
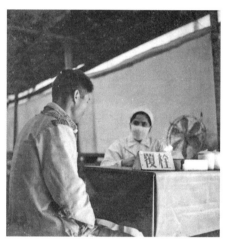

1964 年松江县人民医院肠道采样　　　　1964 年松江县人民医院肠道复检

　　1949 年 6 月,成立的松江人民医院是松江解放后的第一家公立医院,门诊开设大内科、大外科、妇产科;1951 年成立的松江县卫生所(院)对外门诊。1951～1952 年,松江实施劳保、公费医疗制度,门诊业务量逐年增长,门诊科目也随之增加;至 1958 年,门诊科目有内科、外科、妇产科、儿科、肺科、传染科、口腔科、五官科、中医科、针灸科等。1958 年,松江县相继成立的各乡镇卫生院,根据各自的医技力量和实际情况,门诊科目一般设内科、外科、妇科等 3～6 个。同年,县人民医院年门诊量达 9.9 万人次。1960 年起,门诊工作量逐年增长;针对全县国有、集体企业相对较多,松江县实施公费和劳保医疗在市、县医院与基层医疗机构之间建立转诊制度和门诊协定处方的办法,缓解县级医院的门诊压力。

　　1979 年,县级医院门诊一般开设 9～15 个临床科目,县人民医院开设 15 个临床科目,县泗泾医院开设 9 个临床科目;各公社、镇卫生院视其医技力量和实际需求,门诊一般开设 9 个以内临床科目。1979 年,县人民医院年诊疗 429311 人次,县泗泾医院年诊疗 157385 人次;1986 年,县中心医院年诊疗 417196 人次,县泗泾医院年诊疗 177172 人次,全县 19 所乡镇卫生院年诊疗 828481 人次。1990 年,全县卫生系统年诊疗 143 万人次,其中县级医疗机构 69 万人次,占 48.3%;乡镇卫生院 74 万人次,占 51.7%。

1980 年，县人民医院开设主任医师和副主任医师门诊，后改称为专家门诊；1992 年，洞泾乡卫生院和松江镇卫生院分别聘请上级医院(副)主任医师率先在全县乡镇卫生院中开设专家门诊；此后县、乡二级医院相继开设专家门诊；一般县级医院开设 10～20 个科目，乡镇卫生院开设 5～10 个科目，视其实际需求而设。区(县)级专科医院利用其特色优势开设专科专病门诊，19 所乡镇卫生院聘请上级医院专家开设专科专病特色门诊。仓桥镇卫生院早在 1968 年发挥本院特色开设痔疮专科门诊。全区各医疗机构认真落实上海市卫生局颁布的十佳便民措施，同时根据本院特点和实际情况增加门诊服务项目。2003 年 9 月，区中心医院延长门诊时间(夜门诊)，下午 17:00～22:00 时，开设内科、外科、妇科、儿科、皮肤科夜门诊；区方塔中医医院开展门诊中药代煎代配送服务；区泗泾医院对特殊门诊病人由护理心理辅导师 1 对 1 进行心理疏导等。在全区范围内，由区卫生局医管科牵头，利用市、区级医院优质资源，开展远程心电图诊断、区域影像诊断、区域生化检验检测等。2013 年，全区区级医疗机构和社区卫生服务中心开设的专家、专科门诊基本覆盖临床一级科室和二级专科；区中心医院有 101 名(副)主任医师参加专家门诊；区方塔中医医院利用其中医和中西医结合优势，除有 21 名(副)主任医师参加专家门诊外，另有 21 名高年资主治医师开设不孕不育症、乳腺病、脾胃病、脑病等专病门诊；区妇幼保健院也有 8 名高年资主治医师开设不孕不育症、外阴宫颈炎(病)、妊娠期糖尿病等专病门诊。2013 年，全区卫生系统年诊疗 6511622 人次，其中区级医疗机构 3479668 人次，占 53.44%；街道、镇社区卫生服务中心 3031954 人次，占 46.56%；全年专家、专科、专病门诊 599179 人次，其中专家门诊 310864 人次、专科门诊 214411 人次、专病门诊 73904 人次。

(二) 急诊

1960 年之前，松江县医院均不设急诊，病情较急的病人在门诊时间段由门诊医生诊治处理，不在门诊时间段的或门诊医生来不及处理的患者由病房值班医生诊治处理，病情危重的直接送入病区由值班医生诊治处理或抢救。1961 年，县人民医院开设急诊室，设急诊抢救室和急诊观察床 2 张，仅限于内科、外科、妇产科的危、急、重病人，急诊医生由病房值班医生兼，在急诊室护士电话呼叫后速赶到急诊室紧急诊治处理，一般仅作洗胃、腰穿等，危重的即送病区或手术室抢救、手术。1962 年，县人民医院又开出儿科急诊，扩大急诊用房，增加观察床，增添抢救设备；由于急诊病人逐渐增多，内科、外科单独安排急诊值班医师；每天急诊病人一般在 30～60 人次。1971 年，泗联公社中心卫生院开出急诊，仅限内科、外科、妇产科等急危重病人，在紧急诊治处理后病情无缓解者即转送上海瑞金医院；1982 年，该院设急诊室，下设抢救室和急诊观察室。全县各乡镇卫生院不设急诊，但遇急诊病人会作基本处理，然后转送上级医院。1989 年 5 月，上海市卫生局印发《关于对危及生命的病人必须先抢救，同时办理付预缴金的通知》，全县各医院均严格遵守此规定，并实行急诊医师首诊负责制。1979 年，全县急诊总计 29362 人次。

1990 年，县中心医院设急诊科，配置急救设备，下设急诊抢救室、急诊观察室(内设观察床 10～20 张)、急诊补液室(内设补液简易床 20 张),专门成立护理单元,实行病房化管理。松江县 19 所乡镇卫生院均设抢救室,配备简易急救器材、药物,遇有急症、重危病人作应急处理后即转送上级医院救治。1996 年,县中心医院急诊科独立建制,内科、外科急诊医师相对固定,每半年轮换。同年,县方塔中医医院开出急诊,急诊范围限于内科、外科、妇科、儿科;该院于 2004 年成立急诊科,发挥中医和中西医结合特色应用于急诊病人诊治。1999 年,全区急诊 78537 人次。

　　2006 年,区中心医院急诊科组建为急诊危重病科,下设急诊室、急诊抢救室、急诊留观室(设病床 20～30 张)、重症监护(综合)病房(GICU 病床 20 张),急诊科医师(以内科为主)固定,按规定比例配置高、中、初级职称急诊医师,配备全班护理人员、医技科室急诊设

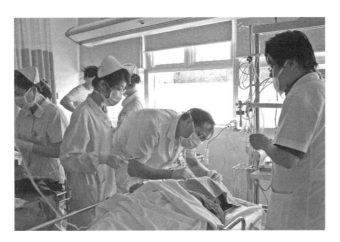

施和人员,实行抢救治疗、重症监护等急救处治和预检、挂号、就诊、检验、摄片、收费、发药等全套服务。2008 年 5 月,区卫生局批准区中心医院急诊危重病科组建为松江区危重病急救临床中心,急危重病人的诊疗模式由原来的分诊式发展为由 GPS 定位系统与 120 急救中心联合实行的院前急救-院内抢救-综合监护病房的一体化抢救模式,提高抢救成功率。2008 年,区泗泾医院成立急

中心医院医务人员抢救车祸伤员

诊科,配备相应的急救设备和设施,配全急诊医护人员;2011 年,区九亭医院成立急诊科。全区各综合医院均开展(通)绿色急诊抢救通道等便民措施;各街道、镇社区卫生服务中心不设急诊,但配有简易急诊设备,在遇急危重病人时作基本抢救处理后即送上级医院救治。2013 年,全区急诊 371706 人次。

(三) 住院

　　解放前,松江开办的医院住院病床较少,一般在 5～50 张,教会若瑟医院病房还分为头等、二等、三等、四等 4 等级,传教士用头、二等病房,收治平民用普通病房;住院需预缴住院费,有的需付足保证金、立下保单才能住院。松江的综合医院一般设内、外科病房,产科医院仅设产科病房。

　　中华人民共和国成立后,县公立医院面向全体民众,有些危急重病人在抢救治疗后再收费,个别特殊困难者由民政部门与医院共同承担。1951 年,松江实施劳保和公费医疗,随着住院病人增多,县医院扩大病区,增加病床。1953 年,全县医院病床从解放时的 118 张增至 255 张。1954 年,松江县已无私立医院,各乡镇成立的联合诊所一般不设病床。

1958 年，县人民医院设病床 275 张，收治内科、外科、妇产科、儿科等病人；各乡镇分别成立卫生院，根据条件和需要设简易病床 5～10 张，个别卫生院设 30 张，收治简单的内、外科病人，缓解了住院困难问题。1965 年，全县病床 523 张，其中县人民医院 360 张；治愈好转率、病床周转率、病床使用率较 1957 年有所提高；病死率、出院者平均住院天数有所下降。

"文化大革命"初期，在病房推行医、护、工一条龙，松江的医疗服务质量整体下降。1978 年，松江医院的病房管理、制度逐步恢复；1983 年，根据需要设置条件较好的干部病房；1985 年，率先在产科设置条件较好的家庭化病房。临床二级专科建设首先在病房中予以发展，1992 年，县中心医院内科和外科分设心血管、消化、呼吸、内分泌、神经、血液、肾内、普外、胸外、神外、消化外等二级专业（科）组，相对固定专业（科）组病床和医师。1979 年，全县总病床数 1577 张，其中县级医院 770 张，乡镇卫生院 424 张，市属企事业单位等其他医疗机构 303 张。1999 年，区卫生系统医疗机构总病床数 2846 张，其中 6 所区级医疗机构 1316 张，18 所镇卫生院 1530 张；年出院总人数 45863 人次，出院病人治愈好转率 94.22%，病床周转率 16.33 次/床，病床使用率 85.15%，出院者平均住院 12.68 天。

2008 年，区级综合性医院根据各自的专业特色单独设置心血管内科、呼吸内科、神经内科、内分泌科内科、消化内科、肾内科、血液肿瘤风湿科、普外科、神经外科、胸外科、消化外科、肿瘤科、肛肠科、乳腺外科等专科病区（房），每个专科病区设置 30～60 张病床，收治专科病人，开展专科诊治。全区各街道、镇社区卫生服务中心在服务功能转型中继续保持住院病床，住院对象以慢性病、康复性、老年人为主。2013 年，全区卫生系统总病床数 4184 张，其中 7 所区级医疗机构 2314 张，15 所街道、镇社区卫生服务中心 1870 张；年出院病人 76029 人次，其中区级医疗机构 67210 人次，占出院总数的 88.4%，街道、镇社区卫生服务中心 8819 人次，占出院总数的 11.6%。

松江区医疗机构(部分年份)住院病床数情况表

医 疗 机 构	开设住院时间	初始病床数(张)	1979 年病床数(张)	1999 年病床数(张)	2013 年病床数(张)
中心医院	1949 年 6 月	30	520	470	805
方塔中医医院	1996 年 3 月	170		170	225
泗泾医院	1958 年 7 月	10	150	200	300
妇幼保健院	1984 年 12 月	50		86	236
精神卫生中心	1978 年	80	100	200	450
九亭医院	2008 年 4 月	100			148
乐都医院	1995 年 5 月	190		200	150
岳阳街道社区卫生服务中心	1974 年	30	30	60	

（续表）

医 疗 机 构	开设住院时间	初始病床数（张）	1979年病床数（张）	1999年病床数（张）	2013年病床数（张）
永丰街道社区卫生服务中心	1968年	10	30	70	147
中山街道社区卫生服务中心	1959年9月	5	30	145	145
方松街道社区卫生服务中心					
新桥镇社区卫生服务中心	1958年12月	12	30	130	150
洞泾镇社区卫生服务中心	1985年	30		157	137
九亭镇社区卫生服务中心	1980年5月	15		120	50
新浜镇社区卫生服务中心	1958年	13	40	80	120
泗泾镇社区卫生服务中心					
佘山镇社区卫生服务中心	佘山卫生院1961年	10	20	110	280
	天马山卫生院1964年	20	40	130	
泖港镇社区卫生服务中心	泖港卫生院1966年	10	30	120	270
	新五卫生院1968年	10	30	78	
叶榭镇社区卫生服务中心	叶榭卫生院1964年	12	34	134	100
	张泽卫生院1965年	30	50	30	
车墩镇社区卫生服务中心	车墩卫生院1979年	18	30	108	230
	华阳桥卫生院1958年	26	30	150	
小昆山镇社区卫生服务中心	小昆山卫生院1980年	9		80	105
	大港卫生院				
石湖荡镇社区卫生服务中心	石湖荡卫生院1959年	20	20	76	136
	李塔汇卫生院			30	
合　　计		361	1214	3134	4184

1986～2000 年松江区（县）卫生部门公立医疗机构业务情况表

年份	诊疗总次数(人次)	门急诊次数	全身健康检查人数(人次)	期末实有床位数(张)	期初留院人数	期内入院人数	期内出院人数 总计	小计	治愈	好转	未愈	死亡	期末留院人数	实际开放床日总数(天)	平均开放床位数(张)	实际占用床日总数(天)	出院者占用总床日数(天)	治愈率%	好转率%	病死率%	病床周转次率/床	平均病床工作日(天)	病床使用率%	出院者平均住院日(天)
1986	616226	1521684	7475	1643	873	45392	45271	40852	24425	13783	1340	283	994	594846	1643	406780	389884	59.79	33.76	0.69	27.55	247.58	68.37	8.61
1987	601769	1522612	17714	1633	994	48128	48113	40763	23048	15105	1922	366	1309	558470	1633	420465	414029	56.54	37.06	0.90	29.46	257.48	75.29	8.60
1988	536679	1454815	18114	1664	1309	56142	56091	49488	30450	17385	1982	343	1360	532712	1664	463594	478684	61.53	35.13	0.69	33.70	278.60	87.02	8.53
1989	497604	1382524	33998	1704	1306	44275	44519	35509	20426	13035	1022	301	1237	594926	1703	460239	376596	57.52	36.70	0.85	26.14	270.25	77.36	8.46
1990	432281	1338852	22723	1783	1237	43910	44107	36918	21114	13672	1397	360	1130	603591	1783	503067	371704	57.19	37.03	0.97	24.74	282.15	83.35	8.43
1991	514281	1389087	50920	2109	1434	42258	42098	35283	20116	13023	1465	364	1630	768987	2107	606962	507365	57.01	36.91	1.03	19.98	288.07	78.93	12.05
1992	493037	1404730	43040	2074	1630	47608	47659	41332	25354	13918	1335	417	1579	759084	2074	656711	529370	61.43	33.67	1.00	22.98	316.64	86.51	11.11
1993	358106	1269298	75793	2156	1579	44694	44644	39135	23129	14203	984	334	1627	786354	2154	617409	503876	59.10	36.29	0.85	20.72	286.63	78.52	11.29
1994	290145	1165149	127260	2294	1627	42677	42391	37273	21607	13961	952	267	1614	817842	2210	628936	511590	57.97	37.46	0.72	18.92	280.78	76.90	12.07
1995	189001	1132346	119938	2440	1613	40883	40901	35774	24595	10409	1068	302	1595	856300	2346	643640	523526	66.88	28.30	0.82	17.43	274.36	75.16	12.80
1996	1317213	1243657	130734	2552	1595	37548	37294	34234	21487	10764	1206	316	1849	946506	2586	698008	493088	62.77	31.44	0.92	14.42	269.91	73.75	13.22
1997	1466889	1341566	19243	2529	1849	41405	41362	38608	23719	12882	1177	299	1892	921535	2525	709633	497086	62.30	33.37	0.77	16.38	281.02	77.00	12.02
1998	1459243	1401474	27483	2552	1892	45080	45038	42881	24307	15747	1309	318	1934	931278	2551	752081	525894	56.68	36.82	0.74	17.66	294.81	80.76	11.68
1999	1534074	1467912	29715	2811	1934	46238	45863	42903	24352	16097	1628	388	2309	1025379	2809	873078	448283	53.03	34.36	0.84	16.33	310.81	85.14	9.77
2000	1755079	1745895	22092	2948	2309	44605	44356	41254	23294	15254	1746	366	2558	1072408	2930	948403	705078	56.46	36.98	0.82	15.14	232.68	88.44	15.89

说明：本表数据为松江区（县）卫生系统内一、二级医疗机构合计数。

2001～2013 年松江区卫生部门公立医疗机构业务情况表

年度	诊疗总人次	门急诊人次	年入院人次	年出院人次	病床使用率（％）	平均住院日（天）	开放床位数（张）	手术人数（人）	治愈率（％）	好转率（％）
2001	1641514	1637071	44756	44680	90.83	17.23	3079	8264	57.01	35.94
2002	1766856	1764425	48752	48364	98.34	20.99	3197	8671	49.63	41.65
2003	1928871	1926700	50300	49866	99.13	19.93	3284	8884	50.24	41.3
2004	2121218	2104241	52455	52376	98.80	15.96	3466	10673	52.89	39.52
2005	2412381	2399635	56600	56147	93.81	15.45	3701	12752	50.78	41.65
2006	2586867	2575459	54438	54438	87.20	15.67	3832	13005	49.52	41.96
2007	2928461	2914360	56451	56451	86.30	14.79	3856	14184	49.26	42.52
2008	3473660	3460452	59040	59040	92.10	15.55	3748	15363	47.63	43.95
2009	4158469	4138226	65447	65447	91.56	14.66	3895	17514	45.68	46.52
2010	5461949	5427658	73000	72550	93.12	14.91	3972	20041	55.03	38.83
2011	5962947	5924409	74068	74068	87.89	17.89	4049	26751	56.27	37.2
2012	6189343	6145771	79166	79166	90.19	14.65	4070	29331	47.76	44.72
2013	6511622	6462411	76700	76029	87.25	14.35	4184	31963	52.10	42.57

2001～2013 年松江区卫生部门二级公立医疗机构业务情况表

年度	门急诊总人次	年出院人次	开放床位数（张）	病床使用率（％）	平均住院日（天）	手术人数（人）
2001	959677	27452	1326	95.60	15.47	8264
2002	1075913	27805	1282	100.87	15.97	8671
2003	1197918	33306	1362	107.20	14.05	8884
2004	1323822	37595	1431	110.25	13.47	1673
2005	1484485	41263	1708	96.59	12.22	12225
2006	1584769	42937	1775	93.23	11.85	12853
2007	1714251	46569	1775	93.70	11.56	14154
2008	1985428	50285	1795	100.16	10.67	15363

（续表）

年度	门急诊总人次	年出院人次	开放床位数（张）	病床使用率(%)	平均住院日（天）	手术人数（人）
2009	2339745	55962	1975	96.12	10.49	17514
2010	2828184	62687	2061	98.26	10.10	20041
2011	3117683	65181	2166	92.06	10.44	26751
2012	3427109	70014	2256	92.37	10.38	29326
2013	3479668	67210	2314	87.88	9.60	31963

2001～2013年松江区卫生部门一级公立医疗机构业务情况表

年度	门急诊总人次	年出院人次	开放床位数（张）	病床使用率（%）	平均住院日（天）	手术人数（人）
2001	677394	17228	1659	87.17	20.86	0
2002	688512	16980	1797	96.17	32.05	0
2003	749934	16470	1844	84.35	28.17	0
2004	779580	14965	1927	85.24	20.10	0
2005	915150	14884	1993	91.42	24.42	527
2006	990690	11501	2057	82.06	29.94	152
2007	1200109	9882	2081	79.99	30.02	30
2008	1475024	8755	1953	84.68	43.56	0
2009	1798481	9485	1920	86.88	39.22	0
2010	2599474	9863	1911	87.56	45.47	0
2011	2806726	8887	1883	83.10	72.48	0
2012	2718662	9145	1814	87.54	47.36	0
2013	2982743	8819	1870	86.46	50.52	0

（四）联合病房

1985年9月,仓桥乡卫生院与县中心医院签约建立联合病房,设外科病床30张,是松江县第一个协作型联合病房;1986年增设联合内科病床20张,骨科病床10张;该联合病房一直持续到2005年仓桥镇卫生院转变服务功能后停止。1988年4月,车墩乡卫生院与上海市长宁区精神病防治院签约建立联合病房,设精神病康复病床 70 张,这是上海市第一所联办精神科协作病房,协议明确双方的职责、权益、义务;该联合病房于 2004 年合同到期终止。1985～2000 年 12 月,全区有 1 所区级医院、14 所乡镇卫生院,先后与上海市区医院、区(县)中心医院联办开设精神病、老年病、内科、外科、骨科等联合病房,病床总计 945 张,联合病房床位使用率达 90%。

县卫生行政部门加强对联合病房的管理,组织专家制定联合病房考核标准,考核内容涉及病区管理、安全防范措施、医疗护理质量、专科特色、抢救措施、消毒隔离、病区环境、个人卫生;每年组织医务专家骨干成立考核小组,上下半年各考核一次,考核成绩与年终分配、奖励、表彰挂钩,提高和保障联合病房的医疗护理质量和管理水平。同时,邀请上海市区医务卫生专家学者对松江的医务专业人员进行业务培训和学术讲座,提高联合病房医务人员的专业水平;在病区管理上,规定上级医院须定时定人(高年资主治医师以上)到联合病房查房、指导等,做到管理、服务到位。

1985～2000 年松江区(县)开办联合病房情况表

联办单位名称	联合病房名称	病床数(张)	开办时间
车墩卫生院与长宁区精神病院	精神病联合病房	70	1988.04～2004
仓桥卫生院与松江县中心医院	外科联合病房	30	1985.09～2005
仓桥卫生院与松江县中心医院	内科、骨科联合病房	内 20 骨 10	1986～2005
九亭卫生院与上海市精神病总院	精神病联合病房	100	1989.03～
华阳桥卫生院与上海市精神病分院	精神病联合病房	120	1989.12～
佘山卫生院与上海市精神病卫生中心	精神病联合病房	70	1989.10
新桥卫生院与上海市精神病总院	精神病联合病房	100	1991.08
天马山卫生院与上海曙光医院	老年病联合病房	45	1991.11
松江镇卫生院与松江县中心医院	骨科联合病房	30	1992.08
洞泾镇卫生院与静安区老年医院	老年病联合病房	70	1992.10
浦南中心卫生院与虹口区精神病院	精神病联合病房	60	1992.08
茸北卫生院与徐汇区精神病院	精神病联合病房	50	1995.05
石湖荡卫生院与上海市退管会	松江红十字老年护理员	50	1997.08
叶榭卫生院与黄浦区精神卫生中心	精神病联合病床	100	1993
区方塔中医院与市曙光医院	肿瘤科联合病房	20	2000.12
合　　计		945	

2000年,全区19所镇、街道社区卫生服务中心全部实施镇村卫生机构一体化管理,服务功能由医疗服务为主逐步转向综合医疗卫生服务,联合病房也随着逐步淡化紧缩。2006年后,松江的联合病房部分停止或退出,部分继续办。2013年,全区7所医疗机构开办联合病房,联合病房病床总数835张。

2013年松江区卫生系统医疗机构开办联合病房情况表

主 办 单 位	联合病房名称	病床数(张)	开办时间
区九亭医院	骨科联合病房	80	2011.06
新桥镇社区卫生服务中心	精神病联合病房	70	1991.08
洞泾镇社区卫生服务中心	老年病联合病房	125	1992.10
佘山镇社区卫生服务中心	精神康复联合病房	150	1989.10
泖港镇社区卫生服务中心	精神康复联合病房	160	1992.08
车墩镇社区卫生服务中心	精神康复联合病房	190	1988.04
小昆山镇社区卫生服务中心	老年病联合病房	60	2001
合 计		835	

(五)家庭病床

1984年9月,上海市卫生局颁布《上海市家庭病床实施办法(试行)》。1985年,县中医门诊部率先在县级医疗机构中开设简易家庭病床。县卫生局规定各综合医院的临床大科须有医生分管家庭病床,实行建床、撤床、病史书写、岗位职责、三级查房等制度;患者以行动不便的老年人为主,病种有老慢支、肺阻病、晚期肿瘤、心脑血管病后遗症、骨折等20余种慢性疾病,服务项目从注射、导尿、灌肠、配药扩大到输液、理疗、外伤换药、痔疮换药、化验、心电图检查等10余种。至1987年,县中心医院、县泗泾医院相继开设家庭病床,缓解住院难的状况,方便患者和家属。1985年,县中医门诊部家庭病床诊疗出诊1464人次;1986年累计家庭病床104张,诊疗出诊1523人次。1992年,县中心医院设立家庭病床科,各医院相继成立家庭病床组,配置相对固定医师、护士进行家庭病床管理。2001年起,随着松江的卫生改革深入和各街道、镇社区卫生服务中心功能转型,区公立医疗机构开设的家庭病床逐渐淡出、停止;至2011年,全区各街道、镇社区卫生服务中心的家庭医生服务制工作全覆盖。

(六)老干部病床

1983年,县中心医院开设老干部病房,独立病区(设病床20张),收治主要对象为行政18级(相当县、团、处级)以上患有内科系统疾病的离休干部,之后逐步扩大到一般离休干部。1986年,老干部病房独立建制。1990年,由卫生事业经费投资、县财政专项拨款30万元,部分单位企业捐资的干部病房楼竣工启用,老干部病房搬入该楼三、四层,设病床36张,收治对象适当扩大到捐资单位的老干部和特殊贡献技术人员,由高年资内科副主任医师担任老干部病房主任;2003年6月,老干部病房搬入区中心医院新建病房大楼南(A)楼五层,设病床45张,病区条件和设施得到进一步改善。2008年1月,该老干部病房更名为干部科,设病床55张,收治对象先满足离休老干部,再扩大到各单位有特殊贡献的老干部和特殊专业人才,诊治内科系统疾病为主,适当扩大到其他专科。至2013年,区中心医院干部科重视和开展对老年病学的研究,除满足日常医疗工作外,还每周安排3天定期开设干部专科门诊和每周1天的干部心血管专家门诊。

三、援助医疗

(一) 送医下乡

1954～1958年,松江专区医院承担专区所属九县的医疗预防指导任务,经常不定期地派医疗队下乡。1959年起,贯彻卫生工作到农村去的精神,县综合医院每年夏、秋农忙季节派医疗队下乡,年均20多人次,医务人员在农村最长时间66天,最短30天,吃住在农村,与农民打成一片;当年派出4个医疗队,共诊治2700人次。

1965年1月起,贯彻卫生部党组《关于组织巡回医疗队下农村问题的报告》精神,上海广慈医院对口帮扶松江县,组织巡回医疗队下乡,既为农民看病治病,又参加农村力所能及的劳动;巡回医疗队另一任务是培训半农半医人员、生产队卫生员;1976年后,巡回医疗队完成历史使命。

1997年,贯彻中宣部等《文化、科技、卫生"三下乡"活动》精神,松江县组织医院高年资医务人员开展送医下乡活动,当年医疗义诊801人次;2001年,148人次医务人员参加,义诊2087人次;2005年,巡回医疗活动9次,义诊2130人次。此项活动每年开展,得到松江基层医疗机构和广大农村居民的欢迎。1998年9月起,区卫生部门落实城市医院支援农村卫生工作精神,每年安排医院高年资主治医师下镇卫生院工作半年;当年安排13名主治医师下镇卫生院工作。

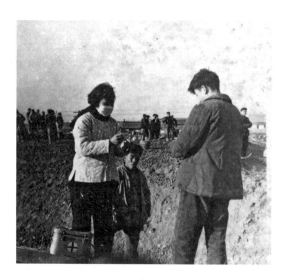

农村巡回医疗(1965年1月)

2006年8月,松江区启动送医下乡流动服务车活动。当年共出动51车次,组织医务人员260人次,为新浜、泖港、车墩、洞泾等 4 镇的 4649 名 70 岁以上老年人进行免费医疗体检；查出有各种不同原因异常指标的 3445 人，其中肺结核待排 49 人、肺部肿瘤待排 23 人、疑似肝脏肿瘤待排 8 人以及胆结石、胆囊炎、高血压、糖尿病、脂肪肝、血脂异常、心电图严重异常等 3365 人。

2007 年 5 月，区卫生局制定《关于加强本区公立医院支援社区卫生服务工作的实施意见》，实施区级医院医务人员挂编流动、担任首席社区医生或全科团队队长等措施，加强对社区卫生服务机构人才技术支持，形成梯度对口支援长效机制，提高社区卫生服务中心医疗服务能力和水平。同年内，全区 60 余名二级医院医务人员赴社区卫生服务中心参与临床一线工作；其中挑选 3 名优秀主治医师到社区卫生服务中心重要岗位承担临床带教、家床查房、学术讲座、业务指导、技术支援和人才培养任务，任期 2 年。

2008 年 10 月，区卫生局在中山中路申越广场组织开展"中医中药中国行"松江分会场活动，区方塔中医医院等 16 名专家为现场 300 余名群众提供中医义诊、咨询服务，中药鉴别专家为居民仔细讲解辨别中药材的真假和优劣，受到居民欢迎。

2010 年，全区共有 114 名区级医院医师下社区定向支持社区卫生服务中心工作，2 名主治

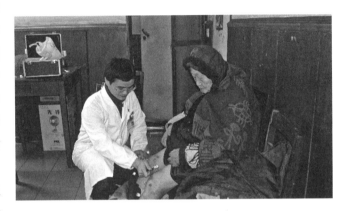

社区医生为居民上门针灸治疗

医师下社区挂编流动，55 名退休返聘医师支援社区，28 名高年资主治医师到社区工作半年。通过这些措施，促进全区社区卫生服务中心工作水平提升。

(二) 国内对口支援

1. 1996 年起，县中心医院与江西省广丰县革命老区建立支援协作关系，先后派出 2 批高级职称医技人员赴广丰帮助医院管理，带教、指导、培训当地医技人员，开展临床医疗工作。2006 年起，根据上海市农委的安排，松江县对口支援云南省丘北县和马关县，至 2012 年，共有 5 批医疗队援滇医疗。

2006～2012 年松江区援滇医疗队名单情况表

批次	队　员	时　间
1	陶元生　饶惠　陆国庆　李伟　马云　杜秉新	2006.06～2006.07
2	周进　单丽萍　申健　蔡浩敏　蒋鑫虎	2007.08～2007.09

（续表）

批次	队　　员	时　　间
3	闵春凯　潘晓春　沈伟勤　杨宏仁	2011.11～2011.11
4	陈紫千　唐彬　刘磊磊	2012.04～2012.04
5	朱涛　吴国富　张一凡　樊志荣　李滨　平花　许叶芳	2012.11～2012.12

2000 年 9 月至 2001 年 1 月，区中心医院骨科主治医师江海平作为志愿者（上海市团委组织）赴丘北县医疗工作 5 个月。2003 年 3～7 月，区乐都医院内科主治医师魏心蓉作为上海第五批青年志愿者赴云南省澜沧县扶贫医疗工作 5 个月。

2. 赴川抗震救灾医疗。2008 年 5 月，四川省汶川地震，区卫生系统累计派遣卫生急救、防疫、监督人员 8 批 11 人赶赴灾区，开展救援工作。他们是：曹峰、沈卫涛、吴卫华、顾承杰、费胜军、蒋元强、俞根火、陈斌、曹力平、刘海英、吴萍。抗震救灾工作进入重建阶段后，松江又派遣援川医疗卫生队对口支援都江堰市龙池镇。2008 年 6 月至 2010 年 6 月，松江先后派出 8 批共 40 余人，每批人员工作为期 3 个月；医疗卫生队开展医疗服务和医疗卫生知识培训，参加当地巡回医疗及卫生防疫工作，帮助都江堰市龙池镇全面恢复医疗卫生服务工作和公共卫生体系。

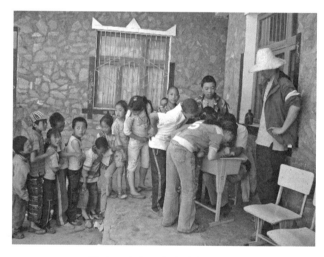

援助四川灾区的疫苗接种登记

松江区卫生局对口支援四川省都江堰市龙池镇医疗卫生队名单情况表

批次	带队人	队　　员	时　　间
1	刘淮虎	许叶芳　汪自龙　朱频　黄中敏　李保平　时刚　沈波　何骏　周君义　吴吉林　沈洪	2008.06～2008.09
2	袁大伟	郁建国　徐迅　朱燕　顾士康　吴毅凌　李嘉凌　卫晓明　顾振华　吴卫东　赵耀忠	2008.09～2008.12
3	徐忠于	姜永根　沈伟　柳胜生　张岩峰　周水阳　陈扣宝	2008.12～2009.03
4	袁州	朱跃华　周志明　陈纯　张杰　王慧	2009.03～2009.06

（续表）

批次	带队人	队　　　员	时　　　间
5		朱文兵	2009.06～2009.09
6		朱秀国　张雪军	2009.09～2009.12
7		杨林峰	2009.12～2010.03
8		张忠连	2010.03～2010.06

3. 支持安排好对口支援地区医务人员到松江进修学习和生活。2008年8～9月，云南省丘北县妇保院、中医院，马关县中医院、人民医院、山车卫生院分别有6名临床医师（兼管理）到松江进修学习。2010年1～6月，四川省都江堰市龙池镇卫生院王焕、赵霞、刘玲3名医务人员到松江进修培训。2011年9～11月，西藏定日县卫生局选派4名医疗骨干（定日县人民医院、曲当乡卫生院、长所乡卫生院）到松江进修学习。2012年10月至2013年1月，云南省马关县、丘北县6名骨干医师到松江进修培训学习。

（三）援外医疗

1997年4月至1999年4月，根据市卫生局外事处的要求和安排，松江首次组建一支医疗队赴非洲摩洛哥援助医疗。医疗队由县中心医院内科张一凡、麻醉科毛雄、推拿科徐炳云、皮肤科唐天娴、骨科王亚云、五官科戴春生、妇产科李毅军、儿科夏建文、普外科林久健、厨师李坚勇和县

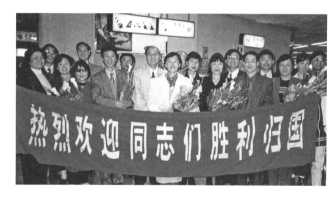

1999年4月，松江区第一批赴非洲摩洛哥
援助医疗的队员完成任务归国

妇保院须坤芳、县泗泾医院高冠珍等11名高中级、高年资医师和1名工作人员组成，张一凡任队长。松江医疗队服务于摩洛哥阿齐拉省阿齐拉医院（省综合医院），该院130张病床，医疗条件和资源极其贫乏。松江医疗队到达阿齐拉省，开展工作第一天，即行第一例急腹症手术、第一例剖宫产手术等；5月28日起，眼科医生和麻醉医生参加阿齐拉省白内障复明活动，每天施行白内障复明手术20余例。2年内，松江医疗队在摩洛哥诊治门急诊、住院病人，进行各类手术，抢救治疗危重病人，圆满完成援外任务；还4次为中国访问摩洛哥领导兼任保健医生。

2007年3月至2009年4月，松江区第二批援外医疗队赴摩洛哥费吉格省布阿发市哈

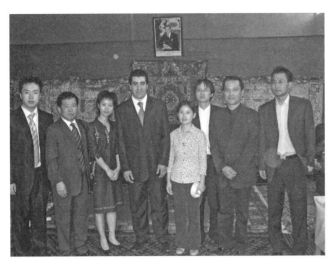

2009 年,松江区第二批援外医疗队员在摩洛哥

桑二世医院(省中心医院)工作,医疗队由区中心医院外科顾益金、骨科窦连荣、厨师顾迎强,区妇保医院王英,区泗泾医院金美等 4 名医生和 1 名工作人员组成,顾益金任队长;哈桑二世医院同样存在医疗资源短缺、医疗设施简陋等问题,顾益金主刀的急性结肠梗阻一期吻合术,急性坏死性胰腺炎、胰包膜切开持续滴注冲洗引流术是该院外科手术史上的 2 项第一;骨科医师窦连荣治愈钢板内固定后外露半年和

20 年骨髓炎 2 例疑难重病例,在当地成为多面手骨科医生。2 年内,松江医疗队共诊疗门诊 14389 人次,急诊 987 人次,住院 14345 人次,施行各类手术 1370 人次,B 超 1391 人次。

第四节　医疗救护与血液管理

一、医疗救护

(一) 救护网络

1981 年 11 月,松江县医疗救护站成立,暂沿用原县人民医院内电话号码 2610,受理全县的急救调度。1985 年,松江县财政投资 1 万余元,建立无线通讯塔,逐步在救护车上配备无线对讲机。1989 年,松江县急救电话改为二路专线 120;2000 年,投资 5 万元,更新对讲机。2003 年 7 月,区医疗救护站迁入新址,同时投资 30 万元,购置 120 电话通讯高级系统,将有线通讯、无线通讯、计算机应用技术、GIS 技术(地理信息系统)、GPS 技术与 120 急救电话整合运用。2004 年,区医疗救护站投资 70 万元,再次提升 GPS 技术,形成完善的一体化实用系统,提高 120 急救质量和效率。2007 年,区医疗急救中心下设 4 个医疗急救分站,2 个医疗急救点;2012 年扩展至 8 个医疗急救分站。

(二) 装备器材

县医疗救护站成立初期,从县人民医院调拨入 3 辆老式救护车(南京产跃进和美式中吉普);之后,又从上海市医疗救护中心站分次购进二手救护车,经过维修保养投入正常使用;至 1986 年,救护车共有 11 辆。在使用过程中,县医疗救护站逐年对行驶里程长、车况性能差的车辆予以淘汰;1986 年起,累计投资 20 万元(其中县财政拨款 10 万元、自筹资金 10 万元),添置救护车 4 辆;至 2001 年,全站共有 22 辆救护车,全部具有空调设备且性能较好。2002 年起,继续加大对全区救护设施装备的添置和提高,至 2013 年,有急救型监护车 34 辆,能每天安排 10 辆车 24 小时急救值班。

1981 年,全县救护车只配备 1 副担架,1 个氧气袋以及包扎、止血等简易的器械;1998 年,添置康能

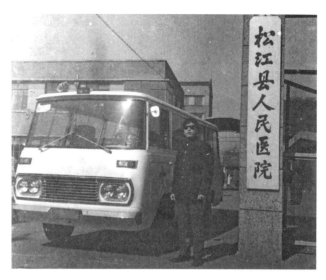

20 世纪 80 年代初的救护车,救护铃靠人工在车内摇响

气垫。2002～2004 年,区医疗急救中心配备除颤仪、电子血压计、康能固定器等;2006 年,区医疗急救中心配备除颤仪 25 台、血氧饱和度仪 8 台、心电图机 18 台。2010 年后,区医疗急救中心新购置的监护型救护车内配置齐全,既有普通型救护车设备,还配备有心电监护仪、除颤仪、呼吸机等,伤病员在护送过程中能得到及时救治;在抢救型救护车内配置心电监护仪、心电图机、电动吸引器、血氧饱和仪、可视听诊器、软推床担架、急救箱等,改善院前急救条件,使院前急救更加专业,降低急危重症患者的死亡率和致残率,推进院前急救从转运型到抢救型的人性化急救服务。2013 年,区医疗急救中心配置医疗仪器设备 9 种 246 件,价值 526.54 万元。

2001～2013 年松江区医疗急救(救护)中心(站)添置医疗仪器设备情况表

购 买 日 期	设 备 名 称	数量(台)	总 金 额(元)
2002～2012	心电监护除颤仪	42	3646420
2006～2012	自动呼吸机	25	937000
2001～2011	心电图机	38	295900
2006～2012	脉氧仪	38	216400
2003～2013	固定器	42	58568
2003～2013	电子 BP 机	34	32400
2006～2009	喉镜	10	43080
2006～2010	血糖仪	13	116504
2006	胸外按压泵	4	19100

(三）应急救护

县医疗救护站初建时,救护车随车医生大部分由县人民医院的内、外、妇、儿科急诊医生兼任,利用休息时间轮流跟车执行院外急救任务。1982年起,县卫生部门从各基层医疗单位先后借用6名医生,与县人民医院急诊医生一起作为医疗救护站相对基本的随车医生。1997年始,县卫生部门招聘医疗中专应届毕业生5人,送到区中心医院急诊科、内科、外科、儿科、骨科、妇产科等科室进修培训,达到规定时间和有一定临床经验后,于1998年1月回救护站随车救护;当年完成医疗急救用车2563车次,行程156272公里,院前急救病人2316人次。2003年,从松江区卫生系统内调入2名有临床经验的医生,充实提高随车医生的救护水平。2005年后,区卫生系统招聘医学院校临床医学和中西医结合临床本科毕业生充实急救队伍,提高院前急救质量。

随着松江院前急救需求的提高,救护车内的配套设施也越来越完善,随车救护医生的素质要求也越来越高,急救队伍和医疗设备逐步趋向现代化、专业化;2007年起,每辆值班救护车配备急救医生1人,驾驶员1人,保持24小时应急状态,做到随时出车、院前急救、安全转运急危重病人,为院内抢救成功争取宝贵时间。2003～2012年,全区抢救危重病人计13319人次。

2003～2012年松江区医疗急救中心院前急救病人病种情况表

年 份			2003	2004	2005	2006	2007	2008	2009	2010	2011	2012
救治病人数（人次）			5250	5871	7213	12315	18441	20753	22381	24430	24755	25480
其中	危重病人数（人次）		380	390	621	916	1420	1589	1675	1923	2089	2316
	占比例（%）		7.20	6.60	8.60	7.40	7.70	7.70	7.50	7.90	8.80	9.10
排在前几位病种救治人数（人次）	车祸	例数	900	1172	1391	2217	4512	6573	6205	7719	6488	6206
		占（%）	17.10	20.00	19.30	18.00	24.50	31.70	27.70	31.60	26.00	24.40
	骨科	例数	660	601	921	993	1078	2029	2299	2228	2931	3218
		占（%）	12.60	10.20	12.80	8.10	5.80	9.80	10.30	9.15	11.80	12.60
	神经系统	例数	308	405	447	751	919	1787	2019	1943	2660	2834
		占（%）	5.90	6.90	6.20	6.10	5.00	8.60	9.00	8.00	10.70	11.10
	普外科	例数	927	832	913	1718	2124	3138	2914	3038	2629	2107
		占（%）	17.70	14.20	12.70	14.00	11.50	15.10	13.20	12.40	10.60	8.30
	呼吸外科	例数	181	212	241	392	565	1018	1456	1284	1251	1564
		占（%）	3.40	3.60	3.30	3.20	3.10	4.90	6.50	5.30	5.10	6.10

（续表）

排在前几位病种救治人数（人次）	心血管系统	例数	366	417	532	621	770	934	1355	1321	1367	1408
		占（%）	7.00	7.10	7.40	5.00	4.20	4.50	6.10	5.40	5.50	5.50
	儿科	例数	114	152	217	437	641	647	697	854	849	1045
		占（%）	2.20	2.60	3.00	3.50	3.50	3.10	3.10	3.50	3.40	4.10
	恶性肿瘤	例数	126	149	236	471	660	412	418	542	655	673
		占（%）	2.40	2.50	3.30	3.80	3.60	2.00	1.90	2.20	2.60	2.60
	中毒	例数	156	191	246	257	210	429	413	427	446	491
		占（%）	3.00	3.00	3.40	2.10	1.10	2.10	1.80	1.70	1.80	1.90

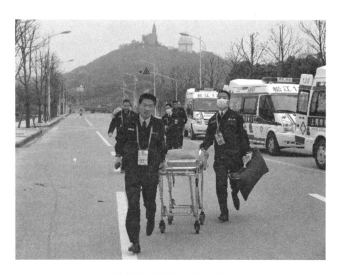

救护演练（2009年4月）

2003年起，区医疗急救中心根据《上海市实施〈突发公共卫生事件应急条例细则〉》精神和相关预案的要求，贯彻完善应急管理体制机制，有效应对各种风险，制定完善卫生应急预案，细化卫生应急工作职责、制度和规范，成立突发事件应急领导小组，组织落实人员，安排指定急救车辆、落实定位药品物资、确保各项应急工作的有序开展。同时，松江完善急救指挥信息系统和急救网络建设，开展例行安全检查和急救通讯设备的检查，对120急救指挥系统定期进行维护、升级、修复，保持急救通讯24小时畅通，确保120急救指挥系统正常运行；并与110、119等有关部门协调、配合，做好应急救援工作。2004～2013年间，全区有20余起重大社会活动和赛事，区医疗急救中心安排救护车辆紧急待命，保障重大活动的有序、安全开展。

（四）重大突发事件

1989年6月26日凌晨3点左右，沪杭364次列车途经松江华阳桥时发生炸药爆炸，松江县医疗救护站第一时间派出3辆救护车及时安全转运伤残乘客30余名至县中心医院救治，受到表彰。1994年9月28日上午10时左右，松江县某商厦开业庆典时突发氢气球爆炸，救护车4分钟内赶到现场，及时将10余名重伤员分别送往上海瑞金医院和县中心医院救治。2006年7月19日,沪杭高速公路松江出口发生特大交通事故,区急救中心转运20余名伤员。2009年3月12日,松江荣乐路联阳路口发生交通事故,区急救中心在20分钟内转运9名伤员。2010年7月17日,沪杭高速公路松江大港段发生交通事故,区急救中心转运14名伤员。2011年9月,松江永丰街道内的胜强影视基地发生坍塌事故,区急救中心转运19名伤员。

二、血源管理

(一) 血源

1. 有偿献血

1960年,松江县人民医院建立血库,主要解决该院临床医疗用血,同时负责承担全县各医疗单位临床用血提供调拨。县人民医院在采血时,为个体供血者记录登记、建卡设档;当时,供血者大多来自松江县浦南、西部地区一些农民,有偿献血费用能改善家庭生活,对他们有一定的吸引力;这些人群不仅供给松江县用血,上海市中心血站还定期下乡采血,每年供市一定血量;献血者献血后,按国家规定给予营养费、点心费和计划购货券,一般1次献血200毫升;20世纪60年代营养费18元,70年代30元,并可享受2～2.5元点心费和少量糖票、肉票等计划购货券。县人民医院血库记载主要用血单位和年用血量,个体献血队伍能满足当时的临床用血需求,但由于献血人员复杂,身体素质不一,血源检测水平受限,一定程度上影响救治质量。

2. 义务献血

20世纪80年代中后期,县中心医院和几所刚建立不久的县属医院医疗业务量急剧增长,全县临床用血需求量猛增,血液供求矛盾开始凸显,原有的采供血模式已难以满足现状,社会对血液质量的要求和呼声越来越高。上海市政府提出郊县医疗用血自采、自给、自足的要求,松江县献血由有偿个体供血转变为有偿计划供血模式。县中心医院建立完善中心血库,负责全县的采供血业务工作。松江县献血领导小组根据上海市政府下达的献血计划和全县实际情况制定规划、计划,分配各乡、镇、局献血任务。

1989年7月,《上海市公民义务献血条例》施行,这是我国第一部关于公民义务献血的地方性法规。该条例规定,县人民政府领导公民义务献血工作,首次明确完成献血计划任务是政府职能工作,并规定4种用血制度,用血须经县献血办公室审批。松江献血形式分为义务和无偿两种,即:献血后领取80元营养费为义务献血,发给义务献血证,享受用血权利;献血后,未领取报酬的为无偿献血,发给无偿献血证,需要用血按规定可享受免费用血待遇。全县实行家庭储血用血制度,家庭中成员因病治疗需要用血,凭医院用血证明、献血证等有关证件,由县献血办公室办理用血手续,并供给所需血液。是年起,上海市献血办公室每年给松江县下达献血指标。1990年,全县指标为5660人份(200毫升/人份)。1997年,全县完成公民义务献血11780人次,完成市下达计划任务的97.52%,其中参加家庭储血 6345 人,占献血总人数的 53.86%。全县医疗用血自给率和血液质量合格率 100%,成分血分离率由 1996 年的 80% 提高到 1997 年的 85%。

3. 无偿献血

1990～2001 年,上海市献血办公室下达给松江的献血计划共 122085 人份,完成 122754 人份,完成率 100.5%,其中家庭储血 80709 人份。对有《公民无偿献血证》的,献血 者及其家庭成员不享受公费、劳保医疗待遇的,在医疗用血后,可凭《公民无偿献血证》和 用血费收据向松江县献血办公室报销与无偿献血等量的医疗用血费,体现了家庭储血用 血制度的优越性。

1998 年 10 月,《中华人民共和国献血法》和《上海市献血条例》颁布实施,国家实行无 偿献血制度。松江区实现向无偿献血制度的平稳过渡,临床用血来自公民无偿献血形 式。2001 年,区献血办公室组织宣传《中华人民共和国献血法》,自编沪剧《无偿献血大 家来》上街宣传表演,此剧得到上海市血液管理办公室的肯定并予以推广表演。2002 年 起,全市推广街头无偿献血。2003 年,松江区组织大型街头宣传活动 3 次,设置无偿献 血广告灯箱和宣传牌 25 块,成立 2 支无偿献血义务宣传队伍,建立 1 支 50 余人应急献 血志愿者队伍,在车墩、九亭、泗泾镇和部分合资单位增设流动采血点。至 2013 年,全 区有花园式献血屋 1 处,配置流动采血车 4 辆,流动采血点 10 个;年采血量完成全区献 血计划数的 60%。同时,探索建立街头无偿献血为主、团体无偿献血为重要补充的献血 模式。

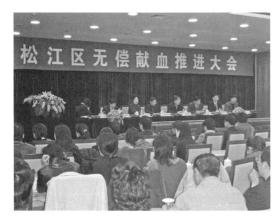

无偿献血工作推进会

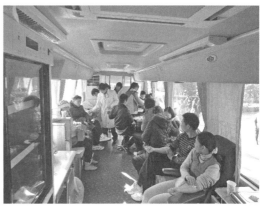

流动车献血

2007 年,松江区全年献血计划任务 18390 人份,实际完成无偿献血 21364 人份,比上 年增长 17.53%;其中通过社区企事业单位募集血液 10276 人份,通过流动采血车、无偿献 血屋募集 11088 人份,完成率分别为 107.7% 和 123%。全区组建 10 支健康单位无偿献血 应急队伍,自愿无偿献血率达 85.88%。2013 年,松江区再次被授予 2012～2013 年度全国 无偿献血(省)市奖牌。2012～2013 年,全区参加无偿献血达 5 万人次,采供血总量近 12900 千毫升。

1991年7月18日,松江县莘北镇供销社职工陈余观出席在北京举行的全国第二届无偿献血表彰大会,荣获无偿献血金杯奖(为上海市郊无偿献血第一人,松江县获此殊荣第一人),受到全国人大常委会委员长万里、全国政协副主席赵朴初、钱正英、国务委员李铁映等国家领导人颁奖并合影留念。1986~2005年,陈余观累计献血54次,献血总量达10800毫升。

2000~2012年松江区血站采供血业务情况表

年　份	采血总量 (人份)	街头采血量 (人份)	成分献血(单位) (单采血小板)	体 检 人 数
2000	8457			10148
2001	8071			9685
2002	10182			12300
2003	10059			12208
2004	12526			15026
2005	18975	11292		22770
2006	27390	9868		32868
2007	29666	11313		35666
2008	34110	16690		40249
2009	33525	16345	2	40230
2010	36396	20494	62	40825
2011	35963	18491	204	40325
2012	31089	16705	364	37306
2013	32082	16204	408	37505
合　计	328491	137402	1040	387111

(二)血液质量控制

1.输血质量控制

松江区血站按照卫生部《血站管理办法》《血站基本标准》及《上海市献血条例》制订各种管理制度和技术操作规范、细则等,建立完整的内部质量监控体系和质量保证体系。2001年,区血站成立质量控制科;2002年更名为质量管理科。区血站在负责采供血前期和血液成品检测质量监控的基础上,承担持续改进中间过程监控、建立完善质量监管体系,做到质量控制、质量监督、质量管理三重统一。2006年3月,区血站实施《血站质量管理规范》《血站实验室质量管理规范》,进一步加强采血袋、试剂、消毒剂等原辅材料、成品血液的抽检,开展献血者和用血单位满意度调查,加强对采供血环境工艺卫生监测、报废血液的核对监督、关键设备质量监控及计量仪器审验的监督检查、传染病疫情网报、站内感染的预防与控制以及全站质量管理监控和持续改进等工作;增加血液隔离放行、仪器与设备确认以及新产品设计开发中质量标准的制定等;同时,严格规范采供血行为,确保血液安全,组织开展打击非法采供血液和单采血浆的专项整治。同年9月,松江区血站通过上海市卫生局执业复评审。2007年7月,区血站通过行业规范管理和ISO9000运作、校验、评审。

2009年1月和10月,松江区血站代表上海市采供血机构通过卫生部一法两规(即《血站管理办法》《血站质量管理规范》《血站实验室质量管理规范》)督导检查和医疗质量万里行检查。1992年起,松江区血站连续8次通过《上海市采供血机构执业许可》执业校验。

2. 成分输血

1996～1997年,全县成分血仅占临床供血总量的30％。2007～2009年,成分血已占全县临床供血总量的98％以上,成分血品种由原来单纯的普通冰冻血浆发展到浓缩血小板、红细胞悬液、冷沉淀、机采血小板、洗涤红细胞和去白细胞悬浮红细胞等多个品种。2008年9月,区血站开展成分献血,单采血小板,此后逐步代替了浓缩血小板;2012年,单采血小板370袋,满足临床需求。区血站开展血液成分输血,为临床自身输血、择期输血提供技术服务,为疑难血型交叉试验、输血反应等提供技术分析和咨询服务,帮助和监督基层血库规范运作;建立区RH阴性献血志愿者资源库,为稀有血型患者和临床救治提供方便。2009年3月,松江区血站依据卫生部《供血机构设置规划指导原则》、上海市卫生局《采供血机构设置规划(2006～2010年)》,整合资源、提高质量、提高效率,实行血液集中化检测,将所采集血液的实验室检测工作集中归上海市血液中心实施。

第五节 中 医

一、中医队伍

从宋代至清末,松江中医人才辈出,历代有名医。据清代嘉庆《松江府志》记载,入志中医计有宋代2人、元代10人、明代93人、清代199人。民国后入松江县志的中医21人。

鸦片战争后,西医西药从国外传入;至民国中期,松江已逐步形成中医、西医两支队伍。20世纪初,国内出现一股废止中医的思潮。1929年3月17日,神州医学会松江分会会长黄诵先率夏仲芳、查贡甫、钱青士、孙禹廷等5人参加在上海召开的全国医药团体代表大会,抗议国民政府采取废止中医政策,共议中医药前程;在全国爱国人士和中医药界人士的共同努力下,促成国民政府制定《中医条例》,但中西医之争始终未停息。1933年,神州国医学会松江分会改名为松江中医师公会,登记中医会员224人;抗战期间停止活动。抗战胜利后,国民政府允许中医开业,中医师资格考试合格者发给行医执照,中医人数逐渐增加。1946年3月,恢复松江中医师公会,会址景家堰42号,理事长韩凤九;当年全县恢复登记中医会员133人。至1948年,松江全县登记中医会员511人,其中:内科139人,内妇科53人,内外科48人,外科46人,儿科55人,眼科20人,针灸36人,伤科40人,咽喉外科50人,痔科3人,蛇医12人,花柳科6人,牙医3人。

中华人民共和国成立初,一些中医医生改行西医或另操他业,中医人数逐渐减少。1954年,松江县卫生行政部门采取一系列扶持中医的措施,中医人数开始回升;1956年,全县有中医399人。松江县根据《上海市中医师带徒暂行管理办法》,1958年成立县中医业余学校,在全县范围内招收57名中医带徒学员,学制5年,培养相当于大专水平的中医师;1968年,38名学生毕业后该校停办。"文化大革命"中,松江中医人数降至低点。1978年,中共中央(1978)56号文件下达贯彻后,松江中医人数逐年上升。1979年,县卫生局按照市卫生局关于加强中医工作的精神落实中医政策,整顿、充实、加强中医队伍的建设;同年,县卫生系统有中医师(士)164人,占全县卫生系统633名医生中的25.9%;1980年,中医179人。1985年,全县32个医疗卫生单位中,共有从事中医药人员168人,其中主治中医师19人,中医师102人,中药师3人,中医士43人,中药士1人;全县中医师以上人数占医师总人数的36.77%,中医士人数占医士总人数的10.4%。1986年,全县卫生系统中医师以上(含中医师)99人,中医士32人。1989年起,执业中医人数逐年下降,1996年稍有回升,后继续下降。1999年10月,国家实行执业医师资格考试,中医执业纳入国家统考。之后,松江中医人才主要从中医学院校毕业生中得到补充。

1986~2000 年松江县(区)中医师、中医士情况表

年份	中医师(人)				中医士(人)				合计
	县	乡镇	工厂	个体	县	乡镇	工厂	个体	
1986	38	61	8	8	14	18	6	3	156
1987	38	65	19	9	15	18	4	4	172
1988	50	54	13	10	6	7	4	3	147
1989	59	56	16	9	7	9	5	10	171
1990	58	55	15	7	7	8	2	11	163
1991	60	54	14	8	3	9	4	8	160

（续表）

年份	中医师（人）				中医士（人）				合计
	县	乡镇	工厂	个体	县	乡镇	工厂	个体	
1992	57	55	13	6	5	9	1	8	154
1993	54	46	10	7	3	8	0	8	136
1994	53	45	13	7	4	8	6	5	141
1995	55	39	14	5	10	9	13	7	152
1996	59	57	15	7	13	9	6	6	172
1997	65	37	6	6	13	10	0	8	145
1998	52	34	4	6	13	13	0	8	130
1999	52	33	4	7	11	13	0	3	123
2000	45	29	2	6	11	14	0	3	110

2010 年，全区有中医执业医师 142 人；其中区方塔中医医院 42 人，区中心医院 10 人，区泗泾医院 10 人，15 所街道、镇社区卫生服务中心 70 人，余天成中医门诊部 10 人。

1999～2013 年松江区卫生系统中医人员情况表

年份	职称（人）						执业资格（人）		
	合计	主任医师	副主任医师	主治医师	医师	医士	合计	执业医师	助理执业医师
1999	91	0	11	34	30	16	89	74	15
2000	90	0	10	33	31	15	87	73	14
2001	88	0	12	33	33	9	86	78	8
2002	89	0	13	35	33	7	87	81	6
2003	92	1	15	33	36	6	89	84	5
2004	90	1	14	31	37	6	86	80	6
2005	98	1	14	36	39	7	95	86	9
2006	103	1	12	41	41	7	99	90	9
2007	106	1	11	39	48	6	100	94	6

（续表）

年份	职称（人）						执业资格（人）		
	合计	主任医师	副主任医师	主治医师	医师	医士	合计	执业医师	助理执业医师
2008	115	1	11	41	54	7	109	104	5
2009	130	1	11	48	63	6	123	117	6
2010	136	1	10	51	68	6	132	125	7
2011	134	1	9	56	62	6	130	125	5
2012	131	1	8	56	61	5	129	126	3
2013	141	1	10	63	61	6	139	135	4

二、名医、世医

（一）名医

宋绍定元年至6年（1228～1233年），江南何氏医学世系松江府第一位医生何侃从仕途退隐从医，世传27世780余年；何天祥，为江南何氏医学世系第四代，是云间郡（松江府）名医，元至正年间（1341～1368年）任府医学教谕。松江历代见诸史籍的名医有：宋代唐子芬、唐崙；元代莫仲仁等；明代张年，施沛，沈惠，陈时荣，徐枢，吴中秀，王一鹏，李中梓等；清代沈时誉，唐小村，王宏翰，沈菊人，何其伟，方连，凌履之，骆肖庭，韩半池，吴云洲，查贡甫，姚水一，张友苌，沈半樵等；民国萧秋山，黄诵先，唐少愚，孙禹廷，韩凤九，王润霖，张近三，姚若水，刘伯贤，沈亦樵等。民国迁居上海的夏仲芳，迁居香港的骆润卿等。

中华人民共和国成立后，松江城厢镇有中医内科陈永昌（前期在枫泾镇）、姚绳祖、姚念祖、姚志敖、金雪洪，中医外科萧守仁等；中医妇科骆益君、唐冲飞等；中医五官科干祖望等；中医针灸许尚文等；中医牙科马剑民等；中医伤科陈玉麟等；泗泾镇有中医（后为中西医结合）儿科陆湘伯，中医针灸李晓初、沈幼樵，中医内科马福康、沈六勤，中医外科张鸣岐、萧文秀等；华阳桥镇有蛇医李粉根等。2013年，有中医妇科骆春，中医内科赵阳等。

（二）世医

1. 二十九世唐氏女科

宋史记载五世唐女科。宋代唐子芬为唐氏女科鼻祖；传至元代唐崙（唐子芬十世孙，字仲德）南渡时，他由湖广荆南徙居华亭花泾塘乃隐于医。唐氏女科传至明代正统年间，唐熙最有名，任太医院使，有家传秘方。传至清代唐时来，授太医院医官，尤精女科，诊治危病如神，著有《调坤秘旨》，家藏未刊。唐时来传子唐本彪，唐本彪传唐嚣，善治奇疾，著有《广济医案》,家藏未刊。传至唐秋田为二十五世,传至清末唐小村、唐若愚、唐莲舟为二十六世。唐小村医术高明,世居松江北门大吴桥,远近闻名,故称北门唐女科;从唐若愚开始乃分北唐南唐,唐小村传子唐碧仙及侄子唐少愚(唐若愚之子)。唐少愚为二十七世,住松江北门大吴桥北,以急则治标、缓则治本为诊治原则,用药不多、疗效特高,往往一帖即愈,人称"唐一帖";在妇科方面积累丰富经验,著有《女科概要》(失传)。唐少愚传子唐健庵(为二十八世),唐健庵传子唐冲飞为二十九世,1956 年进入县人民医院中医科,擅长中医妇科,1987 年 12 月评为中医副主任医师。唐冲飞曾带女徒盛燕燕,盛燕燕擅长中医妇科,在区中心医院中医科工作至退休。

2. 骆氏妇科

松江骆氏妇科始自清代雍正时期(1723～1735 年),盛于民国初期,至今已 290 余年。四世骆桂堂,生年不详,殁于 1862 年。骆桂堂独生子骆肖庭为五世,清末秀才,幼承庭训,随父习医。骆肖庭 10 岁失怙,师从表叔唐小村,他刻苦勤奋,悉心钻研,20 岁即在松江长桥南街独立应诊,著有《骆氏女科切要》《巾帼针》等,但在战乱中已毁。骆肖庭擅治妇科,晚年将毕生经验总结为《骆氏妇科辑要》草本。骆肖庭传至三子(长子骆绿州、次子骆干臣、幼子骆润卿)为六世。骆绿州早年开业于中山西路钱泾桥东塊,解放后参加松江城厢第五联合诊所,后入城西卫生院工作;骆干臣抗战前开业于长桥街,因结

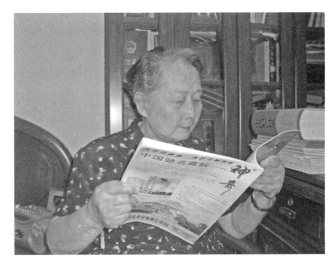

骆氏妇科七世传人骆益君

核病早逝;骆润卿得其父精髓,抗战前开业于松江长桥街,抗战期间避难沪上 2 年余,抗战胜利后返松开业于中山西路马路桥西侧。1947 年,松江中医师公会改组,骆润卿任中医师公会理事长,1950 年初离开松江赴香港九龙行医。骆润卿根据先人、兄长和本人经验完成《骆氏妇科指南》一书。骆润卿传女儿骆益君为七世,中医妇科副主任医师;1942 年,骆益君随父学习骆氏中医妇科,传承骆氏妇科,博览诸家中医妇科理论和经验,擅治妇女痛经、带下、胎前产后诸症及崩漏、癥瘕、不孕症等症。骆益君传女儿骆春为八世,中医妇科副主任医师;骆春继承骆氏妇科,在治疗免疫性不孕不育、子宫内膜异位症、输卵管阻塞不孕等方面有更深入的研究,治疗免疫性不孕总有效率在 90％以上。2006 年,松江区方塔中医医院成立松江骆氏中医妇科工作室。2009 年,骆春荣获全国基层优秀中医称号。2010 年,骆春参与编写《海派中医妇科流派学术研究》和《全国中医妇科流派研究》两书,2012 年 2 月出版发行。

3. 五世(沈氏)韩氏中医

天马山地区中医沈菊人,字来享,幼时随父居于松江天马山,精理医学,擅长中医内科,著有医案二卷。沈菊人传子沈德孚,亦医寓于此;传门人青浦陈莲舫(为御医)。陈莲舫传门生韩半池,擅长治疗温热、时疫、劳伤,在松江享有盛誉,人称"韩半夜"(经常在深夜出诊危急病人),著有《随安医案》7卷;1922年,松江医药卫生协会成立,韩半池任会长,出刊《松江医药》杂志。韩半池传次子韩凤九,字杏生;韩凤九继承家业行医50余年,辛亥革命参加同盟会,抗战胜利后(1946年)发起恢复松江中医师公会,担任理事长。解放后,韩凤九组织参加松江城区第四联合诊所,1958年参加松江城区联合医院应诊。韩凤九传弟韩季超、子韩君铸,亦名于医。

4. 十四世张氏中医

松江白龙潭香花桥中医张友苌,字绍贤,系松江张氏儒医十三世。张友苌继承衣钵,擅长中医内科,对伤寒时疫等症,有独到之处,用药往往一剂见效。对门人弟子医教甚严,坚持古文与医学并谈。张友苌传门生夏仲芳,松江小昆山人。夏仲芳继承张氏中医学术思想和诊疗特长,崇法医圣张仲景兼采诸家之长,20岁即开业就诊,以擅长中医经方,善治伤寒、妇科及疑难杂症而闻名乡里。1937年,夏仲芳迁沪(福煦路)开诊。解放后,夏仲芳任上海市中医学会中医内科学会主任委员,卫生部中医研究组顾问,1954~1968年担任上海华东医院中医科主任,中医一级教授。夏仲芳传门生费伯超,松江县人,擅长内、妇科,应诊于叶榭镇东市。

5. (凌氏)姚氏中医

松江姚天生堂药店坐堂中医凌履之,号鹏飞,浙江归安人,系御医凌汉章后裔。早年寓青浦,后悬壶于松江,精通医药,尤擅长内妇,著作有《凌氏药性赋》《凌氏良医诗考》《凌氏医案十全册》,验方《风疾浸洒五方》等。凌履之传门生姚水一,应诊于松江县跨塘桥西,与青浦陈莲舫、赖松兰、何叔游,茸城张友苌、韩半池齐名,人称"姚黄昏"(经常在黄昏出诊危急病人);著有《黄帝内经素问注释》。姚水一传子姚若水,门生王润霖。姚若水临诊心细胆壮,挽急重病患而盛名。王润霖,擅长治理温病盛名松江。姚若水传子姚念祖、门人张士宗、王景歧。1930年,姚念祖在松江跨塘桥东街开设私人诊所,1956年参加松江城区第五联合诊所,后入城西乡医院工作。姚念祖传次弟姚绳祖,姚绳祖1956年2月进入松江专区医院中医科工作,擅长中医内科,1987年12月评为中医副主任医师。姚绳祖曾带徒赵阳,赵阳任区中心医院中医科主任,中医内科主任医师,擅长中医内科。

6. 萧氏中医外科

松江漯水渡中医外科萧秋山,系清末世医外科,有独特擅长,称萧氏外科。其孙萧守仁,1922年从父(姓名不详)学医,1924年从师兄(上海县塘湾乡)丁竞成学医,1928年在松江开业行医,继承漯水渡萧氏外科而闻名。解放后,萧守仁带头组织松江城区第二联合诊所,任诊所主任。1958年成立松江城区联合医院,萧守仁担任医院管理委员会主任;1951~1965年,任松江县卫生工作者协会副主任。漯水渡同族萧氏后裔萧文秀擅长中医外科,兼习西医外科,在泗泾地区影响很大。萧文秀于1952年组织泗泾第二联合诊所,后入泗联乡医院工作,1958年,他即主刀施行阑尾切除手术。侄子萧震拜萧文秀学医,在泗泾医院任外科主治医师,后期从事骨外科。

7. 吴氏中医喉科

吴云洲(生卒年不详),清同治年间人,家住小昆山北徐家甸村,已有三代祖传的中医喉科医术。吴静楼继承和发扬其父吴云洲的医术,擅长中医喉科,有专著,后成为祖传秘方。吴凤金继承其父吴静楼中医业务,将中医喉科继续发扬光大。方圆百里的病人常慕名而来,其药有药到痛止之功效。祖传秘方相传已历七代,其后代至今仍靠祖传秘方为百姓解除病痛。

8. 沈氏中医针灸

沈半樵,祖籍浙江平湖。少年时,随父官职调动,居松江、苏州等地。拜苏州石晖桥世代针灸名医尤老先生为师,深得尤老先生世代针灸精髓。1903年,沈半樵在松江泗泾镇定居,开业行医,尤擅长医治癫狂症,以中医针灸为主业,治疗癫狂病、风湿痹症,辅以中药处方、兼治其他,疗效显著闻名乡里,先后在松江、青浦、徐家汇、上海县颛北、马桥等地中药店巡诊;泗泾镇中市桥堍是其固定诊所。沈半樵传子沈亦樵、孙沈幼樵、门生李晓初,均得沈半樵精髓。沈幼樵曾任泗联公社卫生院院长。李晓初传子李若初、李国良(樑)。

第六节 中西医结合

一、西医学习中医

鸦片战争后,西方医学传入中国,中西医逐渐各取所长,为中西医结合治疗打下了基础。清康熙年间,中国历史上第一个中医接受西医学说的医学家王宏翰,又名洪翰,字惠源,松江府华亭县人,其代表作《医学原始》以西医胎生学角度阐发中医的命门论说,后世称誉他为中西名医。

中华人民共和国成立后,松江地区最早采用中西医结合方法治疗患者疾病的是泗泾镇第二联合诊所(后合并为泗联乡医院,泗泾医院)儿科医师陆相伯,陆相伯16岁随父陆子鳌(中医)学医,边自学西医,边坚持用中西医结合临床施诊,直到退休。

20世纪50年代,国家号召西医学习中医、中西医结合,松江专区医院、县血吸虫病防治站等单位运用中西医结合治疗肾炎、乙型脑炎、晚期血吸虫病、肺结核病等取得疗效和经验。1960年,松江县贯彻中西医结合方针,先后选送4名西医参加上海市中西医结合研究班,脱产学习中医1至3年;县人民医院1名护士考取上海中医学院,毕业后从事中医眼科。1961年,县人民医院内科和妇产科开设中西医结合病房,探索中西医结合临床治疗方法和经验。"文化大革命"中,赤脚医生巡视于松江农村田头行间,普遍运用中西医结合方法,诊断治疗农民的一些常见病、多发病;县人民医院麻醉科运用针刺麻醉和化学麻醉相结合进行手术。1978年,县传染病医院运用中西医结合方法治疗传染性黄疸肝炎,医院自制中药验方松肝Ⅰ号浓缩口服液,再配服维生素类西药,疗效显著,尤其对甲型肝炎出现黄疸患者疗效更佳。1986～1988年,该院收治1500多例患者经过3周一疗程,黄疸消失,肝功能恢复正常。华阳桥乡卫生院蛇医师李粉根(家传),应用中西医结合治疗蝮蛇咬伤中毒病患;1983～1988年,收治1643例毒蛇咬伤病人,除1例晚期患者送医院抢救无效死亡外,其余患者均在1周内治愈。县人民(中心)医院儿科医师袁纪良运用中西医结合诊治儿科常见病患童有疗效。县泗泾医院中医内科医师沈六勤,运用中西医结合理论,用现代科学制药技术改革中药汤剂,制成治胃一号丸、二号丸,治疗胃病及十二指肠球部溃疡、慢性浅表性胃炎、胃窦炎、慢性萎缩性胃炎、幽门螺旋杆菌阳性等消化道疾病,辅以西药有良好效果。1996年成立的县方塔中医医院,以中医为主、中西医结合涉及临床各个专业。中医内科医师李伟,运用中西医结合、西药常规治疗基础上,加用黄芪注射液治疗慢性充血性心力衰竭,总有效率达90%(单用西药有效率74%)。

二、中西医结合队伍

松江从事中西医结合的医务人员,主要来自西医学习中医,少部分来自中医学习西医,即他们主要从事的原来专业,在经过一段时期系统学习中医或西医后,实践中研究中西医结合治疗临床常见病、多发病。1958年,县卫生科、县人民医院分别组织西医人员学习中医。1960年,县卫生系统选派西医人员到市卫生局组织的西医学习中医培训班学习;鼓励青年医务人员报考中医学院,脱产全日制学习中医。1971～1973年,全县组织并输送西医人员离职学习中医,运用西医的诊断方法进行病例分析,用中医药辩证施治或中、西医结合,在普遍用于临床中取得良好治疗效果。1990年,市中西医结合学会

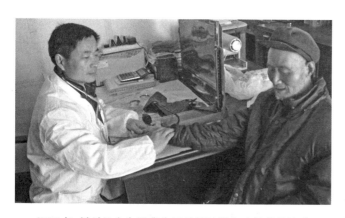

2009年,援川医生朱跃华为四川都江堰龙池镇村民诊疗

在全市进行调查,全市共有254名中西医结合医师;1997年,松江县有中西医结合医师3人。1999年10月,国家实行执业医师资格考试,中西医执业医师是其中之一。2010年,国家中医药事业调查,松江区从事研究中西医结合的有16人;其中区方塔中医医院1人,区泗泾医院1人,15所街道、镇社区卫生服务中心11人,余天成中医门诊部3人;但坚持长期从事中西医结合、具有中西医结合医师职称的医师极少。

2012年,区卫生局鼓励西医人员学习中医,发展全区中西医结合队伍,申办松江区2012年西医学习中医在职培训班。2013年,区卫生系统有中西医结合执业医师证5人。

1999～2013 年松江区卫生系统中西医结合执业医师情况表

年　份	中西医结合医师技术职称(人)			中西医结合执业医师(人)	备　注
	副主任医师	主治医师	医　师		
1999			3	3	
2000			3	3	
2001			3	3	
2002			3	3	
2003			3	3	
2004			3	3	
2005		1	3	4	国家鼓励西学中、中学西、或短期学习班并不变更执业医师资格的不在内。
2006		1	3	4	
2007		1	3	4	
2008		1	3	4	
2009		1	4	5	
2010		1	4	5	
2011		1	4	5	
2012		1	4	5	
2013		1	4	5	

第七节　中医科和中医特色专科

一、中医科

1956 年,松江专区医院和县人民医院分别开设中医科;1958 年 8 月,县人民医院并入专区医院(合并后院名为松江县人民医院),两院中医科合并,中医科力量得到加强。同年,泗联乡医院(泗泾医院前身)开设中医科,有中医内科、外科、儿科、针灸等。1960 年,名医陈永昌调入县人民医院中医科,该院中医特色专科有松江姚氏内科后裔的中医内科消化、呼吸、心血管,松江唐氏女科后裔的中医妇科,另有中医针灸、中医推拿等。"文化大革命"期间,全县医疗机构中中医科整体萎缩。

1981年10月，松江成立县中医门诊部，1986年8月改建为县中医医院。该院1983年的中医诊疗量353729人次，占全县卫生系统总门急诊量1648083人次的21.5％；1986年，中医诊疗量299949人次，占全县卫生系统总门急诊量1599882人次的18.8％。1985年，全县医疗机构中有中医人员164人。中医人员和中医特色专科后继乏人，松江唐氏女科、韩氏中医、张氏中医、沈氏针灸等出现断层，唯有骆氏女科坚持传承发扬。

1996年，县中医医院与县方塔医院合并组建为松江县方塔中医医院，实现以中医为主、中西医结合的办院方向，接收全县一级医院以下中医人员的业务进修和培训。1998年，松江区中医工作落实国家中医药管理局关于《创建全国农村中医工作先进县》的精神，对全区在职中医和中西医人员进行培养和培训，中医和中西医结合人员数量略有回升；医院内的中医科特色和中医治疗仪器设备得到增加；大多数卫生院均设有中医科、针灸科、伤科等，备有250种以上的饮片配方部和中药库房；二级医院设置中药煎药机煎药，方便病人服用汤药。

2006年起，区中心医院在创建上海市综合性医院中医科达标建设中，本着科有特色、人有专长的精神，建立开出中医内科的胃肠病、哮喘病、心脑血管病、慢性胃功能不全、痛风；中医外科的尿道综合症、面部痤疮；中医五官科的口腔溃疡；中医针灸科的中风后遗症；中医推拿科的颈腰椎间盘突出症、各种急慢性软组织损伤等11种专科专病门诊。区方塔中医医院培训全区的社区卫生服务中心中医药服务进社区，推广安全有效、成本低廉、简便易学的中医适宜技术，发挥中医简、便、廉、验、效的特色，被区卫生局定为中医药适宜技术培训基地。2007年9月，上海市卫生局中医处在区方塔中医医院召开中医适宜技术推广会；2008年10月，区方塔中医医院在中心城区申越广场开展大型中医中药中国行活动，推广中医适宜技术。

2011年，全区4所综合性医院，14所社区卫生服务中心均设有中医科；泗泾镇社区卫生服务中心于2012年开设中医针灸科。2013年，区方塔中医医院开设有中医内科、肛肠科、妇科、伤科、针灸科、推拿科、中西医结合肿瘤科、外科、儿科、耳鼻咽喉科、皮肤科、眼科等临床科室和骆氏妇科、内分泌内科、肛肠病学、治未病科等中医特色专科。区乐都医院开设中西医结合康复医学科特色专科，区泗泾医院开设中医理疗特色专科，区九亭医院开设中医针灸特色专科。区方塔中医医院中西医结合骨伤学科和区九亭医院中医针灸科，分别被评为2013年区级特色专科。全区形成以区方塔中医医院为龙头，区级综合医院、社区卫生服务中心中医科为

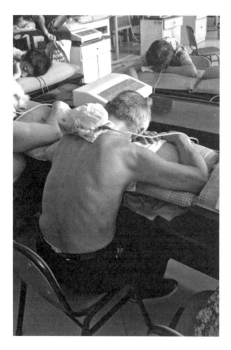

中医敷贴疗法

主体,社区卫生服务站(中心卫生室)、中医门诊部(诊所)为基础网点的中医医疗服务体系。

二、中医特色专科

(一) 骆氏妇科工作室

骆春,松江骆氏妇科八世传人,区方塔中医医院妇科主任。她运用骆氏妇科传统、经典的中医理论和实践,结合骆氏妇科长期对妇科疾病的诊治经验,诊治女性免疫性不孕不育症、习惯性流产(中医称为"滑胎"),以及对怀孕妇女的安胎、保胎等。

2006年,区方塔中医医院成立骆氏中医妇科工作室。2012年,区总工会授予骆春为骆氏中医妇科劳模创新工作室。2013年,区人才工作协调小组授予骆春领军人才骆春工作室。骆春先后带教、培训本科生、硕士生和外国留学生50多名。已有3名学生(研究生学历)拜师骆春门下。2014年10月,海派中医妇科流派传承暨松江骆氏妇科学术研讨会在区方塔中医医院召开。骆氏妇科是松江唯一传承至今的中医妇科流派,与会专家在充分肯定的同时,对如何发扬光大骆氏妇科提出前瞻性建议。

(二) 华阳桥蛇咬伤科

李粉根,祖籍江苏省东台县人,三代祖传蛇医,父辈迁徙上海漕河泾行医。李氏祖传秘方蛇伤散和疱疹灵均有独特疗效;李粉根16岁时从父亲手中接过衣钵,自学中医理论并在实践中不断提高治疗技术,丰富临床经验。1955年,李粉根与兄长李友根一起到松江华阳桥集镇开业行医,主治毒蛇咬伤,兼治带状疱疹,患者在毒蛇咬伤24小时内及时处理服用蛇伤散,治愈率99%。1963年,李氏兄弟在集镇挂牌开设五毒蛇药组诊所。1976年,李氏蛇药组并入城东公社卫生院,卫生院开设蛇咬伤科,李粉根遂将祖传秘方蛇伤散献出,成为上海市郊医疗卫生的一个特色专科。后因蛇伤患者逐年锐减,2008年,车墩镇社区卫生服务中心取消蛇伤科。

(三) 泗泾李晓初针灸

李晓初,1898年生于泗泾普渡桥正北查袋泾南岸仁寿堂李家。1919年,李晓初拜泗泾沈半樵为师学医。1921年满师遂自行开业,擅长针灸,对心绞痛、疯癫等危重症能针到病除。1954年,李晓初组成泗泾第四联合诊所;1958年,诊所并入泗联乡医院设针灸科。1965年秋天,上海针灸学会在泗泾(泗联公社卫生院)召开针灸研讨会,李晓初当场演示针灸治疗癫痫发作病人,下针后患者立即恢复常态。李晓初医技传长子李若初、次子李国良(樑),均在泗泾医院中医科工作。

(四) 中医消化专科

泗泾医院中医内科沈六勤运用中西医结合理论,在药剂科的配合下,把中药汤剂制成易溶单味及复方颗粒冲散剂,制成治胃一号丸、二号丸,治疗十二指肠球部溃疡、慢性浅表性胃炎等;1989 年由上海市科委和市卫生局组织专家评审,通过成果鉴定。

(五) 其他

1. 中医伤科。民国期间,松江陈玉麟,精武术,擅长接骨、入骱,并理推拿。徐璞山是清代武秀才,有秘方伤膏,应用跌打损伤,治愈者甚众。

2. 中医痔科。林墨园祖传痔科,以祖传秘方配制,松江首创枯痔散药线结扎法,对单纯性痔瘘,作一次性结扎治疗,有独到之处。门人枫泾沈德庸续承师业。

3. 中医外科。清末民初,松江县漯水渡世医外科门人刘伯贤,善治痈疽疔毒;著名外科夏霭人,擅长咽喉外科。

4. 中医幼科。清末民初,本县施问樵和钱青士(继承父业)精通中医幼科。

第八节 中 药

一、中药店(房)

(一) 发展过程

元大德三年(1299 年),松江府设官办惠民药局,作为官营药品制售场所。明、清两代,松江中医事业兴盛,名医辈出。中医一般坐堂中药铺,中医诊治处方开出即可在中药铺抓配药;也有中医诊所(或家设诊所)开出处方到中药铺抓药。清代,民办中药店兴起。清乾隆四十七年(1782 年),由浙江宁波庄桥半路庵人余兼艺(游园)在长寿桥塸开设余天成堂药号,精制中药饮片、丸、散、膏、丹,远销江浙两省。清乾隆中期,白龙潭口大街开设张同泰药号。清乾隆,蔡洪业在大仓桥西开设蔡洪济药号,制售龟、鹿、虎、驴诸胶。光绪六年(1880 年),妙严寺口大街开设同寿康药号,1925 年因遭受火灾而停业。1904 年,天马庙头开设同春堂,1955 年,政府重新为同春堂颁发营业执照。这些药店,在百姓中享有很好声誉。民国时期,政局不稳,有些百年老店营业亦随之衰败。

1937 年,余天成、张同泰、蔡洪济 3 家中药店损毁于日本军机轰炸;敌伪当局歧视中医药,大部分中药店处境困难。抗战胜利后,部分中药店如余天成、张同泰、蔡洪济等恢复开业;1946~1947 年,全县共有 131 家中药店。为抵消民国政府滥发纸币和苛捐杂税而造成的中药店经营困难,一般中药店普遍经营参茸业务,经售部分西药,但品种仅有奎宁粉、消治龙片、配尼西林、虫积糖、疟疾丸、人造自来血、人丹、沙药水、艾罗补脑汁等。中药店不仅配方,亦可问病买药。松江中药店一般自行采购药材药品、自行炮制加工各类药品、自制饮片、膏、丸、散、丹等中成药。1946 年后,松江县中药业公会配合工商联对自制丸、散、膏、丹、片办理登记备案。

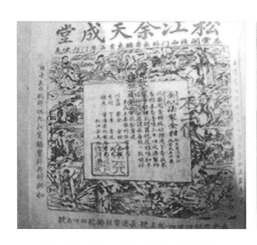

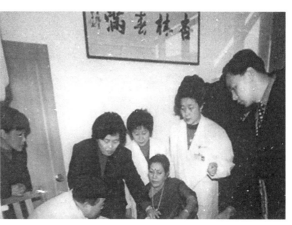

散见于民间的余天成堂中成药传单　　　　2001年,孟加拉国副总统执政党联盟总书记
　　　　　　　　　　　　　　　　　　　　夫人在余天成堂中医门诊部就诊

　　中华人民共和国成立后,全县中西药店执行苏南行政公署《关于管理开业药事人员暂
行规定》和《管理药商暂行规定》,药事人员向当地卫生主管机关申请开业注册,发给开业
许可证后开办业务;药商向当地卫生主管机关申请注册,领取登记执照后开业。1953年,
药店归县供销合作社管辖,卫生行政部门不再办理药店的登记注册。1955年,全县药店行
业开展公私合营,按行政区域设立医药商店和中药加工场。全县各镇中、西药店组成医药
商店,稍偏僻的地方设立分店,方便群众配药,经济单独核算,个别有影响的老字号药房
(如余天成)继续沿用原名。1956年,全县药店行业实现公私合营;医药商店与供销合作社
分立经营,医药商店归县药材医药总公司管辖;全县中西药业网点遍及大、小集镇和农村
生产合作社保健室(1965年后改为合作医疗卫生室)。1958年4月,松江县探索走医药合
一道路;10月,试点将泖港(公社)医药商店和新桥(公社)医药商店分别划入所辖卫生院;
1959年10月,医药商店回归供销社,恢复公私合营体制和原来业务。

　　1972～1978年,全县农村实现合作医疗制度,普遍推广使用中草药。中草药自采、自
种、自制、自用掀起高潮;全县13个公社有116个村卫生室、315名药工,利用杂边田种植
中草药308亩,品种210余种。

　　1985年,县药材公司辖下有中成药批发部、中药饮片厂、8家直属中药店、20家乡镇医
药商店(中、西药兼营);县卫生局辖下县中心医院、县泗泾医院、县中医医院、县方塔医院,
以及新桥乡、张泽乡、松江镇3所卫生院均设立中药房。

　　2000年后,全区中西药店改变经营模式,药店规模扩大,药店数量有所调整和增加。
余天成堂药号与区药材公司进行资源整合,利用余天成堂百年老店品牌,组建成上海余天
成医药有限公司,下设上海余天成药业连锁有限公司,其核心中药店为余天成堂,麾下则
是遍布全区的96家连锁药店。区中心医院、区方塔中医医院设有中药房。

　　古代中药方的量制单位不但与现代不同,而且在各个时期也不相同。1959年6月,国
务院发布《关于统一计量制度的命令》,但中药剂量仍袭旧制不变。1979年1月,松江县统

一使用中药计量单位,将原来的"两"制(16两为1斤)统一改为"克"制,用克、毫克、升、毫升,不再用两、钱、分。

(二)中药名店

1. 余天成(堂)药店

创建于清乾隆四十七年(1782年)。由浙江宁波庄桥半路庵人余兼艺(游园)始创,取余姓及"天禄同寿,成德长生"之意,定名"余天成"开业。余兼艺提出办店方针为:道地药材、修制务精、货真价实、童叟无欺、名医坐堂、治病救人。余天成(堂)药店传至余兼艺第三代长孙余修初,药店诚信经营,请名医坐堂,收集民间验方,精心研制丸、散、膏、丹,详细记录保存至今。清同治十三年(1874年),余天成(堂)药店发展至鼎盛时期,余修初被杭州红顶商人胡雪岩聘请为胡庆余堂第一任阿大先生(经理);余天成(堂)药店由余修初之子余五卿接班。该药店除经营一般中药外,还自己精制独特秘方丸、散、膏、丹,如全鹿丸、人参再造丸、行军散、脑砂膏、首乌延寿丹、避瘟丹、补益杞园酒、驴皮胶等,用鹿鹤浮图为标记,其中全鹿丸、人参再造丸治疗脱力效果很好,为老人和农家所喜爱;脑砂膏治疗疮疾有特效。清光绪二十八年(1902年),余五卿病重返乡,由独子余鲁珍接任。余鲁珍挥霍无度,不理家业,擅将余天成堂盘给宁波姻亲邵佐宸。邵氏继续保留余天成堂招牌,追加"仁记"两字,但已与余氏无关。清宣统二年(1910年),邵佐宸年老,由其子邵光裕继承。

1937年,余天成(堂)药店被日本军机炸毁。学徒张钧陶在日军登陆金山卫轰炸松江之前,已将该店的贵细药材转移船上运出,躲过劫难。1938年,邵光裕在上海市区爱多亚路(今延安东路)大舞台对面开出余天成堂分店。1939年,邵光裕回松江,在原址建简屋复业,聘张钧陶为阿大先生。1945年,余天成(堂)药店重建店面、中药库房和工场。1956年,余天成公私合营。1982年和1992年,余天成两次整修店面。1997年10月,松江市政改造,该店老屋拆除,在原址上重建三层楼,经营面积扩大至2164平方米。1992年,该店被国家贸易部命名为中华老字号药店。2002年,余天成(堂)药店与区药材公司资源整合,组建为上海余天成医药有限公司。余天成品牌荣膺上海市著名商标。

2. 张同泰中药店

创于乾隆中期,店址在松江大街白龙潭口,店门绘老寿星为其商标。抗战前店主为严子良,后传其女婿张宏荣,有员工(营业员和生产工人)30余人。张同泰中药店每年(届)冬季自宰梅花鹿,自制丸、散、膏、丹,颇有名气的有阿胶、龟板胶、百补膏;独特研制的治疯狗药、毒蛇药享有盛名。该药店附设批发部,采办各省道地药材,经销营业兴隆。1937年,该店损毁于日本军机轰炸;抗战胜利后恢复营业。1956年,张同泰中药店公私合营。1958年,张同泰中药店与西药业合并。

3. 蔡洪济中药店

清乾隆时期,侍郎蔡洪业告老还乡,在松江大仓桥西开设中药店;为体现济世救人宗旨,取名蔡洪济中药店。开办初期,蔡姓独资;1895年后改为合资,解放前夕业主为陈少英。该药店自选道地药材,有中草药数百种,自制药丸、饮片和龟、鹿、虎、驴诸胶,以饮片最有名,凡松江城西部医生处方均在蔡洪济中药店撮药,称为松江"小蔡同德"。该店业务只做门市不做批发,生意兴隆,有制药工 3 人、店员 5 人。1956 年,蔡洪济中药店公私合营,1958 年与西药业合并。该店后迁至钱泾桥西,改名群康药店。

二、药方

松江历史上有许多医学世家和名医,留下不少宝贵的医学遗产,由于历史悠久加上时势动荡,绝大部分都已失传;有史志文献记载的均已收录相关部门归档,由专业人士整理后著书发表。1958 年,为继承和发扬传统中医的学术经验,松江县组织中医界有声望和学识且临床经验丰富的老中医开展献三方(秘方、单方、验方)活动,深入到群众中去采集民间单方;经过收集、整理、临床治验,于 1959 年编成《祖国医学采风集》和《中医研究工作资料汇编》各 1 册,可惜这些珍贵文献资料历经变故今已散失。1987 年,经过多方收集整理选编《云间实用验方选》1 册,但没有正式出版,有不少秘方、验方和土方已经失传。本志仅收录部分验方。

(一) 毒蛇咬伤

1. 自制 1 号蛇粉。药物:蜈蚣、全蝎、车前子、生大黄、防风、白头翁、马齿苋、路路通、白芷、连翘、九孔子。

主治毒蛇咬伤,与精制蝮蛇抗毒素同用。

2. 自制 2 号蛇粉。药物:马齿苋、连翘、白头翁、板蓝根、防风、海桐皮、萍草。

治疗毒蛇咬伤恢复期。

(二) 黄疸肝炎

自制松肝 1 号浓煎液。药物:茵陈、生大黄、生山栀。

主治甲型肝炎特别显效。

(三) 鹅掌风

药物:白藓皮 9 克,川草乌各 3 克,白僵蚕 9 克,炒防风 4.5 克,羌独活各 6 克,石菖蒲 4.5 克,百部 6 克,土槿皮 9 克,威灵仙 9 克,紫背浮萍 1 克,蝉衣 3 克,臭梧桐 10 克。

用法:用陈醋 1 斤(500 毫升),浸上药一夜,使用时须略加温,双手浸入,每次 5～10 分钟,每日 3～4 次。每剂可用 3 天。

注意事项:必须在夏令大伏季节浸用。表皮破溃者禁用。孕妇禁用此方。

(四) 牛皮癣二例

1. 药物:雄黄、防风、乌梅、轻粉各 15 克,醋 750 毫升。

用法：煎 1 小时后,过滤备用,患处每日涂上 2～3 次,涂后止痒。3～5 天为一疗程,一般 2～3 个疗程即可。

2. 药物:百部 50 克,苦参 230 克,土槿皮 50 克。

用法:用 75% 酒精浸药 1 周后,即可用。以药棉蘸药酒,擦涂患部,1 日 2～3 次,1 周后即可见效。以后改为 1 日 1 次。再使用 1 周。

(五) 女性不孕症——闭经辩证施治基本方

1. 肝肾虚损,以补益肝肾,养血调冲。

药物:熟地、当归、杞子、苁蓉、鸡血藤、首乌。如偏肾阳虚加鹿角霜、紫河车;肾阴虚加生地、麦冬。

2. 气滞血瘀,以疏气活血,去瘀通络。

药物:当归、柴胡、赤芍、丹参、川芎、香附、牛膝、红花。如偏血瘀加京三棱、莪术、刘寄奴;偏气滞加木香、青皮、枳壳。

3. 痰湿阻滞,以调气豁痰,活血通络。

药物:当归、川芎、半夏、陈皮、胆星、苍术、茯苓、炒莱菔子、香附、茜草根、威灵仙。

(六) 女性不孕症——痛经辩证施治基本方

1. 气滞血瘀,以行气活血,化瘀止痛。

药物:当归、柴胡、川芎、赤芍、丹参、生蒲黄、五灵脂、香附、益母草。如偏肝郁化火加丹皮、山栀;肝郁伐脾加白术、茯苓;肝气犯胃而胃痛、呕吐者加吴茱萸、姜半夏。

2. 寒湿阻滞,以温经散寒、除湿化瘀。

药物:当归、吴茱萸、川芎、炮姜、小茴香、艾绒、益母草。如寒湿内闭加苍术、茯苓、肉桂。

3. 气血虚弱,以益气养血止痛。

药物:党参、黄芪、当归、白芍、熟地、香附、延胡。如肝肾亏损加杞子、巴戟、山萸肉。

4. 湿热下注,以清热利湿,调气活血。

药物:柴胡、黄芩、当归、赤芍、丹皮、丹参、川楝子、延胡、川柏、红花、败酱草。湿热瘀阻如生殖系统炎症致使输卵管阻塞者,加通络药物,如地鳖虫、地龙等。

(七) 面瘫(周围性面神经麻痹)

针灸取穴,患侧:阳白、四白、翳风、地仓透颊车;健侧:颊车透地仓、水沟、承浆、合谷、足三里(双)。每天针刺 1 次,6 天后隔天 1 次,12 次为一疗程。

同时配合内服中药方:钩藤 9 克,白池菊 5 克,制草乌 3 克,薄荷 5 克,防风 9 克,白僵蚕 9 克,荆芥 9 克,制半夏 6 克,陈皮 6 克,炙鳖甲 12 克,威灵仙 6 克,桑枝 15 克,全蝎 2 只(全钩)。每日 1 剂,连服 5～10 剂。9 岁以下小孩剂量减半。注意事项:药后发现眼赤,可多吃水果。孕妇禁用。

第九节　中医药服务达标建设

一、上海市社区中医药服务达标建设

2005年3月,松江区启动上海市社区卫生服务中心中医药服务管理基本规范达标建设;经过各街道、镇社区卫生服务中心的努力,2007年,岳阳街道社区卫生服务中心率先通过验收,至2012年,全区15所街道、镇社区卫生服务中心全部通过达标验收。全区开展中医药适宜技术6项,参加适宜技术培训268人次,中医下社区服务5786人次,70余名社区医生参加上海市卫生局举办的社区中医技术管理培训班,50余名中医药人员参加市中医药发展办公室举办的中医药标准化培训班,基层中医药工作人员的中医药服务能力得到提高。2013年,区方塔中医医院与快递公司合作,将配好的中药、代煎药免费快递送到患者家中,及时让患者服用中药和代煎药;新桥镇社区卫生服务中心增设中医汽疗(又称中药熏蒸,用中药煎煮时产生的药蒸汽熏蒸人体某部位来达到治病和康复的中医特色治疗技术);方松街道社区卫生服务中心开展中医药适宜技术达12项。

松江区各街道、镇社区卫生服务中心通过上海市社区中医药服务达标建设情况表

单　　位	通过验收时间	单　　位	通过验收时间
岳阳街道社区卫生服务中心	2007年	车墩镇社区卫生服务中心	2012年
九亭镇社区卫生服务中心	2010年	泖港镇社区卫生服务中心	2012年
永丰街道社区卫生服务中心	2010年	佘山镇社区卫生服务中心	2012年
洞泾镇社区卫生服务中心	2010年	石湖荡镇社区卫生服务中心	2012年
叶榭镇社区卫生服务中心	2011年	新桥镇社区卫生服务中心	2012年
新浜镇社区卫生服务中心	2011年	小昆山镇社区卫生服务中心	2012年
中山街道社区卫生服务中心	2011年	泗泾镇社区卫生服务中心	2012年
方松街道社区卫生服务中心	2011年		

二、全国社区中医药工作先进单位创建

(一) 社区卫生服务中心中医科基本标准建设

2010年,松江区根据卫生部和国家中医药管理局《乡镇卫生院中医科基本标准》设置

建设要求,加强全区 15 所街道、镇社区卫生服务中心中医科基本标准建设,将中医科作为社区卫生服务中心一级临床科室独立设置,有床位的中心设立 1 个以上中医诊室和 1 个以上中医康复治疗室,无床位中心设立 1 个以上中医诊室;设置中药房,配置国家基本药物目录规定品种内的中成药和中药饮片;中医诊室(康复治疗室)和中药房配备中医类别医师和中专以上学历中药人员;中医诊室、中药房的使用面积、设备配备不低于中心每诊室平均净使用面积和相适应的业务规模;中医康复治疗室配备针灸治疗室和推拿治疗室及设备等。

松江区各街道、镇社区卫生服务中心原来基本上都设置有中医科;2011 年,全区 15 所社区卫生服务中心均达到基本标准建设要求。区中心医院被认定为国家中医药管理局中医药防治传染病临床基地。

(二) 全国社区中医药工作先进单位创建

2011 年,市中医药发展办公室推荐松江区为 2011 年全国社区中医药工作先进单位创建地区之一;区卫生局根据创建工作要求,制定《松江区创建全国社区中医药工作先进单位实施方案》。

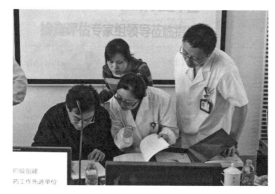

全国社区中医药工作先进单位检查评估
专家组对松江社区中医药工作进行评估

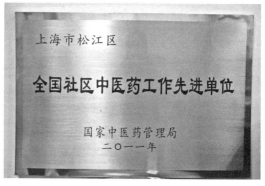

松江区被命名为全国社区
中医药工作先进单位

松江区成立创建全国社区中医药工作先进单位领导小组和工作小组,在组织上加以保障,稳步推进落实。按照《全国社区中医药工作先进单位建设标准》,完善社区卫生中医药服务网络,强化社区中医药服务功能,提升社区中医药服务水平,促进全区各社区卫生服务机构有效实施中医药服务,满足居民健康需求。2011 年 10 月,通过国家中医药管理局专家组评审;12 月,国家中医药管理局发文,命名松江区为全国社区中医药工作先进单位。松江区车墩镇社区卫生服务中心被评为 2011 年全国中医药服务进社区先进单位。

三、上海市中医药特色示范社区卫生服务中心创建

2011 年,市卫生局开展上海市中医药特色示范社区卫生服务中心创建工作。经过一

系列的推荐、评选,松江区方松街道社区卫生服务中心被评为上海市中医药特色示范社区卫生服务中心;其他社区卫生服务中心的中医药综合服务能力也在创建活动中得到提高。

2012年2月,松江区卫生局进一步贯彻落实国家中医药管理局《关于在深化医药卫生体制改革工作中进一步发挥中医药作用的意见》、市政府《关于进一步加快上海中医药事业发展的意见》、市卫生局《关于进一步加强本市基层中医药服务工作的意见》,巩固松江区创建全国社区中医药工作先进单位成果,制定《关于进一步加强松江区中医药服务工作的意见》。通过合理配置优质中医资源、加快中医药人才队伍建设和学科建设、健全中医药服务评价体系等措施,松江区形成以区方塔中医医院为指导,社区卫生服务中心为主体,中医门诊部、坐堂中医、个体中医诊所为补充的中医药服务网络,落实完善国家基本公共卫生服务中医药服务项目,推广应用中医药适宜技术,提升中医药服务的质量和内涵,提升社区中医药综合服务能力,使全区广大居民在社区就能享受到方便、有效、价廉的中医药服务。

第三章 公共卫生

据松江地方志记载,从明景泰五年(1454年)到1949年,松江先后发生瘟疫、霍乱等传染病64起;白喉、麻疹、疟疾、伤寒、血吸虫病等10多种传染病在松江地区流行;妇女分娩普遍由旧产婆接生。公共卫生设施的匮乏和医疗卫生技术及人员的缺失等,导致松江较高的人口死亡率。解放后,党和政府十分重视防疫工作,广泛深入开展除害灭病、预防接种,加强医疗卫生保健等工作,传染病防治工作逐步走上法制化管理轨道;加强预防控制机制,建立防控应急预案,有效控制新发传染病暴发;同时,开展慢性非传染性疾病预防控制工作;设立妇幼保健机构和建立健全松江妇幼保健工作网络,实施孕产妇保健和婴幼儿系统管理;农村全面实行合作医疗保险制度,实施初级卫生保健规划以及镇村卫生机构一体化管理等。松江的公共卫生体系建设从基础设施、技术装备、应变与控制和队伍素质等各方面得到显著提高和加强,有效保障松江公共卫生安全和人民群众健康。至2013年,松江区主要健康指标达到发达国家或地区水平。

第一节 急性传染病

一、疫情

松江地区传染病流行严重,旧志中留下较多文字记载:明景泰五年(1454年)至崇祯十五年(1642年)的180多年间,先后发生瘟疫10次。清光绪二十八年(1902年)叶榭流行霍乱时,有的全家死亡。民国5年(1916年)9月,中山地区霍乱流行,城厢内外每日死亡10余人。民国8年(1919年),松江城中一儿童患霍乱而亡,疫情渐渐向东西蔓延;据同年8月《国民日报》记载,松江

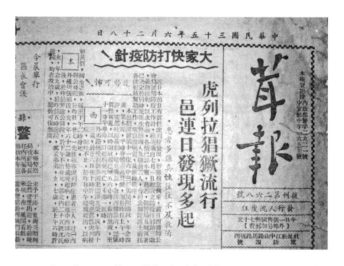

1946年6月28日,松江《茸报》报道虎列拉(霍乱)猖獗流行信息

地区发生霍乱近1个月，临时救疫医院每天收治50～60人，应接不暇；时疫医院共收治2882人，死亡221人。新浜的胡家埭、方家哈、林家荡等自然村发生霍乱，死亡30余人。民国26年夏秋季，九亭地区霍乱流行，死亡60多人。民国28年夏，泗泾地区霍乱大流行，死亡60多人。1949年，三官堂北自然村开始只有几个孩子患天花，结果很快蔓延四方，儿童染病死亡甚多，乡民谈"痧"色变。从清康熙元年(1662年)至宣统二年(1910年)的240多年间，松江地区瘟疫流行44次；从辛亥革命到1949年的38年间，霍乱等传染病发生10次。当时，流行在松江地区传染病还有白喉、麻疹、疟疾、伤寒、血吸虫病等十几种传染病，由于无防疫措施，故传染病死亡率较高。

解放后，人民政府高度重视传染病防治工作。1955年，松江县实施《传染病管理条例》，贯彻预防为主方针，天花、鼠疫、流感、白喉等传染病发病率明显下降。至2000年，松江已无天花、鼠疫、白喉等传染病病例报告。

1987年，松江局部地区由于水源污染导致M型菌株伤寒副伤寒流行，主要分布在仓桥、华阳、五里塘、新浜、新五、天马和佘山地区，持续时间2年(1988年、1989年)，发病率分别达101.31/10万和155.56/10万。

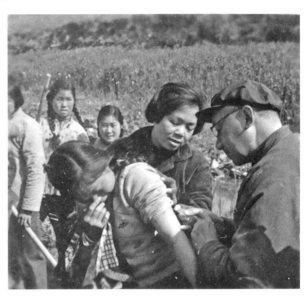
下乡医疗服务

1991年，全县甲、乙类传染病发病率控制在335/10万，其中传染性肝炎、菌痢、伤寒3种肠道传染病1628例，比1990年1785例下降8.89%，流行性出血发热发病29例，下降14.7%。1992年，全县甲、乙类传染病持续下降到276/10万，其中肠道传染病1336例，比1991年下降17.8%，流行性出血热发病12例，下降58.6%，达到历史最低水平。

1990年，松江出现解放后已消失的性病病例报告。1998年，性病发病率达225.43/10万，占全县传染病发病率47.67%，通过加大对"四小"场所(小发廊、小旅馆、小浴室、小歌舞厅)整治和"扫黄"行动，县卫生防疫部门加强防治知识宣传和有效防治措施，从1999年起病例呈逐年下降趋势。2000年，全区性病发病率降至105.06/10万，比1998年下降113.21%，全区报告传染病9种，1753例，发病率354.86/10万，死亡11例；发病率比1986年下降11.12%，死亡比1986年下降90.91%。

2006～2010年，全区无甲类传染病报告，乙类传染病中无人感染高致病性禽流感(人禽流感)、传染性非典型肺炎(SARS)、脊髓灰质炎病例报告；5年累计报告法定传染病17812例，年平均报告发病率337.05/10万。

2012 年,松江传染病发病率继续保持在较低水平,全年未发生重大传染病暴发流行。全区共报告法定传染病 8744 例,发病率为 529.94/10 万(全年无甲类传染病病历报告);其中,乙类传染病 11 种 2014 例,发病率为 122.06/10 万;乙类传染病报告病例中血源及性传播传染病所占构成比最高,为乙类传染病占 49.03%;呼吸道传染病其次,占 46.15%;肠道传染病占 4.77%;自然疫源及虫媒传染病与新生儿破伤风各占 0.05%。

2006～2012 年松江区乙类传染病发病率前 5 位排序情况表

顺位	2006 年	2007 年	2008 年	2009 年	2010 年	2011 年	2012 年
1	梅 毒	梅 毒	梅 毒	梅 毒	梅 毒	梅 毒	梅 毒
2	淋 病	肺结核	肺结核	肺结核	肺结核	肺结核	肺结核
3	病毒性肝炎	病毒性肝炎	淋 病	淋 病	淋 病	猩红热	猩红热
4	肺结核	淋 病	病毒性肝炎	病毒性肝炎	病毒性肝炎	淋 病	淋 病
5	痢 疾	猩红热	痢 疾	甲型 H1N1	猩红热	病毒性肝炎	病毒性肝炎

按照传播途径分类,2012年,松江区乙类传染病报告病例中血源及性传播传染病所占构成比最高,为乙类传染病 49.03%;呼吸道传染病其次,占 46.15%;肠道传染病占 4.77%;自然疫源及虫媒传染病与新生儿破伤风各占 0.05%。

2012 年松江区乙类传染病传播途径构成

二、传染病防控与监测

(一)急性病毒性肝炎

1969～1973 年,全县病毒性肝炎的发病率逐年上升。1969 年,松江全年发生肝炎 325 例;1970 年 646 例;1971 年 843 例;1972 年 1462 例;1973 年 1～8 月,发病 1477 例。

为控制急性肝炎疫情,县卫生局调整充实各级医疗部门防保力量,广泛开展群众性爱国卫生运动,城镇、集镇加强饮食卫生和食具消毒等措施,提高饮食卫生水平。松江农村进一步加强粪便管理和饮水消毒,各级医疗部门开设肝炎隔离病房,收治肝炎病人,肝炎病床从原来 141 张增加至 313 张,发病较多大队采取就地隔离治疗措施;公社、镇卫生院防保消毒员和各村赤脚医生及时做好病人、疑似病人疫点处理、病家消毒和检索,有效控制疫情扩散。

1953～1986 年松江县各种传染病发病及死亡情况表

病种	1953～1965				1966～1975				1976～1985				1986			
	病人数	患病率(1/10万)	死亡(人)	死亡率(%)	病人(人)	患病率(1/10万)	死亡(人)	死亡率(%)	病人(人)	患病率(1/10万)	死亡(人)	死亡率(%)	病人(人)	患病率(1/10万)	死亡(人)	死亡率(%)
合　计	146641	2409	766	0.52	42405	10.19	278	0.66	45055	965	222	0.49	1947	401	21	1.08
白　喉	1289	21.17	100	7.75	55	1.32	1	1.81	0	0	0	0	0	0	0	0
流　脑	3891	63.91	206	5.29	3833	92.19	138	3.6	233	498	14	6	7	1.44	1	14.3
百日咳	8473	139.18	2	0.02	1497	36	0	0	714	15.3	0	0	8	1.65	0	0
猩红热	3	0.04	1	33.3	336	8	0	0	374	8	0	0	15	3.1	0	0
麻　疹	37180	610.74	177	0.47	3781	90.94	9	0.23	751	16.09	6	0.79	0	0	0	0
菌　痢	17215	282.75	87	0.5	13747	330.65	27	0.19	18884	404.8	32	0.17	1106	228.3	2	0.18
阿米巴痢疾	2336	38.37	2	0.08	534	12.84	0	0	216	4.63	0	0	10	2.06	0	0
伤　寒	3154	51.81	16	0.5	1138	37.37	2	0.17	1619	347	0	0	188	38.8	0	0
副伤寒	590	9.69	0	0	37	0.89	0	0	54	1.15	0	0	6	11.24	0	0
病毒性肝炎	2004	32.91	26	1.29	16064	386.4	50	0.31	21430	459.4	116	0.56	545	112.5	11	201
脊髓灰质炎	332	5.45	2	0.62	50	1.2	3	6	11	0.23	0	0	0	0	0	0
乙型脑炎	1388	22.8	128	9.22	629	15.12	39	6.2	189	4.05	27	14.28	19	3.92	2	10.5
疟　疾	68662	1127.9	6	0.01	552	13.27	0	0	63	1.35	0	0	4	0.83	0	0
出血热	124	2.03	13	10.48	152	3.65	10	6.57	517	11.08	27	5.22	39	8.05	5	12.8

注：患病率：按总人口十万分之一计算。死亡率：死亡人数占患病数百分之一计算。

1953～1986 年松江县 4 种传染病发病率与防治措施效果分析情况表

1. 白喉

年　份	平均总人口（人）	发病总人数（人）	平均发病率（1/10 万）
1953～1965	6057611	1289	21.17
1966～1972	2881158	92	3.19
1973～1986	6452528	0	0

预防措施：1951 年开始接种"白日破"疫苗。
控制指标：要求不发。

2. 百日咳

年　份	平均总人口（人）	发病总人数（人）	平均发病率（1/10 万）
1953～1965	6087611	8473	139.18
1966～1972	2881158	1219	42.3
1973～1984	5455797	949	17.39
1985～1986	996731	43	4.31

预防措施：与白喉同。
控制指标：要求在 3/10 万以下。

3. 麻疹

年　份	平均总人口（人）	发病总人数（人）	平均发病率（1/10 万）
1953～1965	6087617	37180	610.74
1966～1975	4157455	3781	90.94
1976～1981	2746277	734	26.74
1982～1984	1406164	16	1.13
1985～1986	996731	2	0.2

预防措施：1966 年开始接种麻疹疫苗。

4. 脊髓灰质炎

年　份	平均总人口（人）	发病总人数（人）	平均发病率（1/10 万）
1953～1964	5567759	313	5.62
1965～1975	4677307	69	1.47
1976～1979	1809240	10	0.55
1980～1986	3339932	1	0.02

预防措施：1969 年开始普遍服用小儿麻痹糖丸。
控制指标：要求 0.1/10 万以下。

1986～2013年松江区(县)甲、乙类传染病发病情况表

年份	鼠疫(例)	霍乱(例)	传染性非典(例)	艾滋病(例)	肝炎(例)	脊灰(例)	人禽流感(例)	甲型H1N1流感(例)	麻疹(例)	出血热(例)	狂犬病(例)	乙脑(例)	登革热(例)	炭疽(例)	痢疾(例)	肺结核(例)	伤寒+副伤寒(例)	流脑(例)	百日咳(例)	白喉(例)	新生儿破伤风(例)	猩红热(例)	布病(例)	淋病(例)	梅毒(例)	钩体病(例)	血吸虫病(例)	疟疾(例)	合计(例)	发病率(1/10万)
1986	0	1	0	0	545	0	0	0	0	39	0	19	0	0	1116		194	7	8	0	0	15	0	0	0	0	0	4	1948	402.05
1987	0	0	0	0	605	0	0	0	2	40	0	8	0	0	1046		501	2	6	0	0	7	0	0	0	0	0	0	2217	449.82
1988	0	0	0	0	1666	0	0	0	1	34	0	12	0	0	1051		784	5	16	0	0	11	0	0	0	0	0	2	3582	724.60
1989	0	8	0	0	823	0	0	0	5	34	0	0	0	0	744	230	403	2	13	0	0	13	0	0	0	0	0	1	2046	410.70
1990	0	0	0	0	708	0	0	0	0	34	0	5	0	0	802	254	276	2	1	0	0	31	0	26	0	0	0	1	2116	423.64
1991	0	0	0	0	742	0	0	0	1	29	0	4	0	0	664	195	222	0	0	0	0	28	0	29	0	0	0	2	1971	394.00
1992	0	0	0	0	594	0	0	0	0	17	0	0	0	0	584	173	158	1	6	0	0	29	0	26	0	0	0	1	1614	322.73
1993	0	0	0	0	805	0	0	0	20	30	0	0	0	0	616	217	215	1	1	0	0	41	0	69	0	0	0	9	1980	396.33
1994	0	169	0	0	660	0	0	0	3	51	0	0	0	0	1012	189	141	0	0	0	0	29	0	90	1	0	0	7	2380	477.31
1995	0	5	0	0	463	0	0	0	3	41	0	0	0	0	782	205	75	1	0	0	0	13	0	160	6	0	0	0	1738	350.77
1996	0	0	0	0	805	0	0	0	7	25	0	0	0	0	710	205	34	3	0	0	0	12	0	219	10	0	0	11	2041	412.96
1997	0	0	0	0	670	0	0	0	46	8	0	1	0	0	659	325	42	4	4	0	1	18	0	594	15	0	0	7	2394	485.55
1998	0	1	0	0	583	0	0	0	3	27	1	3	0	0	508	305	45	2	2	0	1	26	0	1271	46	0	0	2	2826	576.38
1999	0	3	0	0	613	0	0	0	12	19	0	0	0	0	508	260	31	0	1	0	3	28	0	936	34	0	0	3	2451	497.33

（续表）

年份	鼠疫(例)	霍乱(例)	传染性非典(例)	艾滋病(例)	肝炎(例)	脊灰(例)	人禽流感(例)	甲型H1N1流感(例)	麻疹(例)	出血热(例)	狂犬病(例)	乙脑(例)	登革热(例)	炭疽(例)	痢疾(例)	肺结核(例)	伤寒+副伤寒(例)	流脑(例)	百日咳(例)	白喉(例)	新生儿破伤风(例)	猩红热(例)	布病(例)	淋病(例)	梅毒(例)	钩体病(例)	血吸虫病(例)	疟疾(例)	合计(例)	发病率(1/10万)
2000	0	0	0	0	750	0	0	0	12	8	0	0	0	0	406	266	26	0	0	0	1	36	0	557	28	0	0	1	2091	349.60
2001	0	0	0	0	626	0	0	0	51	2	0	1	0	0	407	306	19	1	0	0	0	32	0	358	24	0	0	2	1829	277.70
2002	0	0	0	0	898	0	0	0	28	0	0	2	1	0	498	296	10	0	0	0	0	35	0	688	49	0	0	5	2510	337.60
2003	0	0	0	0	606	0	0	0	42	0	0	3	0	0	528	346	11	3	0	0	1	22	0	807	119	0	0	5	2493	313.80
2004	0	0	0	0	484	0	0	0	24	0	0	0	1	0	478	557	8	2	0	0	1	27	0	817	130	0	1	1	2531	290.50
2005	0	0	0	1	560	0	0	0	372	0	0	0	0	0	256	336	8	3	0	0	0	116	0	446	317	0	0	9	2424	273.70
2006	0	0	0	6	477	0	0	0	30	0	0	0	0	0	137	321	1	0	0	0	0	80	0	336	416	0	0	9	1813	192.10
2007	0	0	0	5	333	0	0	0	69	0	0	1	0	0	79	433	2	1	0	0	0	155	0	286	591	0	0	4	1959	198.20
2008	0	0	0	5	215	0	0	0	84	0	0	0	0	0	184	400	2	0	0	0	0	94	0	341	639	0	0	4	1968	183.20
2009	0	0	0	5	165	0	0	152	70	0	0	0	0	0	58	389	1	0	0	0	0	78	0	252	628	0	0	1	1799	167.50
2010	0	0	0	5	128	0	0	18	27	0	0	0	0	0	48	409	2	0	0	0	0	90	0	186	609	0	0	4	1526	128.30
2011	0	0	0	9	140	0	0	53	7	0	1	5	0	0	99	568	3	0	0	0	0	489	0	181	724	0	1	3	2285	144.20
2012	0	0	0	15	112	0	0	0	21	0	0	0	0	0	56	624	3	0	0	0	1	284	0	230	667	0	0	1	2014	122.10
2013	0	0	0	23	120	0	0	18	33	0	0	0	0	0	16	566	3	0	0	0	0	253	0	249	781	0	0	1	2063	121.47

1979年1月,松江地区急性肝炎局部流行(简称急肝),至9月,全县共报告2376例,占传染病传报总数56.9%。急肝暴发点112个,其中27个爆发点统计发病率556.4/万,高于全县年发病率10倍多。

1979年1～9月松江县急肝年龄分布及职业分布情况表

年龄组	病例数	占总病例(%)	职 业	病例数	占总病率(%)
7岁以内	450	18.94	小学生	560	23.57
8～14岁	571	24.03	大中学生	146	6.14
15～49岁	1046	44.02	幼 托	122	5.13
60岁以上	72	3.03	散 居	316	13.3
不 明	237	9.97	其他职业	1232	5.85

1988年1月,上海市、中心城区因食用不洁毛蚶引起甲肝暴发流行,松江地区也被波及,全县发病数94例。2月中旬,全县病人急剧上升,持续时间20天,报告病人663例,比正常发病高20倍。为收治市区病人,全县各医疗单位紧急开设收治床位713张,仅2月份收治病人1081人。当年全县共报告急肝病例1666例,年均发病率337.01/10万。通过增强医务力量、增设床位、加强急肝疫点消毒切断传染源、急肝隔离诊断等措施,全县未出现急肝大流行。

(二) 霍乱

1963年6月,松江县发生急性胃肠炎(霍乱)病人32例,疑似病人8例,带菌者46例;调查发现32例病人中,12例通过水传播发病。全县病人临床症状分为轻、中、重三型,轻型病人19例,占总数59.37%;中型7例,占总数21.87%;重型6例,占总数18.75%。

1979年,上海地区发生较大规模急性肠胃炎疫情。松江县采取措施,就地扑灭,防止蔓延。全县开展疫苗预防接种,应种396903人,实种354350人,完成率89.3%。县防疫站化验室共检查粪便样23949人次,检出阳性7份,阳性检出率为0.029%。县卫生部门加强出海渔民的疫苗接种和检索,91人进行接种,完成率100%,其中17人注射2次,共检索256份,无阳性病例。扩大固定水源检索点:全县共设固定水源检索点114个,共检验水样2489份,检出阳性水样10份,检出率为0.4%。同时,对全县疫点进行封锁和终末消毒及环境追踪消毒,传染源检索及水源检索,预防接种补漏,密切接触者口服强力霉素等措施。全县疫点疫区共采样检索3981人份,检出2例阳性带菌者,疫点、疫区共采水样79份无阳性发现,预防接种补漏248人,口服强力霉素504人。全县共发生病人7例,带菌者2例,发病率为1.98/10万。

1980 年 6 月,松江县叶榭公社繁殖场菌种厂和城东公社袜厂发现病人 2 例,涉及到密切接触者 36 人,疫区人群 466 人;7 月,县运输公司船厂发现病人 1 例。1~7 月,全县肠道门诊14325 人次,采样 13979 人次,县卫生防疫站检验 17236 人次。检索出海渔民 34 人次;水质检索2014 件,阳性 6 件;环境采样检索 112 件,阳性 3 件。6 月~8 月,全县有病人 40 例,带菌者 7 例,疫点 46 个,71 户,44 人;疫区 52 个(单位或个人)5488 人。全县发病涉及 9 个公社 1 个镇,54 例病人和带菌者中,在外地感染 7 例;外地病人、带菌者 13 例,疫点 11 个 79 人,疫区 1131 人。

1989 年 9 月,松江县大港乡大德村 1 村民办建房上梁酒所致食物型暴发点,报告病人17 例,其中带菌者 9 例,发病率为 1.61/10 万,由于及时进行疫点处理,病人及时隔离治疗,未发现第二代病人。

1994 年,全县发生较大范围疫情波及 19 个乡(镇),共报告病例 169 例,带菌者 35 例,其中 86 例病人和 14 例带菌者系外来人员,本地病人 83 例,发病率 16.63/10 万。

(三)乙型病毒性肝炎

2006~2010 年,全区户籍居民累计报告急性乙型病毒性肝炎(简称乙肝)病例 349 例,无暴发疫情报告;发病率在 20.11/10 万~6.61/10 万之间,年平均发病率为 12.76/10 万,发病率呈逐年下降趋势;1~59 岁人群乙肝表面抗原携带率为 3.86%,低于全国人群乙肝表面抗原携带率(7.18%)。2002~2011 年,松江报告发病率在 5.80/10 万~81.30/10 万,平均报告发病率 20.34/10 万,疫情总体呈波动下降趋势。2012 年,全区完成乙肝疫苗补种 1503 剂次,保持高接种率和较高及时率;其中,松江籍儿童接种乙肝疫苗 1.6 万剂次,外来儿童 4.8 万剂次,全程接种率在 99.94%,首针及时接种率为 95.0%。

2007~2012 年松江区乙肝疫苗接种情况表

年份	本区儿童(人)	外来儿童(人)	合计(人)	全程接种率(%)	首针及时接种率%
2007	11130	33673	44803	99.93	95.25
2008	10528	38454	48982	99.84	94.83
2009	11150	42933	54083	99.90	95.06
2010	12063	41553	53616	99.92	95.40
2011	12687	43082	55769	99.95	95.14
2012	16091	47991	64082	99.94	95.00

(四)手足口病监测

2008 年 5 月,安徽阜阳地区手足口病暴发并有病例死亡。松江区专门成立手足口病防控领导组织体系和防控专家组,卫生教育部门迅速建立信息互通机制,畅通疫情收集渠道;建立传染病报告管理、晨检和全日健康观察制度;加强预防性消毒、消毒隔离、预防接种以及学生饮用水卫生、健康教育等措施的落实。发现可疑信息,立即核实处置。

三、免疫预防

(一) 免疫接种

民国 37 年(1948 年)3 月,为预防天花,松江实施春季种牛痘,县公立医院组织开业医生赴区乡学校施行种痘。

1950 年 3 月,松江县民政科印发相关文件,规定种痘时间每年 3～5 月间,对象为 12 岁以下儿童;是年,共注射疫苗 19000 人。1951 年,全县开始接种百白破疫苗。1952 年,全县完成预防鼠疫疫苗注射 10 万余人。1953 年,白喉流行,全县共发生白喉病人 157 例,在卫生院住院隔离治疗 96 例,死亡率达 11.8%。对此,县民政科要求以交通要道及人口稠密城镇为重点,偏僻地区及卫生条件较差地区、曾流行白喉地区、学校、幼儿园、托儿所、机关团体、工厂为重点,对 6 个月以上 8 足岁以下儿童,注射白喉类毒素预防白喉;第一次注射疫苗 6573 人,第二次 4205 人,第三次 1048 人,合计完成白喉疫苗接种 11826 人。

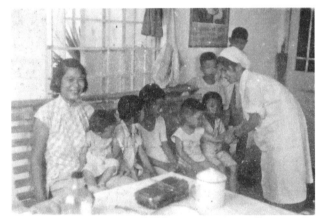

免疫接种

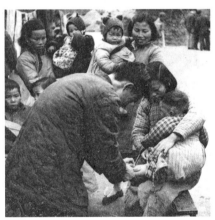

接种卡介苗

1983 年始,松江县以婴儿为重点对象,在 12 月龄内完成卡介苗、百白破、麻疹、脊髓灰质炎疫苗接种;同时对 4 岁、7 岁、14 岁儿童实施乙脑、流脑等疫苗季节性接种。1986 年,全县实施预防接种证和凭证入托、入园、入学制度。1989 年,全县推行 0～7 岁儿童计划免疫保偿服务制,保偿内容为百白破、白喉、破伤风、结核病、麻疹、脊髓灰质炎、乙脑、流脑等,入保儿童每人每年缴纳 4 元保偿金,便可得到及时、有效疫苗接种;如发生保偿内疾病,视病情轻重,可得到部分赔偿金,当年有 4 名儿童得到赔偿。同时,在全县 21 个乡(镇)卫生院全部实施儿童计划免疫接种门诊。

1990 年,松江实现以县为单位"四苗"接种率达到第二个 85% 的目标,并开展新生儿乙肝疫苗接种。松江通过市卫生局和市卫生防疫站检查组现场检查,消灭脊髓灰质炎基本达标。1991 年,全县开展学龄前儿童和小学生乙肝疫苗预防性接种。1995 年,全县中小学生开展甲肝疫苗免疫接种工作;同年,全面推行儿童计划免疫保偿制度。1998 年,全县儿童计划免疫管理实施 IC 卡系统。

2000 年,松江设立卡介苗接种门诊,为出生时未接种儿童提供卡介苗补接种服务,并进行卡介苗接种效果监测。是年,全区 4 个设产科医疗机构负责新生儿卡介苗和首剂乙肝疫苗接种;15 个社区卫生服务中心接种门诊负责本辖区疫苗接种工作。

2006 年,松江区的乙脑减活疫苗替代乙脑灭活疫苗,接种程序由 1 岁(2 剂,间隔 7～10 天)、2 岁和 5 岁改为 8 月龄、2 岁各 1 剂;流脑疫苗 3 岁、一年级和四年级学生各 1 剂改为 6 月龄、9 月龄、3 岁和 6 岁各 1 剂。

2008 年,全区用无细胞百白破疫苗替代全细胞百白破疫苗,并将甲肝疫苗、麻腮风疫苗、A+C 群流脑疫苗纳入免疫规划。

2009 年,在全区幼托机构、中小学校学生、教职工等重点人群中开展甲型 H1N1 流感疫苗和季节性流感疫苗接种;累计接种甲型 H1N1 流感疫苗 149117 人;接种季节性流感疫苗 94287 人。

2006～2010 年,全区接种乙肝、卡介苗、脊髓灰质炎、百白破、流脑 A 群、流脑 AC 群、乙脑、麻疹、麻腮风、甲肝、白喉疫苗等 11 种免疫规划第一类疫苗共计 251.90 万剂次;接种第二类疫苗共计 82.72 万剂次。

2011～2013 年,全区接种免疫规划第一类疫苗共计 142.38 万剂次,接种第二类疫苗共计 84.28 万剂次。

(二)强化免疫接种

1.麻疹强化免疫接种

使用麻疹疫苗前的 1953～1965 年,松江麻疹发病率为 67.38～2206.65/10 万,死亡率为 0.21～9.93/10 万;普遍使用麻疹疫苗后,1966～1977 年,麻疹发病率降至 100/10 万;1978～1984 年,麻疹发病率持续下降;1985～2000 年,麻疹发病率始终保持在 1/10 万以下,无死亡病例。

2001 年起,因外省市人口导入,松江区麻疹发病率上升较快。2005 年,松江户籍人口发生麻疹 200 例,外省市人口发生麻疹 294 例。面对突发麻疹疫情,松江区卫生部门对发生麻疹疫情疫点进行流行病学调查处置,对周围易感人群开展应急接种,累计完成 816 个疫点应急处置工作(病例的居住点和工作单位);对疫点中 6 月龄～45 岁健康人群开展麻疹疫苗应急接种 81619 人;同时,对各镇未完成麻疹疫苗基础和加强免疫的 6 月龄以上学龄儿童以及无免疫史的中小学生、外来民工子弟学校在校学生和外来人口集中的企业民工采取集中接种,累计完成麻疹疫苗摸漏补种 97612 人次。

2010 年 9、10 月,松江开展麻疹疫苗强化免疫活动,全区所有 8 月龄至 14 岁儿童接种 1 剂次麻疹疫苗,共接种麻疹疫苗/麻腮风疫苗 135827 人,其中 8 月龄至 7 岁以下儿童

62005 人,中小学生 73822 人。

2011～2012 年,松江继续进行每年两轮麻疹疫苗强化免疫接种,以外省市人口为主要对象,以补漏补种为主要形式,减少零剂次儿童,消除可能存在免疫空白。2011 年和 2012 年,全区分别补种 58297 人和 16150 人;2013 年起将强化免疫改为补充免疫,共补种 15064 人,其中成人接种 6869 人。

2. 脊髓灰质炎强化免疫接种

1997～1998 年,全县 0～7 岁外省市儿童一律接种二次脊灰糖丸疫苗。1999 年,松江卫生部门以各类外来民工子弟学校为重点,进行摸漏补种,接种方式采用固定、巡回、入户、入校接种相结合,接种对象为 0～6 岁非上海市户口儿童和各类外来民工子弟学校学生。第一轮 2000 年 3 月,全区完成 0～6 岁儿童接种 5240 人,接种率为 99.24%;外来民工子弟学校学生接种 8587 人,接种率为 99.94%。第二轮同年 4 月,全区 0～6 岁儿童接种 5673 人,接种率为 97.69%;外来民工子弟学校学生 8737 人,接种率为 99.09%。

2011 年 8 月,针对新疆和田地区发生输入性脊髓灰质炎病毒病例,松江区通过排摸掌握全区新疆来沪儿童学生 822 人,对脊髓灰质炎免疫史不满 3 剂或不详者 400 人为补接种对象,补种 330 人,补接种率为 82.5%。2012 年,开展外省市来松人口的两轮脊髓灰质炎疫苗查漏补种强化免疫工作,全区补种 18966 人,补接种率为 98.41%。

(三) 防治狂犬病

1982 年起,为严防狂犬伤人,松江县在各乡镇开展管犬防病工作。是年,全县注射狂犬病疫苗 10071 针,群众自行宰杀 9070 条,各单位组织捕杀 4028 条,完成率 95%。1984 年,上海市邻省一些地区狂犬病发病明显,死亡率为 100%,且疫情逐渐迫近松江。据不完全统计,全县城乡中养家犬 17162 条,为严防狂犬病传入,松江县政府采取有力措施,迅速组织力量,保质保量完成当年犬类防疫注射和违章养犬处理任务。1988～1989 年,全县免疫注射 4783 条,宰杀 4006 条,犬管率为 99.01%;夏秋季节捕杀违章犬 1878 条。2002 年,乐都医院设立犬咬伤门诊;2006 年,建立疑似狂犬监测报告制度;2008 年、2010 年和 2011 年,松江地区各出现 1 例外源性狂犬病病例;全区共发生 36 起涉及 130 人的犬(猫)伤人事件。2000～2013 年,全区无内源性狂犬病病例。2011 年,松江区疾控中心自主研发犬伤门诊管理软件,及时预警并对所有犬伤患者进行全程随访并控制全程疫苗接种;通过此软件,建立辖区内犬伤流行病学数据库,便于系统长期统计分析,对防治狂犬病发挥了重要作用。

四、消毒隔离监测

(一) 传染病疫源地消毒

20 世纪 50 年代,松江县卫生防疫站对辖区内霍乱、伤寒副伤寒、病毒性肝炎、流行性乙型脑炎等急性传染病开展病家规范化终末消毒。20 世纪 80 年代初,开始对全县医疗机

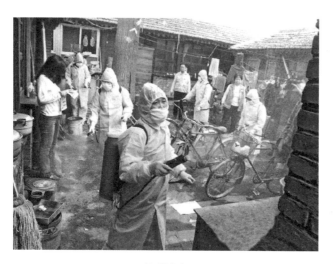

场所消毒

构环境和物体表面、消毒剂及工作人员手进行消毒效果监测。1988年,上海市区甲肝暴发流行,全县各医疗机构及甲肝收治点进行严格隔离消毒,各乡(镇)卫生院加强收治点和病家终末消毒。2003年,在全区上下抗击传染性非典型肺炎斗争中,加强对公共场所、交通工具消毒,对医院报告的"非典"首诊不能排除病例在医院开展隔离观察,各乡镇开辟集中医学观察点对密切接触者开展集中医学观察,并对集中医学观察点进行消毒。2009年,甲型H1N1流感流行期间,开辟中山街道某宾馆作为集中医学观察点,对存在感染风险人员开展集中医学观察,并对集中医学观察点进行消毒。2012年,松江对各社区终末消毒质量进行访视,全年共访视104例病家消毒情况。2013年,全区各社区卫生服务中心对各种传染病通知消毒数共计1566例,其中通知终末消毒完成377例,完成率98.43%;通知随时消毒1183例,组织消毒1183例,完成率100%;全年访视70例病家消毒实施情况。

(二)医源性感染控制

根据《上海市医疗机构消毒、隔离、防护监测方案》,2009年,对全区46所医院物体表面、工作人员手以及相关室内空气进行采样,全年采集样品513件,其中合格样品510件,合格率99.55%。2010年,全区医疗机构共监测样品数625件,合格612件,合格率97.92%。2012年,对全区38个医疗机构进行消毒效果监测,监测265件,其中合格261件,合格率98.9%。同年4~6月,区疾控中心开展口腔科综合诊疗台水路污染状况目标监测,对11个医疗机构口腔科采集不同时间口腔综合诊疗台水路手机喷水、冲洗水、漱口水、管道水或水源水样品细菌学检测;7~9月,针对医疗机构口腔诊疗用水和口腔牙模进行采样,全区完成监测样品数306件。2013年,对全区30个医疗机构进行消毒效果监测,监测样品406件,样品合格率100%。

(三)托幼机构消毒效果监测

2009年,根据《上海市托幼机构幼儿感染症状监测方案》要求,松江对4个托幼机构开展症状监测,主要监测在园幼儿是否出现发热、咳嗽、腹泻等症状,为早期发现传染病的流行趋势提供数据资料;全年共完成71个托幼机构的空气、物体表面、玩具及餐饮具监测采样,采集样品978件、实验室检测合格样品975件、合格率达99.7%。

2010年,松江对4个托幼机构开展幼儿感染症状监测,全年共完成40周症状监测,收到社区托幼机构感染症状监测报表142份,共监测到幼儿发热146人次,上呼吸道症状630人次,腹泻4人次,呕吐10人次,皮疹9人次。全区78个托幼机构开展传染病周报监测,共完成40周传染病周报,收到社区托幼机构传染病周报表600份。同年1~10月,全区托幼机构上报幼儿传染病手足口病、水痘等801例;对40个托幼机构室内空气、环境物体表面、餐饮具表面、使用消毒液、工作人员手采样监测,共采集样品630件,合格样品共625件,合格率99.21%。

2011年,对全区47个托幼机构采样监测,监测样品633件,合格630件,合格率99.06%;2012年,对60个托幼机构的室内空气、环境物体表面、餐饮具表面、使用消毒液、工作人员进行监测采样733件,合格728件,合格率99.32%。

(四)金黄色葡萄球菌污染情况监测

2009年,根据上海市《金黄色葡萄球菌监测方案》,松江选定区方塔中医医院和方松街道社区卫生服务中心为监测点,对重点科室医生、环境物体表面进行采样监测。全年共采集医务人员手样品87份、鼻腔样品87份、环境物体表面样品308件,实验室监测结果有8株金黄色葡萄球菌阳性;其中,手标本1例、鼻腔标本3例、环境物体表面4份;所有阳性菌株按要求送市疾病预防控制中心消毒科实验室。

2010年,松江共采集医务人员手样品184份、鼻腔样品136份、环境物体表面样品530份、实验室监测结果25株金黄色葡萄球菌阳性;其中,手标本4例、鼻腔标本5例、环境物体表面16份;监测点医疗机构病人金黄色葡萄球菌阳性株13份。全区所有阳性菌株和病人相关资料及时录入市疾病预防控制中心数据库。

2011年,全区采集医务人员手样品48份、环境物体表面样品112份,实验室结果9株金黄色葡萄球菌阳性;其中,手标本6例、环境物体表面3份。阳性菌株送市疾病预防控制中心消毒科,并录入数据库。

(五)养老机构消毒质量监测

2012年起,松江对全区5个养老机构开展消毒质量监测,监测项目有使用消毒液、餐具表面、护理人员手、保洁人员手、保健医生手、体温计、便器坐垫、楼梯扶手、门把手、桌面、公共场所空气、起居室空气等,全年完成监测样品168件,合格145件,合格率86.31%。全区不合格指标中细菌菌落总数不合格率较高,大肠菌群细菌菌落总数检测84件样品中25件样品检测结果超标,超标率29.76%;大肠菌群检测65件样品中1件样品阳性,阳性率1.54%。2013年,5个养老机构监测样品167件,合格162件,合格率97.01%。

(六)突发公共卫生事件消毒

2011年4月,松江区九亭小学发生1起集聚性猩红热事件,疫情发生后,卫生消毒工作人员积极配合学校进行疫情消毒现场指导；学校每日放学后，由专人负责对教室、保健室、公用卫生间等全面消毒；门把手、扶梯采用消毒液擦拭消毒；经评估，各项指标合格。9月，松江新桥第二幼儿园发生1起饮水污染中毒事件，疫情发生后，消毒工作人员积极指导幼儿园进行环境场所及物品的消毒隔离，并针对可能污染环节进行消毒效果检测评估；监测结果，该幼儿园配放的饮水保温桶检出蜡样芽孢杆菌阳性。

（七）麻疹免疫监测

松江在麻疹疫苗（MV）使用前（1953～1965年），人口麻疹发病率为67.38～2206.65/10万，死亡率为0.21～9.93/10万；普遍使用后，1966～1978年，麻疹发病率降至100/10万，以后持续下降。1985年后，松江使用冻干MV。至2000年，麻疹发病率始终维持在1/10万以下，无死亡病例。2001年起，受外省市来松人口麻疹发病影响，松江发病率明显上升，病例以散发为主，并呈现1岁以下婴幼儿和成人的双相位移态势。2004～2008年，全区共发生麻疹病例572例，其中外省市来松人口病例313例，发病率10.73/10万；松江户籍人口病例259例，发病率9.81/10万。2009年，松江制定《松江区麻疹预防控制应急预案》，在全区二级以上医疗机构建立麻疹主动监测点，开展主动搜索；开展麻疹病例血清学、健康人群麻疹抗体水平监测。松江重点抓好大中型企业务工人员、民工子弟学校学生、大中专院校师生、医务人员等特殊人群麻疹疫苗补接种工作。发现麻疹疑似病例，区卫生部门立即对疫点（居住点和工作学习单位）中6月龄至45岁健康人群开展麻疹疫苗应急免疫接种，全区共应急接种130517人次。

第二节　慢性传染病与突发传染病

一、结核病

解放前，松江结核病流行极为严重，有"十痨九死"之说。解放后，1953年4月30日，松江县防痨协会、县结核病防治所成立（为国内第一个县级专业机构），积极开展防痨宣传、卡介苗接种等结核病防治工作。1979年，建立和健全县、社（乡）、队（村）三级防治网。1981年11月，县结核病防治院成立。全县贯彻预防为主、防治相结合方针，全面落实各项管理措施，开展群众性防治，结核病的患病率从1975年的10.87‰，下降到1985年的0.83‰；结核病死亡率从1975年的22.8/10万，下降到1985年的10.6/10万；肺结核占传染病的死亡顺位排序由1975年的第6位，降至1985年的第10位。1986年，松江在逐步健全三级防治网基础上，进一步完善和强化防治网建设，全县20所乡（镇）卫生院和二级综合性医院均配备结防专（兼职）医生，规定每周3个工作日做防治工作，各村卫生室配有兼职分管结防乡村医生，乡（镇）结防医生每周1次（2000年后每2周1次），由县结核病防治院统一集中读片并诊断制订治疗方案，处理病人转诊等，通过集体读片活动提高乡（镇）结防医生业务水平，促进全县结核病防治质量的提高。

1979～2013年松江区（县）活动性肺结核新登记年龄分析情况表

年份	0～14岁（人）			15～29岁（人）			30～49岁（人）			50～64岁（人）			65岁以上（人）		
	人口	病人	患病率1/10万	人口	病人	患病率1/10万	人口	病人	患病率1/10万	人口	病人	患病率1/10万	人口数	病人	患病率1/10万
1979	106834	10	9.36	149382	53	35.48	117471	54	45.97	58643	65	110.84	30154	20	66.33
1980	107352	3	2.79	150107	44	29.31	118041	47	39.82	58927	63	106.91	30300	19	62.71
1981	108493	4	3.69	152023	83	54.60	119258	51	42.76	59887	65	108.54	30413	22	72.34
1982	116915	5	4.28	149155	81	54.31	121535	80	65.83	60100	74	123.13	28526	36	126.20
1983	117856	7	5.94	150356	86	57.20	122417	98	80.05	60584	106	174.96	28852	49	169.83
1984	118278	10	8.45	150748	80	53.07	122754	63	51.32	60408	78	129.12	28752	30	104.34
1985	101715	7	6.89	139889	70	50.04	139621	58	41.54	68327	104	152.21	32669	51	156.11
1986	102201	1	0.98	140554	62	44.11	140285	68	48.47	68652	94	136.92	32819	42	127.97
1987	103179	5	4.85	141892	43	30.30	140626	63	44.80	69305	57	82.24	33125	55	166.04
1988	104283	2	1.92	143407	46	32.08	143138	63	44.01	69755	72	103.22	33562	41	122.16
1989	105065	3	2.86	144521	35	24.22	144271	85	58.92	70591	90	127.50	33726	82	243.14
1990	105165	7	6.66	144896	42	28.99	144624	81	56.01	70772	55	77.71	33823	43	127.13
1991	97817	1	1.02	132032	35	26.51	162609	69	42.43	67631	87	128.64	39726	54	135.93
1992	97885	1	1.02	132097	22	16.65	162708	57	35.03	67674	61	90.14	39815	49	123.07
1993	97818	0	0	132008	22	16.67	162598	52	31.98	67628	53	78.37	39789	39	98.02
1994	97579	1	1.02	131680	27	20.50	162200	89	54.87	67462	55	81.53	36999	42	105.80
1995	97024	3	3.09	131270	29	22.09	161739	54	33.39	67251	51	75.84	39763	46	115.69
1996	96596	0	0	130691	32	24.49	161026	61	37.88	66954	57	85.13	39587	47	118.73

（续表）

年份	0~14岁（人）			15~29岁（人）			30~49岁（人）			50~64岁（人）			65岁以上（人）		
	人口	病人	患病率1/10万	人口	病人	患病率1/10万	人口	病人	患病率1/10万	人口	病人	患病率1/10万	人口数	病人	患病率1/10万
1997	96241	0	0	130212	36	37.65	160435	105	65.45	66708	49	73.45	39444	76	192.68
1998	95858	0	0	129693	31	23.90	159795	89	55.70	66442	59	88.80	39286	75	190.91
1999	95953	0	0	129822	29	22.34	159954	65	40.64	66508	59	88.71	39327	64	162.74
2000	64847	1	1.54	92985	21	22.58	190556	57	29.91	84972	50	58.84	60807	89	146.36
2001	61773	0	0	94630	26	27.48	189598	70	36.92	87880	42	47.79	62833	82	130.50
2002	62170	2	3.22	95384	22	23.06	191108	71	37.15	88579	39	44.03	63338	59	93.15
2003	55861	2	3.58	99678	22	22.07	184506	45	24.39	98531	65	65.97	66440	87	130.95
2004	54091	0	0	103889	23	22.14	179387	49	27.32	106211	60	56.49	67037	70	104.42
2005	54192	0	0	106415	15	14.10	176196	49	27.81	113759	43	37.80	67698	75	110.79
2006	54092	0	0	110109	11	9.99	175566	38	21.64	117015	39	33.33	70359	60	85.28
2007	54629	0	0	112042	11	9.82	173224	34	19.63	124706	42	33.68	72827	73	100.24
2008	55221	0	0	111356	22	19.76	176156	38	21.57	128360	37	28.83	75483	47	62.27
2009	55872	2	3.58	109711	28	25.52	180216	33	18.31	130202	34	26.11	78940	46	58.27
2010	56388	2	3.55	115529	29	25.10	181376	43	23.71	132973	35	26.32	81471	40	49.10
2011	58042	1	1.72	112807	43	38.12	187162	38	20.30	134828	39	28.93	84770	36	42.47
2012	60189	1	1.66	106038	33	31.12	189588	48	25.32	137948	43	31.17	30218	56	62.07
2013	61877	0	0	13924	29	27.91	183126	37	20.20	148143	43	29.26	95008	61	64.30

1974~1990 年,为掌握全县结核病患病率,县结核病防治院组织力量、深入到各抽样点先后进行 4 次肺结核流行病学调查。

1990 年,松江成立肺结核、肺癌早发现领导小组,制定考核评价防治对策及措施,掌握全县肺结核、肺癌患病情况,沟通协调各医疗单位,共同执行肺结核、肺癌早发现工作措施;肺结核、肺癌早发现防治网每季度召开一次会议,研究防治措施,布置工作。全县各医疗单位医生和放射科工作人员,乡(镇)、村(大队)结防医生为肺结核、肺癌早发现网络人员,负责本单位早发现工作登记、统计、疑似病人传报和转结防院或临床基地诊断、治疗和管理。

1992 年始,为提高治愈率,防治网人员对全县化疗病人定期进行家庭督导;至 2000 年,全区化疗病人家庭督导覆盖率达 95% 以上。2004 年,为全区肺结核病人提供治疗费用减免治疗,覆盖率达 100%。开设肺结核病人规范化督导服药点,开展乡村医生每天送药上门督导治疗管理、家庭督导化疗管理、团队管理等。2008 年,松江在全市率先为结核病患者免费配备具有及时提醒服药时间功能的智能电子药盒。2000 年以来,全区新登记本地人口活动性肺结核病人 2322 例,死亡 550 人,通过治愈传染性患者避免感染 5912 人,减少新发肺结核患者 593 人。2013 年 6 月,全区为 3463 名肺结核病人减免经费达3803022.60 元。

二、性病、艾滋病、麻风病

(一) 性病

解放前,松江性病发病率较高。解放后,政府采取有力防治措施,至 1952 年,全县基本消灭性病。1987 年,松江发生 3 例性病,1988 年起疫情成倍上升。1989 年,全县发现性病患者 25 例,患者中以供销采购人员及其配偶居多,性病已累及青少年。1996 年起,松江加强性病防治工作,开展性病防治知识宣传,对性病患者进行监测检查、追访和积极治疗等。

2000~2013 年松江区性病发病情况表

年份	淋病(人)	梅毒(人)	非淋球菌性尿道炎(人)	尖锐湿疣(人)	生殖器疱疹(人)	软下疳(人)	性病性淋巴肉芽肿(人)	生殖道沙眼衣原体感染(人)	合计(人)	年发病率(1/10 万)
2000	599	28	61	422	4	1	1	—	1116	187.46
2001	353	25	204	298	3	0	0	—	883	134.07
2002	699	52	535	277	1	1	0	—	1565	210.50
2003	810	124	596	433	22	1	0	—	1986	249.97

年份	淋病（人）	梅毒（人）	非淋球菌性尿道炎（人）	尖锐湿疣（人）	生殖器疱疹（人）	软下疳（人）	性病性淋巴肉芽肿（人）	生殖道沙眼衣原体感染（人）	合计（人）	年发病率（1/10万）
2004	831	138	932	576	41	0	0	—	2518	288.76
2005	484	289	929	301	23	0	0	—	2026	241.93
2006	273	330	898	162	10	0	0	—	1673	193.23
2007	246	550	826	121	14	0	0	—	1757	190.55
2008	310	575	—	121	4	—	—	157	1167	97.50
2009	251	628	—	158	9	—	—	208	1254	83.60
2010	186	609	—	172	23	—	—	228	1218	102.78
2011	181	724	—	152	15	—	—	241	1313	83.49
2012	230	667	—	100	1	—	—	321	1319	80.85
2013	249	781	—	176	1	—	—	429	1636	97.68

（二）艾滋病

1999年，松江报告第一例艾滋病病毒感染者；截至2005年，全区累计报告艾滋病病毒感染者21例，艾滋病病人3例。

2006～2010年，全区共报告艾滋病病毒感染者84例，艾滋病病人40例，死亡7例，感染者和病人以青壮年人群为主，15～54岁年龄组感染者占89.29%，病人占87.5%；以男性为多，感染者和病人男性分别占77.38%和77.5%；传播途径以性传播为主。区卫生部门还开展对卖淫妇女、青年学生和吸毒三类人群进行监测，累计检测样本25万余份，确认阳性88例。2006年，松江重点针对卖淫妇女、吸毒人员、外来务工人员等重点人群开展行为干预，分别累计干预近14万人、4040人次和7万人。

2011年，全区共报告艾滋病病毒感染者32例，艾滋病病人13例，死亡1例。2013年6月，全区共报告艾滋病病毒感染者201例，艾滋病病人85例，死亡12例；艾滋病病毒感染者和病人仍以青壮年人群为主，男性为多；艾滋病病毒感染者和病人中15～54岁年龄组为主，分别占91.54%和87.06%，男性分别占79.60%和80.00%。

（三）麻风病

1958年起，松江县逐步健全麻风病防治三级网，贯彻积极防治控制传染方针，采取边隔离、边治疗、边调查的综合性防治措施。

1989年，对全县近10年内出现新发病人的村，进行7～70岁人群麻风病普查，对麻风病历史患病率较高的九亭镇进行调查，对104例有患病历史且存活者及其家属进行复查和重点线索调查，均未发现复发或新发病人。是年，经市卫生局组织验收，各项指标均达到消灭标准，宣布松江县基本消灭麻风病。

2005年起，松江区为及时发现麻风病Ⅰ、Ⅱ类地区流入上海市麻风病病例，每2～3年开展一次外省市来松流动人群麻风病线索调查。平时注重对全区现存治愈麻风病病人医学随访和关怀服务，对有畸残治愈麻风病人进行防护用品发放、康复指导及慰问等；还利用麻风节活动开展宣传教育，提高公众麻风病知识知晓程度，消除对麻风病恐惧心理。至2013年6月，松江区未发现可疑病例。

1949～2013年，松江累计发现麻风病人169名，除死亡和外迁病人，实有病人104名；各型麻风病患者普遍进行正规服药治疗，其中已治愈102人。

三、非典型肺炎

2003年4月，区政府召开传染性非典型肺炎（简称"非典"）防治工作会议，部署"非典"防治工作。全区落实防范"非典"各项措施，区防病联合指挥部统一指挥全区"非典"预防控制工作，防控"非典"转入常态长效管理。全区19所医疗机构做好对可能出现发热、疑似、确诊三类病人留院观察、隔离诊疗等处置工作，并成立防治"非典"专家组和卫生系统防控"非典"应急医疗队。全区25个医疗单位全部纳入监测系统，每日对"非典"疫情实施零报告制度，实现"非典"监测全覆盖。监测数据准确性、及时率均保持在100%。全区发热门诊累计就诊15173人次，累计报告首诊不能排除病例76例，全部进行流行病学调查，其中留院观察35例，病人追踪调查密切接触者715例，开展流行病学调查108人次，无疑似病例、无临床诊断病例；35例留院观察病例经治疗全部痊愈出院。松江接到外区CDC医学观察通知确诊病例、疑似病例密切接触者34例，全部进行详细追踪调查核实，最后追踪到密切接触者54例。

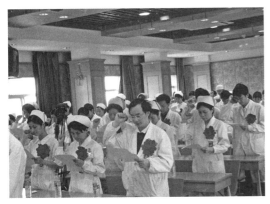

抗非誓师大会

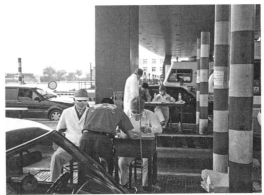

抗非监测检查

四、人感染高致病性禽流感

2004年初,周边国家和我国部分地区相继发生人感染高致病性禽流感(简称禽流感)疫情。松江区人民政府高度重视禽流感防治工作,专门成立禽流感防治领导小组和专家组,全面开展禽流感预防工作。区卫生系统相关医务人员开展防治知识分级培训,对禽类养殖户进行监测和防护知识指导,对重点高危人群给予为期一周预防性服药;全区设立12个监测点,每日执行零报告制度,并对相关人员进行医学观察;对家禽批发、屠宰、销售、使用单位防范禽流感开展全覆盖、滚动式监督检查,对全区各级医疗机构防范禽流感开展专项检查。

2005年,对全区医疗卫生单位就禽流感等冬春季呼吸道传染病防治工作开展全覆盖监督检查,重点检查传染病预防和分诊、隔离消毒工作;特别加强对学校传染病防治指导和监督;对全区禽类养殖户进行监测和防护知识再指导,对重点和高危人群开展发热等类似流感症状的监测和日报。

2006年初,松江完善禽流感防控预案、突发事件报告制度、流调制度、疫情质控制度、禽流感疫情处理流程和病例收治流程,医疗机构严把诊疗关,加强发热门诊各项工作。

2006～2010年,全区8个禽流感监测点医疗机构共监测4783041人,278792例发热病人,发热伴肺炎病人13548例,未发现禽流感和不明原因肺炎病例。对全区78家养禽场所、331名从业人员、568793羽活禽,进行动物健康状况、免疫状况、圈存数及涉禽人员健康状况监测,从业人员个人防护率为100%,平均消毒率为100%,无禽流感和肺炎症状发生。

五、甲型 H1N1 流感

2009年4月,松江区防控甲型H1N1流感防控领导小组和专家组成立。在区政府统一部署下,区农委、卫生等部门建立联防联控应急机制,明确信息沟通制度,落实节日期间零报告制度;由区卫生局、卫生监督所对辖区内医疗机构、车站开展专项检查。全区所有医疗机构(包括民营医疗机构)发热门诊设置点全覆盖督查,各医疗机构全面落实首诊负责制,加强门急诊预检分诊和督查工作,设置发热门诊的医疗机构保证发热门诊24小时开放,并配备经培训的专职医务人员。6月17日上午,区政府接市防控甲型H1N1流感疫情工作组通知,当天即在松江腾出相关宾馆,建立甲型H1N1流感集中医学观察点,接待由市区机场转送过来的甲型H1N1流感集中医学观察对象。区卫生部门做好宾馆及周围环境消毒,并对宾馆工作人员进行消毒、防护等知识和技能培训;同时,快速组建一支医务应急队伍,当天进驻观察点,当天17:00,观察点开始接待浦东机场送来的第一批医学观察人员71人。6月17日～7月11日甲型H1N1流感集中医学观察点设置期间,松江共接收观察人员383人,其中外省市来沪人员146人;接收出入境检疫部门转入的医学留验航班旅客22起317人,其中确定为密切接触者10起218人;接收各区县转送密切接触者66

人;医学观察点内共处置发热、急性呼吸道病人 14 名,其中发现阳性病人 8 名。全区共追踪密切接触者 79 人,其中 58 人实施集中医学观察;21 人实施居家医学观察;对甲型 H1N1 流感病例、重症病例及时开展调查处置,纳入乙类传染病管理,对所有轻症甲流病例开展体温症状随访,未发生疫情扩散。

2009 年,全区累计报告甲型 H1N1 流感 152 例,重症甲型 H1N1 流感病人 1 例,无死亡病例;按甲类传染病管理,共接报可疑病例 29 例,确诊为甲型 H1N1 流感病例 10 例;对所有确诊病例进行体温症状医学随访,累计随访 152 人。全区共完成 24 万剂大规模流感疫苗接种,接种率达 97.54%。

第三节 慢性非传染性疾病与专病防治

一、心脑血管病

1994 年,松江县成立脑血管病防治研究组,在佘山、泖港 2 镇完成 4500 余人高血压普查,开展中风、心肌梗塞登记报告与防治宣教等工作。1999 年,全区各医疗单位建立防治网络。在佘山、新桥、仓桥 3 镇建立心脑血管病防治监测点,落实测压员和报病员,负责心脑血管病病历报告和对检出的高血压病例进行分级管理。2000 年,区疾病预防控制中心设慢性病防治科,负责全区健康档案建档、肿瘤、心脑血管病防治和其他慢病防治。

2001 年起,松江全面开展 35 岁以上首诊病人测压工作,推行反馈——登记——自查——管理首诊测压新模式。2003 年,全区一级医疗机构在辖区居委、村建立测压点,通过首诊测压、居民建档、各种体检、高危人群筛查等方式发现高血压患者,对高血压患者进行免费体检、用药指导及健康咨询,对心脑血管病患者进行社区康复指导。2007 年,松江将高血压患者分级管理调整为分类分组管理,并开展自我管理,提升高血压患者疾病管理能力;同时在社区建立高血压高危人群管理台账,每年为纳入管理的高血压高危人群监测 1 次血压,对血压异常对象进一步进行确诊。2008 年,高血压群组干预纳入松江区健康社区建设计划。2009 年,松江区建设区域卫生信息平台——高血压首诊测压模块。2012 年,全区高血压患者管理 83681 例;规范管理率 90.63%;血压控制 35025 例,控制率为 74.59%。全区高血压建卡人数由 2006 年的 31965 人增至 2012 年的 83681 人,建卡人数增加 1.62 倍。

二、糖尿病

2003 年起,松江开展糖尿病流行病学调查,共选择 13 个居委、20 个村,对 15～74 岁居民做调查,共调查 3647 人,糖尿病患者 296 人,患病率 8.1%。2004 年,松江实施糖尿病患者建卡及其随访管理。2006 年起,松江每年对近万名糖尿病高危人群进行一次免费筛查,做到早发现,早知道,早治疗。

2008年,松江各社区卫生服务中心与区中心医院建立双向转诊制度,社区卫生服务中心将新发现血糖控制不佳和病情恶化患者转诊至综合性医院,待患者治疗方案确定、病情稳定后,综合性医院再将患者转回社区医院进行管理。2007～2008年,松江各社区医院与综合性医院之间共完成糖尿病患者双向转诊810人。同时,建立糖尿病高危人群血糖筛查机制以及糖尿病患者自觉加入一体化管理模式机制,为糖尿病患者签订一体化管理合约,发给糖尿病患者规范管理服务卡,凭卡在社区卫生服务中心开设的专家门诊无需挂号直接就诊。全区糖尿病管理人数由2006年的2817人增至2010年的14993人。至2012年9月,糖尿病患者建卡18456例,年度管理18380例;规范管理11701例,管理率90.27%;血糖控制6563例,控制率为56.09%。

三、肿瘤

20世纪70年代,松江县进行肿瘤患病情况调查,据初步调查:佘山公社1969年至1970年2年中,经医院检查确诊为癌症50人,其中32人已死亡;新浜公社供销社几十个职工,几年内发生癌症10人。1971年,县成立肿瘤防治领导小组,各级医疗卫生单位也相应组织防治小组,并指定1～2名人员具体负责肿瘤防治工作;县人民医院设立肿瘤病床30张,城东、泖港公社卫生院各设10张。县人民医院和城东卫生院负责肺癌、胃癌病人治疗,泖港卫生院负责妇科癌症病人治疗。

1992年,松江逐步开始对全县肿瘤发病、死亡情况进行调查,建立乡镇肿瘤防治网络。2000年,松江建立肿瘤、心脑血管病早发现网络和监测点,开展大肠癌、肝癌、乳腺癌、胃癌的早发现工作。全区18所乡(镇)卫生院和4所综合性医院全面开展大肠癌因症就诊,对有肛肠症状2周以上者进一步进行检查。2000年和2001年,全区检出率分别为1.81%和2.6%。在乐都医院建立肝癌高危人群监测点,每半年进行一次甲胎蛋白(AFP)＋B超检查。2001年,全区开展30岁以上妇女乳腺自查,自查5467人,共发现乳腺癌4例,其他乳腺病111例。全区在有胃镜检查的7所医院建立胃癌高危人群监测点,监测949人,确诊胃癌21例。2008年,全区恶性肿瘤发病率为345.79/10万,标化发病率为192.35/10万,发病率前6位的肿瘤依次是肺癌、胃癌、结直肠癌、肝癌、食道癌、乳腺癌,占所有肿瘤发病的61.27%。2012年,全区开展社区居民大肠癌筛查工作,61720人中筛查阳性11207人,进行肠镜检查2918人,确诊大肠癌79人,息肉992人,癌前期病变540人,所有患者均得到及时、有效治疗。至2013年7月,全区筛查114080人次,阳性22914人次,肠镜检查4147人次,发现癌前病变819例,大肠癌91例,其中大肠癌早期25例。

四、眼病

(一) 白内障

1988年12月5日,松江县眼病防治所成立,并在全县范围内开展摸盲、报盲、定盲工作。1988～1991年,全县上报盲人数2467名,确定双盲(两眼矫正视力≤0.04)1800人,盲率为3.97‰;对可治者动员施行白内障复明手术。至1992年,全县共施行白内障手术401例,其中215例双盲病人达到脱盲和脱残标准。1998年,全区85例贫困白内障患者施行复明手术,每名患者手术费用4000元,由市补助2000元,区补助1000元,医院减免500元,个人承担500元。1988～2000年,松江共完成白内障手术1718例,其中双盲596例,脱盲率为90%以上,脱残率为80%以上,盲率从1990年3.97‰降至2001年2.3‰。

2006～2010年,全区70岁及以上老人23811人进行视力检查建卡,视力低于0.3的老人进行视力筛查,为1917名患者进行白内障手术或低视力康复工作。

2011年,松江完成50068名70岁以上老人视力建档登记造册及筛查摸底工作,建档覆盖率97.12%。全区建卡盲人460名。完成287例白内障复明手术,脱盲287例;脱残236例,脱残率82.23%。

2012年,全区60岁及以上老年人建立眼保健档案,共建档61273人,完成284例白内障复明手术,脱盲283例,脱盲率99.65%;脱残272例,脱残率95.77%。

(二)流行性急性结膜炎

1971年7、8月,松江急性结膜炎暴发流行(简称红眼病)。7月1日,在松江县城厢镇红星街道发生首例红眼病,1户居民出现3个红眼病病人。8月,全县发病总人数达79028人,发病率达18.76%,波及全县各社镇;其中,具有结膜充血者占84%,浮肿占58.5%,出血者占13.2%,时间为一周至10天左右,整个流行过程约1个月。

2010年9月9日～10月8日,松江区九亭、新桥等9个镇(街道)发生2680例急性结膜炎病例,其中聚集性发病17所学校及幼儿园发生急性结膜炎676例;各医院、卫生服务中心眼科或五官科红眼病门诊报告散发病例2004例;临床诊断急性出血性结膜炎病例167例,实验室确诊急性出血性结膜炎1例,细菌性结膜炎383例,急性病毒性结膜炎2030例,有症状未就诊100例。对此,学校加强对学生晨检,发现病人及时采取相应防控措施,及时做好隔离消毒;发病学生免费发放眼药水;每日对教室、楼梯扶手、桌面进行预防性消毒;发病班级向每个学生家长发告知书,要求家长做好家庭红眼病预防,并配合学校做好防治工作;学校卫生室做好消毒和医用废弃物处置工作,防止交叉感染。

(三)儿童近视、眼保健

1994年起,松江县眼病防治所为方便学生、幼儿视力检查和视力不良治疗,常年开放青少年近视、儿童弱视门诊和节假日近视治疗门诊,年门诊量8000～10000人次(2000年,区眼病防治所并入区疾病预防控制中心后,停止近视和弱视治疗门诊)。同时,对松江镇地区10所幼儿园每年2次上门进行眼病检查,使弱视儿童能得到早发现、早治疗、提高治愈率。松江各学校每学期由学校组织保健老师或体育老师开展学生视力检查,对视力不良学生由学校向家长发放告知书,督促其到医院开展复查及诊治;每学年第一学期开展学生沙眼普查,对疑似沙眼免费治疗,第二学期开展复查。

2011年起,松江实施上海市加强公共卫生体系建设三年行动计划(2011~2013年),对儿童近视开展综合防治——建立儿童屈光发育档案。全区所有公办幼儿园中班、大班儿童和中小学生,按对象一人一档建立屈光发育档案。2012、2013年,全区共建立儿童屈光发育档案42800份,档案信息包括基本信息、屈光发育初筛信息和复诊信息三部分。区中心医院、九亭医院、泗泾医院3所医院作为项目的复诊定点医院,接诊医院填写相关诊疗信息包括眼轴长度(初筛未检测者)、散瞳屈光、最佳矫正视力、干预措施、其他眼病情况等。

五、学生牙病防治

1985年起,松江开始对中小学生进行牙病检测,是年检测松江五中、六中753名学生,患龋齿率为4.07%;5所小学2764名学生,患龋齿率为44.4%。1986年,检测3523名中学生,有龋齿640名,患龋齿率为18.17%;3618名小学生中恒牙患龋齿172名,占4.75%。

2000~2005年,由区疾控中心组织各镇牙科医师组成防治小分队,深入部分中小学校、幼儿园轮流对学生进行牙病监测和中龋以内预防性治疗。2000年,对全区6989名中小学生进行口腔病查治,其中中学生3760名,患龋人数483名,患龋率12.55%;小学生3229名,恒牙患龋人数195名,患龋率6.04%,中龋以内的学生在学校进行龋齿充填,深龋以上进行转诊治疗;对1091名15岁学生进行牙周病检查,患有牙龈炎296人,患病率27.13%,对其中118名学生进行洁齿治疗。2006年起,全区各社区卫生服务中心负责本辖区内牙病防治任务,免费对各中小学校学生、幼儿园儿童进行牙病检查及中龋以内免费治疗;2008年,对508名学生1296颗实施六龄牙窝沟封闭预防龋齿;同时,建立口腔保健宣讲团到学校进行巡讲,中小学生口腔卫生知识知晓率达95%以上,正确刷牙率达92.5%以上。2007~2009年,全区学生龋齿减免充填牙37507颗。

2012年,松江区完成16所幼儿园、17所小学、15所中学共35278人的口腔病普查,患龋率为35.6%,中龋以内共充填18859颗牙齿,龋齿充填率55.7%。同时,完成15所小学1503名学生窝沟封闭,共窝沟封闭3157颗牙齿。

六、精神病

1974年起,松江县精神病防治站开始对精神病患病情况进行调查摸底;是年,全县共调查有各类精神病病例2344人,患病率达4.67‰。1978年起,松江逐步建立县、社(乡)、村(队)三级防治管理网,全面掌握精神病患者人数和开展治疗工作。

1984年,全县组织群众看护网,严格防止精神病病人肇事、肇祸;对无家属或家庭经济困难而住院经费无法解决的,由政府与相关单位解决。1986年起,松江实施县、乡、村三级(由县财政负责病人床位费,乡镇负担医疗费,村委会或病人及家属负担伙食费)分摊医疗等费用。

1990年5月至1993年6月,在全县范围内开展精神病流行病学(患病情况)调查,共调查500179人,查出精神病患者5875人,患病率11.75‰。1991年,县卫生部门开展精神病关锁病人调查,7例精神病患者被监护人长期关锁在家中,得不到及时有效治疗,决定3例收县精神病防治院治疗,2例收华阳桥卫生院精神病联合病房治疗,2例病情较轻的开设家庭病床,由乡镇卫生院精防医生负责定期上门送医送药,由监护人负责监督服药。后作为常规工作,每年调查一次。

2003年,松江区在永丰街道仓城村建立心理健康监测点。全区各街镇相继成立精神病人工(农)疗站,患者可以在社区康复机构得到医疗、娱疗、职业康复。同时,全区精神疾病社区防治康复管理系统完成布点、人员培训等。是年,松江区通过上海市残疾人康复工作办公室"十五"评估。2006年起,松江开展中央转移支付地方精神卫生的重性精神病人管理治疗项目,对1000例病人进行复核诊断、风险评估,400例随访,120例贫困易肇事肇祸病人实施免费门诊,20名病人实行应急处置。2008年,区残联、民政局、卫生局联合组建精神疾病日间康复机构,开辟工疗、农疗、医疗、娱疗、休息区等,为30名稳定期患者提供服务。

2011年,全区有精神病患者4541人,其中松江籍患者4436人,外区托管105人;重性精神病人管理率达86.14%,规范化管理率达95.69%,显好率86.08%,未发生监护网内精神病人肇事肇祸事件,精神分裂症治疗率达70%;免费服药562人,辅助检查率达97.6%,复发住院率控制在3.9%,平均住院日51.57天,26人能正常上班,新增9人踏上工作岗位。2012年,松江组建由临床、防保、社区医护人员和社区阳光心园助残员、患者家属组成全病程干预团队,实施三级康复、双向转诊、心理干预康复服务模式,实行医院——社区双向转诊,社区向医院及时转诊107人次,其中阳光心园向医院转诊3例,医院向阳光心园成功转诊3例。2013年6月,全区各镇、街道15个阳光心园全部开设,121名学员在社区康复机构内开展康复训练;组建由卫生、教育、企业、社会团队心理咨询师志愿者参加绿丝带志愿者——心理健康教育讲师志愿者服务队,开展心理健康进社区、进医院、进企业、进学校活动。

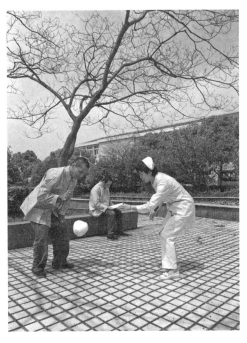

温暖的午后

1986～2013 年松江区(县)精神病人分类情况表

年　份	病人总数（人）	患病率‰	病种分类（人）				
			精神分裂症	情感性精神病	精神发育迟滞	脑残性精神病	其他精神病
1986	2369	4.87	1314	57	110	0	888
1987	2434	4.95	1348	61	118	0	907
1988	2493	5.02	1394	126	197	0	776
1989	2578	5.16	1426	145	213	0	794
1990	3032	6.07	1347	27	569	0	1089
1991	4220	8.45	1574	53	1020	641	932
1992	5162	10.32	1739	63	1415	788	1157
1993	5860	11.71	1813	78	1758	878	1333
1994	5862	11.73	1823	81	1772	829	1357
1995	5812	11.64	1810	81	1748	805	1368
1996	5772	11.61	1796	75	1753	802	1346
1997	5926	11.98	1852	90	1784	815	1385
1998	5726	11.61	1846	108	1688	723	1361
1999	3612	7.36	1863	118	990	318	323
2000	3580	7.24	1868	120	972	302	318
2001	3591	7.12	1887	123	969	294	318
2002	3472	7.00	1793	124	955	282	318
2003	3491	4.00	1820	129	948	279	315
2004	3550	7.00	1869	145	942	283	311
2005	3598	7.00	1892	163	940	293	310
2006	3767	7.00	1965	170	1039	294	299
2007	4059	8.00	2055	177	1229	300	298
2008	4102	8.00	2096	184	1226	305	291

（续表）

年　份	病人总数（人）	患病率‰	病种分类（人）				
			精神分裂症	情感性精神病	精神发育迟滞	脑残性精神病	其他精神病
2009	3958	8.00	2032	200	1265	285	176
2010	4351	8.00	2386	234	1255	290	186
2011	4418	8.00	2456	251	1239	281	191
2012	4825	2.99	2544	256	1563	282	180
2013	5003	3.03	2655	263	1625	282	178

第四节　寄 生 虫 病

一、血吸虫病

（一）疫情

1. 流行历史

据寄生虫病学者陈方之报道：1924 年，松江首次在横山、薛山、钟贾山发现钉螺，钉螺阳性率 5％；1930 年，又报道在五里塘、九里亭、塘桥 3 地发现钉螺，钉螺阳性率 0.5％～2％。1934 年，陈方之在《血蛭病之研究续报》中又根据病情、螺情轻重，分为浓厚地、稀薄地、最稀薄地和免患地，指出松江为稀薄地。1941 年，吴光、许邦宪在《吾国血吸虫病之大概（一）、（二）》文中也报道上海市郊 9 个县有血吸虫病流行，松江也列为其中。

血吸虫病，俗称肚胞病、水臌胀，在松江流行时间较长，危害严重，给疫区人民带来深重灾难。据松江县天马乡不完全统计，解放前死于血吸虫病就有 880 余人，这个乡的陆其浜有 60 多户灭绝人烟，当时曾流行这样一首民谣："塘里村、陆其浜，只见死来不见生，东村年老无人养，西村儿女无爹娘，有女不嫁塘里村，媳妇不讨陆其浜"。松江县泗联乡廿八漊、新桥乡的北良泾、佘山乡的佘山、江秋大队等，都曾有类似那种家破人亡、田地荒芜、血泪斑斑的事例。1948 年，陈万里、吴光在《苏南血吸虫病初步调查》中报道，1944～1946 年，青浦、嘉定 2 县部分农村抽样调查结果，描述了钉螺含尾蚴率为 4.40％～7.30％，人群粪便检查发现血吸虫卵为 18.70％～28.90％的严重情况。而松江的人群感染率以 1952～1955 年应征青年体检为例，血吸虫病流行区检查 5372 人，阳性 1659 人，阳性率为 30.88％，人群感染率在 30％左右。

2. 流行状况

（1）流行区范围

1951年6月，松江县血吸虫病防治站成立，着手开展血吸虫病病人和钉螺的调查。1955年9月始，县血吸虫病防治站对全县的钉螺分布情况及病人感染率作全面调查，以确定血吸虫病流行范围。当时钉螺的调查方法以河道为主机械设框，每50米抽查1平方尺，调查范围涉及泗泾等9个区85个乡和6个镇。经初步调查，松江县佘山、泗泾、漕泾3个区29个乡均有钉螺；亭林、枫泾、城东、城区4个区49个乡中部分乡有钉螺；天昆、城区2个区未发现钉螺；全县调查河道386.95万平方米，发现钉螺186.55万平方米，占调查河道总数的46.07％。是年，县血吸虫病防治站在9个区中抽查泗泾、亭林、枫泾、佘山4个区部分乡的血吸虫病人群感染率。其中泗泾区的团结、清政、新桥、民乐4个乡抽查2215人，阳性984人，阳性率为44.42％；亭林区的横泾、欢庵、新龙、亭东4个乡抽查2284人，阳性969人，阳性率为42.33％；枫泾区的枫东、庄长、范泾、莒梧4个乡抽查2711人，阳性684人，阳性率为25.23％；佘山区的新镇、横山2个乡抽查1293人，阳性357人，阳性率为27.61％。通过调查，初步确定松江县泗泾、城东、佘山、枫泾、亭林、漕泾、城区7个区、49个乡、2个镇为血吸虫病流行区。

1975年，全县血吸虫病流行公社（镇）12个，占全县公社（镇）总数的57.14％；流行大队90个，占全县272个大队的33.09％，占流行区大队总数的64.75％。至1984年，全县流行乡镇为12个，占全县乡镇总数的57.14％；流行大队120个，占全县大队总数的39.74％，占流行区大队总数的73.37％。全县流行乡镇有九亭、泗联、洞泾、佘山、新桥、五里塘、天马、华阳桥、车墩、张泽10个乡和松江、泗泾2个镇。

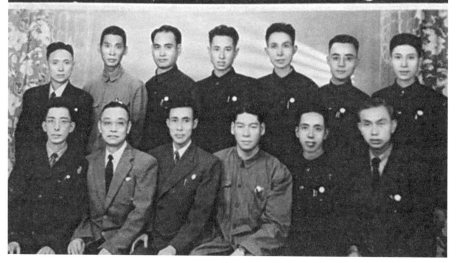

松江县参加血吸虫病防治讲座全体医师(1951年10月12日上海浦东大厦)

1955 年 9 月～1956 年 7 月松江县螺情调查情况表

名　称	乡总数（个）	镇总数（个）	河道面积（m²）	螺　情			备注
				乡数（个）	镇数（个）	河道有螺面积（m²）	
泗泾区	9	1	499808.90	9	1	490536.90	
城　区		3	23464.50				
城东区	12		373901	5		91056	
城西区	8		227399	2		9760	
天昆区	7		177557				
佘山区	7		290064	7		179615	
枫泾区	12	1	532854	4	1	71932	
亭林区	17	1	741631.60	9		166317	
漕泾区	13		1002850	13		856305	
合　计	85	6	3869530	49	2	1865521.90	

1975、1984 年松江县血吸虫病流行地区基本情况表

乡社镇名称	1975 年		1984 年		县属镇、街道（个）		流行区人口（人）
	大队（个）	流行大队（个）	大队（个）	流行大队（个）	街道	流行街道	
九　亭	15	15	16	16			19264
泗　联	7	7	12	12			12898
洞　泾	9	9	12	12			14379
佘　山	21	17	23	21			27105
新　桥	16	16	18	18			25199
五里塘	12	12	19	19			21059
天　马	11	7	15	11			13028
华阳桥	18	3	18	4			4918
车　墩	13	3	14	5			4681
张　泽	17	1	17	2			2445

（续表）

乡社镇名称	1975 年		1984 年		县属镇、街道(个)		流行区人口(人)
	大队(个)	流行大队(个)	大队(个)	流行大队(个)	街道	流行街道	
松江镇					3	1	24435
泗泾镇					1	1	7102
合　计	139	90	164	120	4	2	176513

说明：流行地区人口数为 1982 年底统计数。

（2）流行区病人

1951 年 6 月起,松江开展就地收治血吸虫病人工作。是年,在松江县泗泾、亭林两地开展新兵体检治疗,同时在菖梧乡(现金山区枫围乡)开展农村治疗试点工作,共治疗 578 人,初步掌握治疗经验。

1952 年,在上海圣约翰医学院师生(现上海第二医科大学)、华东、苏南医防队以及松江社会开业医生和地方干部等 400 多人的密切配合下,在松江县枫泾、亭林(2 镇现属金山区)、泗泾、城东区分设 37 个治疗小组,开展集体治疗,共治疗 1233 人。是年,县血防站组成 3 个中心组,开展查病和治疗工作,共粪检 38560 人,检出阳性 14189 人,阳性率为 36.80%,共治疗病人 2364 人。

1953 年,全县开展血吸虫病病人调查治疗,全年共检查 15557 人,阳性 4243 人,阳性率为 27.22%,治疗 1225 人。

1954 年,县血防站推行边宣教、边化验、边体检排验、边治疗的防治工作经验,化验大便 19523 人,阳性 5241 人,阳性率为 26.85%;并按上级分配计划,发动 20 个委托组,治疗病人 1737 人。

1955 年,松江先后在泗泾等乡镇开展 6 期 41 个次的计划治疗,共粪检 6400 人,阳性 1166 人,阳性率为 18.13%;又在城东区五龙乡的 3、4、5 村共进行 3 次粪检沉孵 973 人,阳性 568 人,阳性率为 58.38%;568 个阳性者按年龄组分析,青壮年发病率较高,男性高于女性。

1970 年后,加大全县血吸虫病病人的查治力度,病人逐年减少。至 1984 年市组织考核验收,全县累计确诊血吸虫病人为 61356 人。

1951～1955 年松江县血吸虫病病人调查治疗情况表

年　份	查检(人)	阳性(人)	阳性率(%)	治疗(人)
1951				578
1952	38560	14189	36.80	3597

（续表）

年　份	查检（人）	阳性（人）	阳性率（%）	治疗（人）
1953	15557	4324	27.22	1225
1954	19523	5241	26.84	1737
1955	6400	1166	18.22	2954
合　计	80040	24920	31.13	8818

1970～1984 年松江县血吸虫病病人调查情况表

类别 社镇名称	累计病人数（人）		流行区病人数（人）					非流行区病人数（人）	
	累计病人	其中晚期	累计人口	累计病人	患病率（%）	其中晚期	占总数（%）	累计病人	其中晚期
九　亭	8935	374	19684	8935	45.39	374	4.19	0	0
泗　联	6670	280	14876	6670	44.84	280	4.20	0	0
洞　泾	6797	443	14702	6797	46.23	443	6.52	0	0
佘　山	8678	407	28200	8568	30.38	407	4.69	110	7
新　桥	10233	384	27874	10233	36.71	384	3.75	0	0
五里塘	7079	442	22778	7079	31.08	442	6.24	0	0
天　马	5229	282	14257	5143	36.07	262	5.09	86	20
华阳桥	1071	71	4847	1062	21.91	62	5.84	9	9
车　墩	1055	57	5481	1022	18.65	24	2.35	33	33
张　泽	229	9	1905	220	11.55			9	9
松江镇	2370	21	27279	2370	8.69	21	0.89	0	0
泗泾镇	2955	13	7717	2955	38.29	13	0.44	0	0
非流行区	55	55						55	55
合　计	61356	2838	189600	61054	32.20	2705	4.43	302	133

（3）流行区钉螺

1955 年 9 月，松江县血防办组建两个调查小组，对县域内的黄浦江南北岸和滨海地带钉螺分布情况作调查，以确定钉螺孳生起源、钉螺分布范围和钉螺密度等。在浦北，以离黄浦江 11.2 公里的新桥白虎村为点，调查结果表明，有螺河道占全部河道的 97.5%；在浦南,以离黄浦江5.3公里的亭林区山房乡为点,调查结果表明,有螺河道占全部河道的1.93%。同时,选择泗泾区新桥乡作一次流行病学调查。经调查,全乡12.79万米河道和1.07万米沟渠均发现钉螺。经设框调查,最高密度7.8只/平方尺,平均密度5.3只/平方尺;还选择新建社进行钉螺调查,在陆地设框450框,有螺267框,有螺框率为59.33%;钉螺密度宅基最高为178只/平方尺,车基(牛打水车棚)最高为43只/平方尺。在河道等设框760框,有螺408框,有螺框率为53.68%。其中,蟠龙塘主流河密度最高为153只/平方尺,平均为5.53只/平方尺;支流河最高为134只/平方尺,平均为7.65只/平方尺;沟渠最高为38只/平方尺,平均为4.44只/平方尺;浜斗(小河尽头)最高为68只/平方尺,平均为4.39只/平方尺;池塘最高为3只/平方尺,平均为0.33只/平方尺。同时,又选择相关地区钉螺密度调查,泗泾区明星社河道平均密度为43.86只/平方尺,城东区五龙乡河道平均密度为1.84只/平方尺,水沟平均密度为2.31只/平方尺。选择五龙乡河道上边不同类型环境钉螺阳性率调查,共设3211框,有螺509框、有螺框率为15.85%,捕螺5011只,阳性钉螺47只,阳性率为0.94%。还选择新桥乡蟠龙塘水线不同位置的钉螺密度作调查,共调查5个位置、设492框,有螺329框,有螺框率为66.86%,平均密度6.45只/平方尺,水线上1市尺最高为81只/平方尺,水上5市尺最低为3只/平方尺,其密度成宝塔型。

1955 年松江县血吸虫病流行地区钉螺密度调查情况表

年份	调查地区	调查环境	调查数(框)	捕活螺(只)	平均密度(只/平方尺)
1955	泗泾区明星社	河道	766	33598	43.86
1955	城东区五龙乡	河道	3251	5976	1.84
1955	城东区五龙乡	沟渠	905	2091	2.31

1955 年松江县城东区五龙乡不同环境钉螺阳性率调查情况表

环境名称	调查(框)	有螺(框)	有螺框率(%)	检验螺(只)	阳性数(只)	阳性率(%)
住户周边	279	79	28.31	350	1	0.03
水桥两头	52	25	47.17	990	6	0.61
粪缸四周	16	5	31.25	21	2	7.41
进出水沟	203	40	19.70	401	3	0.75
水稻田河	1359	156	11.48	1014	8	0.79
蔬菜田河	1301	254	19.52	2229	27	1.21
合　计	3211	509	15.85	5011	47	0.94

1955 年松江县新桥乡蟠龙塘水平线上钉螺密度调查情况表

水位线位置	调查（框）	有螺（框）	有螺框率（%）	捕螺（只）	钉螺密度（只/平方尺）	
					最高	平均
上一平方尺	150	141	94.00	2368	81	15.78
上二平方尺	149	116	77.85	701	70	4.70
上三平方尺	148	60	40.54	319	21	2.16
上四平方尺	33	11	33.33	29	5	0.88
上五平方尺	12	1	8.33	3	3	0.25
合　计	492	329	66.87	3420	81	6.45

1975 年松江县血吸虫病流行地区钉螺分布情况表

地区名称	有螺大队			累计有螺面积（万平方米）				
	总数（个）	土地总面积（万平方米）	河塘总岸长（万米）	总数	占土地总面积（%）	河塘	陆地	其中稻田
九　亭	15	2748.63	37.55	506.55	18.43	37.55	469.00	443.59
泗　联	7	1966.27	21.77	346.77	17.64	21.50	325.27	304.51
洞　泾	9	2471.12	29.58	237.43	9.61	29.58	207.85	184.27
佘　山	17	3833.77	41.49	170.05	4.44	32.81	137.24	116.46
新　桥	16	3364.49	43.63	371.71	11.05	43.63	328.08	280.73
五里塘	12	3270.17	36.96	81.42	2.49	32.09	49.33	38.17
天　马	7	1398.65	17.20	68.48	4.90	7.75	60.73	15.52
华阳桥	3	617.98	8.11	9.29	1.50	4.80	4.49	3.22
车　墩	3	676.80	8.19	8.69	1.28	3.27	5.42	5.16
张　泽	1	300.23	2.69	0.24	0.81	0.18	0.06	0.02
城厢镇		394.43	2.72	3.25	0.82	0.82	2.43	0.36
泗泾镇		61.55	0.96	1.16	1.88	0.70	0.46	0
合　计	90	21104.09	250.85	1805.04	8.56	214.68	1590.36	1392.01

1984 年松江县血吸虫病流行地区钉螺面积情况表

乡镇名称	累计有螺面积（m²）	河塘		稻田		沟渠		地滩	
		有螺面积（m²）	占累计面积（%）	有螺面积（m²）	占累计面积（%）	有螺面积（m²）	占累计面积（%）	有螺面积（m²）	占累计面积（%）
九 亭	5065520	375540	7.41	4435870	87.57	218720	4.32	35390	0.70
泗 联	3467720	214980	6.20	3045150	87.81	182080	5.25	25510	0.74
洞 泾	2374310	295790	12.46	1842710	77.61	187100	7.88	48710	2.05
佘 山	1700510	328130	19.30	1164580	68.48	82720	4.86	125080	7.36
新 桥	3717110	436330	11.74	2807300	75.52	95690	2.58	377790	10.16
五里塘	814170	320850	39.41	381720	46.88	53620	6.59	57980	7.12
天 马	684830	77510	11.32	155230	22.97	24180	3.53	427910	62.48
华阳桥	92890	47960	51.34	32170	34.93	11860	12.77	900	1.26
车 墩	86840	32700	37.66	51580	59.40	820	0.94	1740	2.00
张 泽	2440	1800	75.00	200	8.20	200	8.20	240	8.60
松江镇	32500	8220	25.23	3610	11.11	1530	4.71	19140	58.99
泗泾镇	11570	6990	60.41	0		100	0.86	4480	38.73
合 计	18050410	2146800	11.89	13920120	77.12	858620	4.76	1124870	6.23

（二）防治成果

1. 查螺灭螺

1955 年，经螺情普查确定流行区后，松江县的血吸虫病防治就着手抓查螺灭螺工作。1956～1964 年，结合流行区水利工程建设，松江开展较大规模的查螺活动，以摸清螺情，针对不同螺情环境，采取不同灭螺方法，控制螺情扩散。1956 年，县血防办组织县血防站相关技术人员，在新桥乡作流行病学调查，通过一系列防治措施比较，初步掌握各种环境的灭螺方法、技术，为开展综合防治提供经验。

1958 年春，结合大规模兴修水利，以铲土和药物灭螺相结合方法，对全县有螺河道开展灭螺；是年，全县灭螺总面积 366.78 万平方米；同时，开展沟渠、浜斗、宅基、地滩等环境查螺，查获有螺面积 68.33 万平方米。1959 年，松江广泛发动群众，结合兴修水利，改良土壤，造肥积肥工作，开展埋钉螺、割杂草、铲浜滩、沿滩挖深沟，使钉螺断氧闷死（简称灭螺带）；同时继续开展河道、沟渠、荡田、荒滩、竹园、山脚下、宅基、车基、浜斗等环境查螺活动；是年，全县查获有螺面积 564.53 万平方米，灭螺面积 592.73 万平方米。1960 年后，在

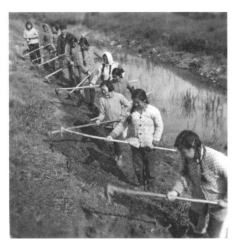

清理浜滩(1959年)

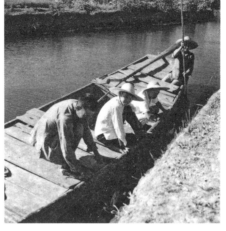

检查河道钉螺(1964年)

城北乡华星大队开展查灭螺工作实行划片包干责任制试点,后全县逐步推广。1963年,又在城北公社华星大队开展五氯酚钠沿边浸杀法消灭河道、沟渠钉螺的实验,后又在全县推广。1964年,除原城北乡外,增加枫围、佘山、天马、亭新、泗联、城厢、泗泾、枫泾5乡3镇为第一批消灭单位。是年,全县查获有螺面积170.61万平方米,灭螺291.98万平方米。

1970年,松江县疫区各公社(镇)在抓农业生产同时,抓春秋两季查灭螺工作。全县查获有螺面积183.15万平方米,灭螺335.97万平方米。是年,经市除害灭病办公室组织相关人员考核验收,松江县达到基本消灭血吸虫病的要求。1971年,由于宣布基本达到消灭血吸虫病,从上到下思想上放松工作,导致全县螺情又有回升,当年查获有螺面积3.18万平方米。

1973~1982年,松江县在查螺中采取大队自查、互查、对口查,县组织重点查,交界处联防协作查,铁路、公路、沿线巡回查,螺情不稳定河道处理环境查,复杂环境反复查,不同环境分类分期查,不同季节选择查,发现钉螺扩大范围查,市组织队伍帮助查等方法,有效提高全县的查螺质量。1973年,张泽乡新民大队发现血吸虫病病人,被列为血吸虫病流行大队;1977年,在华阳桥乡南门大队发现新螺点;1981年,新桥乡在民强、新华2个大队交界处河、沟、田内发现较大面积钉螺,有螺面积4.5万平方米。至1982年,全县已基本查不到活螺。

自1966年松江镇达到无螺后,全县各流行乡镇不断加大查灭力度,不断改进查灭螺方法。1975年,车墩、张泽达到无螺乡标准;1976年,天马、泗泾达到无螺乡镇标准;1978年,华阳桥乡达到无螺乡标准;1981年,五里塘、泗联乡达到无螺乡标准;佘山、九亭、洞泾、新桥1983年达到无螺标准。经统计,1955~1984年,全县累计查获有螺面积3857.62万平方米,灭螺面积1.61亿余平方米。

2. 查治病人

(1)查病

1951~1955年,松江县查病以粪便1送1检,沉淀结合孵化的方法进行。1956年,全县组织粪检组和皮试反应注射组25个,粪检99108人,阳性12630人,阳性率12.74%;全年治疗病人 11850 人。1957 年,采用分社设点巡回治疗等方法,全县检验 71847 人,阳性 18454 人,阳性率 25.68%,治疗病人 7992 人。

1958～1966 年,松江县由 1 送 1 检逐步推广为 3 送 3 检;1959 年还建立查治病 1 户 1 卡,逐次记录查治情况,为建立和健全查治病资料打下基础。1970、1971 年,全县推行全年 2 次 3 送 3 检、6 送 6 检和 9 送 9 检等,其中 1971 年还采用尼龙袋集卵孵化法替代量杯沉淀孵化法进行普查。1956～1970 年,全县累计粪检 1021788 人次,检出阳性 181293 人,阳性率为 17.74%。松江经过多年的反复查病,查出病人已逐年减少,阳性检出率也越来越低。1973 年起,全县逐步采用病史、体征、血清环卵实验和粪检或直肠活检的综合查病法,进一步发现轻感染和隐匿型病人,对阳性者则根据病史、体征、环沉率高低,分别给出确诊、治愈、排除、观察等结论。根据 1973～1982 年综合法查病统计,全县流行区应检 126947 人,实检 124254 人,受检率 97.88%;确诊病人 1769 人,占受检人数的 1.42%;累计工作量 222377 人次,其中皮试 24537 人次、环试 99204 人次、体检 84629 人次、肠镜活检 1714 人次、粪检 12075 人次、直凝 218 人次。

1973～1982 年松江县血吸虫病综合法查病情况表

乡镇名称	应检(人)	实检(人)	受检率(%)	确诊(人)	占受检数(%)	累计工作量(人)					
						皮试	环试	体检	肠检	粪检	直凝
天 马	5407	5360	99.13	85	1.59	1051	4027	5071	255	1078	
张 泽	2101	1999	95.15	8	0.40	350	532	1260	40	1707	
华阳桥	4082	3924	96.13	191	4.87	2486	1930		303	2890	23
车 墩	4043	4003	9901	46	1.15	2491	2889	3151	320	1573	195
泗泾镇	4945	4838	97.84	233	4.82	1683	3229		309		
松江镇	5400	5316	98.44	359	6.75	1460	3972	3807	425	116	
五里塘	16777	16255	96.89	42	0.25	2384	13985	13985		415	
泗 联	10598	10286	97.06	367	3.59	1407	8698	8803	62	655	
佘 山	23884	23345	97.74	132	0.57	5200	17374	14498		1559	
九 亭	16248	16135	99.30	61	0.38	1887	13952	13943		588	
洞 泾	12382	12319	99.49	141	1.14	1299	10795	1846		633	
新 桥	21080	20474	97.13	104	0.51	2832	17821	18265		861	
合 计	126947	124254	97.88	1769	1.42	24537	99204	84629	1714	12075	218

(2)治病

20 世纪 50 年代初,松江因为血吸虫病病人发现较少,加之缺乏治疗经验和群众的认知程度差异,所以治病一般由县血防站统一组织力量,成立治疗组,轮流设点,分批集中治疗。1954年后,松江全面推行边宣传、边化验、边体检、边治疗的查治病方法,发挥防治血吸虫病委托组和当地社会医务人员的力量,开展较大规模的查治病工作。1966年起,为解决较重晚期和夹杂症病人的治疗,松江采取三级分治办法,即:早中期病人以本大队治疗为主,夹杂症和一般晚血病人以乡卫生院收治为主,较重晚血病人和严重夹杂症病人由县级医院、县血防站常设治疗组负责内外科治疗。1969年,城区治疗组迁至泗联乡叶星大队,因陋就简,开设内科病床128张,外科病床40张,治疗高峰时还借附近村民客堂间设简易病床。10多年中,叶星治疗组在上海瑞金医院等医疗单位的支持帮助下,医治一批各类疑难杂症及晚血病人。据统计,叶星治疗组开设后,共收治各类夹杂症和晚血病人10126名,外科切脾1092人。经统计,1951～1984年,全县累计查出病人226994人,治疗病人220263人。

1951～1984年松江县血吸虫病病人查治情况表

年份	查出病人数(人)	治疗病人数(人)	年份	查出病人数(人)	治疗病人数(人)
1951		578	1968	16108	8496
1952	14189	2364	1969	7935	19893
1953	4234	1185	1970	16672	22596
1954	5241	1737	1971	8114	9361
1955	1160	2954	1972	3558	3991
1956	12630	11850	1973	3477	4806
1957	18454	7992	1974	2207	3847
1958	18735	27663	1975	1998	2202
1959	14676	8415	1976	286	2070
1960	5520	12497	1977	262	1614
1961	8594	10373	1978	53	2066
1962	7507	2795	1979	32	1799
1963	7598	5233	1980	2	784
1964	12864	8358	1981	2	348
1965	17639	7939	1982	1	278
1966	15184	20918	1983	17	119
1967	2045	3139	1984	0	3
合计				226994	220263

3. 查治病畜

1950 年初,松江起步病畜的查治工作。1957 年,农业部家畜血吸虫病调查队苏南分队首次到松江佘山、泗联、城北、新桥、天马等乡,进行家畜血吸虫病粪检调查及解剖调查;共粪检调查耕牛 4733 头,马 40 匹,其中粪检黄牛 3708 头,阳性 1702 头,阳性率为45.90%;水牛粪检 1025 头,阳性 197 头,阳性率为 19.21%;粪检马 40 匹,阳性 7 匹,阳性率为 17.50%。同时,又在松江清真屠宰场、泗泾镇屠宰场对宰杀耕牛作解剖调查,共解剖132 头,其中黄牛 131 头,阳性 101 头,阳性率为 76.52%;水牛 1 头,无阳性。1957 年底,调查组又在松江 2 个屠宰场对阳性耕牛作肝压片、肠压片等检验,共检验阳性耕牛 99 头,肝、肠阳性 77 头。

1960 年后,各乡(公社)大队相继组建兽医站,配备大队兽医防疫员,负责耕牛血吸

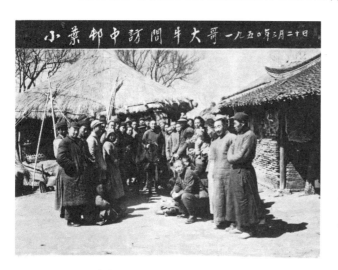

灭牛瘟工作队(1950 年 3 月 20 日)

虫病防治工作。当时主要采用牛粪沉淀孵化法进行耕牛血吸虫病的诊断。据不完全统计,1957～1970 年间,先后开展 5 次耕牛血吸虫病感染普查,共检查耕牛28160 头次,阳性 3481 头,阳性率为 12.36%;共治疗耕牛 3058 头次,占阳性病牛的87.85%。在耕牛普查的同时,因松江的佘山、泗联、城北、新桥、天马 5 乡养有 94 匹马,故也随机抽查 40 匹,结果检出患血吸虫病的有 7 匹,阳性率为17.50%。

1971 年后,全县耕牛血吸虫病查治工作与面上血吸虫病防治工作同步进行。县畜牧兽医站每年开展耕牛调查及血吸虫病防治。1976 年,对历史病牛 3147 头进行巩固性普治。据不完全统计,1957～1984 年,累计检查耕牛 46599 头,阳性 3670 头,阳性率7.88%;治疗 3232 头,巩固性治疗 3140 头,其余病牛作淘汰处理。1985 年后,随着农业机械化发展,耕牛耕作被历史淘汰,耕牛血吸虫病检测只在集体奶牛饲养场进行。同时,在部分年份还开展对羊的血吸虫病监测。

(三) 考核验收

1979～1984 年,经上海市血防办组织队伍,对松江进行钉螺、病人、资料三方面严格考核验收,全县各乡镇(公社)分期分批达到消灭标准:1979 年 4 月,天马、张泽公社通过市根除验收考核;1979 年 9 月,高桥、城东公社通过市根除验收考核;1980 年 11 月,城厢镇、泗泾镇通过市根除验收考核;1982 年 4 月,泗联、五里塘、佘山公社达到市消灭标准,通过

验收考核;1983年9月,九亭、洞泾公社达到市规定指标,通过验收;1984年4月,新桥乡经市县组织队伍对螺情、病情、资料工作考核验收达到市规定标准,通过考核验收。

1979～1984年,市血防办组织队伍对全县12个流行乡镇(公社)进行消灭(根除)血吸虫病验收考核。钉螺考核全县共49个大队395个生产队未发现活螺;病人检查考核,粪便3送3检沉卵法,共考核42个大队74个生产队、6个单位,受检7042人,实检7021人,受检率99.70%,发现1例阳性,阳性率0.01%。

松江县消灭血吸虫病钉螺考核验收情况表

地区名称	验收时间		末次有螺年份	考核验收查螺范围(个)			检查单位
	年	月		大队数	生产队数	结果	
天 马	1979	4	1975	4	24	无螺	上海县
张 泽	1979	4	1974	2	10	无螺	上海县
华阳桥	1979	9	1977	2	15	无螺	上海县
车 墩	1979	9	1974	2	12	无螺	上海县
松江全县	1980	11	1965	(1街道)		无螺	川沙县
泗泾镇	1980	11	1975	(1街道)		无螺	川沙县
泗 联	1982	4	1979	4	32	无螺	金山县
五里塘	1982	4	1979	6	60	无螺	金山县
佘 山	1982	4	1976	7	48	无螺	金山县
九 亭	1983	9	1982	12	102	无螺	川沙县
洞 泾	1983	9	1982	4	38	无螺	川沙县
新 桥	1984	4	1982	6	54	无螺	川沙县
合 计				49	395		

松江县消灭血吸虫病考核验收粪检查病情况表

地区名称	考核验收时间			检查单位数(个)		考核验收结果(人)				
	年	月	日	大队	生产队	应检	实检人数	受检率(%)	查出病人数	阳性率(%)
天 马	1979	5		4	4	570	569	99.82	0	0
张 泽	1979	5		2	2	345	343	99.42	0	0

（续表）

地区名称	考核验收时间			检查单位数(个)		考核验收结果(人)				
	年	月	日	大队	生产队	应检	实检人数	受检率(%)	查出病人数	阳性率(%)
华阳桥	1979	9	21	2	2	344	344	100.00	0	0
车 墩	1979	9	21	2	2	396	394	99.49	0	0
松江镇	1980	10	19		3(单位)	265	265	100.00	0	0
泗泾镇	1980	10	19		3(单位)	283	281	99.29	0	0
泗 联	1982	10	19	4	8	590	590	100.00	1	0.17
佘 山	1982	10	17	7	12	1160	1160	100.00	0	0
五里塘	1982	10	15	6	14	864	864	100.00	0	0
九 亭	1983	10	19	5	10	649	649	100.00	0	0
洞 泾	1983	10	19	4	8	688	688	100.00	0	0
新 桥	1984	4	25	6	12	888	888	100.00	0	0
合 计				42	74	7042	7035	99.90	1	0.01

（四）监测巩固

1. 螺情监测

松江的血吸虫病防治工作从 1985 年起进入全面巩固监测阶段。1985 年,县爱卫办、县卫生防疫站组织相关专业人员,对松江 10 年内无螺的 68 个村进行重点抽查,对 10 年以上无螺的 300 个村发动群众识螺报螺,均未发现钉螺;为保证小年龄学生不出现病人,抽查 11 个乡镇的初中一年级学生,也未发现病人;对 1000 多名未查过的老病人进行了复查,也基本没有反复;还开设血吸虫病咨询门诊,接待 221 位来访者,也未发现新感染病人,消灭血吸虫病成果得到巩固。

1986～1990 年,全县坚持因地制宜、分类指导、抓住重点、讲究实效的原则开展工作。至 1990 年,松江螺情监测先后在松江镇、华阳桥、五里塘、新浜、泗联、佘山、新五、古松 8 个乡镇查出钉螺,有螺面积共 13.94 万平方米(其中新浜乡为进入监测阶段后在历史血吸虫病非流行地区首次发现钉螺,有螺面积达 5.19 万平方米),经压检活螺,未发现阳性钉螺。

1991～1995 年,松江坚持每年开展春天 3 个月秋天 1 个月(简称春三秋一)的查灭螺活动,组织开展血防会战,发现一批残存钉螺。全县累计查螺 81 个乡镇 591 个村,查螺总面积 4547.57 万平方米;累计查到钉螺 17 个乡镇 89 个村,螺点 531 处,有螺面积 31.36 万平方米(其中 1993 年叶榭乡共查出有螺面积 24.13 万平方米);累计灭螺面积 359.56 万平方米。

1996～2000年,全区(县)累计查螺38个镇559个村,查螺总面积1130.50万平方米;累计有螺14个镇60个村,有螺114处,有螺面积1.56万平方米;累计灭螺面积273.53万平方米。相比前5年,有螺镇下降17.65%,村下降32.60%,有螺点下降78.53%,有螺面积下降95.03%。

2001～2005年,全区累计查螺33个镇274个村,查螺总面积888.04万平方米;累计有螺16个镇44个村,有螺217处,有螺面积33.05万平方米(其中2002年,泖港镇为进入监测阶段后在历史血吸虫病非流行地区首次发现钉螺,有螺面积达29.28万平方米);累计灭螺总面积230.42万平方米。区爱卫办还与区水务部门协作,狠抓水务血防工程建设,对泖港地区3条4.8公里有螺河道,投入615万元作石驳改造,改变了钉螺孳生环境。

2006～2013年,全区累计查螺51个镇363个村,查螺总面积2407.03万平方米;累计有螺23个镇42个村,有螺72处,有螺面积2.68万平方米;累计灭螺总面积703.37万平方米,其中,2006年对石湖荡镇3条4.8公里有螺河道,投入696.3万元作石驳改造;2007年对叶榭镇3条3.95公里有螺河道,投入790.02万元作石驳改造。

1985～2013年,松江螺情监测累计273个镇次,2474个村次,查螺总面积1亿多平方米;累计查出有螺84个镇302个村,螺点1393处,有螺面积82.05万平方米;灭螺总面积1832.67万平方米;连续29年保持无血吸虫感染钉螺。

松江区(县)1985～2013年血防监测巩固阶段螺情监测情况表

年份	查 螺			查 到 钉 螺				灭 螺
	乡镇(个)	村(个)	面积(m²)	乡镇(个)	村(个)	螺点(处)	面积(m²)	面积(m²)
1985	3	17	1182840	0	0	0	0	51250
1986	13	105	2082600	3	6	90	59677	611977
1987	5	47	1474940	1	14	74	25900	619180
1988	21	110	14371180	4	24	212	32130	710340
1989	11	172	1971800	3	8	36	11550	138940
1990	17	176	2093740	3	15	47	4740	526220
1991	21	111	1672800	4	14	35	4320	188560
1992	20	110	1967840	3	14	44	3950	618866
1993	20	219	37734430	5	25	323	251300	814780
1994	10	80	1858220	2	20	74	43580	1354770
1995	10	71	2242390	3	16	55	10510	618600
1996	10	133	3124180	2	17	42	2370	505700

（续表）

年份	查　螺			查　到　钉　螺				灭　螺
	乡镇（个）	村（个）	面积（m²）	乡镇（个）	村（个）	螺点（处）	面积（m²）	面积（m²）
1997	7	96	1980390	3	17	36	8930	444500
1998	3	45	1232860	3	13	18	2780	254170
1999	15	216	3277127	3	6	10	1200	1027650
2000	3	69	1600470	3	7	8	290	503310
2001	5	44	1131180	3	5	9	510	294180
2002	3	46	1867180	3	12	118	283050	570450
2003	6	62	1565543	4	11	61	41810	434830
2004	10	101	2575930	3	7	16	2980	488920
2005	9	21	1740570	3	9	13	2150	515834
2006	4	39	1347520	4	7	11	2330	590650
2007	5	32	896610	4	7	12	3990	530840
2008	6	56	1258770	3	5	12	1720	545930
2009	8	60	1462930	2	4	10	11840	968090
2010	7	29	1630220	3	5	6	2900	1010430
2011	6	45	2360800	2	4	4	520	1227480
2012	7	56	1781620	2	4	9	1890	1447320
2013	8	46	1204100	3	6	8	1630	712930
累计	273	2474	100690780	84	302	1393	820547	18326697

2. 病情监测

1985 年，松江转入血防监测巩固阶段后，继续做好中小学生、外省市来松人口、有螺村村民、征兵体检、招生体检、复退返松、迁入定居等人群血吸虫病和家畜血吸虫病检测工作。1986～2013 年，松江采用环试等检疫方法，对各类人群作血吸虫病检测。全区（县）各类人群血吸虫病检测共 202942 人，其中环试≥5‰者 642 人，占监测总人数的 3.19‰；外来咨询阳性病人 3 人，占 0.14‰；未发现内源性血吸虫病病人。1985～2013 年，全区（县）牛、羊家畜血吸虫病检测共 7240 头（只），未发现病畜。松江消灭血吸虫病成果继续巩固。

1986～2013年松江区（县）血吸虫病人群监测情况表

年份	新感染监测（人）人数	阳性数	有螺村村民查病（人）人数	阳性数	有螺村流动人员（人）人数	阳性数	其他查病（人）人数	阳性数	征兵体检（人）人数	阳性数	招生体检（人）人数	阳性数	复退/迁入定居（人）人数	阳性数	三病检疫（人）人数	应治数
1986	3539	0	2285	2					82	0	0	0	0	0	0	0
1987	1501	0	1100	2					429	0	0	0	0	0	0	0
1988	1146	0	1245	0					0	0	484	0	0	0	2635	0
1989	1302	0	0	0					338	0	0	0	0	0	1656	0
1990	1265	0	0	0					1038	0	0	0	0	0	1954	0
1991	1264	2	0	0					472	80	125	27	196	11	2078	0
1992	1263	0	0	0					456	73	119	15	188	11	2374	0
1993	1225	5	4899	37					467	53	116	17	213	14	3714	0
1994	1123	0	8852	4					492	8	113	1	115	0	5709	0
1995	1078	1	1295	2					486	17	107	2	121	0	4803	0
1996	1596	2	0	0					434	4	120	4	103	0	5937	0
1997	1047	50	0	0					531	22	120	5	177	0	5453	0
1998	982	5	0	0					449	5	121	0	226	0	7429	0
1999	660	4	706	9					533	8	119	2	152	0	3231	0
2000	724	34	480	25					424	9	120	3	324	0	2999	0

（续表）

年份	新感染监测（人）		有螺村村民查病（人）		有螺村流动人员（人）		其他查病（人）		征兵体检（人）		招生体检（人）		复退/迁入定居（人）		三病检疫（人）	
	人数	阳性数	人数	阳性数	人数	阳性数	人数	阳性数	人数	阳性数	人数	阳性数	人数	阳性数	人数	应治数
2001	571	11	238	11					744	9	109	3	345	0	3801	0
2002	561	16	1089	0					360	0	126	4	178	0	4968	0
2003	105	0	512	0					323	1	99	0	135	2	6239	0
2004	259	0	0	0					335	1	102	0	145	1	5170	1
2005	229	0	573	0					378	5	94	1	146	2	5569	0
2006	339	0	536	0	3234	0	533	0	285	0	100	0	148	0	7297	0
2007	442	0	368	0	2786	0	600	0	332	0	100	0	168	0	10316	0
2008	391	0	162	0	1194	0	432	0			246		186	0	9191	0
2009	225	0	123	0	586	0	210	0					206	0	8110	0
2010	314	0	170	0	234	0	756	1			282	0	219	0	6635	0
2011	233	0	215	0	146	0	524	0			300		217	0	3477	0
2012	269	0	354	0	111	0	213	1					209	0	3384	0
2013	341	0	474	0	279	0	200	0					197	0	1731	0
合计	23994	130	25676	92	8570	0	3468	2	9388	295	3222	84	4314	41	125860	1

说明：1. 表中有螺村村民查病阳性指环试阳性；
2. 2004、2010、2012年3例为输入性慢性血吸虫病人；
3. 征兵体检及招生体检等查病为免疫酶染 1：5（十）。

松江区(县)1985～2013年家畜血吸虫病监测情况表

年份	全区圈存数(头、只)				有螺地区监测数(头、只)				范围(个)	
	奶牛	耕牛	羊	合计	奶牛	耕牛	羊	合计	镇	村
1985	1434	1958	7729	11121		632		632	0	0
1986	2086	1686	7988	11760		214		214	3	6
1987	2320	1323	8611	12254		136		136	1	14
1988	2470	808	10917	14195		67		67	4	24
1989	2604	513	13489	16606		133		133	3	8
1990	4293	325		4618		147		147	3	15
1991	2282	273		2555	312		11	323	4	14
1992	2873	116		2989	114		40	154	3	14
1993	2065	78		2143	155			155	5	25
1994	2730	33		2763	134		176	310	2	20
1995	2343	25		2368	159		190	349	3	16
1996	2817	15		2832	180	5	173	358	2	17
1997	2590	6		2596	180			180	3	17
1998	1963			1963	122			122	3	13
1999	1780			1780	134			134	3	6
2000	2328			2328	255		47	302	3	7
2001	2532			2532	154			154	3	5
2002	2548	12		2560	217	8		225	3	12
2003	2351	24		2375	311	18		329	4	11
2004	1968		7153	9121	205		90	295	3	7
2005	2038		6769	8807	11		142	153	3	9
2006	1197		6954	8151	0		252	252	4	7
2007	560		5466	6026	0		345	345	4	7
2008	595		4842	5437	0		284	284	3	5

（续表）

年份	全区圈存数（头、只）				有螺地区监测数（头、只）				范围（个）	
	奶牛	耕牛	羊	合计	奶牛	耕牛	羊	合计	镇	村
2009	724		7361	8085	0		202	202	2	4
2010	742		5214	5956	0		267	267	3	5
2011	694		5629	6323	0		271	271	2	4
2012	713		5470	6183	0		276	276	2	4
2013	680		5520	6200	4		467	471	3	6
小计	56320	7195	109112	172627	2647	1360	3233	7240	84	302

二、丝虫病

松江历史上丝虫病流行较广，发病率较高。1954～1957年，江苏医学院、中国科学院寄生虫研究所先后对松江县新浜、古松、新桥、华阳4乡进行丝虫病流行情况调查，微丝蚴阳性分别达到8.3％、6.1％、1.9％和11.4％。

1956年起，松江贯彻实施《1956～1967年全国农业发展纲要（草案）》中提出要消灭丝虫病的意见，县血吸虫病防治站对丝虫病流行公社（镇）分期分批进行以控制传染源为主的防治工作，进行普查普治、复查复治、补查补治，对查出微丝蚴血症者全部进行病原学治疗。1981年，松江县基本消灭丝虫病。1982年起，在全县继续开展丝虫病血检工作，共采血22859人次，占全县总人口的4.7％，并对339名晚期丝虫病病人进行治疗和监测。松江对丝虫病防治主要采用以消灭蚊虫孳生地、室内药量控制成蚊密度、使用蚊帐和灭蚊剂等减少人蚊接触等预防措施。1987年，经上海市卫生局组织专家对松江县消灭丝虫病考核验收，宣布松江县消灭丝虫病。1988年起，在松江叶榭中心小学建立丝虫病新感染监测点。至2000年，全区共完成监测7301人次，外省市来松流动人口52891人次，对晚期丝虫病人追踪调查均未发现新感染病人。

2003年起，对全区慢性丝虫病体征患者开展逐一随访调查。2004年，全区丝虫病病人144名。选择泖港镇新建村作为人群丝虫病和蚊媒监测调查点，开展10岁以上人群丝虫病监测查病，采血795人，血检检测结果全部阴性。全区开展流动人口丝虫病监测查病，在6个镇8个企业单位进行人群采血共412人，检测结果全部阴性；蚊媒监测、解剖结果均未发现阳性蚊虫。2005年，全区丝虫病患者129人。2008年，对全区120名慢丝病人重新建档。至2012年底，全区尚剩需照料89位病人中有零级5人、一级69人、二级13人、三级2人；具有淋巴水肿体征77人，淋巴管炎体征7人。1988～2013年，按照2008年松江区制定的慢性丝虫病患者关怀照料工作方案，每年对他们进行随访和照料。

三、疟疾

（一）概况

历史上松江地区是疟疾高发区,20世纪50年代年均发病率为31.71/万,其中1955年发病率达125.83/万;20世纪60年代是解放后最严重流行期,发病率达116.80/万,其中1961年发病率高达501.83/万。对此,松江县人民政府陆续组建疟疾防治机构,开展调查研究,实施防治措施,清理蚊子孳生地,药物喷洒消灭成虫,控制和消灭传播媒介,对病人进行全程治疗与定期抗复发治疗,对疟疾暴发点和流行点群众试行预防性服药,加强蚊情、疫情监测等。1971年后,全县发病率逐年下降;1974年,发病率1/万以下。1986年,根据市卫生局《上海市基本消灭疟疾实施细则》,全县完成检查20847人次;"四热"（即疟疾、疑似疟疾、不明原因发热、感冒）病人血检7068人次,流动人口调查75008人次。1986年,松江县基本消灭疟疾。1987年起,全县进入巩固监测期,并在叶榭乡中小学建立感染监测点。至2000年,全县共完成血检7301人次,未发现感染病人;各医疗单位对"四热"

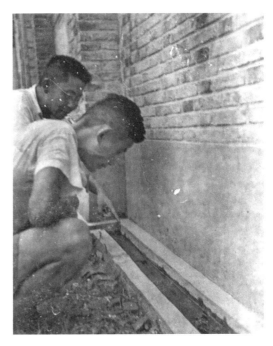

查看蚊蝇孳生地

病人血检66358人次,发病率控制在10/10万基本消灭指标内;同时对外省市来松流动人口进行检疫,共完成63259人次,发现阳性病人及时进行治疗,疟疾流行始终处于低水平。60余年来,松江疟疾防治采取以消灭传染源为主,结合爱国卫生运动灭蚊,改善居民防蚊设施,加强流动人口管理等综合性防治措施;按照疟疾流行程度和防治进程大体可分为4个阶段,即:流行阶段（1952～1966年）,控制阶段（1967～1981年）,基本消除阶段（1982～1985年）,监测巩固阶段（1986～2012年）。各阶段全面贯彻分类指导原则,力求发挥科学技术作用,有效控制疟疾流行。2012年10月,卫生部专家组对松江区消除疟疾试点工作进行考核评估,宣布松江区消除疟疾试点工作已达到考核标准。

（二）疫情分析

2000～2009年,松江区疟疾病例58例,其中2000年及2004年各1例,2005年和2006年分别为12例和11例,2007年13例;病例中松江籍感染病例8例,输入性及不明原因疟疾病例共 50 例。2008～2009 年,松江又有感染疟疾病例出现,病例中除岳阳街道、永丰街道和新浜镇外,其他 12 个街道(镇)均有疫情分布,其中九亭镇病例最多为 14 例,其次为新桥镇、泗泾镇、洞泾镇分别为 12 例、7 例和 5 例;疟疾病例除 1～2 月外,其余各月均有分布,其中以 7 月最多为 18 例,其次是 8 月和 9 月,分别为 16 例和 10 例。全区疟疾病例以间日疟为主共 38 例,占病例总数的 65.52%;恶性疟 1 例,占 1.72%;未分型 19 例,占 32.76%。疟疾病例中有松江籍感染病例 8 例、44 例输入性病例以及 2005 年的 6 例感染来源不明病例;44 例输入性病例中,国内其他省输入 41 例,包括安徽 33 例、云南 3 例、河南 3 例、江苏和福建各 1 例,其中间日疟 29 例和未分型 12 例;国外疟疾流行国家地区输入 3 例,包括非洲 2 例及印度 1 例,其中 2 例间日疟和 1 例恶性疟。

(三)三峡移民和外来人口查病

1994 年起,松江县实施外省市来松人口血吸虫病、丝虫病、疟疾(简称"三病")检疫,至 2012 年,疟疾监测结果全部为阴性。2002 年,对落户松江的三峡移民,按照消除内患、防止外来原则,做好"三病"的检疫检测:叶榭镇 176 人,泖港镇 96 人,新浜镇 103 人,石湖荡镇 82 人,佘山镇 122 人,小昆山镇 93 人,实检人数 672 人,检测结果全部阴性。2004 年,继续对落户松江的三峡移民进行三病的检疫检测,实检 274 人,其中,血吸虫酶染 274 人,1∶5 阳性率 6 人;疟疾酶染 274 人;丝虫酶染 274 人,1∶5 阳性 3 人。1∶10 检测结果全部阴性。

四、肠道寄生虫病

1988 年起,松江县开展肠道寄生虫病感染情况监测,同时加强对肠道寄生虫病防治知识的宣传,改变人们不良卫生习惯,并采取必要防治措施。经过 10 多年努力,松江的人群肠道寄生虫病感染率从 1988 年 50.22%降至 2001 年 22.22%。

2002 年,在调查监测点基础上,松江区卫生部门定点叶榭镇毛家汇村、泖港镇新龚村、佘山镇横山村作为本年度全国寄生虫病监测点开展监测,受检 1960 人,受检率 71.9%;阳性 137 人,总感染率 6.99%;分别是:蛔虫 11 人,鞭虫 103 人,蛔、鞭虫 9 人,姜片虫 1 人,贾第虫 3 人,美洲钩虫幼 5 人,鞭、美钩虫幼 2 人,十二指肠钩虫幼 2 人,溶组织阿米巴原虫 1 人;人群肠道寄生虫病在局部地区呈明显上升趋势。

2003 年,松江区在建立的 3 个全国寄生虫病监测点继续开展寄生虫病监测;同年,在 15 所镇(街道)卫生院以及区中心医院开展寄生虫病例回顾性虫种调查,在住院病例 269578 例中,查阅病历卡 257557 例,查出病例 582 例,其中,血吸虫病 423 例、蛔虫 127 例、钩虫 5 例、丝虫 1 例、疟疾 10 例、滴虫 3 例、阿米巴 1 例、其他 13 例。

2004 年,松江区开展人体肠道寄生虫病监测,监测点设在泖港镇范家村 15 个生产队,实检 514 人,受检率 85.67%,检测结果全部阴性。

2008 年,区卫生部门在泖港镇和叶榭镇开展社区人群肠道寄生虫病监测,年内实检 1002 人,阳性 8 人;在岳阳街道荣乐幼儿园开展幼托儿童蛲虫检测,实检 235 人,检测结果均为阴性;开展孕妇弓形虫监测,检测孕妇 7200 人,结果均为阴性。

2011 年,松江区被定为全国土源性线虫病监测点,按地理方法划分为东、西、南、北、中 5 个片区,每年在 1 个片区抽 1 个乡镇 1 个行政村作为监测点。2011 年和 2012 年分别在 泖港镇、新浜镇开展监测,感染率均为 0。

第五节 卫生检验检测

一、微生物检验

松江区微生物检验主要对环境、食品、水中病原菌进行检测,以及病原微生物筛选、鉴 定,配合有关部门处置应急突发传染病、食源性疾病和水源性疾病等突发公共卫生事件。 检验范围涉及肠道病原的检测、呼吸道病原检测、免疫学检测、分子生物学等 9 大类 103 个 检验项目;特别是参与上海 APEC 会议、2008 年北京奥运会、2010 年上海世博会等重大活 动的现场和实验室保障工作中,成功参与处置多起突发公共卫生事件。

2009 年,区卫生部门进行呼吸道流感病毒监测(PCR 筛选流感病毒型别,病毒株培 养),每年监测量 700 份左右,各型季节性流感病毒 PCR 阳性率在 35％左右,毒株分离率 保持 70％(分离毒株数占 PCR 阳性样品的比例)。

2012 年,对全区引起病原性腹泻病原谱(沙门菌、志贺菌、致泻性大肠菌等 7 项 11 种) 和腹泻病毒(诺如病毒、轮状病毒等 5 项 8 种)进行监测。

2013 年 4～6 月,全区检测人感染 H7N9 禽流感疑似样品 68 件,检出确证 H7N9 阳性 病例 1 例;以 H7 作为呼吸道常规监测指标,调查 2011～2012 年流感样病例样品 150 例, 主动监测没有发现 H7 阳性病例;使用 West－Blot(免疫印迹法)进行 HIV 抗体确证实验 40 人次,经市疾控中心复核结果均准确;CD4＋T 淋巴细胞检测,为准确评价 HIV 感染者 免疫状况、预测判断疾病进程、评价抗病毒药物治疗效果和估测预后工作提供依据。

二、理化检验

理化检验主要对松江地区食品卫生、职业卫生、环境卫生等领域进行化学性检测,承担 工矿企业、医疗机构、公共场所、制水单位大量监测业务,开展食品、环境、水质、消毒及病原微 生物等领域检测项目。松江历年参加各类比对实验,从最初与上海市各个区县相互比对,逐 步提升到与江浙比对,与国家能力验证、国际比对;每年从各个领域开展大量检测项目,检测 项目从原来 100 多项增至 300 多项;配合食品卫生监督等部门做好食品水质卫生、职业卫生 中毒等突发应急事件检测,为松江发生的几起突发污染事件处置提供正确数据。

三、病媒监测

1958 年起,松江县大搞环境卫生,控制蚊蝇孳生地。县卫生防疫站从每年 3～11 月,按季节分时段对蚊子苍蝇的消长情况、孳生地环境等进行调查,设点监测;对食品单位、旅馆、居民户、幼托机构、医院等不同行业每月进行1次蟑螂密度监测;对老鼠的监测除每年春秋突击灭鼠前后进行鼠密度测定外,平时每月进行1次农村鼠密度监测。2000~2013年,全区成蚊密度呈波动状,最高峰为2009年,最低为2002年;成蝇密度呈波动性下降,2003年达到最高峰,之后一直呈下降趋势,2010年反弹后又开始下降,2013年最低;鼠密度最高峰为2003年,最低为2013年;蟑螂密度呈上升趋势,最高峰为2012年,最低为2003年;未发现蜱虫、跳蚤。同时,进行淡色库蚊对3种常用杀虫剂抗性测定实验和家蝇对5种杀虫剂抗性实验等。

四、伤害监测

松江区作为国家伤害监测43个试点单位之一,是全市唯一的国家伤害监测点,也是上海市最先开展二级医院伤害监测区。2006年,全区3所伤害监测哨点医院(方塔医院、中心医院和泗泾医院)开展监测工作,全年共报告28338例,其中男性19238例,占伤害发生总数的67.89%;女性9085例,占32.06%,其他15例。其中,外省市来松人员15633例,占55.17%;松江籍11341例,占40.02%;上海市外区及外省市来松人员所占比例分别占伤害发生总数的4.40%及0.41%,20~54岁伤害病例数占伤害发生总数71.85%。6~8月伤害病例数较多,以钝器伤、跌倒/坠落、刀/锐器伤及机动车车祸为主;伤害患者中以商业服务业人员、生产运输设备操作人员及有关人员和专业技术人员为主,占整个伤害发生职业构成比的53.28%,其余职业分布较为分散。

2007~2013年,松江区由3所二级医院和15所社区卫生服务中心共同承担医院伤害监测任务。2013年,全区户籍居民353人死于伤害,占全人口死亡构成的8.54%,伤害死亡率为59.62/10万;其中,男性伤害死亡率为60.67/10万,女性伤害死亡率为58.60/10万,是全区户籍居民全人口、男性和女性人口第4位死因。松江伤害死亡主要外部原因前4位依次为意外跌落、机动车交通事故、其他意外事故和有害效应及自杀,4种伤害共占全部伤害死亡病例的85.55%。以6~9月为高发月份。全区全年共报告伤害79375例,其中男性50375例,占发生总数的63.46%;女性29000例,占发生总数36.54%;伤害发生地点所占比例最多为家庭,其他依次为工业和建筑区域、街道和公路、公共居住场所、贸易和服务区域、学校和公共场所等。

2013年松江区伤害职业分布情况表

职　　业	男　性		女　性		合　计	
	例数	构成(%)	例数	构成(%)	例数	构成(%)
学龄前儿童	3839	7.62	2399	8.27	6238	7.86
在校学生	3238	6.43	1451	5.00	4689	5.91

（续表）

职　业	男　性		女　性		合　计	
	例数	构成（%）	例数	构成（%）	例数	构成（%）
家务	1816	3.60	3797	13.09	5613	7.07
待业	880	1.75	482	1.66	1362	1.72
离退休人员	2838	5.63	3924	13.53	6762	8.52
专业技术人员	5968	11.85	2610	9.00	8578	10.81
办事人员和有关人员	2670	5.30	1241	4.28	3911	4.93
商业、服务业人员	8350	16.58	6021	20.76	14371	18.11
农牧渔水利业生产人员	1404	2.79	988	3.41	2392	3.01
生产运输设备操作人员及有关人员	18604	36.93	5692	19.63	24296	30.61
军人	39	0.08	3	0.01	42	0.05
其他/不详	729	1.45	392	1.35	1121	1.41
合　计	50375	100.00	29000	100.00	79375	100.00

第六节　妇幼卫生

一、妇女保健

（一）妇保网络建设

解放前，松江公、私立的一些医院中，妇、产科医技力量薄弱，设备条件差，加上住院分娩费用昂贵，城区贫困家庭的妇女尤其是广大农村妇女分娩普遍由旧产婆接生，孕产妇和婴儿死亡率较高，妇女病患者较为普遍。松江地方当局无专项经费支出，妇幼保健工作呈空白状态。

解放后，松江县重点改造旧产婆，取缔老法接生；培训农村接生员，推广新法接生。1951年2月，建立县妇幼保健所。20世纪60年代，逐步建立健全县、公社、大队三级妇幼保健网，乡镇卫生院配备妇幼保健医生。1965年12月起，全县开始培训女半农半医人员，普及新法接生和开展妇幼保健工作。全县妇幼保健工作逐步走向正规，农村三级妇幼保健网及产科和儿科保健医疗管理制度逐步健全。

1979～1985年,松江对全县妇幼保健人员实行分级培训,分期分批选送妇保医士、医师到市级医院学习、进修;对从事节育手术医师必须经过实习、考核合格才允许做计划生育手术。全县保育人员普遍进行每年1次保育员10会知识为主的培训。全县逐步完善孕产妇管理网,孕妇20周前开展首次产前检查,以后按期进行6次产前检查;孕产妇早期进行测血压,发现高危孕产妇进行专册登记、随访,并及时转上级医院诊治。1985年,全县实行早孕建卡;1986年,早孕建卡率达95.15%。

(二) 婚前保健

1988年,松江县婚前健康检查技术鉴定委员会成立,负责对能否结婚的疑难病例进行鉴定。是年,全县检查7115人,其中男性3540人,患病533人,患病率15.06%;女性3575人,患病806人,患病率22.55%,暂缓结婚8人。2000年,全区检查7519人,其中男性3755人,患病178人,患病率4.74%,暂缓结婚19人;女性3764人,患病389人,患病率10.33%,暂缓结婚9人。

1988～2000年松江区(县)婚前医学检查质量情况表

年份	男性(人)					女性(人)				
	总数	疾病数	患病率(%)	不宜生育	暂缓结婚	总数	疾病数	患病率(%)	不宜生育	暂缓结婚
1988	3540	533	15.06	0	0	3575	806	22.55	0	8
1989	4759	980	20.59	0	0	4765	921	19.33	2	4
1990	4334	515	11.88	0	0	4510	669	14.83	10	0
1991	3966	527	13.29	0	0	3954	626	15.83	13	4
1992	4117	647	15.72	4	0	4108	606	14.75	14	2
1993	3608	859	23.81	2	21	3621	875	24.16	7	13
1994	3650	1169	32.03	0	12	3657	710	19.41	9	9
1995	4059	1045	25.75	4	3	4066	595	14.63	12	1
1996	3187	951	29.84	0	1	3799	474	14.82	6	1
1997	3524	1240	35.18	1	11	3553	394	11.08	2	0
1998	3617	1227	33.92	2	16	3629	318	8.76	2	3
1999	4597	701	15.25	1	29	4606	375	8.14	0	4
2000	3755	178	4.74	0	19	3764	389	10.33	2	9

2003 年 10 月 1 日,《新婚姻登记条例》颁布,改强制婚检为自愿婚检。2004 年,全区婚检率由原来 98.10％下降到 1.48％。2005 年 8 月,上海市实行免费婚前保健服务,松江区在全市率先形成集结婚登记——婚前保健咨询——婚前医学检查为一体的一门式服务模式,婚前检查率逐年得到提高。2006～2013 年,全区婚检率分别为 20.33％、41.90％、48.05％、73.45％、80.69％、86.07％、84.46％和 83.27％,婚检率连续 5 年位居全市第一。2012 年,松江区进一步细化免费婚检各项措施和流程,在全市率先探索婚前保健和孕前保健一体化服务模式。

2001～2013 年松江区婚前检查疾病情况表

年份	检出疾病总数	传染病		遗传及先天性疾病		有关精神病		生殖系统疾病		内科疾病		其他各科疾病	
		例	％	例	％	例	％	例	％	例	％	例	％
2001	690	26	3.77	9	1.30	0	0.00	469	67.97	122	17.68	64	9.28
2002	611	43	7.04	15	2.45	1	0.16	338	55.32	121	19.80	93	15.22
2003	474	33	6.96	9	1.90	1	0.21	304	64.14	62	13.08	65	13.71
2004	35	2	5.71	0	0.00	0	0.00	7	20.00	4	11.43	22	62.86
2005	106	5	4.72	2	1.89	0	0.00	18	16.98	10	9.43	71	66.98
2006	315	9	2.86	0	0.00	1	0.32	48	15.24	5	1.59	252	80.00
2007	233	17	7.30	3	1.29	0	0.00	39	16.74	4	1.72	170	72.96
2008	254	29	11.42	10	3.94	0	0.00	49	19.29	2	0.79	164	64.57
2009	544	28	5.15	3	0.55	2	0.37	152	27.94	4	0.74	355	65.26
2010	709	20	2.82	11	1.55	2	0.28	247	34.84	29	4.09	400	56.42
2011	630	30	4.76	8	1.27	1	0.16	164	26.03	30	4.76	397	63.02
2012	582	20	3.44	17	2.92	0	0.00	105	18.04	15	2.58	425	73.02
2013	398	29	7.29	4	1.01	1	0.25	101	25.38	2	0.50	261	65.58

(三) 孕前保健

2008 年 7 月,根据《松江区开展出生缺陷一级预防工作三年行动计划(2008～2009年)的通知》要求,松江作为全市 3 个试点区之一,婚检窗口在原来开展婚前保健基础上承担全区孕前优生免费检测工作。2009 年,孕前保健项目作为国家试点区在全区开展,当年检查人数为 1546 人。6 月起,在妇幼保健所建立出生缺陷一级预防咨询示范服务点,聘请全市生殖保健专家定期门诊,免费为服务对象提供咨询;同时,对特殊病例进行追踪随访,根据会诊意见进行综合分析,提高诊断水平。

2010 年 8 月,全区孕检项目在原来基础上增加风险评估、血清葡萄糖检测、血型、肾功能、甲状腺功能检测、淋球菌检测、沙眼衣原体抗体检测和妇科 B 超等检测项目。2008～2010 年,全区 3721 人进行孕前保健,检出患病 1137 例;其中传染病 31 例、生殖系统疾病529 例、内科疾病 179 例、乳房疾病 346 例、不孕症 33 例、男性无精症 11 例和遗传性疾病 8例。2011 年 5 月起,全区乙型肝炎血清学检测从单纯表面抗原检测增加到乙型肝炎血清学 5 项检测,至此,所有检测项目与国家检查项目一致。2012 年,区妇幼保健所开发全市第一个孕前优生健康检查服务系统;根据检查结果,将检查人群分为一般人群、特殊人群、随访人群和高风险人群。

2008～2013 年松江区孕前检查工作情况表

检查日期	体检（人）	其中		患病（人）	其中		患病例数
		男	女		男	女	
2008	402	201	201	106	12	94	84
2009	1546	746	800	357	36	321	396
2010	1773	855	918	455	53	402	524
2011	2489	1200	1289	615	32	583	782
2012	3089	1481	1608	658	48	610	924
2013	3744	1871	1873	756	123	633	946

（四）出生缺陷干预

2009 年,根据上海市卫生局、市财政局《关于下发〈上海市农村妇女增补叶酸预防神经管缺陷项目实施方案(试行)〉的通知》要求,对全区准备怀孕的农村育龄妇女(包括外省市来松人口育龄妇女),在孕前 3 个月至孕早期 3 个月免费增补服用叶酸,预防神经管缺陷。区妇幼保健所指导区婚检点和各社区卫生服务中心对婚检和早孕适用人群进行增补叶酸宣传和健康教育,签订知情同意书,指导叶酸正确服用方法。2007～2010 年,全区新生儿出生缺陷上报 520 例,发生率为 16.65‰。报告出生缺陷病种前 5 位依次为先天性心脏病、多指、外耳其他畸形、唇裂和腭裂。儿童残疾上报数为 49 例,其中智力残疾 40 例。新生儿遗传代谢疾病筛查率 96.75%;新生儿听力筛查率 96.75%,42 天听力初筛阳性 757 例,确诊听力异常 30 例;开展新生儿疾病筛查阳性患儿召回工作,共回访 142 例,督促其在规定时限内到指定医疗机构进行确诊,使患儿早期得到有效治疗。2011 年,全区新生儿出生缺陷报告发生率为 13.36‰,新生儿遗传代谢疾病筛查率 98.02%,新生儿听力筛查率 98.02%,42 天听力初筛阳性 146 例,确诊听力异常 13 例;报告出生缺陷与残疾儿童 258 例,其中诊断出生缺陷 237 例;报告出生缺陷与残疾儿童 258 例,其中诊断出生缺陷 237 例;报告出生缺陷病种前 5 位依次为先天性心脏病、外耳其他畸形、多指(趾)、唇裂和腭裂;报告儿童残疾 42 例,其中智力残疾 85.71%,听力残疾 9.52%,肢体残疾 2.38%。全区新生儿疾病筛查阳性患儿随访、回访 61 例,督促其在规定时限内到指定医疗机构进行确诊和治疗。

(五) 分娩助产

20 世纪 60 年代,由于妇幼工作存在人力不足等情况,松江县新生儿破伤风及产妇死亡事故时有发生。1965 和 1966 年,全县培训农村青年助产员 140 名,补充农村妇幼工作力量不足。1979~1985 年,通过对全县妇幼保健人员进行分级分期培训、进修等方式,加强助产工作力量。90 年代,孕产妇住院分娩率由 1989 年的 99.47% 提高到 1992 年的 99.85%。1994 年,全县高危住院监护分娩率达 100%。1999 年,松江区孕妇死亡率为零,围产儿、新生儿、婴儿死亡率基本控制在市下达的指标以内。2000 年起,全区助产分娩工作得到进一步加强,区中心医院、区泗泾医院、区妇幼保健院、区浦南卫生院等 4 所助产医疗机构的产房、病房大都设置胎监室,配置远程胎儿中央监护仪;设立家庭病房,开展导乐陪伴分娩。全区建立危重孕产妇抢救"绿色通道",开展免费孕产妇艾滋病咨询、检测工作,统一妊娠梅毒和新生儿听力等筛查、确诊、治疗的服务流程,推广、规范新生儿窒息复苏技术,增设流动人口贫困孕产妇特约分娩点,实行农村孕产妇住院分娩补助政策等。2010 年,全区 15 所社区卫生服务中心全面推广孕情排摸、早孕建册、孕期随访、重点孕妇管理、产后访视等全覆盖孕产妇系统保健管理模式。2012 年,全区产科进行初诊、复诊、妊娠风险预警评估与管理,分娩结案均录入市孕产妇保健管理系统。2013 年,根据上海市妇幼保健所《关于开展全市孕妇学校调研评估的通知》要求,松江对 4 所助产医疗机构孕妇学校进行自评估,区妇幼保健院达到四星标准,市第一人民医院南部、区中心医院和区泗泾医院达到三星标准。

2001~2013 年松江区孕产期系统管理情况表

	产妇数(人)	系统管理率(%)	其中:				早孕建册率(%)	产检 5 次率(%)	产后访视率(%)
			本 市		非 本 市				
			产妇数(人)	系统管理率(%)	产妇数(人)	系统管理率(%)			
2001	3910	75.15	2925	91.05	985	28.11	77.6	91.71	90.82
2002	4623	66.96	3078	89.71	1545	21.58	69.46	84.69	85.40
2003	4903	57.50	2723	89.22	2180	17.18	59.15	75.02	81.60

（续表）

| | 产妇数（人） | 系统管理率（%） | 其中： | | | | 早孕建册率（%） | 产检5次率（%） | 产后访视率（%） |
| | | | 本　市 | | 非 本 市 | | | | |
			产妇数（人）	系统管理率（%）	产妇数（人）	系统管理率（%）			
2004	6165	47.18	2959	88.32	3306	13.54	52.54	67.79	72.31
2005	7326	39.06	2583	88.22	4743	12.89	41.76	58.80	65.00
2006	8627	30.80	2228	89.03	6399	10.70	33.13	53.12	62.21
2007	11073	28.00	2571	92.08	8502	9.15	32.09	55.77	53.77
2008	12387	24.32	2292	90.51	10095	9.20	26.25	52.69	47.96
2009	12439	28.27	2388	96.26	10051	12.07	30.21	58.98	67.47
2010	12866	34.87	2763	96.59	10103	16.87	36.83	65.18	77.88
2011	13785	42.00	2810	95.90	10975	25.93	44.06	73.15	85.44
2012	16051	53.79	3563	96.57	12488	40.62	56.88	85.12	90.26
2013	14679	53.49	3161	86.84	11518	42.94	53.79	91.29	94.75

（六）妇科普查

1979年，松江县在逐步完善全县妇幼保健工作网络的同时，加强妇女病普查普治工作，做到早发现、早诊断、早治疗。1986年起，全县开展妇女病普查。1991～1993年，全县完成妇女病普查48239人。2000年，全区完成对车墩、新桥、佘山、天马山、小昆山、李塔汇、叶榭等7个镇和新城区、松江镇部分机关、事业单位妇女普查工作，共23348人，普查率85.22%。

2001年，松江区推进落实妇女保健实事工程，关心贫困与特殊岗位妇女。2004年，全区完成妇科普查31315人次；同时完成1000名特困户妇女病免费检查。2005年，妇女病普查列为区政府重要工作之一。2006年3月，第一辆融普查、防治为一体、为全区妇女提供优质妇科病普查普治与健康教育服务的母亲健康爱心车正式投入使用，为全区妇女提供优质妇科病普查普治与健康教育服务。2006～2010年，全区妇女病筛查231694人，患病61457例，患病率26.53%，均落实治疗。在国家公共卫生服务项目农村妇女两癌筛查18000人次中，全区查出患病5291人，患病率37.79%。2010年和2011年，松江新增2辆母亲健康爱心车投入使用。2012年，区卫生部门设立专职岗位开展重点疾病随访，提高就诊率。

1986～2000 年松江区(县)妇科普查情况表

年份	应查(人)	实查(人)	普查率(%)	患病(人)	患病率(%)
1986	37990	24559	64.65	8511	34.66
1987	23528	19097	81.17	4535	23.75
1988	11041	7787	70.53	2419	31.06
1989	19489	14063	72.16	6042	42.96
1990	16633	11282	67.83	3398	30.12
1991	22072	16957	76.91	6668	39.28
1992	10523	8497	80.75	2963	34.87
1993	16154	11641	72.06	4468	38.38
1994	19242	13726	71.33	5764	41.99
1995	6895	4848	70.28	2321	47.88
1996	19728	14797	75.01	5278	35.36
1997	15618	11857	75.92	5137	43.32
1998	23558	17874	75.87	5872	32.85
1999	17431	7397	42.44	2896	39.15
2000	27397	23348	85.22	8756	37.50

2000～2013 年松江区妇女病普查普治情况表

年份	应查(人)	实查情况		患病情况		治疗(人)	确诊恶性肿瘤例数
		实查(人)	实查率(%)	患病(人)	患病率(%)		
2001	28212	24068	85.31	9228	38.34	9228	8
2002	38322	16734	43.67	6676	39.89	6676	1
2003	23520	20237	86.04	4660	23.03	4660	4
2004	61008	31315	51.33	7557	24.13	7557	4
2005	40604	29119	71.71	7598	26.09	—	5

（续表）

年份	应查（人）	实查情况		患病情况		治疗（人）	确诊恶性肿瘤例数
		实查（人）	实查率（%）	患病（人）	患病率（%）		
2006	51037	36753	72.01	10258	27.91	10258	7
2007	44107	33497	75.94	10386	31.01	10386	13
2008	64430	46225	71.74	15937	34.48	15937	5
2009	61667	52595	85.29	16715	31.78	16715	20
2010	53962	50217	93.06	18109	36.06	18109	19
2011	39920	39299	98.44	13872	35.30	13872	21
2012	40370	39895	98.82	14388	36.06	14388	37
2013	37458	36674	97.91	14382	39.22	14382	46

（七）公共卫生服务项目

2009 年起，松江区实施农村妇女两癌（宫颈癌、乳腺癌）筛查、农村孕产妇住院分娩补助和农村妇女增补叶酸预防神经管缺陷、HIV、梅毒和乙肝筛查等重大公共卫生服务项目。至 2013 年，全区完成农村妇女宫颈癌筛查 30000 人次、乳腺癌筛查 14000 人次，6831名农村及外省市来松妇女在孕前和孕早期及时补充叶酸。

2009～2013 年松江区公共卫生服务项目完成情况表

年份	艾滋病		梅毒		乙肝			宫颈癌		乳腺癌		农村孕产妇住院补助（人）
	检测（人次）	确诊（人）	检测（人次）	确诊（人）	检测（人次）	确诊数（人）	免费免疫球蛋白使用（人次）	筛查（人次）	确诊（人）	筛查（人次）	确诊（人）	
2009	29125	1	20199	41	—	—	—	4000	3	2000	0	43
2010	34117	1	24155	60	—	—	—	10000	4	2000	3	30
2011	44578	0	22585	41	22565	1121	0	8000	9	2000	2	7
2012	72033	2	42503	45	42503	1138	651	6000	7	6000	4	0
2013	68376	1	37022	63	37022	1060	208	2000	1	2000	2	1

二、儿童保健

20世纪50、60年代,松江儿童保健工作随着全县三级妇幼保健工作机构和网络的建立健全而逐步得到加强。1979年10月,松江成立县儿科协作组,加强儿科业务指导。1980年,全县13所乡镇卫生院开设儿保门诊,开展围产期系统保健的宣传,做好出生后3次访视工作,新生儿访视率由1980年的70%,逐年提高到1986年的85.76%。1983年,全县凡出生体重低于2500克的早产儿、小婴儿进行专册登记、访视。1985年,县妇幼保健所开设儿保门诊,系统观察儿童生长以及为儿童疾病进行矫治,并对卫生院儿保工作进行业务指导。同年,全县大部分乡镇卫生院对42~60天婴幼儿进行健康检查,周岁内婴幼儿42天及4、6、9、12个月各检查1次,逐步完善婴幼儿系统管理。

2000年后,全区儿童保健工作内容从营养性疾病基础管理向五官保健、神经精神发育促进、新生儿遗传代谢性疾病筛查等方面拓展。全区16个儿童保健门诊都达到温馨化标准,并先后开设儿童眼保健、新生儿听力筛查、婴儿保健操、3周岁尿检和血常规及智力筛查,以及0~6岁儿童系统保健免费健康检查等项目。2009年,松江区建立危重新生儿转运网络,完善转运报告制度,复旦大学附属儿科医院作为松江区对口转诊医院。2012年,全区统一使用市妇幼保健信息管理系统,实施预防艾滋病、梅毒母婴传播儿童随访工作。区妇幼保健所对全区托幼机构开展合格保健室验收工作,推广使用营养分析软件,每月对儿童膳食摄入量进行计算,及时客观反映各托幼机构营养状况;开展传染病管理专项检查,监测托幼机构对传染病防控预案落实情况,并配合教育部门对公办幼儿园进行基础性指标督导、民办幼儿园年检。区妇幼保健所和社区卫生服务中心每年对托幼机构内儿童进行1次体检,包括血尿常规检查、体格检查和听力筛查。2004~2013年,全区举办学校幼托机构培训8期,培训合格保健人员269人;协助大江职校培训3届保育员中专班,协助社会化办学机构培训初级保育员12期。

1986~2000年松江区(县)儿童系统管理保健质量情况表

年份	儿童体检率(%)	3岁内系统管理率(%)	新生儿访视率(%)	低体重访视率(%)	婴儿死亡率(%)	5岁以下死亡率(%)	营养不良矫正率(%)	贫血矫正率(%)	佝偻病矫正率(%)
1986	85.93	53.50	92.65	96.03	18.08	—			
1987	91.20	31.25	95.35	95.70	14.17	—			
1988	90.48	41.50	91.69	100.00	16.96			32.50	100.00
1989	84.79	51.23	94.60	93.59	15.22	—	100.00	36.50	100.00
1990	88.46	61.09	92.46	84.20	12.95	19.44	92.00	76.02	100.00
1991	82.32	57.28	97.69	83.80	12.90	18.86	100.00	60.81	100.00

（续表）

年份	儿童体检率（%）	3岁内系统管理率（%）	新生儿访视率（%）	低体重访视率（%）	婴儿死亡率（%）	5岁以下死亡率（%）	营养不良矫正率（%）	贫血矫正率（%）	佝偻病矫正率（%）
1992	90.90	69.51	96.48	92.96	13.02	18.28	97.50	63.83	100.00
1993	91.31	69.70	98.88	93.20	9.92	14.35	96.49	80.99	97.96
1994	90.34	76.39	99.01	89.66	10.63	16.95	98.50	76.90	100.00
1995	90.34	84.54	99.22	97.11	13.06	17.31	92.85	81.65	95.65
1996	92.83	88.21	99.44	96.81	11.75	16.38	99.02	90.91	100.00
1997	90.90	89.85	100.00	98.68	6.94	9.58	96.55	89.59	100.00
1998	89.27	91.01	98.63	98.24	11.75	16.08	95.69	94.61	100.00
1999	93.01	93.35	99.82	100.00	9.58	12.32	85.18	97.96	100.00
2000	93.65	96.27	98.70	94.44	7.14	9.41	96.45	99.16	100.00

2001～2013年松江区7岁以下儿童系统管理情况表

年份	全人口（人）				本区（人）				非本区（人）			
	7岁以下儿童	7岁以下管理率（%）	3岁以下儿童	3岁以下系统管理率（%）	7岁以下儿童	7岁以下管理率（%）	3岁以下儿童	3岁以下系统管理率（%）	7岁以下儿童	7岁以下管理率（%）	3岁以下儿童	3岁以下系统管理率（%）
2001	20873	85.99	8894	96.31	20873	85.99	8894	96.31	/	/	/	/
2002	21028	84.27	9085	98.78	21028	84.27	9085	98.78	/	/	/	/
2003	21078	106.44	9282	102.75	21078	106.44	9282	102.75	/	/	/	/
2004	43290	78.52	16719	70.92	27519	98.80	10011	99.91	15771	43.12	6708	27.65
2005	43048	77.49	23724	55.45	23763	105.54	10749	101.75	19285	42.91	12975	17.10
2006	38037	89.42	21446	47.09	20276	120.70	9270	99.40	17761	53.70	12176	7.27
2007	39868	87.91	18183	61.16	23914	99.56	9271	97.16	15954	70.43	8912	23.70
2008	48880	78.04	24142	45.83	25384	93.31	9644	96.86	23496	61.56	14498	11.88
2009	80499	97.73	49246	95.98	29928	98.13	11636	96.23	50571	96.97	37610	95.21
2010	46418	99.08	14943	93.89	26531	98.98	10350	98.04	19887	99.21	4593	84.99

（续表）

年份	全人口（人）				本区（人）				非本区（人）			
	7岁以下儿童	7岁以下管理率（%）	3岁以下儿童	3岁以下系统管理率（%）	7岁以下儿童	7岁以下管理率（%）	3岁以下儿童	3岁以下系统管理率（%）	7岁以下儿童	7岁以下管理率（%）	3岁以下儿童	3岁以下系统管理率（%）
2011	53032	99.45	15414	96.82	27853	98.88	15414	98.66	25179	97.72	4295	91.85
2012	60149	99.45	17666	97.28	29634	99.44	12248	98.66	30515	99.46	5418	94.72
2013	63623	99.32	17241	98.45	28983	99.57	11078	98.60	30640	99.10	6163	98.18

说明：2003年1月起正式对5岁以下儿童死亡病例进行评审。

2008～2013年松江区周岁儿童营养性疾病发生情况表

年份	周岁（人）	6个月验血（人）	6个月贫血（人）	6个月贫血率（%）	12个月验血（人）	12个月贫血（人）	12个月贫血率（%）	佝偻病发病（人）	佝偻病发病率（%）	营养不良发病（人）	营养不良发病率（%）	肥胖发病（人）	肥胖发病率（%）
2008	3523	3361	742	22.08	3317	255	7.69	7	0	174	4.94	263	7.47
2009	3752	3699	883	23.87	3694	397	10.75	3	0	177	4.72	101	2.69
2010	3796	3751	798	21.27	3776	242	6.89	0	0	107	2.82	229	3.44
2011	4295	4270	659	15.43	4231	254	6.00	0	0	148	3.45	270	6.29
2012	4215	4185	620	14.81	4132	191	4.62	1	0	162	3.84	286	6.79
2013	5442	5392	588	10.91	5425	229	4.22	0	0	237	4.36	313	5.75

第七节　初级卫生保健

一、"八五"规划实施

1991年，松江县根据《上海市郊县"八五"期间实施初级卫生保健规划》要求，制定《松江县"八五"期间实施初级卫生保健规划》并组织实施；组建管理机构，制定实施计划，选择3个乡和3个不同经济水平（好、中、差）村作为试点开展工作。1992年初，松江对各试点（乡、村）进行评估；同年下半年至1994年，在总结、交流、评估试点乡（镇）村经验基础上，以点带面，在全县推广普及，有序推进。全县每年有20%～30%乡（镇）能全部自查验收达标，自查不足的及时进行补课。

1995 年 5 月,经上海市初保评审组随机抽样,茸北、车墩、泖港 3 个乡(镇)中 9 个村代表全县 19 个乡镇 316 个村,按国家评审标准接受复核评审均达标通过,松江县成为我国农村 2000 年人人享有卫生保健规划普及阶段的合格县,提前半年实现"八五"期间初级卫生保健规划目标,提前 5 年实现卫生部等五部委颁发的《我国农村实施"2000 年人人享有卫生保健"的规划目标》指标要求。

1995 年松江县初级卫生保健评审指标情况表

评 审 指 标	国家指标(%)	县自评(%)	市复评(%)
一、把初保纳入政府工作目标和社会经济发展规划			
1. 有初保领导组织及机构	100	100	认可
2. 制定概略规划及年度计划	100	100	认可
3. 初保规划纳入政府工作目标和社会经济发展规划	100	100	认可
4. 初保工作定期检查考核	100	100	认可
二、卫生事业拨款占财政总支出	8.00	三年平均 9.07	认可
三、健康教育			
1. 有健康教育机构人员、工作计划、记录、资料	100	100	认可
2. 中小学校健康教育开课率	100	100	认可
3. 基本健康知识知晓率(农民)	90	78	84.20
(学生)	90	85	92
4. 基本健康行为形成率(农民)	80	70	91.10
(学生)	80	82	94.30
5. 村容村貌	100	67	50
四、村卫生室覆盖率			
1. 行政村卫生室覆盖率	100	100	认可
2. 集体办村卫生室覆盖率	100	100	认可
3. 乡村医生报酬合理解决的行政村	100	100	认可
4. 定期对乡村医生业务考核和培训	100	100	认可
5. 甲级村卫生室覆盖率	80	96.20	认可

（续表）

评　审　指　标	国家指标（%）	县自评（%）	市复评（%）
五、集资医疗保健覆盖率			
1. 集资医疗保健覆盖率	60	100	认可
2. 合医合药集资医疗覆盖率	50	100	认可
六、"安全卫生水"普及率	90	100	认可
监测样品合格件次率	100	97.40	认可
七、"卫生厕所"普及率			
1. 公共"卫生厕所"普及率	100	100	认可
2. 居民户"卫生厕所"普及率	80	100	12
3. 粪便无害化处理率	50	19.20	30
八、食品卫生合格率			
1. 容器卫生合格率	85	85.10	认可
2. 容器生产经营受检合格率	90	100	认可
3. 食品从业人员受检率	100	100	认可
九、婴儿死亡率			
1. 婴儿死亡率	＜25‰	＜10.60‰	认可
2. 儿童系统管理率	90	93.30	92.80
十、孕产妇			
1. 孕产妇死亡率	＜50‰₀	＜2.9‰₀	认可
2. 新法接生率			认可
3. 高危孕产妇住院监护分娩率			认可
4. 孕产妇系统管理率			认可
十一、儿童"四苗"单苗接种率			
1. 儿童"四苗"单苗接种率	95	卡介苗 99.40	认可
		百日破 99.70	
		脊　灰 99.80	
		麻　苗 99.80	

（续表）

评　审　指　标	国家指标(%)	县自评(%)	市复评(%)
2. 儿童"四苗"接种建卡率	100	100	认可
十二、法定报告传染病	1994年市指标 350/10万	323.61/10万	
1. 法定报告传染病总发病率			认可
2. 县和乡镇传染病管理制度化、规范化	100	100	认可
十三、地方病(略)			
	正式指标13项,其中12项市复查 同县初评一致或基本一致		
附　加　指　标			
一、人口出生率	市指标值5.89	7.37	认可
二、人口自然增长率	市指标值-1.38	0.22	认可
三、15岁以上识字率	77.80	98.70	认可
四、平均期望寿命	市指标值76.26	74.40	认可
五、县、乡、村办企业有毒有害作业点卫生合格率			
1. 粉尘作业点卫生合格率	60	62	63.17
2. 毒物作业点卫生合格率	60	73.30	认可
3. 职业性体检率	30	31	认可
六、初级口腔保健普及率			
1. 小学生口腔保健知识知晓率	90	82	91.90
2. 小学生每天至少一次刷牙率	80	94	82.90
3. 小学生龋齿填充率	60	57	认可
七、社区康复普及率			
1. 社区康复纳入初保乡镇比例	80	100	认可
2. 精神病管理率	80	100	认可
3. 治盲率	60	100	认可
	附加指标7项,市与县审评基本一致		

二、"九五"规划实施

1996 年,松江县根据上海市农委、市卫生局下发的《上海市郊县"九五"期间实施初级卫生保健规划》要求,制定《松江县"九五"期间实施初级卫生保健规划》并组织实施。全县县、镇、村充实调整初保工作办事机构,初保工作纳入总体发展规划,明确各级政府及各职能部门责任。1996～1997 年,卫生事业投入分别占全县财政支出的 8.37％和 8.2％,卫生事业拨款与经济发展同步增长。

1997 年 3 月,经市初保评审团随机抽样,新桥镇和叶榭镇代表松江县"九五"期间农村初保质量跟踪,获全市第二名。1998 年底,松江区初级卫生保健"九五"规划的各项指标全面达标。

1998 年松江区初级卫生保健"九五"规划指标达标情况表

项　目	具体指标内容	指标	达标情况
一、将松江县"九五"初级卫生保健规划目标纳入政府工作目标和当地社会经济发展规划的镇的比例	1. 成立 PHC 领导协调组织和办事机构的乡镇％ 2. 制定 HFA 概率规划和年度计划的乡镇％ 3. 将 HFA 规划目标纳入政府工作目标和当地发展规划的乡镇％ 4. 对 PHC 工作定期检查考核的乡镇％ 5. 县年度事业费拨款占县财政支出的比例％ 6. 卫生经费拨款占财政支出％	100 100 100 100 8 10	100 100 100 100 7.20 10.16
二、健康教育	1. 有健康教育专兼职人员的乡镇占乡镇总数％ 2. 有健康教育计划.记录的乡镇占乡镇总数％ 3. 有健康教育宣传资料乡镇占乡镇总数％ 4. 有健康教育宣传资料或专栏占总村数％ 5. 开展健康教育课学校占学校总数％	100 100 100 100 100	100 100 100 100 100
三、村卫生室	1. 集体办村数占应设卫生室村数％ 2. 合理解决卫生人员报酬村数占已设卫生室村数％ 3. 集体办合理解决报酬村数占集体办村数％ 4. 甲级卫生室村数占应设卫生室村数％ 5. 对乡村医生定期培训的乡镇数占乡镇总数％ 6. 定期对村卫生室考核的乡镇占乡镇总数％	100 100 100 90 100 100	100 100 100 96.80 100 100
四、集资医疗保健	1. 集资医疗保健村数占行政村数％ 2. 合医合药村数占行政村数％	100 100	100 100
五、安全卫生水	1. 自来水受益人数占总人数％ 2. 水质监测合格率％	99 99	100 99.50
六、卫生厕所	1. 卫生厕所占公厕数％ 2. 户卫生厕所占户厕数％ 3. 粪便无害化处理率％	100 80 80	100 54 95.60

（续表）

项　　目	具体指标内容	指标	达标情况
七、食品卫生	1. 食品抽检合格率％ 2. 食品生产经营单位卫生合格率％ 3. 食品从业人员体检率％	90 94 100	87.22 94.56 99.02
八、儿童保健	1. 婴儿死亡率 2. 儿童系统管理率％ 3. 婴儿四个月母乳喂养率％	9 95 80	7.81 94.12 95.17
九、孕产妇保健	1. 孕产妇死亡率 2. 新法接生率％ 3. 高危孕产妇住院监护分娩率％ 4. 孕产妇系统管理率％	2 100 100 95	0 100 100 87.54
十、计划免疫	1. 儿童"四苗"单苗接种率％ 2. 儿童"四苗"接种建卡率％	98 100	卡介苗 99.97 麻　苗 99.76 脊　灰 99.73 百白破 99.91 100
十一、传染病管理	1. 传染病发病率控制在 1/10 万 2. 传染病管理制度化、规范化占乡镇总数％	250 100	196.92 100
十二、地方病	巩固消灭血吸虫病成果	0	0
十三、人口质量	1. 人口出生率 2. 人口自然增长率 3. 人口死亡率 4. 15 岁以上人口识字率 5. 平均期望寿命	5.90 1 90 76	6.13 −1.16 7.29 98 75.95
十四、县、乡村办企业有害作业占卫生合格比例	1. 粉尘作业监测卫生合格率％ 2. 毒物作业监测卫生合格率％ 3. 从事有毒作业职工的职业性体检率％	65 75 35	79.59 87.69 8.16
十五、口腔保健	1. 小学生口腔保健知识知晓率％ 2. 小学生至少每天一次刷牙率％ 3. 小学生龋齿填充率％	90 89 60	90 100
十六、社区康复	1. 社区康复纳入 PHC 工作乡镇％ 2. 精神病人管理率％	95 90	100 100
十七、慢性病患者管理	1. 高血压患者的管理率（社区防治点） 2. 脑卒中患者的管理率（社区防治点） 3. 心肌梗死患者的管理率（社区防治点） 4. 恶性肿瘤患者的管理率（社区防治点）	70 90 80 50	100 100 100 98.20

（续表）

项　　目	具体指标内容	指标	达标情况
十八、结核病人管理	1. 肺结核确诊报告率% 2. 肺结核满疗程痰菌阴转率% 3. 肺结核病人一年治愈率% 4. 肺结核病人全程管理覆盖率% 5. 肺结核病人家庭督导覆盖率%	98 90 95 95 82	100 100 95.50 95 83.20

说明：PHC（初级卫生保健）、HFA（社会经济发展）。

三、初级卫生保健十年主要成果

1991年至2000年，松江区（县）卫生事业的拨款总额逐年递增，2000年达到6120万元，比1991年增加6.3倍，平均增长幅度达到53.75%，与松江的经济发展同步增长。

松江卫生系统的健康教育机构负责全区（县）组织管理和业务指导，每镇均有专职健康教育人员，村卫生室1名乡村医生负责健康教育宣传工作。2000年，全区中小学校健康教育开课率达100%；经抽样调查，居民与小学生的基础健康教育知识知晓率分别为84%和95%，健康行为形成率分别为80%和92%。

1995年，全县共设村卫生室291所，96.20%达到甲级村卫生室的要求。1996年，开展镇村卫生机构一体化管理，全县建立54所中心卫生室和162所村卫生室，中心卫生室是在原甲级村卫生室基础上增设健康教育、康复为一体的卫生服务点。全县乡村医生达到村条线干部的报酬水平，镇村卫生机构医务人员进行双向流动，村民建立健康档案，服务质量不断提高。

松江所有行政村实行合作医疗制度，区（县）、镇政府每年都有专项拨款。1997年，全区实行大病基金统筹，为农民医疗预防保健提供可靠保证。2000年，全区合作医疗筹集经费3240万元，比1991年净增2816万元，人均147元。

1994年，全县实现自来水化，自来水普及率达98.33%，水质监测符合国家卫生标准。1999年，全县公共卫生厕所、居民卫生户厕改造任务圆满完成，改厕率达97%，105717户农民用上卫生户厕。粪便无害化处理率100%。2000年，全区6608个食品生产经营单位食品卫生合格率89.98%，受检合格率96.50%，从业人员体检率100%。血吸虫病防治、妇幼保健、人口质量等工作取得显著成效。

第八节　农村卫生保健

一、村卫生室

（一）卫生室与乡村医生队伍建设

1955年，松江县农村高级生产合作社均成立保健室，配备保健员（后改称半农半医）。

1958 年下半年,天马公社东厍大队开办农村卫生室,为全县第一所农村卫生室,卫生室配有专职保健人员,农民生病而病情不太严重,就在大队卫生室治疗,方便实惠,很受农民欢迎;后来,东厍大队卫生室经验推广到全公社,各大队相继成立卫生室;天马经验又推广至全县各公社。1962 年,县有关部门分期分批为全县培训大队保健员,结业后回大队卫生室亦农亦医;1968 年,亦农亦医改称赤脚医生,全县共有 196 名赤脚医生。1974 年,全县赤脚医生发展到 407 人,平均每个大队达到 500 人有 1 名赤脚医生。1979～1984 年,全县共举办 8 期赤脚医生提高班,经过集中培训 1 年考核合格 346 人,其中参加电大医科大学毕业的 4 人,中专毕业 3 人。1985 年,全县赤脚医生又改名为卫生保健员,凡经过考核达到医士水平者称乡村医生;全县 308 所村卫生室共有乡村医生和保健员 936 人,其中男 484人,女 452 人;经过各乡卫生院培训发给合格证书卫生保健员 454 人。

1987 年,全县 296 所村卫生室中,达到合格卫生室有 165 所,其中优等级 46 所、良级98 所、中级 21 所;644 名乡村医生中 44 人获得市卫生局颁发的乡村医生或医士证书。1987～1988 年,村卫生室进行整顿,2 年内,全县 296 所村卫生室整顿任务全面完成。

1992 年,全县 321 个行政村设村卫生室 314 所,乡村医生、卫生保健员共 598 人,其中参加乡村医生市统考取得医士职称 429 人、医师职称 12 人。

2005 年,区政府下发《松江区改善农民就医问题的十大措施》,明确乡村医生每年报酬不低于 12000 元,建立乡村医生工资待遇与工作绩效挂钩制度和报酬逐年增长机制。2007 年,区、镇两级财政投入资金 1800 万元,在全市郊区率先解决 315 名符合条件乡村医生镇保问题。2008 年,全区实现村卫生机构经费统筹管理,规定乡村医生报酬主要由基本工资(占总额 50％)、绩效工资(占总额 40％)和福利性支出(占总额 10％)三部分组成。2012 年,全区乡村医生报酬核定为每人每年 40000 元,退休返聘乡村医生报酬为在职在岗人员的 70％～80％,其退休金和返聘报酬总和不得高于当年区核定报酬总额;在职乡村医生城镇职工基本养老保险金由所在地社区卫生服务中心负责每月交纳。

1986～1994 年松江县村卫生室组织情况表

年份	村卫生室（所）	总人数（人）	乡村医师（人）			卫生保健员（人）
			小计	医生	医士	
1986	320	648	443	3	440	205
1987	315	644	441	6	435	203
1988	317	616	428	2	426	188
1989	306	559	386	21	365	173
1990	306	565	405	20	385	160

（续表）

年份	村卫生室（所）	总人数（人）	乡村医师（人）			卫生保健员（人）
			小计	医生	医士	
1991	314	518	355	10	345	163
1992	314	598	429	12	417	169
1993	303	618	483	22	416	135
1994	314	640	514	16	498	126

1995～2013年松江区（县）村卫生组织情况表

年份	行政村（个）	实行合作医疗和医疗保险村（个）	村办卫生室（个）	获得证书的乡村医生（人）	其中	
					医生（人）	卫生员（人）
1995	316	—	290	482	17	465
1996	303	—	293	574	503	71
1997	283	—	282	560	458	102
1998	272	—	277	516	436	80
1999	224	—	216	475	395	80
2000	216	216	216	461	—	—
2001	—	185	189	476	432	44
2002	—	152	164	387	352	35
2003	—	152	166	385	346	39
2004	—	146	157	388	370	18
2005	—	132	180	393	384	8
2006	—	146	146	317	—	—
2007	—	133	163	385	—	—
2008	—	134	150	360	—	—
2009	—	139	150	360	—	—
2010	—	138	110	298	—	—

（续表）

年份	行政村（个）	实行合作医疗和医疗保险村（个）	村办卫生室（个）	获得证书的乡村医生（人）	其　中	
					医生（人）	卫生员（人）
2011	—	146	126	284	—	—
2012	—	145	125	281	—	—
2013	—	146	127	284	—	—

（二）村卫生室标准化建设

2006 年，松江区 40 所村卫生室进行标准化建设。区卫生局投入资金 50 万元，用于统一功能用房设置、设施设备购买、标牌宣传栏制作和基础资料定制等。同年 10 月，全区 40 所村卫生室标准化建设工作顺利通过市政府实事办验收，考评成绩名列全市第一。至 2008 年，全区完成 150 所村卫生室标准化建设，其中中心村卫生室 89 所（含部分社区卫生服务站）、一般村卫生室 61 所；新建中心村卫生室 19 所。市区镇三级财政及村委会共投入资金 4704 万元，全区平均每所村卫生室投入 31.36 万元，标准化村卫生室功能用房统一，每所标准化村中心卫生室设有诊疗室、药房、治疗室、注射室、观察室、康复室、休息室和健康教育室等 8 间功能用房，统一配置各功能用房基本设施设备。同时，又为全区乡村医生统一配置便民箱、血压计和听诊器等。

二、镇村卫生机构一体化管理

1999 年，松江区新桥、洞泾、天马山 3 镇率先推行实施镇村卫生机构一体化管理试点。

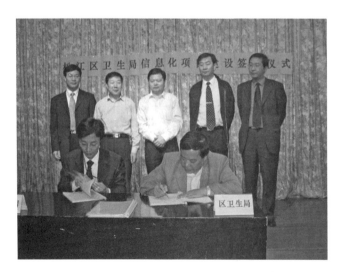

2003 年信息化项目建设签字仪式

2000 年，松江全面推行实施镇村卫生机构一体化管理，同时，区政府和各镇政府先后成立健康促进委员会；洞泾、仓桥 2 镇在实施镇村卫生机构一体化管理的同时，进行转换镇卫生院功能、开展建设社区卫生服务中心试点工作；松江镇卫生院率先在人乐、荣乐小区建立社区卫生服务点，为居民提供包括医疗、预防、保健、康复、健康教育和计划生育技术指导等融 6 项内容为一体的基本卫生服务，并以荣乐为示范点，开展居民健康档案建档工作。2005年,全区完善和规范85所中心卫生室(社区卫生服务站)和101所一般村卫生室(社区卫生服务点)的软硬件建设,实现步行15分钟范围内享受基本医疗和保健服务的初级卫生保健。

全区社区卫生服务全面落实户籍制预防保健管理,组建由卫生院、临床医生、护士、公卫医生与乡村医生共同组成的46个服务团队,推出社区医生责任制,进行条线分工合作,与每户家庭挂钩;开展多样化上门服务项目,如上门康复指导、高血压、糖尿病和肿瘤等各类慢性病定期随访,70岁以上老年人免费订立家庭健康保健合同,享受费用减免,并定期上门提供保健服务;开展残疾人签约免费健康咨询服务,建立家庭病床,上门会诊、肌肉注射、推拿和心电图检查等。是年,全区开展60岁以上老人体检22620人,对发现患有高血压、糖尿病、心脏病、肺疾病、支气管炎以及其他慢性病的7671名老年患者采取有效治疗措施,做到早发现、早诊断、早治疗。

三、农民健康体检制度

2007年8月,凡具有松江区农业户口、当年以家庭为单位参加所在地新型农村合作医疗的农民均纳入健康体检的范围,男满60周岁、女满55周岁以上的农民或直接从事农业生产农村劳动力,每年享受1次基本项目健康体检;已婚育龄妇女(20~70岁),每2年享受1次增设项目妇科病普查;体检费用由区、镇两级财政各承担50%,统一纳入区农村合作医疗基金,按各镇、街道、园区实际受检人数,由区农村合作医疗办公室与接受体检任务的医疗机构直接结算。全区完成基本项目体检49433人,体检完成率达98.04%,新发疾病检出率为13.70%。健康体检着重利用健康档案,对照农民健康体检结果,对新发现的病人及时输入健康档案,新发现的慢性病纳入跟踪随访行列,疑难病例联系上级医院帮助确诊。2008年和2009年,全区农民健康体检分别完成37747人和40767人。

2010年,全区农民健康体检增设11个体检项目,检查项目总数增加至22项,全年完成体检39906人。2012年,区财政补贴农民健康体检费用120元/人;全年完成农民健康体检42353人;对体检中发现疑似疾病患者,由各镇社区卫生服务中心帮助农民联系二级医院进行确诊;对确诊慢性疾病患者进行跟踪随访,做到及时发现,及时治疗。

2007~2013年松江区农民健康体检情况表

年份	应检(人)	实检(人)	检查率(%)	疾病检出率(%)	疾病分类(人)					
					合计	肿瘤	心血管疾病	消化系统疾病	传染病	其他
2007	50419	50903	100.96	2.29	1166	13	1042	19	92	
2008	39096	37747	96.55	9.74	3675	14	3619	40	2	

（续表）

年份	应检（人）	实检（人）	检查率（%）	疾病检出率（%）	疾病分类（人）					
					合计	肿瘤	心血管疾病	消化系统疾病	传染病	其他
2009	39983	40767	101.96	10.23	4172	6	4147	17	2	
2010	41055	39906	97.20	7.71	3077	21	2865	0	191	
2011	40063	39928	99.66	5.31	2119	18	1970	0	131	
2012	42937	42353	98.64	5.33	2259	9	2211	0	39	
2013	38246	35308	92.32	13.58	4796	33	4704	0	59	

第九节　老年保健

一、老年护理院与护理病房

（一）护理院

1993年5月,经上海市卫生局、市红十字会同意,县结核病防治院加挂松江县红十字老年护理院牌子,设床位50张。1995年5月,撤销县结核病防治院。1998年3月,县红十字老年护理院迁址石湖荡镇卫生院,开设老年护理床位50张;2013年,床位增至120张。

（二）老年护理病房

1991年,松江县佘山镇卫生院先后与上海市静安区老年护理院、上海中医学院附属曙光医院开办老年护理联合病房,至2006年已设置老年护理床位200张。

1992年,松江县洞泾镇卫生院与上海市静安区卫生工作者协会商议创办老年康复中心联合病房;1997年10月,集资95万元在卫生院内建造新病房,1998年5月,新病房投入使用,共设置床位100张。

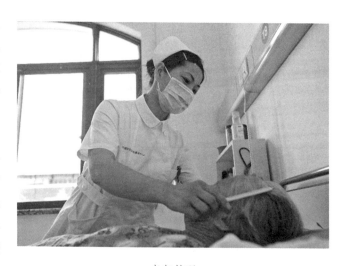

老年护理

1998 年，松江区新浜镇卫生院开设老年护理病房，增设床位 80 张。2004 年，镇政府投入 700 多万元建造三层门诊大楼，对老年护理病房进行大规模装修，改善老年护理病房住院和生活设施条件。

1999 年，松江区浦南卫生院将原住院部辟为老年护理病房，主要收治轻度及中度患有精神病的老人，设置床位 78 张。

2005 年，松江区永丰地段医院与区中心医院设立的外、骨科联合病房全部脱钩后，开设老年人护理病房，设置床位 40 张。

二、老年人健康体检

2004 年，松江区小昆山镇社区卫生服务中心在镇政府的主导下，由各村、居委会负责对辖区内 60 周岁以上老年人群统计造册，社区卫生服务中心组织医务人员为 60 岁以上老年人进行健康体检，体检项目包括肝功能、血常规、测血压、B 超和内科常规等，每年体检 3000 多人。2007 年开始，全区 70 岁以上老年人进行体检，对老年人疾病早发现、早治疗起到重要作用。2007～2013 年，全区共体检 446362 人。"十一五"期间，松江社区卫生服务团队医生每月对辖区 70 岁以上老年人上门随访 1 次，为患有慢性病老年人提供医疗服务和健康教育，2006～2010 年，全区累计随访 276.5 万人次。与区残联共同组织对全区残疾人进行每月 1 次随访服务，对有需要的残疾人提供帮助和支持，累计 49.5 万人次。

2007～2013 年松江区老年人健康体检情况表

项目 年份	参检情况（人）			检出疾病（人）				
	应检	实检	参检率（%）	总人数	男　性		女　性	
					人数	占%	人数	占%
2007	69450	48051	69.19	29056	12903	44.41	16153	55.59
2008	72660	52902	72.80	24241	10073	41.55	14168	58.45
2009	76793	59614	77.63	32783	15788	48.16	16995	51.84
2010	77383	59997	77.53	36459	15760	43.23	20699	56.77
2011	83584	64510	77.18	38789	18538	47.79	20251	52.21
2012	97222	73134	75.22	43181	20610	47.73	22571	52.27
2013	114186	88154	77.20	57835	26181	45.62	31654	54.73
合计	591278	446362	75.49	262344	119853	45.69	142474	54.31

三、为老年人送健康知识

1998 年后,松江区政府高度重视关爱老年人健康工作,区有关部门以及各镇、街道通过组织宣讲团宣讲、文艺小品小戏、专题讲座、卫生义务咨询、黑板报或宣传画廊专题展览等多种方式,《松江报》、区广播电(视)台等新闻媒体开辟专栏或进行专题报道,开展老年人健康知识的普及工作。2012 年 10 月,第十一个世界精神卫生日宣传活动主题是精神健康伴老龄,安乐幸福享晚年,区精神卫生中心联合方松街道社区卫生服务中心和区老年协会举办健康论坛,以主持人和专家问答、老年人现场参与互动形式进行;现场列举许多老年人关心的心理问题,如退休综合征、空巢综合征、失眠等,并详细讲解自我心理调节方法。与此同时,"牵手夕阳红、走进福利院"的活动在松江社会福利院开展,心理咨询师为该院工作人员讲解老年性痴呆防治和护理知识,与老年朋友做团体游戏。岳阳街道卫生服务中心组织医疗心理服务小分队,到街道康佳托老所为老人们详尽地讲解有关老年心理保健知识,提供健康咨询,进行心理卫生知识辅导。泖港镇社区卫生服务中心为该镇敬老院开展主题为"牵手夕阳红、走进敬老院"的宣传活动,以发放宣传折页、心理咨询、讲述心理小故事及共同唱响心理健康歌曲等方式进行。

2012 年 11 月,由市医学会精神内科学分会主办,松江区中心医院神经内科承办的传播脑科学、促进脑健康公益讲座在松江区举行,各社区近 100 位老人参加,由区中心医院神经内科主任、教授赵迎春就老年痴呆病因、临床表现和诊治等进行深入浅出讲解。

四、老年人免费接种肺炎疫苗

2013 年,松江区贯彻完成上海市重大公共卫生项目规划,为 60 岁以上户籍老年人接种肺炎球菌多糖疫苗;各社区卫生服务中心按要求开展老年人群摸底调查,全区累计摸底登记适种对象 131141 人;其中愿意接种 57077 人(43.52%),暂不接种 18060 人(13.77%),不愿接种 56004 人(42.71%)。全区 19 个接种点共配备 195 名工作人员,其中包括预检、登记、接种、维持秩序和应急保障人员,计划接种量 60646 剂次,各接种门诊按照要求合理设置肺炎疫苗门诊时间,规范实施接种服务。全区 47495 位老人接种肺炎疫苗,完成计划量的 78.32%,占全市接种量的 9.89%,居全市第三位。全区累计报告肺炎疫苗接种后疑似预防接种不良反应 32 例,为一般反应。

五、贫困老年人免费全口义齿修复

《上海贫困老年人全口义齿免费修复项目》是上海市第三轮公共卫生体系建设三年行动项目。2013 年 1 月,松江区中心医院、区泗泾医院、岳阳社区卫生服务中心 3 所定点医院的口腔科 6 名医师负责贫困老年人全口义齿修复工作,医师分期分批深入到各定点地区实施贫困老人全口义齿修复工作;至 9 月,完成 115 副义齿修复任务,完成率 100%。

第十节　公共卫生体系建设

一、第一轮三年行动计划实施(2003～2005 年)

2003～2005 年,松江区政府重视松江公共卫生体系建设,不断加强公共卫生软硬件建设。3 年中,先后完成区中心医院和区精神卫生中心扩建;区医疗急救中心、局卫生监督所、区血站、区医保事务中心搬迁;区疾控中心和区妇幼保健院迁建;区公共卫生应急指挥中心和区中心医院传染病门诊病房综合大楼的新建以及区方塔中医医院门诊大楼等改建工程。完成全区 15 所社区卫生服务中心、85 个中心卫生室(社区卫生服务站)标准化建设和 101 所一般村卫生室(社区卫生服务点)改建任务。松江开通启用 120 急救通信和调度指挥中心,增设医疗急救分站 1 个、医疗急救点 3 个,院前急救服务半径和平均反应时间进一步缩短;投入 1674 万元,用于疾病预防控制中心监测检验仪器设备、交通工具添置和信息网络建设;投入 184 万元用于局卫生监督所添置职业卫生突发事件处理快速监测装备等各类仪器设备和执法取证工具。区卫生系统完成局机关电子政务和办公自动化建设,开通区局门户网站,建成局机关内部局域网和 OA 办公自动系统,实现办公自动化和网上交流。全区各镇(街道)社区卫生服务中心初步实现居民健康档案信息在区疾病预防控制中心、社区卫生服务中心和社区卫生服务站三者之间定期更新和动态交互。区卫生系统引进预防医学和检验专业研究生、本科生 23 名,中高级卫生专业人员 23 名,新进大中专毕业生 162 名;加强卫生技术人员专业培训,专业人员综合素质逐步提高;建立和健全局防病领导小组及防病办公室、应急办公室、专家组和流调组等工作网络,制定完善《突发公共卫生事件应急处置预案》等 8 个预案及各项工作规范,并广泛开展业务培训,组织模拟演练,定期进行督查,确保应急物资和技术储备。全区公共卫生体系进一步完善,应对突发公共卫生事件的能力显著提高。

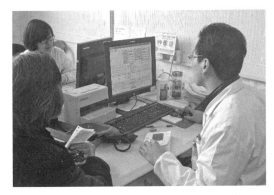

就诊

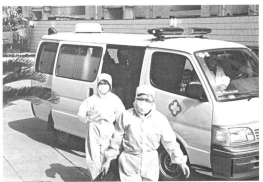

抗击"非典"

二、第二轮三年行动计划实施(2007～2009年)

　　2007～2009年,松江区先后建立城区、泗泾、佘山、九亭、车墩、叶榭、新浜、小昆山等8个急救分站,120医疗救援指挥调度系统进行升级,在安装车载GPS卫星定位系统和120医疗救援指挥调度系统的基础上,加载车载DV视频传输系统;引进专业技术人员10名,充实一线急救队伍。投入2415万元,用于传染病房和专科门诊建设;各医院相应配置心电图机、B超仪、X光机、心电监护仪、血常规和尿常规自动分析仪等。完成区方塔中医医院急诊医疗体系建设。全区实施儿童保健和长效常态管理服务模式,全面促进儿童健康;

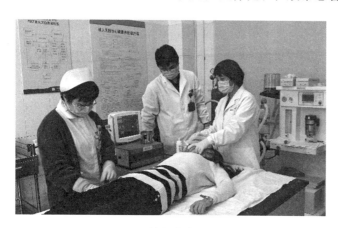

精心治疗

3年中,新生儿筛查分别达到95.90％、96.76％和95.74％。全区16个儿保门诊,15个完成规范化儿保门诊建设,30％完成儿保门诊温馨化建设,户籍儿童系统管理率保持在95％以上。全区建立13个医学领先专业课题和传染病、慢性病、社区卫生和卫生监督4个区重点学科。全区医学卫生专业技术人员大专及以上学历达到85％,本科以上学历达到60％;注册全科医师人数193人,占临床医师71.8％,大专以上占82.5％;社区全科医师岗位技能培训269人,占临床医师88.8％;公共卫生知识与技能培训人数150人;全科护士岗位培训268人,占临床护士99.9％。松江区、镇两级政府把标准化村卫生室建设资金纳入财政预算,投入资金4704万元,完成标准化村卫生室150所。全区推进无烟学校创建工作,至2009年5月,共创建无烟学校36所,创建率为81.82％。全区重点传染病监测——预警——反应自动预警信息系统经过3年系统试运行逐步趋于完善,自动预警信号的生成对传染病疫情早期发现提供精确信息。松江建立健全社区高血压防治、社区癌症患者、社区乳腺保健示范点工作网络和管理机制的慢病综合防治平台,以医院——社区一体化服务模式,开展贫困精神病人免费服药项目。全区累计免费服药385人,其中,纳入国家免费服药170人,市免费服药215人,贫困无业需服药精神病人覆盖率达100％,2007年,免费服药患者年复发住院率从入组前8.26％下降至2.4％。2009年,全区开始在监测点学校对学生开展学生眼保健(屈光发育档案)的建立工作,建档率100％;学龄儿童近视监测干预项目通过验光检查将近视程度分高度、中度、轻度或假性近视三档进行防治。全区医疗质量安全监控系统在区中心医院启用,纳入该系统71个监控医疗机构,日常医疗纠纷和事故情况,通过网上直报进入分析系统;公共卫生监督预警系统一户一档信息数据准确、更新及时;及时反馈相关数据,为系统分析提供可靠依据。

三、第三轮三年行动计划实施（2011～2013年）

松江区疾控中心实验室在生活饮用水和病原微生物领域共投入386.10万元添置设备，开展新检测项目72项，均通过国家计量认证。全区共建设慢性病综合防治基地239

个，其中慢性病综合防治示范点219个（健康支持中心20个，慢性病综合防治示范点中包括企业内103个、学校内28个和社区内88个）。全区完成结核病痰检实验室房屋、设备配置等改造，结核菌检测网络实验室能力建设和结核病定点医院实验室标准化建设顺利通过结核病定点实验室项目市级专家验收；全面实施结核菌快速液体培养等早期检测诊断技术，痰检实验室在全市区县最早

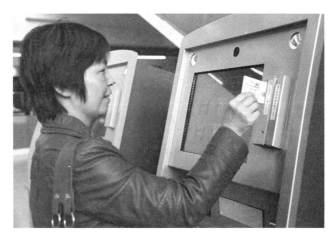

一站式付费服务

配置BACTEC MGIT960-液体培养等设备，检测效率大幅度提高；实施耐多药肺结核患者社区综合管理和耐多药肺结核患者的减免治疗关怀，建立和完善耐多药结核病防控网络和规范化治疗管理制度，治疗病人22例，规范诊治率及治疗管理率均达100％；其中疗程结束者治愈率50％，达到"十二五"指标要求。全区美沙酮门诊累计治疗人数61人，其中强制戒毒25人，外省及外区转入241人次，在治29人，HIV、HCV、RPR（梅毒）半年复查率为100％。全区共建立居民健康标准化健康档案163.09万份，建档率93.91％；建立健全社区卫生服务信息系统和健康档案数据库，实现健康档案自动建档和动态更新，通过健康管理平台实现社区卫生服务中心和二级医院对健康档案的协同利用和管理维护；临床业务和公共卫生业务协同，实现糖尿病、高血压、肺结核和心脑血管疾病等各类慢性病协同管理。2013年，松江完成6200名脑卒中高危人群筛查，按照居住地管理原则，对全区范围内的脑卒中现患病例开展康复随访工作，由社区医生对患者进行每年至少1次的访视，包括康复指导和健康教育等。全区建立全覆盖孕产妇管理长效机制，全面推广孕产期系统保健管理工作，开展孕情排摸、早孕建册、孕产期健康教育和产后访视等工作，外来人口孕妇纳入区孕产期系统管理网络；加强妊娠风险预警评估与管理工作，3年抢救危重孕产妇86例，抢救成功86例；2013年，不宜妊娠0％，围产儿死亡0％。巩固国家级慢性病综合防控示范区主要成果，松江区级以上医疗机构死因监测网络报告覆盖率100％，具有肿瘤诊治能力的医疗机构开展肿瘤登记报告工作覆盖率100％，心脑血管事件报告医疗机构覆盖率100％。松江福利院为松江区为老服务机构健康素养监测和干预示范点。全区

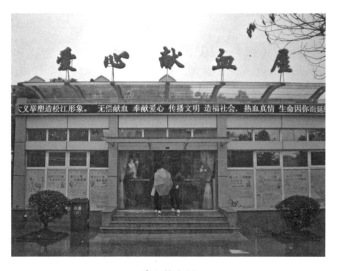

爱心献血屋

15所社区卫生服务中心、6所医院及1个婚检点为预防少女意外妊娠提供咨询服务等;3年中,区卫生部门为411位未婚少女提供咨询,32人进入青少年友好门诊接受咨询,为289位20岁以下未婚妊娠少女提供电话随访621次。区精神卫生中心与方松街道联合创建心理健康促进工程示范街道,实现居委—社区卫生服务中心—精神专科医院间的纵向、双向转诊和横向机构间联络机制。推进医疗质量安全监控工作,全区23个公立医疗机构均能在监控系统医疗纠纷上报模块中在线录入信息,实现在线信息上报覆盖率100%;为医疗安全不良事件分析原因、提供预警,使医疗机构吸取教训、预防和避免同类事件再次发生起到警示作用。松江优化现场血液募集体系建设,有效提高现场(街头)血液采集效率;3年中,街头募集血液50893人份,单采血小板969单位,确保临床用血100%来自自愿无偿献血。全区中医治未病预防保健纳入医院中长期发展规划,建立中医预防保健服务平台,开展中医预防保健服务(治未病服务),指导社区中医治未病工作;全区基本形成以区方塔中医医院为龙头、各社区卫生服务中心为网底的中医预防保健服务体系。

四、社区卫生服务体系建设

2003年,松江区以防控"非典"为契机,加强全区社区卫生服务体系基础建设。2006年,区应急指挥系统建立传染病疫情监测预警信息网络和社区居民健康监测网络等集网络为一体的网络平台,基本实现公共卫生与临床医疗单位在信息共享上互通并轨,并建立公共卫生信息采集系统。全区14所标准化社区卫生服务中心和174个社区卫生服务站(村卫生室)形成三级卫生服务网络,组建112个由全科医师、公卫医师、社区护士和乡村医生组成的全科服务团队,建立有效的双向转诊制度和机制,形成小病在社区、大病到医院、康复回社区的分工合理的医疗服务格局。2008~2010年,松江有24名社区医生被评为首席社区医生,并在全市率先培训93名健康管理师。全区各镇(街道)村(居)委会组建公共卫生协管员队伍,配合卫生部门共同参与社区公共卫生工作,实现卫生机构专业网络和政府网络体系无缝连接。全区医疗机构实行收支两条线管理。区、镇政府在经费投入和服务评价时均包括对辖区内外省市来松人口的管理和服务,体现政府倡导公共卫生服务均等化,加强疾病预防控制和应急能力软件建设,提高履行疾病预防控制、突发公共卫生事件处置、疫情报告以及健康的信息管理、教育和促进等公共职能能力。松江为农民提供每年1次免费健康体检,为妇女提供2年1次妇科普查,全区机关事业单位工作人员实行定点体检,60岁以上老年人、残疾人每月1次健康咨询服务,儿童在全市率先享受政府提供的6岁前全程免费健康体检等,城乡居民和外省市来松人员享受均等化公共卫生服务和健康保障。2009年,全区开展加强健康素

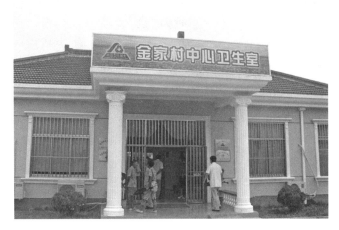

村卫生室

养促进行动的能力建设活动。2012年,松江建立区级健康素养监测网络及监测指标体系,动态掌握公民健康素养水平;开通上海市12320社区IP热线,社区居民可以免费通过热线电话,享受疾病预防、健康教育和养生保健等领域服务。全区居民中具备基本知识和理念、健康生活方式与行为以及基本技能三方面素养比例分别是13.14%、15.77%和25.10%。松江推行社区家庭医生制服务模式,2013年,家庭医生制服务以街道(镇)为单位覆盖率达到100%,以居委会(村)为单位覆盖率达到96.3%;累计签约家庭13.69万户,签约39.99万人;户籍人口签约率62.21%,常住人口签约率25.47%,其中重点人群签约率97.3%。

五、公共卫生安全保障

2010年,中国举办2010年上海世界博览会(简称上海世博会),针对上海世博会期间松江地区大量人员聚集和流动发生传染病疫情风险增加的情况,从世博会倒计时600天开始,松江区卫生系统制定应急预案和技术方案,从组织、培训、演练和风险评估,到世博会期间预警监测、及时处置和控制疫情等形成一套完整的点—线—面—体的传染病防控措施。松江组建第

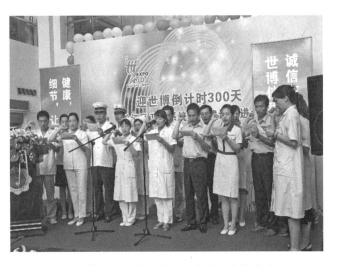

迎世博300天倒计时卫生文化工作推进会

一、二、三梯队18支60人现场处置队伍;组建世博会保障专家库26人,应对世博期间发生各类突发事件;建立快速响应机制,在全区医疗单位传染病疫情实施时空预警,接到投诉举报,1小时内到达现场进行处置。2010年,完成车墩镇南门村居民投诉等205起事件,在1周内组织55名调查人员对2061名村民开展流行病学调查,形成专业报告。全区定期开展专业培训39次共3750人次,培训内容包括突发事件应急处置、甲型H1N1流感处置和夏秋季肠道传染病防控以及手足口病等传染病防治知识,并组织多次演习和演练,包括针对性的专项演练和跨专业、跨部门综合演练,如应急反应速度专项演练、新发与输入性传染病应急演练等。建立覆盖全区饮用水水质卫生监测网络,组织实施32种传染病监测等。上海世博会保障期间,松江增加佘山旅游风景区水源、外环境和食品监测,增设佘山社区卫生服务中心肠道门诊腹泻病人症状监测点,对所有初诊腹泻病人100%采样监测。全区重点人群麻疹疫苗查漏补种13.60万人次,有效控制麻疹疫情。松江对辖区内供水单位、住宿沐浴等公共场所、有毒有害企业及放射诊疗单位等高风险行业开展风险隐患排查工作,动态掌握基础信息,结合量化评分实行分级管理;对医疗机构,特别是民营医疗机构的医疗质量实施控制和监管,全面规范医务人员资质和医疗执业行为,净化医疗服务市场环境。区卫生部门出动监督员2726人次,监督检查1363户次,其中发责令改正通知书63份,行政处罚49起;对26户医疗机构做出25次不良积分,对医疗机构负责人诚勉谈话10次,严肃整顿医疗机构不良执业行为;开展联合整治无证行医行动22次,检查涉嫌非法行医点177户次,查实取缔122户次,立案处罚98户次,收缴非法药品3638公斤和医疗器械2561件。

2012年,区卫生系统开展卫生应急大练兵活动,制定区卫生系统应急大练兵活动工作方案。区卫生局和区教育局通过区卫生防病联席会议平台沟通形成活动计划意向,制定活动内容和方法,组织全区托幼机构管理人员和保健老师开展传染病管理、隔离消毒、免疫预防和妇幼保健知识竞赛演练活动;同时,组织突发公共事件医疗救援应急演练,模拟台风侵袭导致房屋倒塌,人员受伤,需要急救等情况,启动医疗救援应急预案,区医疗急救、传染病防控、饮用水监测和心理干预队伍第一时间赶到事发现场,进行相关处置演练;先后组织实验室生物安全事件、肠道传染病以及突发公共卫生事件医疗救援演练。

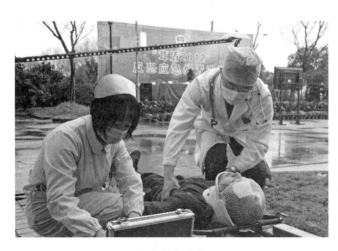

卫生应急演练

第十一节 生命统计

一、人口变动

1954年，松江县总人口434791人，出生26462人，出生率60.86‰；死亡8061人，死亡率18.54‰；自然增长18401人，自然增长率42.32‰，是有统计数据以来人口增长最多的一年。1954~1982年，全县除1961年和1980年出生率为11.40‰和12.95‰外，出生率均在15‰以上；1983年起，出生率开始维持在较低水平，除1983、1986、1987、1988、1989、1990年外，出生率均在10‰以下。1954~1982年，全县死亡率除1954年特别高（18.51‰）外，其他年份则呈现不规则的小幅度波动；1983~2013年，死亡率则稳定徘徊在6.09‰—7.44‰之间。1954~1982年，全县自然增长率除了1961年（2.30‰），其他年份均在6‰以上；1993年开始，自然增长率均低于2‰。1995~2004年，松江出现10年人口负增长。2013年，全区户籍人口592078人，其中男性291740人，女性300338人；男女性别比为97.14：100；户籍人口申报出生4665人，死亡4132人，自然增长率为0.90‰；户籍人口中65岁及以上老龄人口占总人口的比重为16.05%；男性和女性的老龄化系数分别为15.04%和17.03%。全区居民人口负担系数达到36.05%，其中少儿负担系数为14.22%，老年负担系数为21.83%。

1954~2013年松江区（县）人口出生死亡、自然增长情况表

年份	平均总人口（人）	出生		死亡		自然增长	
		人数（人）	（‰）	人数（人）	（‰）	人数（人）	（‰）
1954	434791	26462	60.86	8061	18.54	18401	42.32
1955	439752	8179	18.60	3188	7.25	4991	11.35
1956	446745	10723	24.00	3760	8.42	6963	15.59
1957	454434	9730	21.41	2040	4.49	7690	16.92
1958	456073	7314	16.04	3034	6.65	4280	9.38
1959	471198	8390	17.81	2732	5.80	5658	12.01
1960	475474	8132	17.10	4195	8.82	3937	8.28
1961	475928	5424	11.40	4332	9.10	1092	2.29
1962	480324	11003	22.91	4305	8.96	6698	13.94
1963	490617	15998	32.61	3622	7.38	12376	25.23
1964	507408	12993	25.61	3016	5.94	9977	19.66

（续表）

年份	平均总人口（人）	出 生		死 亡		自 然 增 长	
		人数（人）	（‰）	人数（人）	（‰）	人数（人）	（‰）
1965	519852	11122	21.39	2820	5.42	8302	15.97
1966	394600	9908	25.11	2217	5.62	7691	19.49
1967	396472	7552	19.05	2229	5.62	5323	13.43
1968	406519	9110	22.41	2333	5.74	6777	16.67
1969	414517	6797	16.40	1007	2.43	5790	13.97
1970	420807	8482	20.16	1686	4.01	6796	16.15
1971	423708	7360	17.37	1961	4.63	5399	12.74
1972	425135	7806	18.36	2070	4.87	5736	13.49
1973	430178	6917	16.08	2197	5.11	4720	10.97
1974	434607	6768	15.57	2401	5.52	4367	10.05
1975	438473	6845	15.61	2478	5.65	4367	9.96
1976	443195	7114	16.05	2539	5.73	4575	10.32
1977	449824	6833	15.19	2738	6.09	4095	9.10
1978	453736	7566	16.67	2797	6.16	4769	10.51
1979	458111	8947	19.53	2658	5.80	6289	13.73
1980	466972	6048	12.95	2839	6.08	3209	6.87
1981	470065	8378	17.82	2899	6.17	5479	11.66
1982	476220	8154	17.12	2849	5.98	5305	11.14
1983	478640	4829	10.09	3356	7.01	1473	3.08
1984	481304	3919	8.14	2931	6.09	988	2.05
1985	482221	3889	8.06	3093	6.41	796	1.65
1986	484510	6431	13.27	3137	6.47	3294	6.80
1987	492859	6721	13.64	3108	6.31	3613	7.33
1988	494345	6011	12.16	3292	6.66	2719	5.50
1989	498174	5511	11.06	3196	6.42	2315	4.65

（续表）

年份	平均总人口（人）	出 生		死 亡		自 然 增 长	
		人数（人）	（‰）	人数（人）	（‰）	人数（人）	（‰）
1990	499480	5337	10.69	3358	6.72	1979	3.96
1991	500253	4649	9.29	3097	6.19	1552	3.10
1992	500104	4309	8.62	3282	6.56	1027	2.05
1993	499578	4264	8.54	3339	6.68	925	1.85
1994	498620	3679	7.38	3567	7.15	112	0.22
1995	495472	3450	6.96	3515	7.09	−65	−0.13
1996	494234	3310	6.70	3540	7.16	−230	−0.47
1997	493040	3220	6.53	3347	6.79	−127	−0.26
1998	490302	3011	6.14	3582	7.31	−571	−1.16
1999	492826	2953	5.99	3481	7.06	−528	−1.07
2000	494167	3082	6.24	3333	6.74	−251	−0.51
2001	497920	3202	6.43	3412	6.85	−210	−0.42
2002	503237	3313	6.58	3572	7.10	−259	−0.51
2003	505016	2969	5.88	3757	7.44	−788	−1.56
2004	514429	3406	6.62	3435	6.68	−29	−0.06
2005	518260	3631	7.01	3605	6.96	26	0.05
2006	532144	3526	6.63	3410	6.41	116	0.22
2007	542711	4028	7.42	3394	6.25	634	1.17
2008	550440	3893	7.07	3606	6.55	287	0.52
2009	559442	4032	7.21	3617	6.47	415	0.74
2010	576032	4408	7.65	3830	6.65	578	1.00
2011	579186	4359	7.53	3764	6.50	595	1.03
2012	583981	5188	8.88	4096	7.01	1092	1.87
2013	592078	4665	7.88	4132	6.98	533	0.90

二、期望寿命

解放前,松江人口平均期望寿命35岁左右。解放后,松江人口平均期望寿命逐步提高。1978年,全县户籍人口平均期望寿命为70.88岁,其中男性68.15岁,女性73.61岁;1978~1995年,在70~75岁之间。2001年以来,随着松江经济和医疗卫生水平提高,户籍居民期望寿命呈现缓慢上升趋势。2013年,全区户籍居民平均期望寿命达82.68岁;其中男性80.12岁,女性85.26岁。

1978~2013年松江区(县)户籍人口平均期望寿命情况表

项目 年份	平均期望寿命(岁)			项目 年份	平均期望寿命(岁)		
	合计	男性	女性		合计	男性	女性
1978	70.88	68.15	73.61	1996	75.59	73.11	78.08
1979	71.40	67.15	75.66	1997	79.82	77.20	82.45
1980	72.22	69.56	74.89	1998	75.85	73.56	78.15
1981	71.85	68.34	75.37	1999	75.97	73.70	78.25
1982	72.82	69.17	76.48	2000	77.88	75.46	80.30
1983	70.63	67.71	73.55	2001	78.36	75.52	81.19
1984	71.64	68.95	74.34	2002	77.85	75.06	80.66
1985	72.24	70.16	74.32	2003	78.25	76.03	80.48
1986	71.60	68.79	74.41	2004	79.73	76.78	82.70
1987	73.08	70.50	75.67	2005	79.76	76.99	82.55
1988	71.95	68.93	74.97	2006	80.73	78.41	83.04
1989	72.81	70.08	75.64	2007	81.73	79.44	83.88
1990	72.67	69.80	75.65	2008	81.95	79.52	84.38
1991	74.35	71.82	76.76	2009	82.40	79.96	84.79
1992	73.93	71.36	76.46	2010	81.95	79.79	84.07
1993	74.99	72.77	77.21	2011	82.76	80.36	85.13
1994	74.41	71.84	76.99	2012	82.48	80.17	84.79
1995	74.34	71.73	76.96	2013	82.68	80.12	85.26

三、婴儿、新生儿和孕产妇死亡率

1977年始,松江县婴儿死亡率和新生儿死亡率呈显著下降趋势。1997年,松江县婴儿死亡率开始低于10‰,2007年后,全区死亡率低于5‰。2013年,松江区婴儿死亡率是有统计数据后最低的年份,为1.33‰。1977～1989年(除1987年外),松江新生儿死亡率均高于10‰,其后,新生儿死亡率开始低于10‰。2007年,松江新生儿死亡率低于2‰,至2013年,全区新生儿死亡率为0.89‰。

1976～2013年,松江户籍人口出生数在3000～8000人之间,若孕产妇死亡1例,孕产妇死亡率将高于10/10万。全县孕产妇死亡率最高为1982年,为85.63/10万。

1976～2013年松江区(县)婴儿、新生儿、孕产妇死亡率情况表

年份	婴儿死亡率(‰)	新生儿死亡率(‰)	孕产妇死亡率(/10万)	年份	婴儿死亡率(‰)	新生儿死亡率(‰)	孕产妇死亡率(/10万)
1976	8.29	5.20	42.17	1995	12.18	7.93	—
1977	18.88	12.15	29.27	1996	10.32	8.09	55.77
1978	16.92	12.29	13.22	1997	6.63	4.82	—
1979	15.76	11.07	—	1998	7.31	4.65	—
1980	19.43	13.01	—	1999	8.81	6.99	—
1981	19.75	13.28	11.55	2000	7.14	4.54	32.45
1982	19.82	13.21	85.63	2001	3.75	1.56	—
1983	19.66	11.12	—	2002	6.75	4.50	32.16
1984	20.90	14.19	—	2003	7.07	5.39	33.68
1985	20.01	12.88	27.40	2004	5.99	4.19	—
1986	17.48	12.02	—	2005	3.41	2.27	—
1987	13.10	7.83	13.50	2006	6.26	5.07	29.82
1988	15.53	10.50	30.44	2007	3.86	1.93	27.54
1989	13.76	10.37	33.98	2008	1.39	1.39	—
1990	11.80	8.24	18.74	2009	2.45	1.91	54.53
1991	11.83	7.10	21.51	2010	1.91	1.43	—
1992	11.37	9.51	—	2011	2.83	1.19	—
1993	9.85	5.86	—	2012	2.16	1.18	19.67
1994	9.79	7.14	26.45	2013	1.33	0.89	22.25

四、死因分析

(一) 主要死因顺位

1978年,松江县户籍人口前十位死亡原因(简称死因)依次为循环系统疾病、肿瘤、呼吸系统疾病、传染病及寄生虫疾病、损伤中毒、消化系统疾病、新生儿病、泌尿生殖系统疾病、精神障碍和神经系统疾病。

1990年,松江前十位死因依次为呼吸系统疾病、肿瘤、循环系统疾病、损伤中毒、传染病和寄生虫疾病、消化系统疾病、泌尿生殖系统疾病、精神障碍、新生儿病和先天异常。

2000年,松江区户籍人口前十位死因依次为肿瘤、循环系统疾病、呼吸系统疾病、损伤中毒、消化系统疾病、传染病和寄生虫疾病、精神障碍、泌尿生殖系统、内分泌营养代谢疾病和神经系统疾病。

2010年,全区前十位死因依次为肿瘤、循环系统疾病、呼吸系统疾病、损伤中毒、消化系统疾病、传染病和寄生虫疾病、内分泌营养代谢疾病、精神障碍、神经系统疾病和泌尿生殖系统疾病。

2013年,全区前十位死因依次为肿瘤、循环系统疾病、呼吸系统疾病、损伤中毒、消化系统疾病、内分泌营养代谢疾病、传染病和寄生虫疾病、神经系统疾病、精神障碍和泌尿生殖系统疾病。

(二) 主要疾病死因分析

传染病及寄生虫疾病: 松江患传染病及寄生虫疾病的患者,从1978年死亡率的56.20‰为松江人口第四位死因,之后,死亡率逐渐下降,至2004年,死亡率低于20‰,2013年为14.86‰。在传染病和寄生虫病患者中,血吸虫病、病毒性肝炎和肺结核是主要引起松江人口死亡的疾病,其中血吸虫疾病在传染病和寄生虫疾病中死亡率较高;死亡原因基本都是血吸虫病后遗症所引起。病毒性肝炎也是主要引起死亡的传染病之一,松江区从2004年起,死亡率开始有所下降,至2013年,死亡率为2.20/10万,比1986年5.99/10万的死亡率下降了63.27%。肺结核病在80年代松江人口死亡率较高,1989年死亡率达到7.63/10万;90年代,死亡率开始逐渐下降;2000年后,死亡率低于3.00/10万;2013年,死亡率为0.84/10万。

恶性肿瘤: 食管癌、胃癌、结直肠和肛门癌、肝癌以及肺癌是造成松江人口死亡的几大主要恶性肿瘤;1986~2013年,食管癌死亡率没有明显的变化趋势,死亡率最高为2001年的20.13/10万,最低为2008年11.71/10万。1986~1997年,松江人口胃癌在恶性肿瘤中死亡率最高,1998~2013年(除1999年、2000年和2005年外)死亡率仅低于肺癌;1986~2013年,死亡率有所下降;1998年前,死亡率均高于30/10万;2002年后,死亡率均低于30/10万;2013年,死亡率下降到25.67/10万。结直肠和肛门癌在1986年的死亡率仅为

10.53/10万,是恶性肿瘤死亡的第五位,以后,其死亡率逐渐上升;至2008年,死亡率高于20/10万;2013年,死亡率达到24.15/10万,为松江户籍人口恶性肿瘤死亡的第三位。肝癌在松江人口1986～2013年之间的死亡率变化不明显,死亡率在19.35～33.86/10万间波动。肺癌在松江人口1986～2013年间的死亡率有明显的上升趋势,1986～1993年,死亡率在20～30/10万之间;1994年起,死亡率高于30/10万;1999～2011年,死亡率在40～60/10万之间;2012年和2013年,死亡率均已高于60/10万;2013年,死亡率为62.32/10万,比1986年的20.43/10万上升了205.04%。

损伤中毒: 在松江居第四位死因。1986年和1991年,自杀是全县损伤中毒中死亡率最高的。1987～1990年,溺死居全县首位死亡原因。1992～2003年,松江机动车交通事故成为第一位死亡原因。除2005年和2007年外,2004～2013年,全区损伤中毒中的第一位死因为意外跌落。

第四章 爱国卫生

　　1952年3月,松江县防疫委员会成立;1953年3月,改名为松江县爱国卫生运动委员会(简称县爱卫会)。此后订立《爱国卫生公约》,发动全县干群大搞环境卫生。20世纪50年代中后期,松江建立查灭螺队伍、血吸虫病治疗组,广泛开展查螺灭螺、查病治病等血吸虫病防治工作;开展除"四害"工作,城乡环境卫生面貌有了较大改善。"文化大革命"期间,松江爱国卫生工作一度中断。80、90年代,全县开展农村改水、灭鼠先进县、全国卫生县城和市级卫生镇村创建等活动;并以每年4月的卫生月活动为契机,先后开展城乡环境整治、除"四害"、改水改厕和健康教育等工作。从2003年起,连续实施每3年为一轮的建设健康城区三年行动计划,松江先后成功创建为上海市卫生城区和国家卫生区。

第一节 除 四 害

一、灭鼠

　　解放后,党和政府动员全国人民开展爱国卫生运动,把消灭老鼠、蚊子、苍蝇和麻雀(1960年3月起麻雀改为臭虫)等病媒虫害,定为除"四害"、讲卫生的重要内容,而老鼠为"四害"之首。1952年12月,在县长李少峰的亲自动员和指挥下,一场以清扫整治城乡环境和灭鼠为重点的除害活动在松江开展。

　　1958年初,上海市二届二次人代会作出《乘风破浪,掀起一个更大规模的除"四害"为中心的爱国卫生运动》的决定。全县掀起大规模的以除"四害"为中心的爱国卫生运动,清除大量老鼠栖息繁殖场所;并发动每家每户辅之工具打、挖鼠洞、掏鼠窝、翻粮仓、翻柴草堆、烟熏和灌水等多种方法消灭老鼠。

　　60年代初三年经济困难时期,松江很少发动大规模的群众性灭鼠活动,导致松江出血热发病率上升。1966~1974年,全县出血热患病152人,患病率3.65/10万,死亡10人,死亡率6.57%,为全市之首。

　　1975年,松江贯彻上海市除害灭病办公室等7个部门联合下发《关于开展灭鼠保粮防病突击活动的通知》精神,以消灭粮食仓库和禽畜饲养场野外老鼠为主,以农村出血热地区为重点,全县人民采取挖、灌、翻、捕、药、诱等多种办法,消灭大量老鼠,达到灭鼠保粮防病的预期效果。

80年代,全县在进行大规模灭鼠活动中,还开展灭鼠竞赛活动,对居民灭鼠1只奖火柴1盒,个人灭鼠50只以上奖人民币现金10元,每村灭鼠300只以上奖30元等奖励措施,广大群众的灭鼠积极性不断提高。

1987年4月,市爱卫会下发《关于上海市创建无鼠害区、县系统考核、鉴定、命名实施办法(试行)的通知》。是年,县爱卫办向市爱卫会提出创建无鼠害县申请(1989年4月,全国爱卫会改无鼠害为灭鼠先进市、县、区)。

1991年4月,县爱卫会组织灭鼠考核鉴定组分片对各乡镇进行现场考核鉴定。全县共布有效鼠夹19506只、夹日法阳性率为0.43%,布粉块21334块、粉迹法阳性率为1.06%,查粮仓和堆物间等8641间,鼠征阳性率为1.32%,达到全国爱卫会的灭鼠先进县规定标准。随着鼠密度的不断下降,松江的出血热发病也逐年下降,从1981～1983年的平均每年58例下降到1988～1990年的平均34例,下降率为41.4%。

1992年4月,市爱卫办组织灭鼠技术考核鉴定组对松江创建灭鼠先进县达标工作进行现场考核鉴定。1992年5月,市爱卫会授予松江灭鼠先进县称号。

1993年起,松江坚持每年春秋两季在全区(县)开展灭鼠活动,并列为市等级卫生镇、国家卫生镇、国家卫生区创建和复审考核鉴定的主要指标。

二、灭蚊、灭蝇

20世纪50年代,松江掀起以预防霍乱、天花为重点的卫生防疫工作高潮,全县人民积极开展以灭蚊蝇为重点的除害防病和预防疫苗接种工作,很快消灭天花,有效控制霍乱的流行。在1958年开展的以灭蚊蝇为中心的爱国卫生运动中,松江城厢镇当年灭蝇1000余万只,挖蛹500多公斤;泗泾镇1～5月统计消灭麻雀1.5万余只,灭蝇3.1万余只,灭蚊5万余只,挖蛹102公斤,烟熏房屋2522间次,清除垃圾74吨。在松江农村发动群众开展宅前宅后环境整治,填臭水浜积水潭、迁移河边粪缸、搭棚加盖、对粪缸和积水潭投放"六六六"粉剂杀蛆,对猪棚等禽畜棚及村民住宅采取"敌敌畏"烟熏,组织村民、学生挖蛹等,消灭蚊蝇孳生地及蚊蝇成若虫。

"文化大革命"期间,全县城乡环境卫生状况变差,蚊蝇密度明显上升,以致许多传染病发病率有所上升。1974年秋,松江急性胃肠炎(霍乱)、肝炎、痢疾和伤寒等传染病暴发。是年,全县发动约13万人次,疏通阴沟967条,填平积水潭4671处,翻缸倒罐1896只,填臭水浜2条,防空洞抽水84个,烟熏5549间,捕杀蚊子34.60万余只,捕杀苍蝇49.09万余只,清除杂草积肥2272吨,清除垃圾108吨,蚊蝇孳生地得到有效控制。

1979～1984年,松江贯彻市革会《上海城市市容卫生管理的试行规定》和《上海市除四害工作管理暂行规定》,每年下发《关于开展灭蚊蝇突击周活动的通知》,坚持突击与经常相结合,对全县除害工作进行部署,上下明确分工,健全除害队伍,落实除害制度,筹措除害经费,加强除害业务指导。1984年,松江未发生肠道传染病流行,各类传染病总发病为

3052 例,与 1983 年相比下降 45.30%;其中肝炎发病仅 805 例,相比下降 65.30%,痢疾、疟疾、伤寒和急性病毒性肝炎等传染病的发病率也明显下降。

1991～2004 年,松江根据市卫生乡镇、全国卫生县城、国家卫生镇和国家卫生区等卫生创建标准,结合《上海市灭蚊蝇先进地区(单位)创建标准》要求,每年把灭蚊蝇工作列入年度爱国卫生工作计划;每年对农贸市场、城乡结合部、居民住宅区、公共绿地、防空工程、垃圾堆场和农村家畜棚舍等蚊蝇易孳生场所进行药物消杀,有效降低蚊蝇密度,控制虫媒传染病暴发流行,为松江各类卫生创建达标发挥了作用。

2006～2013 年,松江以国家卫生区复审和上海举办世博会为契机,结合健康城区和健康社区建设,在全区继续开展环境综合治理活动,城乡环境质量明显提升,蚊蝇孳生地得到有效控制。2013 年,为做好国家卫生区复审工作,区爱卫办组织全区 266 个村居委、383个居民居住小区、5130 名爱国卫生志愿者和 310 名除害专业人员参与灭蚊蝇活动;共清除垃圾 35 吨,清除积水 1323 处,清除蚊蝇孳生地 850 处,对 122 个地下车库 63 万平方米作药物喷洒,3049 口集水井、污水井和雨水井开展药物灭蚊,设置毒蚊缸 2568 只,布放捕蝇笼 3064 只,悬挂粘蝇带 3550 条,放置粘蝇纸 1.56 万张,从而有效降低全区的蚊蝇密度,为全区人民营造了良好的生产和生活环境。

三、灭蟑螂

解放后,人民政府非常重视和关心人民群众的健康问题,号召讲究卫生,开展爱国卫生运动,提高人民卫生水平。1984 年 4 月,《上海市除"四害"工作管理暂行规定》经市政府批准发布。该规定的第十一条提出,各地区、单位和住户应当清除蟑螂的栖息场所,运用毒杀、粘捕和喷洒药物等方法杀死蟑螂。从此,全县的灭蟑工作趋于正常。

1988 年 3 月,县爱卫会下发《松江县 1988 年除害工作实施意见》,首次提出各乡镇可根据实际抓好蟑螂防治试点工作;以点带面、逐步推广的要求。

1991～1995 年,县爱卫会重点抓城镇灭蟑活动,同时组织各乡镇对饭店、食堂、医院、居民家庭、食品生产销售和酿造厂等重点单位每年开展 1～2 次灭蟑螂突击活动。1995年,松江、泗泾两镇灭蟑达到市规定标准。1997 年 11 月,经市爱卫办验收,抽查 3052 户,成(若)虫阳性率为 2.3%,卵蛸阳性率为 1.47%,蟑迹阳性率为 2.68%,松江基本达到市规定的灭蟑达标标准要求。2002 年 8 月,市爱卫办组织专家组对松江区灭蟑工作进行验收,松江灭蟑工作达到国家爱卫会规定的标准。

2003～2010 年,全区以创建国家卫生区,迎奥运迎世博和建设健康城区为主轴,结合每年的卫生月,人人动手清洁家园,让虫害远离生活,除陋习、践行公共道德,全民健康生活方式等爱国卫生主题活动,动员和组织全区人民开展灭蟑活动。2004 年,松江区投入150 余万元开展灭蟑活动,蟑密度灭前侵害率为 2.98%,灭后为 0.67%,达到国家卫生区标准。2007 年,松江区开展让虫害远离生活的活动,先后投入 100 多万元,为上海承办第十二届世界夏季特殊奥运会(简称特奥会)5 个比赛场馆、14 家宾馆、10 家购物商场和 5 处旅游景点开展以灭蟑为重点的除害活动,以确保在特奥会期间不发生因媒介生物而引起的传染病。2009、2010年,按照上海世博会病媒生物控制保障工作方案要求,在全区广泛开展以"城市.让虫害远离生活"为主题的灭蟑活动;全区投入200余万元,投放灭蟑颗粒剂250箱、灭蟑胶饵100箱、灭蟑方便贴150箱、烟剂120箱和灭德优药剂200箱,全区的蟑螂密度和蟑螂栖息场所得到有效控制。松江区经灭后调查,3444间中阳性51间,阳性率为1.48%;卵鞘阳性46间,阳性率为1.33%;发现蟑迹62间,阳性率为1.80%;灭后成若虫比灭前下降89.27%。

2013年,全区以国家卫生区迎复审为主线,以中心城区4个街道和5个国家卫生镇为重点,发动居民参加上海市万户家庭公益灭蟑活动。经统计,此次活动灭前共查1809间,其中有蟑372间,阳性率为20.56%;捕蟑螂921只,密度为2.48%;有蟑迹398间,阳性率为22%。全区灭后查1809间,其中有蟑37间,阳性率为2.05%;捕活蟑59只,密度为1.51%;有蟑迹47间,阳性率为2.60%。全区有蟑间数灭后较灭前下降90%,蟑迹阳性率灭后较灭前下降88.19%。

第二节 环 境 整 治

一、城乡河道治理

据相关资料记载,松江为水乡,唐宋以前,松江的水面是今天的好几倍。此后,随着松江人口不断增长,原有的农田不够耕种,大量江河塘浜被围垦成农田,以增加粮食。但原有的水蓄储调节功能不断减弱,造成松江众多河道流速缓慢,积淤壅塞。历代松江地方当局曾多次组织疏浚城乡河道,但由于人们保护河道水质及卫生意识差,病畜尸体、垃圾粪便入河,人们饮用水被污染,导致松江经常发生霍乱等各种传染病流行,严重影响人们的身体健康。

解放后,全县的环境卫生、河道治理与防病工作紧密结合,人民政府组织一系列河道治理活动,不仅提高水道航运能力,而且有效提高水环境质量。1951年2月,县政府组织5000余民工疏浚沈泾塘。1956年起,松江贯彻《全国农业发展纲要》,农村乡镇河道根据排、灌、蓄、降、航、养(养殖)要求,年年规划,年年开河。1958年,全县贯彻市政府《乘风破浪、掀起一个更大规模的以除四害为中心的爱国卫生运动》的决定,发动群众开展宅前宅后、沟沟浜浜环境治理,清除河边杂草,打捞河面漂浮禽畜和垃圾等群众性爱国卫生运动。20世纪60年代初,响应中央大办粮食、大办农业的号召,全县大搞开河填塘和围圩等。20世纪70年代,县政府先后组织民工和企业职工疏浚古浦塘、开挖淀浦河、油墩港等,有效改善城乡水环境,有效降低水源性疾病的发病率。20世纪80年代,全县开展市级卫生镇和卫生村创建活动,将河道环境卫生作为其中标准列入考核检查内容。20世纪90年代,松江结合全国卫生县城、市级卫生城集镇和卫生村创建,狠抓河道疏浚、河道保洁、黑臭河道治理和河道样板段建设。1998~1999年,全区(县)清理区、镇、村三级河道1362条

（段）、疏浚 558 条（段），建区级河道样板河 2 条（段）、镇级 14 条（段）；落实保洁员 951 人，配套保洁船 328 艘，定点设置垃圾箱（房）3645 只，河道两侧种植树木和花卉 426 千米。2000～2005 年，区爱卫办按照市政府建立农村生活垃圾收集处置系统、区政府"十五"期间建成国家卫生区和《松江区建设健康城区三年行动计划（2003～2005 年）》标准要求，会同区水务局，在全区以村为单位建立河道保洁队伍，全区落实 813 人组成的河道专业保洁队伍，对全区 1362 条（段）、1084 公里主要河道作日常保洁。至 2005 年，全区累计疏浚区镇村三级河道 1210 条（段），完成黑臭河道治理 32 条（段），建区样板河 2 条，建区景观河 2 条，河岸绿化 285 条（段）46.18 万平方米。2006～2008 年，区爱卫办把万河整治活动列为区建设健康城区重点活动，并加强与水务部门沟通协调，着力推进全区河道整治工作。3 年中，全区累计疏浚整治区镇村级河道 1102 条（段），治理黑臭河道 101 条（段），建成优秀生态河 28 条（段），河岸（坡）绿化 98.92 万平方米。2009～2011 年，区爱卫办、区水务局把松江河道治理纳入营造健康环境、国家卫生区复评和迎世博环境整治行动之中。全区先后疏浚治理河道 378 条（段），建成通坡塘等景观河道 5 条、星级河道 3 条。全区中小河道达到水清、面洁、坡齐、岸绿和有景的水环境治理标准。2012～2013 年，落实全国城乡环境整治行动计划，继续在全区开展河道疏浚、生态河和星级河建设活动。2 年中，全区共疏浚区镇村级河道 429 条（段），建成生态河 1 条、星级河 2 条，为实现华亭湖—广富林湖—月湖的三湖水系相连，展现松江山城相连、山水相依的美景奠定了扎实基础。至 2013 年，全区有河道保洁队伍 16 支，保洁员 1012 人；负责全区中小河道 1445 条（段）、总长度 1704 公里〔区级河道 63 条（段），317 公里，镇级河道 418 条（段）、755 公里，村级河道 741 条（段）、537 公里，村宅河道 223 条（段）、95 公里〕管理养护；负责堤防护岸 1949 公里，防汛通道 993 公里，河道绿化 978 万平方米，河道栏杆 77 公里，河道铭牌 1888 块和河道截污装置 520 套等主要设施养护工作。

二、农村生活垃圾收集处置

解放前，松江农村环境较差，宅前屋后粪缸随处放置，粪水满溢入河，河道内猫狗猪鸡鸭尸体随处可见，导致河水发绿，河道黑臭，成为垃圾河、臭水浜；加之农民习惯在河中倒洗马桶等陋习，造成水源污染，以致霍乱等各种传染病流行，影响农民身体健康。

解放后，人民政府十分关切旧社会遗留下来的不讲卫生、疾病流行等严重问题，曾多次组织发动全县群众开展农村环境综合整治活动，改善城乡环境。但由于没有形成制度，没有一支相对固定的保洁队伍，只是整治一次好一时，而后又返潮，松江农村环境始终得不到彻底改善。

2000～2002 年，市政府把建立农村生活垃圾收集处置系统列为市政府解决与市民生活密切相关实事工程之一，要求全市各区县用 3 年时间完成农村生活垃圾收集处置系统建设任务。

2000 年 4 月，区政府根据市有关部门关于建立农村生活垃圾收集处置系统的通知精神,下发《关于落实 2000 年市政府实事项目松江区分解项目的通知》,明确松江建立农村生活垃圾收集处置系统由区建委、区爱卫办和各镇政府负责。2000 年 6 月,区爱卫会下发《松江区 2000 年农村生活垃圾收集处置工作实施意见》,明确九亭等 6 个镇 62 个村年内建成农村生活垃圾收集处置系统。是年,区爱卫办抓组织网络建设、抓宣传发动、抓设施设备配套和区镇村经费落实;以镇为单位,以队为基础,以河、路、宅环境综合整治为突破口,镇村联动,连线成片建立生活垃圾收集处置系统。年内,松江区 6 个镇 62 个村 723 个村民小组,建立一支 1055 人组成的保洁员队伍;新建村级垃圾中转房 151 座,垃圾箱(房)183只;新购垃圾收集手推车 822 辆、农户垃圾收集桶 23584 只,打捞河道漂浮垃圾船 117 艘、3吨后压式垃圾装运车 25 辆、5 吨后压式垃圾装运车 12 辆和 8 吨后压式垃圾装运车 7 辆;62 个行政村中共有河道 384 条(段),村级道路 274.86 公里有专人保洁;26566 户农户生活垃圾收集率达 100%,受益率达 100%;原各村垃圾堆点由 1235 处减少到 62 处,下降率为94.88%,达到农户宅前屋后基本无暴露垃圾,河道基本无成片漂浮垃圾,主要道路两侧和河岸两侧基本无成片渣土和小堆生活垃圾要求。2000 年 9 月,松江 6 个镇 62 个村建立农村生活垃圾收集处置系统通过市级验收。

2001 年 3 月,区政府办公室转发区爱卫会关于《松江区 2001 年建立农村生活垃圾收集处置系统实施意见》,明确 2001 年列入市政府建立农村生活垃圾收集处置系统实事项目的街镇为松江区新桥镇等 9 个街镇(园区)113 个村,按照项目标准要求,年内新建垃圾中转房 305 座、垃圾箱(房)78 只;购置人力垃圾收集车 1112 辆、农户垃圾储存桶 51217只、打捞河道漂浮垃圾船 192 艘和 3～8 吨后压式垃圾转运车 78 辆。9 个街镇(园区)113个村 1398 个村民小组,按村队自然宅基的实际分布情况,建立一支由 1223 人组成的保洁员队伍;对 50819 户农户实施上门收集生活垃圾;原有的 1112 处垃圾堆放点被取缔(有 51处因交通问题暂保留),垃圾堆点下降 95.41%,垃圾集中处置率达 100%。2001 年 9 月,松江建立农村生活垃圾收集处置系统实事项目通过市爱卫会验收。

2002 年,全面完成建立农村生活垃圾收集处置系统市府实事工程。全区按照上海市农村生活垃圾收集处置实事项目的考核标准,联系浦南地区经济状况实际,在新浜镇等 4个镇(园区)76 个村中新建垃圾中转房 134 座、购置人力垃圾手推车 585 辆、农户垃圾收集桶 25202 只、打捞河道漂浮垃圾船 75 艘、添置新购手扶拖拉机 67 辆和 3 吨后压式垃圾转运车 2 辆;在 700 个村民小组中,落实 430 人组成的保洁员队伍;发动 13719 人次,清除卫生死角 923 处,原 1032 处垃圾堆点被清除 1030 处,垃圾堆点下降 99%;76 个村 149 条河道保洁率 100%;380303 平方米的镇村级道路保洁率 100%;24747 户农户生活垃圾专人收集,收集率 100%;农户受益率达 100%。2002 年 9 月,市爱卫会组织相关专家技术人员对松江区 2002 年市政府实事完成情况作考核验收,认定松江区 3 年实事任务全面完成。

通过 3 年市政府实事项目的实施,松江农村生活垃圾收集处置系统基本建立。据统计,全区 19 个街镇(园区)、251 个行政村、2821 个村民小组的 102132 户农户,共配备村宅、主干道和河道保洁员 2708 名;全区投入 1015.44 万元,新建村级垃圾中转房 590 座;投入

59.73万元,新改建垃圾箱(房)392只;投入108.51万元,配置农户垃圾储存桶100003只;投入32.37万元,购置垃圾收集桶934只;投入209.18万元,购置人力垃圾收集车2519辆;投入154.30万元,购置河道垃圾收集船384艘;投入723.80万元,购置手扶拖拉机及3~8吨后压式垃圾转运车191辆(部);投入777.50万元,设置镇级垃圾处置场19处;投入356.14万元,设置村级垃圾填埋场96处;投入55.01万元,为每位保洁员配置作业工具。

三、环境综合整治

解放前,松江城乡环境较差,地方当局曾通过设立一些简陋的卫生设施或开展清洁大扫除之类的活动,来改善生活环境。抗日战争前夕,松江城区成立夏令卫生运动委员会,举行夏令卫生运动周,聘请医师向民众宣传公共卫生知识,开展环境卫生清扫活动。抗战胜利后,每值夏令,由城区警察分局组织清洁委员会,组织清道夫开展松江城厢卫生大扫除;但限于当时历史及社会条件,收效极微。

中华人民共和国成立后,人民政府十分关切旧社会遗留下来的不讲卫生、疫病流行的严重问题,把环境卫生同防病工作紧密结合,组织群众开展一系列城乡环境综合整治活动。1952~1957年,松江贯彻"预防为主、面向工农兵、团结中西医、卫生工作与群众运动相结合"和"整顿巩固、提高质量"卫生工作方针,在全县城区农村深入开展以环境整治和除虫灭害为重点的爱国卫生运动。1954年,松江在"一城三镇"(松江城区、枫泾镇、亭林镇和泗泾镇)开展工厂企业、交通要道和机关学校等单位的清洁卫生运动以及粪便统一管理工作,并配合血吸虫病防治工作做好农村清洁卫生运动。1957年,松江以防治血吸虫病及开展除"四害"为主,结合增产积肥、配合市政建设和农村水利建设,填平无用水塘沟浜,疏通污水沟渠,做好城乡粪便管理工作。是年,全县清除杂草169吨、清除垃圾438吨、填平污水沟渠1150处、清除积水缸500多只、疏通阴沟68条7180公尺、捕捉苍蝇236.40万余只、捞蛆163.50公斤、挖蛹632公斤、捕麻雀1.50万余只、灭蟑螂1.50万余只和烟熏3.10万余间,有效清除蚊蝇孳生地,降低"四害"密度,改善城乡环境。

1958~1977年,因受"浮夸风"冲击、三年经济困难和"文化大革命"的影响,松江虽在1958年、1959年和1962年,县政府曾经发动3次较大规模的环境整治活动,但由于忽视除害灭病、环境整治的客观规律,忽视对各类传染病的防治,导致全县城乡环境卫生状况日趋恶化,伤寒、痢疾、疟疾和霍乱等传染病暴发。

20世纪80年代,全县坚持把讲卫生、环境美作为建设精神文明的重要内容。全县城乡做好和落实"三管一灭"的防病措施(管水、管粪、管食品卫生和消灭越冬蚊蝇)。1982年,松江开展"六个一"活动:即一条闹市街道、一个公共场所(车站、码头)、一个公园、一个商场(菜场、食品店)、一个农贸市场、一个娱乐场所的环境综合整治工作。1984年,松江继续组织各镇、公社开展环境综合整治,开展清洁户评比活动;是年,全县参加环境整治单位2288家,参加环境整治57.72万人次,除草积肥3346吨,清除垃圾8756吨,翻缸倒甏21584只,疏通阴沟9881条,填平污水潭2715只;全县共检查66244户,其中清洁户47836

户、占 72.21％，尚清洁户 16760 户、占 25.30％，不清洁户 1648 户、占 2.49％。1986 年，贯彻执行市政府颁布《关于禁止随地吐痰、禁止乱扔杂物的通知》和《关于实行门前三包责任制管理的规定》，开展"两禁三包"（包市容卫生、公共秩序和绿化）活动。在全县城乡集镇掀起清理垃圾和治理卫生死角的高潮，并落实市容卫生监督和执勤队伍，检查监督"两禁三包"执行情况，对个别违者进行教育处罚。

1989～2000 年，松江以创建全国卫生县城、市卫生城区（集镇）和市卫生村为主要抓手，以每年 4 月爱国卫生月活动为契机，开展全区（县）环境综合整治活动。松江区（县）级以上 16 条主干道和各街镇的主要道路达到"三化"（净化、绿化、美化），"四无"（无违章建筑、无违章标牌、无乱设摊、无乱堆物及垃圾）标准。为创建全国卫生县城、上海市卫生城区打下扎实基础。

2001～2004 年，贯彻区政府提出城市建设与管理要上新水平的要求，及"一城辐射三片，三片支撑一城"的发展战略精神，积极推进国家园林城区、国家环境保护模范区、国家卫生区的创建工作。松江以城区为轴心，辐射周边镇，拓展外延村，广泛开展城乡环境综合治理工作，全区城乡环境质量全面提升；确保市一级卫生街镇、市级卫生村、洞泾和九亭两镇创建国家卫生镇以及国家卫生区创建各项指标任务全面完成。

2006～2013 年，区爱卫办根据市爱卫会《关于做好本市国家卫生区（镇）巩固工作的通知》和《2010～2012 年上海市城乡环境卫生整治行动实施方案》要求，结合全区每年度爱国卫生和建设健康城区计划中确定的重点活动，把城乡环境综合整治工作融入健康城区建设中，在各街镇中开展万河整治、绿色人生、清洁家园和让虫害远离生活等项建设活动，做好重点区域、重点行业、重点地段、重点部位的环境综合整治和管理工作，城乡环境综合整治力度不断加大，全区城乡环境质量得到有效提升。

第三节　城乡饮用水

一、打井

1937 年，松江商界筹款在岳庙场地凿 90 米深井一口；1949 年，该井重修后出水量约每小时 12 立方米，供水范围仅黑鱼弄至塔桥一段中山路两侧少数居民。松江城区岳庙口设有供水门店，收费供水，主要由挑水工挑水售于客家；有少数居民提桶买水，一般居民很少花钱买水，普遍饮用市河水。松江农民则习惯饮用河水，往往与耕作、饲养共一水源。由于饮水不卫生，以致血吸虫病、肠道传染病流行暴发，松江城乡民众的健康得不到保障，亦无人问津。

建国初，松江血吸虫病流行严重，故在农村特别是血吸虫病流行地区农民开始挖土井积水饮用，但数量很少。1956 年，江苏省人民政府制定《江苏省 1956 年卫生工作计划》，首次提出为防治血吸虫病，有条件地区应动员群众分塘用水或开挖水井，进行饮水消毒，保证饮用水安全。但由于全县各级爱卫会组织尚未普遍建立，缺乏经常有力的领导，打井工作形成自流,仍未普遍展开。1958年起,随着爱国卫生运动的不断深入,松江城乡饮水逐步使用漂白粉及漂粉精对缸井水持续消毒。

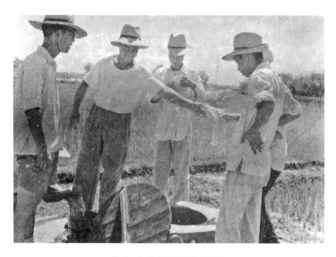

检查水井(1964年7月)

1962年,上海市除害灭病办公室重点要求在沿海地区发动农民打井,防治肠道传染病。1963年8月,推行民办公助办法在松江农村展开打土井工作。1965年,松江农村地区全面提倡饮用井水,在血吸虫病流行地区,各村各队因地制宜、就地取材,开展较大规模的开挖水井工作;在室外挖公井、土井、砖井、混凝土筒井和石头井等。至1965年,全县累计打井2029口(其中砖井1789口、土井240口);1966年起,全县打井工作趋向高潮;1970年,全县水井总数为4971口,经消毒使用3909口,使用率为78.64%。1975年,联系松江血吸虫病防治工作实际,计划全县全年打灶边井8272口,但由于在社队干部中存在"生产工作忙,血防插不上"、"血防年年搞,不过老一套"的想法,其声势不大,打井速度不快。1979年,松江肝炎、菌痢和伤寒等传染病扩散流行。市革会要求郊县到1980年实现家家户户饮用消毒井水。是年,全县打井11237口(灶边井7197口、室内小井3828口、公用井212口),同时开展农村缸井水消毒工作(采取持续法和专人消毒),全县有2089个生产队开展缸井水消毒,占全县2482个生产队总数的84.16%。

1980年,松江县各公社在打好井、管好用好消毒好水、对历年所打的水井在全面核定的基础上,建立一井一卡、一生产队一表,一个大队一本账,落实专人搞好饮水消毒;是年,县政府下达2万口打井指标全面完成。至1982年,全县农村累计打井76829口,基本达到农村社员能饮用井水;全县开展缸井水消毒的生产队有2601个,占总数的98.2%。1983年起,松江实施《上海市农村十年改水规划(1981～1990年)》,在全县有序开展村镇水厂建设,农村每家每户饮用自来水,农户打井工作从此停顿。

二、自来水

(一) 城镇水厂

1. 松江自来水厂

1961年,松江规划筹建自来水厂。1962年1月,松江第一自来水厂建成投产,水厂日供水量1.1万吨,时设公用供水站30处,提供居民用水;供水范围约占松江城区的59%。

随着松江城区建设发展,1970年,松江第一水厂扩建,日供水量增至2万吨,铺设管网供水至城区机关事业单位及部分工矿企业,公用供水站增至212处,居民饮用自来水范围达90%。1974年,松江第一水厂再次扩建,日供水量为5万吨,公用供水站增至222处,供水管网总长为53.11公里,基本满足城厢镇工业用水和居民生活用水近期需要。但是,由于全县城区公用供水站未装水表,居民用水与个人经济利益无关,故造成惊人的浪费。1985年下半年起,全县城区公用供水站逐步改造,改为居民室内接水管,装水龙头,方便居民的日常用水。至1991年,松江城区218个公用供水站改造工程全面完成,松江镇11658户居民家中都安装水龙头,装上水表。

1992年下半年起,松江城区用水量猛增。1993年7月,松江城区最高日用水量达6.53万立方米,松江第一水厂设备超负荷运行。1994年,实施县政府重点工程,松江规划筹建规模日供水量20万立方米的第二水厂。1994年5月,松江第二水厂开工,次年12月建成通水;第一水厂暂停供水,作为应急备用水厂。1996~2000年,松江城区自来水供应正常,水质全市最佳;自来水管网大肠菌群、管网水细菌总数、管网水余氯和管网水浊度四项指标合格率均为100%。

2001年,松江第一自来水厂改造工程被列为区政府实事项目,于是年12月竣工,实现与第二水厂双管通水、两厂联动的城区供水格局。自2001年松江一、二水厂联动供水后,虽解决不少用水矛盾,但由于供水能力仅16万吨/日,仍出现供水矛盾。2004年6月,松江城区最大用水达20.62万吨/日,供水超负荷20%以上。为此,区政府又决定扩建松江第二水厂,并列为2005年区政府实事项目。2005年3月,松江第二水厂二期扩建工程动工,是年12月竣工通水;通过严格的调试和检测,水量、水质和水压全部达到行业标准,松江自来水公司日供水能力提升至26万吨。2009年,为进一步改善自来水水质,松江自来水公司对第二水厂深度处理实施改造;2010年底,完成20万吨/日制水设施的技术改造,并投入使用。

为确保松江城区供应安全卫生的自来水,松江自来水公司又根据城区管网年久生锈及漏失率高的情况,2005年起,对城区供水管网进行改造,其中:2005年,完成金沙滩、人民南路51弄等一批老城旧供水管网改造,8767户居民家庭受益。2006年,全区先后完成民乐等5个区域以及景德路57号等零星地区的老城供水改造工程,共涉及5500户,受益人口2.5万余人。2007年,全区完成向阳新村等18个小区和16个零星区域的地下旧管网改造;完成西林小区和白云小区等27个小区、1219个楼道水立管改造,受益居民1.40万多户。至2008年底,全区先后完成明丰、中山东路18弄等21个小区14个零星区域地下管网改造;完成21个小区1227个楼道立管改造;城区旧供水管网改造基本完成。

2. 泗泾自来水厂

1962年,松江县泗泾镇始建简易自来水水塔1座、滤水池2只,时仅供应镇区26个单位及部分居民饮用自来水。

1965年,泗泾镇自来水厂建成投产,取泗泾塘河水加氯后供应镇区部分工矿企业、机关事业单位和镇区 1566 户居民饮用。1982 年 7 月,泗泾自来水厂迁建距泗泾镇 2.7 公里的沪松公路淀浦河桥西侧。1985 年 9 月,松江自来水厂泗泾分厂竣工投产,设计制水能力为 1 万立方米/日;同时设公用供水站 52 处供居民用水。1991 年 7 月,泗泾水厂又征地1067 平方米,新建加速沉清池、清水库和滤池及改造泵房、管道等;1993 年 5 月竣工投产,日供水能力增至 2 万立方米;供水范围除镇区外还扩至镇区临近朝辉大队、搪瓷厂等 10 个村企业,有 2586 户居村民受益。同时,又根据公用供水站改造要求,对全镇 52 个供水站进行改造,为每户居民装上水表,共 1820 户 5460 人受益。至 1994 年,泗泾镇居村民(除廿八泖村由村水厂供水外)全部由镇水厂供给自来水。1997 年 2 月,该镇廿八泖村水厂关闭,村民饮用水由泗泾镇水厂供给。2005 年 3 月起,根据区水务局的统一规划,松江自来水厂泗泾分厂与上海闵水自来水厂并网接管,泗泾全镇居村民饮用水直接由上海闵水自来水厂供给。

(二) 农村水厂

1981 年 7 月,《上海市农村改水十年(1981～1990 年)规划》提出:以建造村镇水厂逐步取代井水,消除饮用河水的目标;一年准备,三年试点,五年推广,逐年普及的要求;争取在 1983 年前普及到全郊县公社集镇,1985 年普及到肠道传染病重点县及发病较高的大队,1990 年前普及到全郊县 50％左右大队的设想。同时,对落实问题专门提出要求。据此,1982 年初,县政府组建改水工作班子,并明确由县爱卫办牵头。

1983 年 2 月,县爱卫办向县计划委员会提出第一份《关于 1983 年建造塔汇公社东港、新汇、渔业大队联合简易水厂的报告》,1984 年,塔汇公社东汇联合水厂率先在全县建成通水。至 1985 年底,全县建成村简易水厂(包括管网延伸)18 家,16147 人饮用自来水;全县乡镇实际饮用自来水人口为 108776 人、占总人口的 22.70％,饮用井水人口为 293090 人、占总人口的 61.30％,饮用河水有 76383 人、占总人口的 16.00％。

1986～1990 年,松江加强农村改水工作领导,县政府专门成立松江县农村改水领导小组,下设改水办(设在县爱卫办)。全县各乡镇也相应成立改水领导小组,组建乡镇村改水工作班子。1988 年起,县政府把农村改水列入政府实事项目。1989 年和 1990 年,松江县贯彻民办公助、多方集资的工作方针,在全县广泛推行农民集资一点,集体投资一点,国家补贴一点,银行贷款一点的做法,每年按计划完成改水工程项目,并有序推进。全县累计完成改水工程 83 个村,古松乡在全县率先实现农村自来水化。1991 年起,为理顺农村改水工作管理体制,松江县改水工作归口县建设局,县改水办设在县建设局内。

至 1994 年,全县农村实现村村通自来水。14 年的农村改水工作,松江县共投入资金9880.738 万元;其中农户出资 4246.80 万元,占 42.98％;集体筹措 4116.43 万元,占41.66％;国家财政补贴 1537.69 万元,占 15.56％。

1995 年起,全县镇村改水工作又经扩建改造整顿,实施城乡一体化、水务一张网供水及集约化供水,农民生活饮用水和企业工业用水最终由上海自来水松江公司(部分乡镇曾与上水闵行公司并网)并网供给。至 2013 年,全区 14 家街镇水厂全部转为区属自来水公司管理;区属松江自来水公司、松江西部自来水有限公司以及松江东部自来水有限公司日供水能力为 54 万立方米,供水覆盖面积 605 平方公里,服务人口约 200 万。松江供水集约化工作全面完成。

1983~1994 年松江县农村改水投资情况表

	1990 年及以前	1991 年	1992 年	1993 年	1994 年	总计	
改水村(个)	107	50	75	50	45	327	总村数 327
受益人口(人)	254789	61755	88487	51009	35851	491891	总人口 500253
年末普及率(%)	51.26	63	81	91	98.33		
主管网长(千米)	(未统计)	198.404	843.44	604.925	462.783	2109.552	
投资总计(万元)	1755.1	1449.041	2271.493	1957.854	2447.25	9880.738	
国家投入(万元)	153.49	180.00	270.00	448.20	486.00	1537.69	
占百分比(%)	8.75	12.42	11.89	22.89	19.86	15.56	
集体投入(万元)	732.44	686.456	863.9237	669.352	1164.26	4116.43	
占百分比(%)	41.73	47.37	38.03	34.19	43.07	41.66	
个人集资(万元)	865.47	582.585	1161.457	840.302	796.99	4246.804	
占百分比(%)	49.31	40.20	51.50	42.92	32.57	42.98	
贷款计划	158	325	456	523	900	2362	
实际贷款(万元)	158	386	676	523	952	2695	
贴息(万元)	7.43	9.276	17.344	40.8324	132.336	207.2184	

说明:松江县以张泽水厂建成通水为标志,于 1994 年 12 月 26 日实现全县自来水化。

第四节　粪便管理

一、城镇粪便管理

(一) 松江镇

1951 年,松江城区成立血吸虫病防治领导小组,着手开展灭螺、治疗和粪管的血吸虫病综合防治工作。1952 年初,城区建清洁所,下设 4 个管理站,分片划段由清洁工挑河水负责公共厕所粪便冲洗;取缔埋设在居民开垦荒地中的露天粪缸 1032 只;在城区建造一批公共厕所,供居民使用。1954 年始,城区居民便桶由清洁所工人作简单洗刷,居民粪便基本做到统一收集。

1955～1957 年,全县大力开展爱国卫生运动,重点抓城区公厕建设及水上船户的粪便管理工作;1955 年,在城区新建公厕 57 座、小便池 105 座、化粪池 1 只,修理公厕 173 座;取缔露天粪坑和粪缸 1329 只。1956 年,松江县按照江苏省 1956 年卫生工作计划要求,加强对水上船户和渔民的粪便管理。是年,经调查全县有渔船 1020 艘、运输船 420 艘,其他船 15000 多艘;城区清洁所派出 3 艘收粪船,专门收集船户粪便;1957 年,动员船民自设便桶,由城区清洁所组织收粪船统一管理;各区渔民及其他水上船民,与农业社建立关系,粪便归社,由社适当给予报酬,做到船船有便桶。至 1957 年底,松江有公厕 226 座,单位内厕所 286 座,小便池 147 座,大型贮粪池 14 只,小型贮粪池 186 只。

1962 年,松江县城厢东部地区发现钉螺,并发现血吸虫病病人 1174 名。从此,城区的粪便管理得到居民的理解支持。是年,在松江城区周边取缔露天粪缸 813 只;城区 160 座公厕,11435 只便桶,雇用洗刷便桶女工 250 名,实行专人清洗;并对厕所出粪和洗刷便桶等作制度规定。

1963～1979 年,松江城区的粪便管理有两种形式:一是新建居民住宅区统一纳入污水管网,雨污水和粪水统管排入污水管;二是清洁所员工沿街停放倒粪车,居民自行将粪便倒入粪车内,由清洁所员工拖运至倒粪点,再由机运粪车运至贮粪池,马桶由居民自行到供水站或河里洗刷。1979 年起,松江结合中山中路东段、中山东路、谷阳路、人民路和松汇路等道路的新建、改建,分别埋设污水管和雨水管,初步形成雨污水分流的排放系统;城区的粪便还通过倒粪点和蓄粪池,由清洁所及时清运送至蔬菜大队或销售给农民,供农业生产之用。1980 年前,松江城区公厕均为砖木结构的三角蹲位式旱厕;1981 年,松江第一座混合型结构水冲式公厕在谷阳路小商品市场旁建成。1979～1983 年,松江镇扩建金沙滩粪池,容量由原来的 500 吨增至 1100 吨;两次扩建包家桥粪池,容量由原来的 50 吨增至 500 吨;新建秀春塘粪池,容量为 2300 吨;同时贮粪池放粪全部装置抽粪泵和管道式放粪,改变自古以来农民挑粪的劳动方式。

1983 年起,松江县粪便管理纳入卫生创建内容,从此,城区的粪便管理不断加强,旱厕逐年拆除,水冲式公厕年年增加。至 1985 年,松江城区有公厕 118 座,单位自建厕所 680 座,倒粪池 8 个点,中转粪池 8 只(容量 250 吨),大型蓄粪池 3 只(容量 3900 吨)。

1989 年起,县爱卫办根据市爱卫会的统一部署,对照市卫生城镇标准,按照《城市环境卫生设施设置标准》和《城市公共厕所卫生标准》等要求,抓松江城区旱厕改造,公厕改建、扩建和新建工作,使之布局合理,数量充足,管理规范。

1997 年,县爱卫办以创建国家卫生县城为主线,松江城区环卫硬件设施建设力度不断加大;是年,改建公厕 8 座,大修公厕 9 座;1998 年,完成公厕改建 4 座,修理危旧公厕 23 座。至 1998 年,松江城区有公厕 111 座(收费公厕 15 座)、倒桶点 12 座(处)、小便池 9 座和贮粪池 2 只。

2001～2004 年,区爱卫办根据区一届五次人代会确立"十五"期间创建成国家卫生区的目标,按照国家卫生区的创建标准,狠抓全区环卫基础设施建设,特别是公厕改造和配套。2002 年,松江完成 1 座公厕的内部大修及 5 座公厕的平改坡任务;完成最后 3 座旱厕的翻建,实现城区内无旱厕。2003 年,全区新建和改建公厕 35 座,改造倒粪点 2 座(处);2004 年,新建星级公厕 2 座。

2005 年后,区环卫部门根据松江老城改造和新城建设发展需要,逐年改建和新建城区公厕,增配沿街绿地和公共广场的装配式公厕。

至 2013 年,松江城区 197 座公厕粪便全部纳入污水厂无害化处理。

(二)泗泾镇

解放前,泗泾镇仅有中市桥北塊公厕 1 座,其他都是私有粪坑粪缸;居民粪缸随意设置,粪水外溢,便桶河里洗涮,以致疫病流行。

1952 年,松江县泗泾镇成立建筑公坑委员会和清洁所筹备委员会。

1955 年,泗泾清洁管理组成立,实施粪便初步管理。同年 3 月,取缔封建粪头制度,镇区的粪便通过倒粪点和蓄粪池,根据粪源数量委托泗泾区供销合作社转售农村。同年 12 月,成立泗泾区卫生所泗泾镇清洁管理组,对全镇的公私粪坑实行统一管理,并配收粪船 1 艘,实行水上收粪制度,向船民宣传不在河里倒洗便桶。是年,在该镇西安街、西市街和中西街新建公厕 8 座、小便池 9 座;招收女清洁工 56 人,按规定时间为居民清洗便桶。1958 年,该镇新建容量为 105 吨的蓄粪池 1 只,新建和扩建公厕 9 座,小便池 9 座,方便群众用厕。至1959 年,泗泾镇区内共有公厕 44 座,小便池 31 座和大型蓄粪池 1 只。1964 年,泗泾镇根据防病工作要求,对全镇公厕每周施放"六六六"药粉,对镇周边 174 只粪坑每 3 天施放"六六六"药粉,控制蚊蝇孳生,降低蚊蝇密度,有效降低传染病发病率。是年,又在镇区新建公共厕所 3 座,解决群众用厕难问题。至 1985 年,泗泾镇区有公厕 31 座,单位厕所 63 座,500 吨封闭式蓄粪池 1 只;全年售粪约 7500 吨,并用粪车运至上海县七宝等地农村蔬菜区。

1991 年 4 月,撤销原泗泾镇、泗联乡,建立镇管村体制的泗泾镇。粪便管理工作由泗泾镇环境卫生管理所统一管理。1998 年起,泗泾镇粪便全部纳入泗泾污水处理厂无害化处理。

二、农村粪管改厕

松江农村的粪管工作始于 1951 年县血吸虫病防治站成立后,在抓血吸虫病调查摸底工作的同时,即抓血吸虫病流行地区的粪便管理,其管理形式以迁移沿河粪缸为主,3～5 户小型集中,动员社员不在河里洗涮便桶。1952 年,松江县结合反对美帝国主义的细菌战争,在全县农村掀起爱国卫生运动,推动农村的粪管工作。1953 年,松江在泗泾区的新桥和民乐等乡开展粪管试点,初步实现迁移河边粪缸,粪缸小型集中,对露天粪缸动员搭棚加盖,挖土井用井水洗涮便桶。是年,全县在血吸虫病流行地区迁移河边粪缸 59 只,搭棚加盖 874 只。

　　1955年，农业合作化高潮中，松江县在泗泾、佘山、亭林和城东区各点中，选择有条件的乡重点建立粪便社，实行粪便入股、统一管理、粪便封存、统一使用，制定公约，要求粪便和便桶不下河。

　　1956～1958年，松江县结合血吸虫病防治工作，开展农村粪管工作。全县5个乡6个镇进行试点，开展小型集中和搭棚加盖等工作。农业合作化后，松江县在血吸虫病流行地区逐步开展粪缸集中和搭棚加盖，轮缸封存，陈粪施肥，专人倒洗马桶。至1958年底，全县血吸虫病流行区有84.99％的粪缸做到小型集中，38.09％的粪缸搭棚，35.34％的粪缸加盖，33.90％的农户不在河里洗刷便桶，72.24％生产队有专人洗刷便桶。

　　1966～1970年，松江始建造无害化粪池，结构有管道式、水封式、二格三池式和斜插瓦管发酵沉卵池等等，经泗联和城北等乡试点观察，二格三池无害化粪池效果较好，并在全县推广。1969年，县革会要求加强农村粪管工作，即每个生产队有1～2只无害化粪池。至1970年，全县血吸虫病流行地区已有98.57％的生产队粪便达到统一管理，建无害化粪池1315只，符合要求并使用的有1068只，使用率达81.22％。

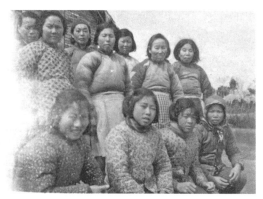

农村生产队清洁员（1964年3月）

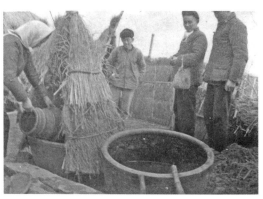

防治血吸虫工作，专人洗刷马桶（1964年）

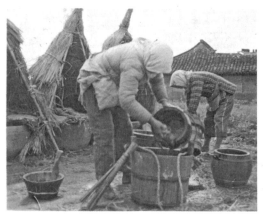

农村粪便管理（1964年）

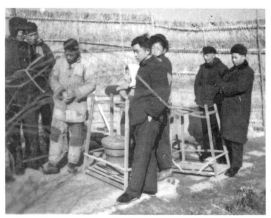

松江县卫生检查团在泗联公社杜巷大队
卫生村检查粪便管理（1966年2月）

1985年后,随着血吸虫病的消灭,全县农村粪管工作进展缓慢,所建的大、小三格化粪池由于年久失修,基本报废。

1988～1994年,松江把农村粪管工作列为市卫生镇、县卫生镇、卫生单位和市卫生村创建达标的主要指标;并动员村民迁移河边粪缸,建三格无害化粪池,提倡有条件农户建家庭卫生厕所。1988年,全县农村原有15756只设置在河边的小粪缸,迁移6992只,占河边粪缸总数的44.38%。1992年,全县累计建造农户中三格粪池1810只,装置节水型抽水马桶1099户。1994年11月起,全县具体的粪管和改厕工作由县建设局负责,县爱卫办不再承担具体工作,但粪管改厕工作仍列为卫生创建的主要指标。

1995～1999年,松江区(县)政府把农村改厕列为政府实事项目,并每年下达指标。1996年,全县农户建造中三格化粪池3.98万只、完成率为市规定指标的165.80%;粪管改厕普及率由上年的26.50%提高到64%(其中九亭、佘山和洞泾3镇达90%以上)。至1998年,全区累计完成中三格建造100171户,改厕普及率由上年的89.80%提高到95.60%;家用卫生厕所水冲式配套54114户,配套率为54%;农户小粪缸取缔率达86.40%。1999年,松江农村粪管改厕工作进入基本结束阶段,是年,又有1586户农户参加改厕工作,全区累计完成农户改厕101757户,改厕覆盖率为97.12%;家用卫生厕所水冲式配套累计58188户,配套率为57.18%;累计取缔农户小粪缸10万余只,取缔率为98%。1999年12月,松江农村粪管改厕工作通过市综合验收团验收。2000年后,全区农村的粪管改厕日常工作列入区环卫行业管理范畴。

1988～1999年松江区(县)农村粪管改厕完成情况表

镇(区)名	农户总数(户)	至1999年底累计完成情况					
		改厕完成数(只)		水冲式配套(只)		取缔小粪缸(只)	
		总数	普及率(%)	总数	配套率(%)	总数	取缔率(%)
合　计	104774	101757	97	58188	57	100000	98
工业区	2841	2821	99	1972	69	2821	100
泗　泾	3147	3110	98	2067	66	3078	99
仓　桥	6247	5990	95	2767	46	5930	99
茸　北	4549	4445	97	2320	52	4445	100
华　阳	5411	5328	98	3905	73	5371	100
车　墩	4596	4469	97	2651	59	4469	100
新　桥	7206	6804	94	3901	57	6931	101

（续表）

镇（区）名	农户总数（户）	至1999年底累计完成情况					
		改厕完成数（只）		水冲式配套（只）		取缔小粪缸（只）	
		总数	普及率（%）	总数	配套率（%）	总数	取缔率（%）
九　亭	5420	5397	99	2692	49	5397	100
洞　泾	3868	3852	99	2052	53	3852	100
佘　山	6883	6590	95	4721	73	6699	101
天　马	5401	5326	98	3361	63	5326	100
小昆山	6189	6057	97	2518	41	5814	96
塔　汇	4362	4295	98	1651	38	4209	98
大　港	3569	3455	96	2235	64	3385	98
石湖荡	3360	3287	97	1887	57	3144	95
五　库	5021	4800	95	2568	53	4800	100
新　浜	8176	7680	93	4428	57	6451	84
泖　港	5653	5606	99	3921	69	5606	100
张　泽	6441	6288	97	3290	52	6115	97
叶　榭	6434	6157	95	3281	53	6157	100

第五节　卫　生　创　建

一、市、县卫生城镇（集镇）

　　1980年，市爱卫会下发《1980年上海市爱国卫生工作要点》，要求积极推广卫生先进典型，各区、县有2～3个街道、公社，30%的里弄、城镇，20%的生产大队达到卫生先进水平，要创建1～2条卫生模范街。1981年，市爱卫会下发《上海市卫生城镇标准和暂行考核办法》。1981～1988年，松江县爱卫办要求全县各公社、集镇按照市卫生城镇标准，积极创建；农村要以粪管为重点，按卫生大队标准建成卫生大队。1982年，华阳桥等3个集镇经县爱卫会验收，评为县卫生集镇。1983年11月，松江镇和泗泾镇被上海市爱卫会命名为市卫生城镇；新五等4个乡镇命名为松江县卫生集镇。1984年，佘山等5个乡镇被评为县卫生集镇；全县卫生集镇累计为12个，占总数的63.15%。1985年，经市、县组织考核验收,松江镇和泗泾镇继续保持市卫生城镇荣誉称号;大港乡集镇被评为县卫生集镇。1988年,经市、县爱卫会考核,松江镇、泗泾镇、新桥乡、华阳桥乡和天马乡被市爱卫会命名为市卫生城镇、集镇;仓桥等10个乡镇被县爱卫会命名为县卫生乡集镇。至1988年底,全县已创成市、县级卫生城镇和乡集镇15个,占乡镇总数的78.94％。

1989年,市爱卫会出台《关于开展卫生创建上等级的规定》,要求在全市逐步开展市三、二、一级卫生镇、市级卫生村的创建活动。1989～1995年,县爱卫办把创建市等级卫生城镇作为主要工作部署落实。1990年,市爱卫会命名松江镇和泗泾镇为市三级卫生城镇。1993年10月,松江镇和泗泾镇创市二级卫生街镇,通过市检查考核组考核,在全市率先建成市二级卫生镇。1994年,新桥等4镇达到市三级卫生镇标准,报市爱卫会备案。1995年,泖港等4镇成功创建为市三级卫生镇。

1996～1997年,县爱卫办主要抓全国卫生县城创建。1996年2月,市政府同意下发市爱卫会、市农委等部门联合制定的《上海郊区创建卫生城镇、整治道路"九五"规划》,明确松江县城要在全市率先创建成全国卫生县城。根据该规划要求,县政府对照《全国卫生县城考核评分标准》,制定《1996～1997年松江县创建全国卫生县城规划》,对松江镇10平方公里的创建范围提出分阶段实施计划,并确定松江创建全国卫生县城1996年基本达标,1997年全面达标的奋斗目标。1996年,松江镇创建全国卫生县城基本达标;佘山镇创建为市二级卫生集镇;新浜等4个镇创建为市三级卫生集镇。1997年4月,县政府制定《松江县1997年创建国家卫生县城工作计划》,明确要求创全国卫生县城年内全面达标。12月,上海市农业委员会命名国家卫生县城达标县城为松江县松江镇。松江县小昆山等4镇成功创建为市二级卫生镇;李塔汇等5镇成功创建为市三级卫生镇。

1998～2000年,区委、区政府提出用2年时间创建成市卫生城区的工作目标。以路带镇,以镇促村,抓环境、出形象、求实效、促创建,全区的卫生创建工作得到有效推进。1998年,松江区泗泾、小昆山、洞泾3镇创建为市一级卫生镇;泖港、李塔汇、九亭3镇创建为市二级卫生镇。至1998年,全区已创建为国家卫生县城、市一级卫生镇、市二级卫生镇和市三级卫生镇共11个,占全区19个镇(仓桥无集镇)总数的57.89％。1999年,区爱卫办充分依靠和发挥各职能部门作用,坚持以城区和各镇为重点,大力拆除违法违章建筑;以"一城三区"为重点,加强绿化美化工作;以区镇级河道为重点,加强河道整治;以城区道路为重点,加强道路修建和保洁;以整治"六乱"(乱晾晒、乱堆物、乱涂写、乱停车、乱设摊和乱搭建)为重点,加强居住区和市容管理,各项创建目标任务全面完成。年内,松江区李塔汇镇创建为市一级卫生镇;车墩镇、石湖荡镇创建为市二级卫生镇。至1999年底,全区累计创建为国家卫生县城1个(松江镇)、市一级卫生镇4个(洞泾、小昆山、泗泾、李塔汇)、市二级卫生镇7个(佘山、新桥、张泽、九亭、泖港、车墩、石湖荡),占总镇数的63.2％。超过市"九五"规划35％的指标。2000年3月,区政府召开32次常务会议,专题研究松江创建上海市卫生城区年内达标工作。同年8月,区委、区政府召开创建市卫生城区领导小组扩大会议,区长杨国雄提出做到"四个结合":即与经济工作、人民利益、精神文明建设和提高生态环境质量相结合要求。同年12月,松江创建上海市卫生城区通过市爱卫会验收。年内,松江区九亭、泖港2镇创建为市一级卫生镇,茸北、天马山2镇创建为市二级卫生镇。至2000年底,全区累计创建为国家卫生县城、市级卫生镇14个,占总数17个的82.35%。

2001～2004年,松江以创建国家卫生区为主要工作,并继续开展市级卫生镇创建工作。2001年,松江区岳阳街道和方松街道根据区域实际,结合新城建设和老城改造,对照上海市一级卫生街道标准,真抓实干,各项创建指标任务如期完成。12月,岳阳街道和方松街道创建市一级卫生街道通过市爱卫会验收。2002年,区爱卫办提出中山、永丰年内建成市一、二级卫生街道的创建计划;同年11月,中山创市一级卫生街道、永丰创市二级卫生街道通过市爱卫会验收。2003年3月,区政府第19次常务会议决定将街镇创建计划提前,实现市爱卫会提出的以城区为轴心,辐射周边街镇,拓展外延村,分别达到市一级卫生街道、镇80%,市级卫生村60%以上的总体要求;明确永丰、佘山、新桥、车墩、叶榭和新浜等6个街镇年底建成市一、二级卫生街道、镇。同年12月,市爱卫会命名松江区永丰街道、新桥镇、车墩镇和佘山镇为上海市一级卫生街道、镇;新浜镇和叶榭镇为上海市二级卫生镇。2004年1月,区爱卫会提出年内市一级卫生街镇创建工作要达到100%,新浜、叶榭、石湖荡3镇年内建成市一级卫生镇的目标任务。同年12月,市爱卫会命名松江区叶榭镇、新浜镇、石湖荡镇为上海市一级卫生镇。至2004年,全区创建市一级卫生街镇达100%,超额完成市规定80%的指标要求。

二、市、县级卫生村

1985年1月,市爱卫会下发《1985年上海市爱国卫生工作计划》,要求各县要发展一批文明卫生乡镇,各乡要创建1～2个文明卫生村。同年2月,松江县爱卫会下发《松江县1985年爱国卫生工作计划》,要求每个乡年内要力争创建2～3个文明卫生村。但是,由于农村卫生基础较差,故1985～1987年间,全县文明卫生村创建无一达标。

1988年1月,松江县爱卫会下发《1988年松江县爱国卫生工作计划》,要求各乡镇卫生村达10%,并建成5个水平较高的市级卫生村;是年,新桥乡春申村、洞泾乡渔洋浜村、天马乡三界址村、塔汇乡新闸村和泗联乡良种场成功创建为松江第一批市级卫生村。

1989年,市爱卫会要求在全市郊县开展市级卫生村创建活动。是年,由于松江农村卫生基础设施及粪管工作离市卫生村标准较远,故未开展卫生村创建活动。1991～1995年,松江县爱卫办按照市级卫生村创建要求,每年下达指标;同时,根据实际,提出创建县级卫生村相关任务。其间,全县先后创建为市级卫生村5个,占总村数的1.58%;县级卫生村142个,占总村数的44.90%。

1996年6月,市爱卫会重新下发《上海市卫生村考核评分标准》,内容涉及爱卫组织、村容卫生、除四害、饮水、食品卫生、粪便管理、卫生防病、家庭单位卫生和健康教育等8个大类37项指标。1996～2000年,松江县爱卫办又根据《上海郊县创建卫生城镇、整治道路"九五"规划》中提出的以路带镇、以镇促村的要求,在市、县级卫生村创建过程中,严格标准,符合一个,发展一个,宁缺毋滥。其中,1996 年,松江县创建市级卫生村 7 个、1997 年 10 个、1998 年 11 个、1999 年 23 个和 2000 年 34 个;全区(县)累计建成市级卫生村 90 个,占总村数的 41.28%。

2001 年起,松江区爱卫办根据市爱卫会《上海市爱国卫生工作"十五"规划》提出的指标要求,又根据相关镇、村撤并的实际,按标准继续开展松江区的市级卫生村创建,其中 2001 年创建成市级卫生村 12 个、2002 年 9 个、2003 年 26 个、2004 年 25 个。至 2004 年底,全区共被市爱卫会命名为市级卫生村 162 个,创建达标率 100%。

三、国家卫生镇

1997 年 8 月,全国爱卫会下发《关于开展创建国家卫生镇活动的通知》,决定在全国范围内开展创建国家卫生镇活动,并同时下发《国家卫生镇考核标准(试行)》和《国家卫生镇考核命名办法(试行)》。2000 年 1 月,松江区爱卫会下发《2000 年松江区爱国卫生工作计划》,明确松江区洞泾镇创建国家卫生镇,年内要通过市爱卫会验收。同年 11 月,市农委和市爱卫会组织相关部门专业人员,对松江区洞泾镇创建国家卫生镇进行现场检查考核,该镇各项创建指标全面完成,通过验收,并报全国爱卫会。2001 年 10 月,松江区洞泾镇创建国家卫生镇通过全国爱卫会考核验收。2002 年 6 月,全国爱卫会命名松江区洞泾镇为国家卫生镇。

2003 年 3 月,市爱卫会下发《上海市建设健康城市(2003～2005 年)三年行动计划》征求意见稿,要求郊区县 20% 的镇达到国家卫生镇的标准。2003 年,正值松江创建国家卫生区,而国家卫生镇的创建比例还未达到,为此,决定松江区创建国家卫生镇先培育再确定的工作思路。

2004 年 1 月,松江区爱卫会提出泗泾镇和九亭镇年内建成国家卫生镇的要求;4 月,松江区爱卫办向市爱卫会提交将泗泾、九亭 2 镇创建国家卫生镇列入 2004 年市卫生创建计划的申请。同年 7、8 月,市爱卫会组织市有关职能部门对松江区泗泾和九亭 2 镇创建国家卫生镇作市级调研考核;经调研考核,九亭镇达到国家卫生镇标准,市级调研考核合格,报全国爱卫会,推荐为国家卫生镇;12 月,全国爱卫办组织兄弟省爱卫会领导及相关技术部门专业人员对松江区九亭镇创建国家卫生镇作考核验收。同月,全国爱卫会命名松江区九亭镇为国家卫生镇。

2006 年 6 月,市爱卫办组织社会第三方,对松江区泗泾镇创建国家卫生镇作暗访检查;10 月,全国爱卫办组织兄弟省爱卫会领导及相关专业技术人员,对泗泾镇创建国家卫生镇作现场检查验收,对洞泾镇国家卫生镇作现场复审检查。12 月,全国爱卫会命名松江区泗泾镇为国家卫生镇。

2007 年 1 月,全国爱卫会重新确认松江区洞泾镇为国家卫生镇。同月,松江区爱卫会提出九亭国家卫生镇通过市、全国爱卫会暗查复审(根据市爱卫办意见,松江区九亭镇国家卫生镇复审延期 1 年);松江区新桥镇 2008 年建成国家卫生镇要求。

2008 年 4 月,市爱卫会下发《2008 年上海市爱国卫生工作计划》,松江区九亭镇被列为市国家卫生镇复审计划,新桥镇被列为市国家卫生镇创建计划。11 月,全国爱卫会组织浙江、北京2省市爱卫办领导及相关专业技术人员,对松江区新桥镇和九亭镇国家卫生镇创建、复审工作进行现场考核验收。12月,全国爱卫会重新确认松江区九亭镇为国家卫生镇;命名松江区新桥镇为国家卫生镇。

2009年2月,松江区爱卫会提出2009年松江的卫生创建、巩固工作将以国家卫生区复评验收为主线,培育1～2个镇新创国家卫生镇,争取1个镇年内列入市爱卫会创建计划的目标。确定泖港镇2009年列入市国家卫生镇创建计划,2010年建成国家卫生镇。2010年,松江区爱卫办根据全国爱卫办《关于2010年国家卫生城市、区、镇复审工作安排的通知》精神,明确泖港镇年内确保创建国家卫生镇通过全国爱卫会验收;泗泾镇国家卫生镇通过全国爱卫会复审。同年7月,全国爱卫会组织相关人员对松江区泖港镇创建国家卫生镇作暗访检查;8月,全国爱卫会组织相关人员对松江区泗泾镇国家卫生镇巩固工作作暗访检查;12月,全国爱卫会重新确认松江区泗泾镇为国家卫生镇,命名松江区泖港镇为国家卫生镇。至2010年底,全区累计创建为国家卫生镇5个,达到国家卫生区标准中有关国家卫生镇创建的指标要求。

四、国家卫生区

1989年3月,国务院下发《关于加强爱国卫生工作的决定》,围绕2000年人人享有卫生保健的战略目标,提出爱国卫生工作的基本方针、方法和主要任务。10月,全国爱卫会下发《关于开展创建国家卫生城市活动的通知》,要求在全国开展创建国家卫生城市活动。

2001年2月,松江区第一届人民代表大会第五次会议召开,在松江区国民经济和社会发展第十个五年计划纲要报告中,首次提出:加快建设松江新城,提高农村城市化水平;理顺城镇管理体制,建立相互衔接,合理分工,依法调控的城建城管综合执法框架;加大环境保护力度,推进垃圾分类处理,改善城乡环境,创建国家卫生区的"十五"发展目标和主要任务。3月,区政府召开松江区创建国家卫生区领导小组会议,明确创建国家卫生区2001年基本达标,2002年全面达标。6月,区政府办公室转发《松江区创建国家卫生区2001～2002年规划》,根据有关申报国家卫生区必须具备5个基本条件,对松江区市政局、环保局、卫生局和爱卫办等28个职能部门作了职责分工。还根据国家卫生区标准,排定松江东部污水处理工程等8项区政府重点工程和一水厂、二水厂二期供水改造工程等9项区政府实事工程。后因创建范围、创建面积、市级卫生街镇创建比例等种种原因,市爱卫会未向全国爱卫会申报。

2003年3月,区政府召开第19次常务会议,决定继续创建国家卫生区,全面推进松江城乡环境建设,提高全区人民的生活质量;国家卫生区的创建范围由城区扩大至全区。是年,松江区爱卫办对照国家卫生区创建标准,抓街镇创建计划调整,抓创建项目推进,抓全区环境综合整治;达标一个验收一个,验收一个巩固一个,确保街镇创建比例达到市规定标准。同年12月,松江创建国家卫生区通过市爱卫会验收。

2004年8月,市爱卫办下发《关于对本市新创国家卫生区进行调研指导的通知》,并于

8、9月两次到松江作暗查调研。松江区爱卫办则根据市爱卫办提出有关城乡结合部、农贸市场周边、小集镇市容市貌、除四害和食品行业无证经营等反复出现的问题,及时进行整改;同年11月,松江创建国家卫生区通过全国爱卫会验收。2005年4月,全国爱卫会命名松江区为国家卫生区。

2005～2009年,全区按照新的《国家卫生城市标准》,高起点规划,高标准布局,高质量配套,高水准管理;分析巩固工作中客观存在的差距,制订好巩固工作(复审工作)计划,确定工作的重点,开展自查自纠,对发现的问题及时整改,确保顺利通过市和全国爱卫会的复审。

2008年10月,市爱卫会组织相关人员对松江的国家卫生区复评工作进行暗访检查;12月,松江国家卫生区通过市爱卫会复审验收。2009年8月和11月,全国爱卫会2次派出暗访组,对松江国家卫生区的巩固工作作暗访检查。2009年12月,全国爱卫会重新确认松江区为国家卫生区。

2013年8月,全国爱卫会和市爱卫会2次对松江国家卫生区巩固工作作暗访复查;12月,全国爱卫会重新确认松江区为国家卫生区。

1990～2010年松江区(县)街镇卫生创建达标情况表

年份	国家卫生区	国家卫生镇	全国卫生县城	上海市卫生城区	上海市一级卫生镇、街道	上海市二级卫生镇、街道	上海市三级卫生镇
1990							松江、泗泾
1993						松江、泗泾	
1994							新桥、洞泾、佘山、小昆山
1995							张泽、泖港、车墩、九亭
1996			松江城区(基本达标)			佘山	新浜、天马山、茸北、叶榭
1997			松江镇(全面达标)		新桥、洞泾、小昆山、张泽	李塔汇、石湖荡、华阳桥、五库、大港	
1998					泗泾、洞泾、小昆山	九亭、泖港、李塔汇	
1999					李塔汇	车墩、石湖荡	
2000				全面达标	九亭、泖港	茸北、天马山	
2001		洞泾			岳阳、方松		

（续表）

年份	国家卫生区	国家卫生镇	全国卫生县城	上海市卫生城区	上海市一级卫生镇、街道	上海市二级卫生镇、街道	上海市三级卫生镇
2002					中山	永丰	
2003					永丰、车墩、新桥、佘山	新浜、叶榭	
2004	全面达标	九亭			叶榭、新浜、石湖荡		
2006		泗泾					
2008		新桥					
2010		泖港					

第六节　健 康 教 育

一、民国时期卫生宣传

1916年，松江流行霍乱、天花等传染病，死者相继，县城一批知识人士自发组织宣传卫生知识。1919年9月，松江流行霍乱，地方人士朱鹤生、谢宰平等倡议成立松江公共卫生会，设宣传股等，开展卫生防疫宣传。1927年，松江成立禁烟局，开展吸鸦片危害宣传。1929年1月，松江民众教育馆开馆，举办卫生讲习会、演讲会、卫生展览、印制卫生宣传资料，向民众宣传卫生保健知识。1929年10月，县政府奉令举行拒毒运动，组织宣讲团演讲、张贴标语图片、表演浏览等。1936年6月，松江成立夏令卫生运动委员会，对商店、公共场所、街道民众开展夏令卫生防病知识宣传，进行卫生设施建设和卫生人员培训。1946年4月，在松江公医院等医疗机构设戒烟

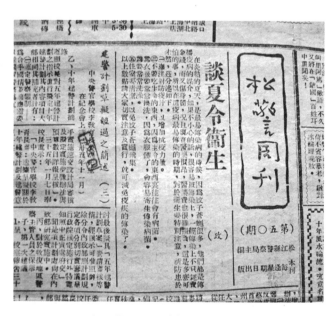

1947年8月10日，《茸报》（松江县警察局）
"松警周刊"谈夏令卫生

部(所)12 个,宣传吸鸦片危害。1947 年 1 月,松江县卫生院成立,组织医务人员到农村,向农民宣讲血吸虫生活史和传播方式,以及血吸虫病危害性、预防和治疗常识。

二、解放后健康教育(卫生宣传教育)

(一) 健康教育网络

1. 区(县)网络

解放初,松江的健康教育(卫生宣传教育)无专门行政和业务主管部门。

1951 年 6 月,松江县血吸虫病防治站成立,设宣传组。松江县政府民政科组织血防专业人员及医务人员到县内流行区,向疫区人民普及血吸虫病预防知识。1952 年 3 月,松江县防疫委员会成立,设县防疫股,负责血吸虫病防治、霍乱等传染病防治的卫生防疫知识宣传工作。同年 6 月,松江县政府卫生科建立,全县卫生知识宣教工作由县卫生科负责。业务上,县卫生院与县防疫股协作,每年制定计划,以拉横幅、黑板报、印发告知书和绘制墙头画等形成,到农村宣传血吸虫病、霍乱和天花等传染病防治知识。1955 年 8 月,松江县人民委员会卫生科建立,全县血吸虫病防治、各类传染病防治等卫生宣教工作由县卫生科负责。1957 年,县防疫股与县血吸虫病防治站合并,设防疫组和防治组,血吸虫病防治知识宣传由县血吸虫病防治站负责。1958～1975 年,松江县除害灭病领导小组成立,下设办公室。血吸虫病防治、传染病防治和除四害等卫生宣传工作由除害灭病办负责。1976年,松江县卫生防疫站成立,内设宣传科,负责全县卫生宣传教育工作。1982 年 10 月后,根据卫生部的相关精神,松江的健康教育工作行政上由县爱卫办主管,业务指导由县卫生防疫站宣传科负责。1983 年起,松江县以宣传教育为主的卫生宣教工作转型为健康教育。1985 年,县卫生防疫站内设科室调整,宣传科改称为卫生宣传教育科,具体负责健康教育业务指导。1988 年 4 月,松江县政府成立卫生科普宣传领导小组,明确卫生科普宣传工作由县科协和县爱卫办主管,业务指导由县卫生防疫站负责,县教育局、县计生委和县卫生局等共同参与。1998 年 9 月,松江县爱卫办更名为松江区爱卫办。区爱卫办负责全区每年健康教育计划制定及具体工作安排。同月,松江县卫生防疫站更名为松江区卫生防疫站,内设卫生宣教科。2000 年 2 月,松江区疾病预防控制中心成立,内设健康教育科,负责全区健康教育业务指导工作。2003～2013 年,松江区爱卫办、健促办把健康教育作为卫生创建和建设健康城区、健康社区的主要内容,在全区学校学生、企业职工、社区居村民和医院患者等人群中开展公共卫生、慢性病、职业病、妇幼保健、优生优育、青少年保健、老年保健、环境保护、膳食营养、运动与健康、吸烟与健康等健康促进知识普及教育活动。

2. 乡(镇)网络

1956～1966 年,松江县每个公社、乡镇有 1 名领导班子成员分管爱国卫生工作,有 1名文教助理负责卫生宣传教育。1970～1980 年,全县公社、镇爱国卫生工作由各自所设的教卫组负责,组内有 1 人分管卫生宣传教育。1981～2013 年,全区(县)乡(镇)、街道成立爱国卫生运动委员会,下设办公室(爱卫办);健康教育(卫生宣传教育)行政由爱卫办负责。

1957年,全县各乡镇联合诊所合并建立乡镇医院,医院内设防疫组,有1人负责卫生宣传教育业务;1958年,乡镇医院改称公社卫生院,卫生院内设防疫组,有1人负责卫生宣教业务。1978～1983年,全县各公社、镇卫生院设防保组,组内有1人负责健康教育(卫生宣教)业务。1984～1997年,全县各乡、镇卫生院设防保组,组内有1人负责健康教育(卫生宣教)业务指导。1998～2013年,全区(县)各镇、街道卫生院先后更名为镇、街道社区卫生服务中心,内设防保科,科内有1人负责健康教育(卫生宣教)业务。

3. 骨干培训

20世纪70年代末至80年代初,松江基层卫生宣传教育成员,大部分从医疗卫生和行政工作岗位上抽调,缺乏卫生宣传业务和科学普及工作经验和专业知识,为此,县防疫站曾举办多次卫生宣传业务讲习班或专业知识培训班对他们进行培训。

1991年,松江县政府制订《松江县"八五"期间实施初级卫生保健规划》,要求普及卫生知识。松江县爱卫办和县卫生防疫站根据《规划》要求,在全县开展健康教育读本培训工作;培训对象为各乡镇文卫助理、爱卫办主任、各村行政主任、民兵连长、团支部书记、妇女主任、乡村医生、生产队队长、工厂单位食堂负责人、食品行业负责人和卫生干部等,并在泗泾、华阳桥、塔汇、洞泾、卫生局机关等乡镇单位进行试点,1992年全县推开,1994年底基本结束,共培训骨干105713人。20世纪90年代末,松江区(县)爱卫办、区(县)卫生防疫站宣教科(健康教育科)根据市爱卫办的要求,松江的健康教育内容逐步转向健康促进。2000年起,松江区爱卫办与区疾病预防控制中心联手,在岳阳街道通乐小区建立松江第一个健康促进志愿者服务队,以退休的医务、教育、法律和新闻人员为骨干,定期为居民开展以促进健康为主题的知识讲座、咨询服务和健康宣教活动。2007年起,根据松江每3年一轮建设健康城区规划需要,组建区健康促进宣讲团,聘请区内各医疗机构及疾病预防控制中心相关专家共45人为骨干,为各社区居民、企事业单位职工和机关干部等,传授各类传染病、慢性非传染性疾病防治、精神心理卫生、妇幼保健、合理营养、中医中药和社会大卫生等健康知识。全区先后共举办宣讲活动453场次,3万余居民受益。2009年起,为加强高血压重点人群的管理,区爱卫办在全区各街镇、机关、学校、医院、企事业单位、居委会和村委会建立以高血压自我管理小组为骨干队伍,让高血压患者互帮互助开展健康知识传播。至2013年,全区已建立健康促进志愿者服务队15个,骨干队员371名;建立高血压自我管理小组392个,参与者近7000人。

(二)方法、措施

1. 传媒

报刊　1979年2月,松江县医学卫生学会成立,1980年3月创刊内部发行《卫生与保健》小报,成为松江唯一的卫生知识宣传报刊;1986年底停刊,共刊76期,每期由2000份增加至4400份。2007年7月,《松江卫生》报创刊,为内部发行的半月刊,每期刊发从创刊时 4000 份增加至 2013 年的 7000 份。

广播专栏 1957 年起,松江县有线广播站和各乡镇、公社广播站相继建成播音。结合季节性防病工作,设专题宣传卫生防病知识,是当时民众接受卫生知识宣传的唯一窗口。1986 年 12 月,松江人民广播电台开播,每周有一档 10 分钟的卫生防病、爱国卫生知识宣传。1993 年 1 月,松

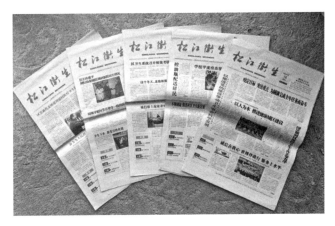

《松江卫生》报

江人民广播电台调频立体声广播开播,在调频 100.9 兆赫举办"健康你我他"专题节目,每周播 2 次,每档播 30 分钟,全年播出 52 档;其中《名医坐堂》《应季话题》《医学动态》和《健康立交桥》等栏目,在听众中有广泛影响。

黑板报、画廊 解放后,松江县卫生科、县除害灭病办和县爱卫办等卫生行政部门,要求全县医疗卫生单位、工厂企业单位、学校、居委会和村民委员会,以黑板报形式,根据不同季节和不同传染病病种,向人们宣传其危害性、卫生防病知识。

画廊在松江基层街镇社区、学校、医院和工厂企业等广为应用。1985 年 9 月,松江县卫生防疫站在中山中路(县政府对面)建固定卫生科普知识宣传专栏,每季刊一期,28 年从未间断。而后,松江县爱卫办要求每个乡、镇筹建固定宣传橱窗,作为向民众宣传健康卫生保健知识的阵地。2003 年起,区爱卫办、区疾病预防控制中心先后要求在街镇主要路段、候车亭、企事业单位、居委会、村委会和农贸集市等设置固定宣传栏。2005 年起,区疾病预防控制中心在各街镇居委会建立健康咨询服务点,至 2012 年底,建点 233 个,点上配置磅秤、卷尺、血压机及合理营养、季节性疾病预防知识等实物和读物。

影视片、电视专栏 1953 年 12 月,苏州专区流动电影放映队到松江第一次放映体育与卫生、粮食与健康、防治血吸虫病等卫生科教影片,并播放幻灯片除"四害"等。嗣后,松江县各乡、公社先后建立电影放映队,开辟乡村流动电影宣传点,经常放映除"四害"、血吸虫病防治、防止病从口入、饮水卫生、家庭饮食卫生和城市环境卫生等卫生科教宣传片。1986 年 1 月,松江电视台开播,每年结合相关卫生月(日)宣传活动宣传卫生防病知识。2003～2013 年,结合松江区健康城区建设每 3 年一轮计划及各卫生日、周宣传,在电视台开辟健康养生专栏,根据季节和民众需求,宣传科学饮食、卫生防病和保健养生等健康知识。

2. 场所

医院 20 世纪 50、60 年代,全县各级医疗机构结合预防鼠疫、霍乱、妇幼卫生、性病和计划生育等,向民众宣传预防保健知识,医院成为健康教育的重点场所,而患者成为健康

教育的重点对象。20世纪70年代,全县各医院坚持开展疟疾、副霍乱、乙型脑炎和流行性出血热等急性传染病防治知识宣传。20世纪80年代,松江县把健康教育列入各级医疗机构的工作内容,纳入防保组或预防保健科主要工作,设专职或兼职人员负责健康教育工作。

1998年6月,卫生部颁发《中华人民共和国医师法》,明确规定开展患者健康教育是执业医师的义务之一。全区各级医疗机构根据不同患者情况,有针对性地开展预防保健知识宣传;配合各卫生日活动,向民众宣传高血压、糖尿病、艾滋病等专病防治知识和社会公共卫生知识宣传。2003年起,松江区根据建设健康城区的规划要求,各级医疗机构采取健康教育与候诊环境、门诊治疗、入院护理、出院医嘱、社区卫生服务相结合办法,在医院内利用橱窗、展板、电子显示屏、录像、讲座和健康教育处方等开展各种形式的健康教育,向病家宣传专病防治知识。至2012年,全区医疗机构已开具专病健康处方5亿多份。2010年3月,《上海市公共场所控制吸烟条例》颁布。松江区各医院作为控烟重点场所,医务人员人人参与义务宣传,作出表率;区方塔中医医院和市第一人民医院南部,分别于2008、2009年创建成全国无烟医院。至2013年,全区28所医疗卫生机构全部创建为无烟医院(单位)。

学校　1926年,医师焦湘宗兼任松江景贤、松筠和慕卫等校校医时,就自编教材,开展卫生防疫知识宣传教育。20世纪50年代中后期,松江各级各类学校开展健康教育工作,要求学生不喝生水、不随地吐痰、不吃不洁食物、不乱丢果皮、勤洗手剪指甲、勤洗澡换衣、勤洗头理发和勤漱口刷牙,培养学生个人卫生习惯。20世纪60年代,松江县开展学校学生饮食饮水卫生和预防近视眼等保健知识宣传。20世纪70年代,全县开展青春期卫生、游泳卫生和除"四害"等预防保健知识宣传。20世纪80年代,全县学校配保健老师负责健康教育工作,宣传"五讲四美"、《上海市民卫生须知》和除"四害"等。1990年6月,国家颁布《学校卫生工作条例》,要求中小学校开设健康教育课,每周15分钟;1992年9月,卫生部、国家教委和全国爱卫会发布《中小学生健康教育基本要求(试行)》《小学生健康教育大纲》和《中学生健康教育大纲》,全县各中小学校普遍开设健康教育课,向学生宣传饮食饮水卫生、饭前便后要洗手、不生食小水产、不吃不洁变质食物、不喝生水等卫生知识。1993年9月起,全县各中专、技校和职校先后开设健康教育课。2003年起,学校的健康教育作为一门基础课程,列入教育大纲,全县学校学生的健康教育开课率达100%,健康知识知晓率达95%以上,学生卫生行为形成率达95%以上。2013年,全区学校结合国家卫生区创建和健康城区、健康社区建设,根据中小学生、中专技校学生的不同年龄段,开展人体生理、生长发育、个人卫生、心理健康、饮食营养、五官保健、运动与休息、安全与急救、疾病防治、艾滋病预防、社区保健、环境卫生、人际关系、不吸第一支烟等方面的健康知识宣传教育;学校从教学条件、教学卫生、教学管理、教学活动、学生健康知识掌握、习惯培养和公共卫生等多方面进行规范,全区学校的健康教育工作得以进一步规范开展。

农村　1952年,为反对美帝国主义细菌战争,政府组织大批医疗卫生人员到乡村,利用标语、传单、黑板报、讲演会、展览会和文艺演出等多种形式向农民宣传卫生知识。20世纪50年代中后期,全县农村多次掀起卫生防病知识宣传高潮,促进了爱国卫生运动和血吸虫病防治工作。20世纪60、70年代,在全县农村开展疟疾、副霍乱、流行性脑脊髓膜炎、乙型脑炎和流行性出血热等急性传染病防治知识、"四要"(见蚊蝇要扑打,要喝开水或消毒水,饭前便后要洗手,不卫生行为要劝阻)、"四不"(不吃不洁食物,不乱倒垃圾、粪便,不乱丢果皮纸屑,不随地吐痰和大小便)和"以卫生为光荣,以不卫生为耻辱"的爱国卫生运动宣传。1981~1982年,全县结合文明村建设,以治理环境脏、乱、差为突破口,向农民宣传《上海市民卫生须知》和个人卫生、社区卫生、环境卫生知识,农村的健康教育做到四个有:即家家有广播喇叭,村村有卫生宣传栏,学校有卫生常识课,队队有卫生宣传员。1988年,市政府公布《上海市除四害工作管理暂行规定》,松江县爱卫办加强全县除"四害"工作及鼠、蚊、蝇、蟑等危害性和卫生防疫知识的宣传。1989年,市爱卫会确定每年4月为全市卫生月,将健康教育列入卫生月活动主要内容。1991年,全县各乡镇爱卫办结合中心工作、各卫生日和季节性防病工作,组织各项社会性健康教育和每年健康教育周活动。1992年,针对饮用水卫生、食品卫生、粪便管理、环境卫生、水源保护和除"四害"等突出问题,松江县各乡镇坚持以市、县爱国卫生先进单位创建为重点,采取办班培训、职工自学和统一试题测试等方法,开展全民健康知识普及教育;是年,有25870人参加试题测试,完成率为市规定指标的147.8%,健康教育覆盖率达90%左右。1993年起,松江县爱卫办继续加强农村健康教育读本系列教育工作,据统计,1993年全县完成健康教育读本系列教育39559人,1994年完成66037人;2年累计完成健康教育读本系列教育105596人。2003~2013年,松江区结合每3年一轮健康社区建设,围绕健康社会、健康环境、健康人群建设活动,以健康知识普及为基础,以推进健康促进项目为抓手,坚持开展各级各类健康教育活动,全区农村居民的健康知识知晓率、健康生活方式行为形成率普遍提高。

1991~2013年松江区(县)健康教育周活动主题情况表

年　份	届　次	主　　题
1991	1	维护环境卫生,加强自我保健
1992	2	健康要把好病从口入关
1993	3	健康的金钥匙在自己手中
1994	4	人人参与,为了人人健康
1995	5	人人健康,新一年的祝福
1996	6	人人健康,家庭幸福
1997	7	养成良好习惯,促进身心健康,共享美好人生
1998	8	健康,人生的第一财富

（续表）

年　份	届　次	主　题
1999	9	把健康生活方式带入新世纪
2000	10	健康生活新纪元
2001	11	21世纪健康人生
2002	12	共筑健康社区，提高生命质量
2003	13	健康生活在社区
2004	14	建设健康城市，塑造健康人生
2005	15	新《传染病防治法》，市民健康保护神
2006	16	动员全社会，科学防治禽流感
2007	17	12320，您的健康顾问
2008	18	健康呼吸，健康生活
2009	19	我的健康我维护
2010	20	健康迎世博
2011	21	健康教育，全民参与，提升公众健康素养
2012	22	普及健康素养，提高健康水平
2013	23	营造社会健康氛围，提升市民健康素养

第七节　健 康 促 进

一、健康城区

　　根据上海市建设健康城市的总体规划，松江区从2003年起开展健康城区健康促进项目建设活动；区政府还每3年一轮印发松江区建设健康城区三年行动计划；并明确由区爱卫办牵头，负责健康城区建设工作。2003～2005年，区政府印发松江区建设健康城区三年行动计划，内容涉及营造健康环境、提供健康食品、追求健康生活、倡导健康婚育、普及健康锻炼、建设健康校园、发展健康社区和创建精神文明等8个大类93项指标。区爱卫办先后制定提出"保护母亲河，清洁空气，爱绿护绿，人人动手、清洁城市、美化环境，健康身心，婚育新风进万家，人人运动，健康校园，让虫害远离生活，健康家园，三讲一树"等11项主题活动方案、具体实施指标和工作要求。2005 年 12 月,市爱卫办组织调研组对松江的健康城区建设活动开展情况进行综合性调研评估:松江区建设健康城区 2003~2005 年所确定的 93 项指标全面完成。

2006 年 10 月,区政府下发《松江区建设健康城区(2006~2008 年)行动计划》,确定万河整治、绿色人生、清洁家园、让虫害远离生活等 14 项重点活动和人

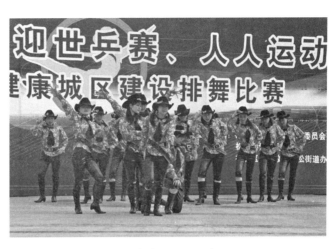

健康城区建设活动

人知道自己血压、人人参加健身活动、人人掌握救护技能、人人了解食品安全和人人养成健康行为即"五个人人"行动。区爱卫办先后在全区机关、学校、居民区、医院和单位开展"五个一"活动:即开展一次健康城市幸福歌咏比赛,编写一本健康知识宣传读本,开展至少一次健康知识和技能竞赛,组织至少一次以上"看松江健康、评健康松江"活动,为每户健康家庭配发一份健康知识报刊等。2008 年,全区开展以一个中心(以社区卫生综合改革为中心),二项主题活动(高血压自我管理和农民、农民工健康教育积分制奖励)活动,达到三个"30"健康场所建设率[每个街镇至少有 30 个单位参与健康单位建设,健康家庭建设的参与率达 30%,30%的居(村)委启动健康之家建设]。同年 9 月,松江区按照市规定的评估程序、标准、方法和重点内容,遵循社会评价、市民评判和科学数据评定的要求,采取社区自评、单位自评、专题访谈和市民问卷调查以及区建设健康城区联席会议综合评估等方法,对松江建设健康城区三年行动计划实施情况作自评估:所确定的 47 项工作指标有 45 项全面完成,完成率达 95.74%。

2009 年 4 月,区政府下发《松江区健康城区建设三年行动计划(2009~2011 年)》,明确营造健康环境、完善健康服务、加强健康管理、夯实健康场所等 4 项工作任务、23 项具体工作和重点推进人人动手清洁家园、人人劝阻室内吸烟、人人坚持日行万步、人人掌握控油控盐和人人学会应急自救等"五个人人"行动的具体内容;按照健康环境、健康人群和健康场所建设的标准要求,确定健康城区建设社会指标有 3 项、工作指标有 47 项。2009 年,松江区坚持健康城区建设与国家卫生区复评相结合,与迎世博环境整治行动相结合,在全区开展迎世博、我运动、我健康、市民健康行和奔向世博排舞万人跳等主题活动。2010 年,健康城区建设列入松江区 2010 年实事项目计划,将建科学健身路 30 条,健康自我管理小组 392 个,健康示范村 40 个,健康单位 30 个列为实事建设内容,并明确专项经费。年内,遵循整体推进、个性发展的原则,全面发动、周密组织、加强指导,生动演绎世博会主题,以"四控一动"(控油、控盐、控烟、控体重、适量运动)为核心内容,全面推进健康世博和全民

健康生活方式行动;广泛普及健康知识,发展健康自我管理小组,倡导市民养成健康生活方式;加大健康步道(科学健身路)建设力度,为市民群众创造体锻场所条件,健康城区建设各项实事项目如期完成。2011年,松江区健促办(区爱卫办)对建设健康城区三年行动计划实施情况作综合评估,经评估,2009～2011年健康城区建设工作,围绕营造健康环境、完善健康服务、加强健康管理、夯实健康场所的四大任务,有序推进"五个人人"健康市民行动,健康城区建设50项指标、各项实事项目建设任务圆满完成。

2012年3月,区政府下发《上海市松江区建设健康城区三年行动计划(2012～2014年)》,确定39项指标任务(其中市定指标31项,纳入松江30项;增加区定指标9项,计39项)。2012年,区健促办(区爱卫办)以娱乐、网吧、餐饮公共场所为重点的控烟监督执法和街镇老年活动室、企业、医院、学校无烟创建活动全面开展;举办合理使用抗生素,企业职工生殖健康,慢性病防治,心理健康,青春期健康等健康知识大讲堂;开展职工达人秀,全民健身日,家庭健康生活方式知识竞赛,健康自我管理,开拓美好人生,健康单位建设经验交流会,国际健康管理与生产力企业论坛,市民健康素养知识和技能培训,健康生活方式示范场所,机关"健康行"知识竞答等各项健康促进活动。2013年,区健促办(区爱卫办)在4个街道、5个国家卫生镇和三星、箭牌2家企业开展无烟机关、无烟企业创建活动;结合《上海市公共场所控制吸烟条例》实施三周年和世界无烟日,开展一次广场主题宣传、一次专项执法检查、一次志愿者专项巡查、一次专项调查和一次宣传品征集等"五个一"系列宣传活动,在全区形成和营造全社会关注控烟,参与控烟的浓厚氛围,并按既定目标,继续开展健康城区各项建设活动。

二、健康社区

2003～2005年,松江区健促办(区爱卫办)贯彻市爱卫会、市爱卫办《上海市开展建设健康社区活动实施意见》和《关于加强上海市建设健康社区工作的通知》精神,全区各街道、镇健康社区建设活动全面开展;并围绕健康社会、健康环境和健康人群三项主题内容,以健全健康管理网络,完善健康基础设施,营造健康生活环境,加强社区健康服务,倡导社区健康互助和提高人群健康质量作为总体工作目标,扎实推进健康社区建设工作。同时,松江区确定市健康社区示范建设为岳阳街道和方松街道,市健康单位示范建设为凯达公路工程公司等4个,健康小区建设示范18个,健康家庭示范建设720户。3年中,全区各街镇坚持开展环境保护、设施建设、健康教育、虫害防治等专项活动及个性发展项目,开展多种形式的健康咨询等健康促进、健康服务活动,有序推进健康社区建设。

2006～2008年,按照松江区建设健康城区三年行动计划确定的4项任务,14项重点活动和"五个人人"行动,全区以健康社区建设为主线,开展以"健康之家"为载体的市民健康促进支持体系建设,推进"2211"工程建设,建立社区居民高血压自我管理小组,开展无烟医院创建,文明餐厅,我爱公健操,全民健康生活方式图片巡展,社区高血压群组干预,"健康一二一"韵律操大赛,健康知识讲座、讨论、知识竞赛,组织讲演团进社区、进农村、进企业,"五个大家"即:环境顽症生活陋习大家找、整治对策大家议、文明行为大家学、世博文明大家做、健康生活大家建等项全民健康生活方式行动建设活动,逐步满足市民健康需求,有效推进松江全民健康生活方式行动开展。

2009～2011年,根据区政府建设健康城区三年行动计划的相关要求,松江各街镇(社区)继续深入开展健康社区建设活动。2009年,全区围绕服务世博,重点开展"五个人人"(人人动手清洁家园、人人劝阻室内吸烟、人人坚持日行万步、人人掌握控油控烟、人人学会应急自救)为重点的健康促进市民行动;社区居民学烧健康菜,迎世博社区居民健康行,日行一万步、吃动两平衡、健康一辈子的健康生活方式理念深入人心。2010年,全区各街镇(社区)以"四控一动"(控烟、控油、控盐、控体重、适量运动)为核心内容,全面推进健康世博和全民健康生活方式行动;广泛普及健康知识,发展健康自我管理小组;加大健康步道(科学健身路)建设力度,为市民群众创造体锻环境;开展健康村、健康单位创建,确保健康社区建设各项健康促进实事项目完成。2011年,全区街镇(社区)围绕营造健康环境、完善健康服务、加强健康管理和夯实健康场所四项任务,有序推进"五个人人"健康市民行动,"四控一动"健康生活方式理念在社区群众中得到广泛传播。据统计,全区各街镇(社区)健康社区建设工作中,共招募爱国卫生志愿者1.45万人,开展"人人动手清洁家园活动"共5967次,97.85万人次参与;招募控烟志愿者1300余名,开展"人人劝阻室内吸烟"活动共8566个单位;场所张贴禁烟标识11.12万张、宣传画公告等23.98万张,劝阻1500多人次,巡查、暗访单位6826家;开展"人人坚持日行万步"活动,共建健身路119条,有健身团队520支,健身点464处,138个单位落实公健操、广播操制度,5万多名职工参与;农村健身点覆盖率达100%,50%以上人群知晓践行科学健身活动;开展"人人掌握控油控盐"活动,向社区居民发放控盐勺31万只,控油壶41万只,健康大礼包48.14万套,发挥392个健康自我管理小组成员作用,向社区群众普及每人每天盐摄入6克以下,油25克以内等健康生活知识;开展"人人学会应急自救"活动,依托31个急救培训基地(站),培训救护员3200名,普及型培训26000人次。全区累计建成7个市健康社区先进,市健康村103个,市健康单位先进12个,上海沪杭路桥实业公司荣获上海市健康单位优秀奖荣誉称号。

2012～2014年,落实《松江区建设健康社区(2012～2014年)三年行动计划》提出的指标要求,在全区各街镇(社区)有序开展人人健康膳食、人人控烟限酒、人人科学健身、人人愉悦身心和

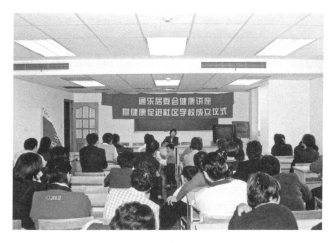

居民健康教育

人人清洁家园等"五个人人"行动。结合爱国卫生运动 60 周年纪念活动,松江以国家卫生区复审为主线,梳理社区中出现的环境卫生问题,推进环境健康建设活动;按照医患合作、患者互动、自我管理的要求,推进社区自管小组建设活动;以"四控一动"为核心内容,开展政府机关健康食堂创建活动;以全民健康生活方式为主要内容,开展学校、医院、机关、企业、餐厅和社区等"六个一"场所健康促进活动;以运动、膳食、心理三大主题,落实泗泾、泖港健康主题公园和中山街道松东路健康饮食一条街建设;结合《上海市公共场所控制吸烟条例》颁布 3 周年,在 4 个街道、5 个国家卫生镇开展无烟机关、无烟企业和无烟老年活动室创建。至 2013 年,全区各街镇(社区)健康知识普及和培训 560 场次,3 万多人受益;开展各层次健康知识讲座和大讲堂 2900 余场次,6 万余人受益;向居民户派发中医养生读本、健康自我管理读本等 150 余万册;新建居(村)委会宣传栏 185 个,设固定宣传版面 1850 块;设候车厅宣传版面 42 块;每年为社区 500 多个固定宣传栏征订宣传墙报;在人与健康等报刊刊登健康社区建设信息 500 余篇;开展策划主题活动 20 多场,受益群众 60 余万人;加强体育设施建设,推动"人人科学健身行动",累计建体育健身场所 58 个、科学健身路 136 条 84380 米、健身步道 18 条、百姓健身房 8 个、百姓游泳池 1 个、公共运动场 3 个、健身苑 5 个、健身点 86 个,有各类型体育健身团队 2258 支;加强社区群众心理健康知识普及,推动"人人愉悦身心行动",15 个社区建心理健康指导点 15 个、覆盖率 100%。佘山、泗泾等 10 个街镇(社区)先后获市健康社区先进;泖港镇被 WHO 健康城市合作中心命名为国际健康镇;建成市健康单位先进 80 家;台积电、三星和达丰等 3 个单位被评定为WHO 上海市合作中心健康单位先进;建成健康主题公园 5 个;中山松东路及泖港、泗泾、新桥、九亭和洞泾 5 个国家卫生镇建成 6 条健康一条街;建成社区健康自我管理小组 503 个 9535 名组员,其中市级示范 26 个;岳阳街道西新桥健康自我管理小组获 WHO 健康城市合作中心命名。

第五章 监督管理

民国时期,松江的医药卫生事宜表面上由警察局和民政科共同兼管,实际上无专门人员管理,主要由医师、助产士公会等民间团体和私营医疗机构施行具体事务。旧时松江药政管理订有条规,由药业公会等民间团体实施有关业务;也曾成立一些临时机构如松江县卫生事务所、禁烟(鸦片)局等进行管理,或形同虚设无所作为,或治标不治本少有成效;医疗卫生设施条件落后,食品、饮食、环境和劳动卫生等状况极差;一旦发生疫情,防治措施捉襟见肘。中华人民共和国成立后,松江卫生行政部门建立健全相应机构,形成完整的医政、药政、食品卫生等卫生监督管理体制。随着国家、上海市有关卫生的法律法规、实施细则、卫生标准和监督管理办法的颁布实施,松江开业医务人员和医务执业人员管理、医疗机构管理和医疗事故处理等医政工作机制、制度不断健全和加强;药品产、供、配用建立完整的规定、办法和制度,严格规范特殊药品保管使用等;食品卫生、公共场所卫生、职业病防治和传染病防治等监督管理有法可依,经营者和群众的卫生法制意识逐步形成并得到加强。

第一节 医 政 管 理

一、开业医务人员管理

1933年,神州医学会松江分会改名为松江中医师公会,开展中医登记、管理工作(抗战爆发后停止工作)。1946年3月,松江恢复中医师公会;4月,松江县医师公会成立;5月,松江县助产士公会成立;松江开始中医师、西医师和助产士的登记工作,并组织考试和考核,签发会员开业执照。

1947~1949年,松江中医师公会、西医师公会和助产士公会登记的中、西医会员共564人,其中中医511人、西医28人和助产士25人;在这些登记会员中,绝大多数持有开业执照在家或坐堂私人开业行医。

1950年11月,松江县成立医务工作者协会,后更名为松江县卫生工作者协会,协助推行卫生防疫工作,同时开展对中、西医医生和助产士会员的登记和管理工作,对符合条件的均予以登记,有开业许可证的开业医事人员均为卫协会员。

1951年,松江县卫生工作者协会协助县民政科对全县开业医务(事)人员进行管理。

1952 年 6 月,松江县政府设立县卫生科,统一管理全县卫生医政和社会医事。1955 年,县卫生工作者协会会同各区分会动员和组织社会开业医务人员走集体化道路,有 304 位个体开业医生参加联合诊所。至 1956 年,全县个体开业医生还有 170 多人,占全县原社会开业医生数的 37%。县卫生科和县卫生工作者协会对联合诊所刊制统一式样的图章,制定修订、完善规章制度,明确职责分工,对开业过程中出现的问题进行整顿、考核;同时对个体开业医生进行甄审考核,加强管理。

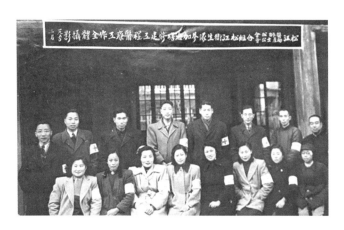

松江县医师公会助产士公会合组松江卫生队
参加海塘修建工程医疗工作(1950 年 3 月)

1959～1961 年,部分地方出现擅自开业行医现象。1962 年,市卫生局制订《上海市开业医务人员暂行管理办法》,对开业行医人员进行第二次全面审核发证。经县卫生工作者协会核查、考核,报请县卫生科批准发证 65 人。"文化大革命"后,私人开业行医被取缔。1980 年,国务院批转卫生部《关于允许个体开业行医问题的请示报告》。1982 年,市卫生局重新修订颁发 1962 年的《上海市开业医务人员暂行管理办法》,并于 1983 年 1 月起实施;规定在上海市有常住户籍,高、中等医学院校毕业或从师学艺(医)、祖传授业,具有相当医疗业务水平,有相应证明文件的;过去领有开业许可证或行医证明书、现无工作或未在国家、集体医疗机构工作的中、西医生和护士,可以申请开业;退休医务人员,散在民间对治疗某种疾病有一技之长者也可办理开业申请。

1982～1983 年,经县卫生局审核批准,发放开业许可证 17 份、行医证明书 13 份。1984 年,县卫生工作者协会协助松江县卫生局对办理申请登记的个体开业医务人员进行考核审查;至 1985 年,全县先后批准发证 27 人。是年,县卫生工作者协会着手开展对开业医务人员、离退休医务人员等的管理,协助县卫生局医疗预防(医药管理)股开展对开业医生的年度验证审核工作;组织开业医务人员学习相关法律、文件和规定;对文明行医者给予表扬鼓励,表现差的予以批评教育,行为恶劣者给予警告、缓发甚至停发开业执照。

1986 年,县卫生局医药管理股负责对申请个体开业的私人医生进行现场审核,符合《上海市开业医务人员暂行管理办法和实施细则》的,由县卫生局上报市卫生局审批,待批准后发给开业许可证;开业医务人员的日常管理工作仍由县卫生工作者协会负责。私立门诊所纳入开业人员的管理范围;是年,全县有个体开业医生 24 人,其中中医类 16 人,中西医结合 1 人,其他 7 人。

1988 年 10 月,市政府正式颁布《上海市开业医务人员管理办法》。1992 年 3 月,县卫生局转发《上海市开业医务人员门诊病史(内、外科)质量标准》等文件、标准和守则,规范个体诊所的行医。1998 年,松江完成全区 1 所民办诊所、22 所个体诊所的医疗机构执业登记手续。1999 年,对全区开业医生中凡取得医士以上职称的人员进行执业医师(助理医师)资格认定登记工作。

2000 年,松江对原发证的个体开业诊所实施执业登记,全区经市卫生局审核批准执业的个体诊所 26 所。区卫生工作者协会设立专门委员会,对开业医务人员进行日常事务管理,并组织开业医生学习有关法律法规;组织师承确有专长的原开业医生参加市卫生局和全国医师资格考试。至 2012 年,全区 28 所个体诊所的 28 名开业医生均具有执业医师资格。

二、医疗机构管理

民国时期,松江开办医院按规定呈请注册、照章填表、查验审核和发证营业。松江的私立医院由院长直接领导或由董事会授权院长主持日常工作(事务),公立医院由聘任或任命院长负责管理,院长以下通常内设医务、护理和事务等部门;各医院都制订若干(相关)规章制度。

中华人民共和国成立后,私立医院纳入人民卫生事业范畴。1952 年,县卫生工作者协会对会员诊疗用的复诊券、处方笺、病历卡、健康证明书、疾病诊断书和死亡诊断书等 6 种医疗文书实行统一格式;公立医院则充实加强院、科两级管理,建立健全各项制度。1955 年,全县(各区)组建 56 所联合诊所。1956 年,松江执行江苏省(苏南行政公署)的医院管理规定和制度,推行科主任负责制,实行住院医师 24 小时值班制,制定医院管理制度、医疗常规和护理常规,拟定医院各级各类医务人员职责,建立健全查房、值班、会诊、转诊、病例讨论、出入院和危重病人抢救等业务工作制度。1958 年 8 月,全县各乡镇联合诊所合并组建 17 所乡医院和 1 所城区联合医院。1959 年 9 月,17 所乡医院又更名为公社卫生院,均属集体所有制,行政上隶属公社(乡)、镇政府管辖,业务上接受县卫生科领导,经济上实行独立核算、自负盈亏、工资福利浮动和民主管理的原则,公社、镇财政给予适当补助,国家财政给予公共卫生等任务补贴。县政府卫生科对全县各公社卫生院等集体医疗机构的医疗文书实行统一样式。

1961 年,上海市卫生局制定《上海市医院工作条例》,对医院的领导管理,各项业务工作制度作出一系列规定,松江县公立医院的管理水平和医疗质量有明显提高。1962 年 9 月,市卫生局制定《上海市联合医疗机构暂行管理办法》,松江县贯彻联合医疗机构集体所有和按劳分配等原则;同时对业务范围和领导管理等作出相应规定。"文化大革命"中,全县集体医疗机构遭到破坏,个别公社卫生院处于瘫痪状态。

1978 年,松江县恢复全县集体医疗机构的管理体制,全县医疗机构实行医院党总支或党支部领导下的院长分工负责制,恢复科主任负责制,建立健全以岗位责任制为中心的各项规章制度。

1982 年,松江县各医疗机构重点抓门急诊、消毒隔离、病史质量、三级查房和基础护理等制度建设和病区规范化建设,恢复和建立医院管理体制。1984 年,全县各公立医疗机构实行院长负责制和院、科(组)两级管理体制,建立职工大会或职工代表大会制度,设定科室和核定人员编制,试行聘用合同制和职工奖惩制度。1986 年,全县各公立医疗机构对卫生行政部门的经费补助标准、医疗收费标准、业务考核和检查办法以及职工奖惩等方面进行改革,全县集体医疗机构纳入正规化管理轨道。1987 年,县卫生局制定门急诊工作效率、住院工作效率、诊断质量、治疗和手术质量 4 个方面的 13 个项目考核指标,并作为各级医疗机构考核评价的主要指标。

1990 年,松江逐步开展医院分级评审和管理。1991 年,松江贯彻《上海市社会医疗机构管理规定》,对全县 8 所社会医疗机构进行清理。1993～1995 年,全县完成医院等级评审:先后评定二级甲等医院 1 所、二级乙等医院 1 所、二级乙等中医医院 1 所、一级甲等医院 16 所和一级乙等医院 2 所。

1993～1995 年松江县医疗机构等级评审情况表

单 位 名 称	评 审 等 级	通过时间	备　　　注
中心医院	二级甲等医院	1994.06.30	市组织考核评估
中医医院	二级乙等中医医院	1994.12.15	市卫生局审核
泗泾医院	二级乙等医院	1995.02.21	市卫生局审核
精神病防治院	未参加等级评审		为专科医院(1995.04.07,更名为松江县精神卫生中心)
传染病医院	未参加等级评审		为专科医院　1995.05.20,撤销松江县结核病防治院与松江县传染病医院建制,合并成立松江县乐都医院
结核病防治院	未参加等级评审		为专科医院
妇幼保健院	未参加等级评审		为专科医院
方塔医院	与松江县中医医院一起参加等级评审		1996.07.12,撤销松江县方塔医院与松江县中医医院建制,合并成立松江方塔中医医院
松江镇卫生院	一级甲等医院	1994.03.12	市卫生局审核
仓桥镇卫生院	一级甲等医院	1994.03.12	市卫生局审核
九亭镇卫生院	一级甲等医院	1994.03.12	市卫生局审核
佘山镇卫生院	一级甲等医院	1994.03.12	市卫生局审核

（续表）

单 位 名 称	评 审 等 级	通过时间	备　　　注
浦南中心卫生院	一级甲等医院	1994.03.12	市卫生局审核
叶榭镇卫生院	一级甲等医院	1994.03.12	市卫生局审核
车墩镇卫生院	一级乙等医院	1994.03.12	市卫生局审核
新桥镇卫生院	一级甲等医院	1994.04.01	县卫生局组织考核评估
洞泾镇卫生院	一级甲等医院	1994.04.01	县卫生局组织考核评估
天马山镇卫生院	一级甲等医院	1994.04.01	县卫生局组织考核评估
小昆山镇卫生院	一级甲等医院	1994.04.01	县卫生局组织考核评估
华阳镇卫生院	一级甲等医院	1994.08.26	县卫生局组织考核评估
新浜镇卫生院	一级甲等医院	1994.08.26	县卫生局组织考核评估
张泽镇卫生院	一级甲等医院	1994.08.26	县卫生局组织考核评估
茸北镇卫生院	一级甲等医院	1995.12.28	县卫生局组织考核评估
李塔汇镇卫生院	一级甲等医院	1995.12.28	县卫生局组织考核评估
五厍镇卫生院	一级甲等医院	1995.12.28	县卫生局组织考核评估
石湖荡镇卫生院	一级乙等医院	1995.12.28	县卫生局组织考核评估
大港镇卫生院	未参加等级评审		只承担门急诊医疗及卫生防病职能
泗泾镇卫生院	未参加等级评审		只承担卫生防病职能

　　1994 年 9 月,松江县妇幼保健院建成国家级爱婴医院。1995 年 6 月,松江县中心医院创建爱婴医院通过评审。同年 8 月,松江县泗泾医院创建爱婴医院通过评审。1997 年 6 月,松江县创建爱婴县通过评审。1997 年 12 月,松江县卫生局医疗机构监督管理办公室成立,对全县各级各类医疗机构进行设置审批、执业登记、执业管理、合理配置卫生资源、整顿医疗秩序和规范医疗行为等医疗执业管理工作。1998 年,松江完成 6 所二级医院、20 所镇卫生院、272 所村卫生室、80 所工厂保健站(所)和 74 所学校保健室医疗机构执业登记工作,并取得《医疗机构执业许可证》;对全区一、二级医院病床数作重新调整和明确:其中,区中心医院病床 430 张、区泗泾医院 200 张、区方塔中医医院 100 张、区妇幼保健院 86 张和区乐都医院 150 张。1999 年 4 月,洞泾镇、新桥镇和天马山镇实施镇村卫生机构一体化管理试点工作。

1999年12月,松江撤消区卫生防疫站以及眼病、结核病、心脑血管、肿瘤和性病检测防治等相关专业防治机构,组建成立松江区疾病预防控制中心、松江区卫生检验检测所和松江区卫生局卫生监督所,加大对医院监管考核力度,不定期抽查病史质量、三级查房、疑难病讨论和死亡病例讨论等医院管理中核心医疗制度执行、质量情况,配合区卫生局对各级医院的年终考核。2000年6月,松江区政府下发《松江区镇村卫生机构一体化管理实施办法》,全区20个镇全部实行镇村卫生机构一体化管理:镇卫生院工作和管理延伸至村卫生室,村卫生室行政上受村委会和镇卫生院双重领导,业务上由镇卫生院统一管理,村卫生室原有性质不变,村卫生室人员体制不变,按劳分配制度不变;统一组织管理体制,统一财务建账制度,统一村卫生室的机构布置设置,统一药品采购调拨,统一村卫生室人员聘任制、工资制和退休制。

2001年,松江区开展区内医疗机构的分类核定注册及登记工作。2003年,为方便患者、优化就医环境和人性化服务,全区各级医疗机构全面实行住院病人医疗费用一日清制度。完成全区118所个体诊所、民办医疗机构和企事业单位内设医疗机构执业许可证年度校验;对163所村卫生室(社区卫生服务站)、企事业单位内设医疗机构、个体诊所设置和注册申请进行审核,发放《医疗机构执业许可证》161张。

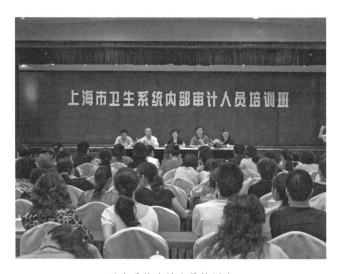

卫生系统审计人员培训班

2004年,全区建立内科、外科、妇产科、儿科等14个专业质量质控小组和医疗质量动态监测评价反馈机制,加大对各类医疗机构实施医疗质量标准和技术规范情况的督查力度,重点加强关键环节的质量控制。2005年11月,松江区成立区公立医疗机构管理中心,加强对区属公立医疗机构运行指导、管理和考核。

2006年,全区所有街道(镇)社区卫生服务中心纳入区公立医疗机构管理中心管理范畴;全区各级公立医疗机构实行经费收支两条线管理;社区卫生服务与公立医院同步改革,医疗与医保、合作医疗与镇保城保联动改革。2008年1月,全区各社区卫生经费和乡村医生经费实行区级统筹。2009年8月,松江启动社区卫生服务中心临床住院医师规范化培训;是年,全区有21名临床医师参加培训。2010年3月,区卫生局建立和实施质量管理体系符合GB/T19001-2008/ISO9001:2008标准,获得上海质量体系审核中心颁发的质量管理体系认证证书。

2009~2013年,全区各医疗卫生机构开展以病人为中心,以提高医疗服务质量为主题的医院管理年和医疗质量万里行等活动,进一步提高医疗服务质量。

从1993年6月核准设立"警松门诊部"起,至2013年,全县共核准设立33所民办(营)医疗机构,其中6所综合性医院、1所护理院、26所门诊部。松江区(县)卫生局医药管理科(股)负责对民办医疗机构的医务行政监督,指定专人专职开展日常监管工作,制定相关规定和制度,定期对《执业许可证》年度校验;对民办医疗机构的医务人员严格按规定进行审核、复审、督查。1996～2013年,松江区(县)卫生局卫生监督所加强对民办医疗机构的医务行政监管和执法,对触犯法律、法规的予以处罚。

三、划区医疗

1958年,全县各乡成立乡医院、镇成立城区医院;同年11月,松江县划归上海市辖,执行上海市划区医疗方案(1957年1月,上海市实行《上海市推行划区医疗方案》。按照医院的地区分布,合理安排医疗预防任务,就近就医,三级分工,并实行地段医生负责制)。松江县居民就诊按划区范围先一级(地区基层)、后二级(区县级)、再三级(市级),逐级转诊,急诊病人则不受限制;同时适当照顾自由就诊的需要。

1959年,根据市划区医疗意见,县人民医院划区对口挂钩上海市南洋医院(卢湾区中心医院)、虹口区中心医院和上海广慈(瑞金)医院。

1964年11月,市卫生局印发《调整和加强上海市、区医院与县医院的业务挂钩工作的通知》,要求市、区医院通过接受转诊、会诊和干部培训等多种形式帮助县医院提高业务技术水平。松江县人民医院与上海广慈(瑞金)医院签订帮扶协议;"文化大革命"早期,划区医疗一度受到干扰,但在中后期原有的对口关系继续保留,市区医院下农村医疗队指导当地基层医疗单位,培训赤脚医生,在农村合作医疗工作中发挥了积极作用。

1976年10月,划区医疗全面恢复。1983年,县中心医院协作挂钩单位为上海瑞金(广慈)医院。

改革开放后,划区医疗和挂钩关系逐渐削弱。2001年1月,全区公费医疗全部纳入上海市城镇职工基本医疗保险,划区医疗即不存在。

四、医疗事故处理

民国时期,松江发生医疗事故侧重于由司法部门法律裁决,涉及医学技术问题必要时请医学团体审议;发生医疗差错,均由医院(诊所)与病家自行协商解决,个别则上诉法院裁决;对发生医疗事故或差错的医务人员(当事人),罚以降职降薪、停发工资(薪酬)或开除(除名),实习生延期毕业,有的甚至登报批评或谢罪(道歉)。

解放后,松江发生医疗事故一般先由医院和卫生行政部门与病家协商处理,有关医疗或医学技术问题出现争议时,请医学会审议鉴定;病家不服者,可向法院起诉,法院听取各方意见后进行调解,调解不成或属重大责任事故触犯法律者,由法院裁决。20世纪60年代,医疗事故由县卫生行政部门定性处理为主。20世纪70年代后期,松江实行卫生行政部门和司法部门的法医结合处理医疗事故或差错,县级医院建立医疗事故及差错登记和报告制度。县卫生局就医疗事故的定义、等级、性质、原因、责任、处理程序和防范措施等作原则性的规定,严格、及时、有效和规范地处理医疗事故。

1981年,规定医院对严重责任事故应在24小时内向县卫生局报告,其他医疗事故一周内上报,并于1个月内填好医疗事故报告表报县卫生局;医疗事故和严重差错的总结报告每年上报2次。1985年,县卫生部门将医疗事故分为责任事故和技术事故两大类,并按致死、致残、致重要器官损伤或严重痛苦等不同程度划分为4级,对医疗事故的处理程序、鉴定、经济补偿和处罚作出明确规定;同年6月,成立松江县医疗事故技术鉴定委员会,由31人组成。1989年10月,调整松江县医疗事故技术鉴定委员会成员,由39人组成。

1985年6月松江县医疗事故鉴定委员会成立情况表

工作单位	职务	姓名	技术职称	专业组
卫生局	副局长	张玉瑞	主管医师	
卫生局	医药管理股干部	姜洪元	医士	
中心医院	内科副主任	张艾山(女)	内科副主任医师	
中心医院		阮齐庆(女)	内科主治医师	内科小组
中心医院	内科主任	张忠雷	内科主治医师	
传染病医院		陈国良	传染科主任医师	
中心医院		陈锷	外科主任医师	
中心医院		陈金斗	泌尿外科主任医师	
中心医院	骨科副主任	唐林安	骨科副主任医师	外科小组
泗泾医院	副院长	沈树权	外科主治医师	
中心医院	外科主任	陆德林	外科主治医师	
中心医院	麻醉科副主任	黄翼忠	麻醉师	麻醉小组
泗泾医院		汪惠敏(女)	麻醉士	
中心医院	儿科主任	许俊	儿科副主任医师	
中心医院		方月仙(女)	儿科主治医师	儿科小组
中心医院		堵继江	儿科主治医师	

（续表）

工 作 单 位	职 务	姓 名	技 术 职 称	专业组
妇幼保健院	业务顾问	程筠秋（女）	妇产科副主任医师	妇产科小组
妇幼保健院	副院长	郭秀玲（女）	妇产科主治医师	
泗泾医院	妇产科副主任	赵纯南（女）	医师	
中心医院	妇产科副主任	戴君芬（女）	医师	
中心医院	护理部副主任	卜芷芳（女）	护师	护理小组
中心医院	科护士长	周月仙（女）	护师	
中心医院	科护士长	黄振兰（女）	护师	
中心医院	手术室护士长	柴志瑞（女）	护师	
泗泾医院	护士长	董光璐（女）	护师	
中心医院		陈国驰（女）	放射主治医师	医技小组
卫生学校	放射科教师	陈伯昌	放射主治医师	
中心医院	药剂科副主任	汪国平	药剂师	
中心医院		张灯玲（女）	药剂师	
中心医院	检验科副主任	张云龙	检验师	

1989 年 10 月松江县第二届医疗事故鉴定委员会成员情况表

工 作 单 位	职 务	姓 名	职 称	专 业
卫生局	副局长	俞治平	主治医师	中医
卫生局	医管股股长	汪国平	主管药师	药剂
卫生局	医管股干部	陈奇英（女）	主管医师	病理
中心医院	护理部主任	卜芷芳（女）	主管护师	护理
中心医院	内科护士长	周月仙（女）	主管护师	护理
泗泾医院	护理部副主任	董光璐（女）	主管护师	护理
传染病院	总护士长	殷珊妹（女）	主管护师	护理
方塔医院	内科护士	张万惠（女）	主管护师	护理

（续表）

工 作 单 位	职 务	姓 名	职 称	专 业
中心医院	药械科主任	陆道生	副主任药师	药剂
药品检所	药检所副所长	储运海	主管药师	药剂
方塔医院	放射科负责人	金庆申	主治医师	放射
中心医院	放射科医师	陈国驰（女）	主治医师	放射
卫校	县卫校教师	陈伯昌	高级讲师	放射
传染病院	检验科主任	陈　尘（女）	主管检验师	检验
中心医院	检验科主任	张云龙	主管检验师	检验
中心医院	内科副主任医师	张艾山（女）	副主任医师	内科
中心医院	内科副主任医师	阮齐庆（女）	副主任医师	内科
中心医院	内科副主任	张忠雷	副主任医师	内科
传染病院	主任医师	陈国良	主任医师	传染科
传染病院	院长	吕瑞龙	副主任医师	传染科
方塔医院	院长	朱桢祥	副主任医师	肺科
泗泾医院	科主任	房良伟	主治医师	内科
中心医院	妇产科主治医师	朱琴冠（女）	主治医师	妇产科
中心医院	妇产科主治医师	陶安娜（女）	主治医师	妇产科
妇保院	顾问医师	程筠秋（女）	副主任医师	妇产科
妇保院	科主任	陈映珠（女）	主治医师	妇产科
泗泾医院	科主任	赵纯南（女）	主治医师	妇产科
中心医院	泌尿科主任医师	陈金斗	主任医师	泌尿外科
中心医院	骨科副主任	唐林安	主任医师	骨外科
泗泾医院	院长	沈树权	副主任医师	胸外科
妇保院	外科副主任医师	俞景芝	副主任医师	普外科
中心医院	麻醉科副主任	黄翼忠	副主任麻醉师	麻醉
方塔医院	外科麻醉师	陈则亮	主管麻醉师	麻醉

（续表）

工作单位	职务	姓名	职称	专业
方塔医院	外科负责人	李新年	主治医师	普外科
中心医院	科主任	许俊	副主任医师	儿科
中心医院	科副主任	方月仙(女)	副主任医师	儿科
中心医院	儿科主治医师	堵继江	主治医师	儿科
妇保院	儿科主任	陈淑南(女)	副主任医师	儿科
泗泾医院	儿科主任	马顺官	副主任医师	儿科

1991~2000年,松江县医疗事故技术鉴定委员会共受理医疗事故46件,实际鉴定46件,确定医疗事故3件,其他43件均不属医疗事故;无重大医疗责任事故发生。

2002年8月,松江成立区医疗事故处理办公室,配置专职管理人员6名,挂靠区卫生局卫生监督所,日常业务受区卫生局医政科指导;成立松江区医疗事故技术鉴定中心,配置专职管理人员6名,挂靠区医学会,履行医疗事故处理的有关职责;同时,设立区医疗事故技术鉴定专家库。全区各医疗机构相应成立院医疗事故技术鉴定委员会、院医疗事故纠纷处理办公室和院医疗质量评价督查组,制定医疗事故防范和处理预案,建立医疗机构医疗事故和重大医疗过失行为报告制度。在全区范围内,不定期举办医疗事故的范围、鉴定、赔偿和处理为内容的培训班,案例分析讲座等。同年9月,区医疗事故技术鉴定中心开始受理医疗事故技术鉴定。中国保险公司松江支公司与全区19所公立医疗机构、城镇职工基本医疗保险定点医疗机构,签订医疗责任保险。

1991~2000年松江县(区)医疗事故技术鉴定情况表

年份	受理件数 (件)	鉴定件数 (件)	不是医疗事故 (件)	是医疗事故 (件)	医疗事故性质	备注
1991	1	1	1			
1992	2	2	2			
1993	1	1	1			
1994	4	4	4			
1995	5	5	5			
1996	8	8	7	1	一级乙等技术事故	

（续表）

年份	受理件数（件）	鉴定件数（件）	不是医疗事故（件）	是医疗事故（件）	医疗事故性质	备注
1997	5	5	4	1	一级乙等技术事故	
1998	3	3	3			
1999	7	7	7			
2000	10	10	9	1	一级乙等技术事故	
合计	46	46	43	3		

五、医护执业人员管理

1949～1966年，松江县实行从正规医学院校毕业生进入医务岗位，逐步实行职称评定晋升制度。"文化大革命"中后期，松江由于医务人员短缺，招收缩短学习年限的医学院校毕业生（培训生）进入医务岗位；"文化大革命"后，这些职工进行回炉和双补（补文化、补专业），不合格者转岗。

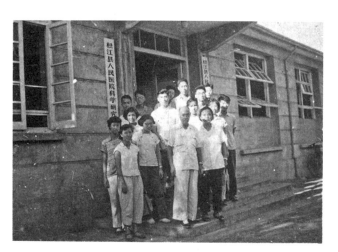

1961年上海同学实习留念（前排中立者为柯德琼当时的县人民医院院长）——现急诊楼位置

1981～1998年，松江恢复正规医学院校毕业生进入医务岗位，恢复职称评定晋升制度，各医院按照核定编制床位配备相应比例的卫生技术人员等，在卫生技术人员中又按照规定比例设置高、中、初级职称卫生技术人员，实行职称与岗位相对应的岗位职责制。

1979～1980年松江县床位和卫生职工人员情况表

年份	床位数（张）	职工总数（人）	卫生技术（人）				行政管理（人）	工勤（人）	赤脚医生（人）
			小计	中医	西医	护理			
1979	1577	2191	1516	164	469	356	211	464	870
1980	1583	2316	1645	179	480	354	214	457	892

1981~1991 年松江县卫生系统床位和人员情况表

年份	县卫生系统（人）						赤脚（乡村）医生（人）	个体开业医务人员（人）
	床位数（张）	职工总数	卫生技术	其他技术	行政管理	工勤		
1981	1540	2405	1662	11	291	441		
1982	1551	2493	1724	12	292	465		
1983	1495	2525	1762	17	296	450		28
1984	1525	2636	1858	20	301	457		27
1985	1503	3030	2250	20	297	463	800	27
1986	1636	3165	2351	21	303	490	648	24
1987	1673	3253	2410	24	304	512	644	24
1988	1703	2893	1890	25	297	481	616	29
1989	1804	2998	2182	27	286	503	559	25
1990	1998	3066	2256	26	284	500	565	30
1991	2189	3123	2309	28	263	523	518	29

说明：1992 年，乡村医生 598 名，开业医生 24 名；1993 年，乡村医生 618 名，开业医生 30 名。乡村医生和开业医生不属于卫生系统人员。

1992~2001 年松江区（县）卫生系统床位和人员情况表

年份	床位数（张）	职工总数（人）	卫生技术（人）				其他技术（人）	行政管理（人）	工勤（人）
			小计	高级职称	中级职称	初级职称			
1992	2039	3197	2341	45	250	1973	30	279	547
1993	2364	3252	2355	46	239	2070	29	274	594
1994	2341	3311	2394	42	269	2083	30	304	583
1995	2431	3443	2504	49	357	2098	30	306	603
1996	2470	3518	2574	56	390	2128	30	320	594
1997	2527	3626	2696	64	389	2243	30	303	597
1998	2587	3633	2701	57	355	2289	27	329	576
1999	2846	3654	2748	62	372	2314	22	320	564
2000	2862	3638	2734	64	367	2303	21	324	559
2001	3079	3568	2703	64	366	2273	8	313	544

2002～2013 年松江区卫生系统床位和人员情况表

年份	床位数（张）	职工总数（人）	卫生技术（人）				其他技术（人）	行政管理（人）	后勤（人）	执业医师（人）		注册护士（人）
			小计	高级职称	中级职称	初级职称				执业医师	执业助理医师	
2002	3197	3523	2704	80	348	2276	144	131	544	893	249	1020
2003	3284	3497	2753	80	386	2287	172	97	475	991	273	1020
2004	3446	3408	2722	93	597	2032	173	71	442	947	246	1062
2005	3674	3376	2698	97	633	1968	168	85	425	943	230	1066
2006	3846	3364	2642	103	708	1831	201	94	427	906	238	1062
2007	3856	4114	3152	127	723	2302	153	226	590	1108	254	1152
2008	3748	4812	3474	142	928	2404	183	318	837	1192	181	1248
2009	3895	5124	3704	145	984	2575	122	360	938	1244	178	1333
2010	4017	5681	4283	163	1093	3027	303	196	899	1461	327	1618
2011	4057	5839	4491	175	1239	3077	259	182	907	1548	303	1764
2012	4075	6069	4641	180	1299	3162	291	167	970	1587	292	1837
2013	4184	6296	4750	183	1371	3196	318	194	1034	1609	303	1887

1994 年，国家实行护士执业资格考试。1999 年，《中华人民共和国执业医师法》实施，区卫生局成立执业医师考试领导小组，下设考试办公室；设区中心医院、区方塔中医医院和区防疫站 3 个实践技能考点；10 月 23 日，全区 283 名医技人员参加执业医师和执业助理医师理论考试，其中 184 人还参加技能考试。2013 年，区卫生局所属 22 所公立医疗机构 4750 名卫生技术人员中，执业医师 1609 名、执业助理医师 303 名和注册护士 1887 名，分别占卫技人员总数的 33.87％、6.38％和 39.73％。

2007 年，区卫生局对注册的执业医师和执业助理医师（以下简称医师）在诊治活动中为患者开具的处方作出规定，并进行监督管理。明确规定为其他医疗机构特定的患者开展执业范围内的诊疗活动，医师外出会诊要经所在单位批准，未经所在医疗机构批准，不得擅自外出会诊；对医务人员违反执业管理的处罚也作出相应规定。

第二节 药政管理

一、药政工作

清光绪二十五年（1899 年），松江一些茶馆流行注射吗啡以代替鸦片，官府下令禁止，并禁售注射器具。1917年,县知事李润之会同江苏省政府官员,当众焚毁收缴的大量鸦片和烟具于府署前。全县虽设12处戒烟所,但禁毒收效甚微。1919年9月,松江第一家西药房"济华堂西药房"开业。1932年,设立松江县卫生事务所,药政工作限于对医院和医务人员使用麻醉药品和剧毒药品的管理,以及对药房、药店和成药的申报审查发证工作。

抗战期间,敌伪歧视中医药,松江许多中药店停业或关闭,西药来源不稳或中断,药政工作处于无序状态。抗战胜利后,松江药店纷纷恢复营业,部分中药店(房)销售少量西药。1945年11月,松江药业公会成立,45家中、西药店(房)参加该公会,药业公会辅助和部分承担行业药政工作。1946、1947年,全县私营中药店130多家、西药房10家。松江药业公会联合工商联对药店自制丸、散、膏、丹办理登记备案。

中华人民共和国成立后,松江县政府指令药政工作中对药房药店的审查发证由县民政科负责,日常药检工作由县卫生所负责。1950年,加强对全县麻醉药品的管理和监查。1952年6月起,上述工作由县卫生科管理。1956年,全县医药行业实行公私合营,药政工作重点转向质量监督。1953~1958年,县卫生科、松江专区医院和县人民医院根据江苏省卫生厅要求,制定和执行《松江县医疗机构药品调剂统一价目表》。1959年起,松江县执行上海市药政规定、办法和制度。

1960年4月,县卫生科组织专业人员和群众性药品质量监督员定期进行督查评比。1963年,县医疗单位药剂科建立药品质量检查制度和处方核对制度。

1978年,松江县恢复被"文化大革命"破坏的药政工作和药品检验制度。1979年,松江县卫生局加强对麻醉药品和一类毒、限剧药的管理,实行专人负责、专柜加锁、专用账册、专用处方和专册登记的"五专"管理制度,每年组织专业人员进行2次检查考核;对生产经营保管使用毒、限剧药作出明确规定和严格监督;对伪药范围(假药、掺假、掺杂、与规定成分不符、含量不足、已失效或变质、假冒牌号等)、违法处理等作规定。加强对全县各医疗单位药房、药剂人员和制剂的检查督促,尤其对医疗单位等自制制剂,每批都进行抽样检查。

1979年6月,松江县卫生局药品检验所成立,对全县经销的药品进行抽样检测检验,确保药品安全。据统计,1984年全县药品检验501件(包括中药材、中药制剂),合格430件,合格率85.8%;1985年药品检验629件,合格率90%;1986年药品检验843件,合格率94.5%;对不合格药品进行分析,查找原因,逐步提高合格率。1987年,全县有49个单位发放许可证,其中生产药厂4家,经营药店30家、医院制剂室15个。县卫生局对县药材公司天马仓库购进的白花蛇舌草中混有大量伞房花耳草,个别医院从外省购进一批无药厂批号药品价达132800元,均作严肃处理。同时,配合县工商部门对在集市贸易兜售假药的12名药贩予以取缔和处理。1989年12月,松江县政府任命县药品监督员8人(兼职),县卫生局任命乡镇药品监督员40人(兼职),县药品检验所在药品生产、经营单位中,聘任药品质量报告员(情报员)52人,加强药品监督,全县形成二级药品质量监督网。

1992年,县卫生局组织对全县130多个药品经销单位进行药品质量自查和抽查,共查出霉变、霉蛀、变色和潮解等劣质药品75批（次），均作销毁处理，取缔无证行医和街头药贩34起。1994年，县卫生部门组织药品领域打假治劣活动，共检查124个单位，立案查处假劣药品10起，没收销毁假劣药品金额5569元，没收违法所得及罚款金额计8100元；会同有关部门取缔无证行医和街头药贩10起。1997年8月，规范全县各镇合作医疗管理站、村卫生室的进药渠道，规定一律从县药材公司采购药品；同时，对村卫生室、工厂企业保健室（站）集中药品质量检查3次，共检查108个站（所），查出裂片、潮解和霉变劣质药品37批（次）、过期失效药品12批（次）、呆滞药品59批（次），均作现场销毁处理。同年12月，成立松江县药品监督管理办公室，进一步加强对药品的监督和管理，年内处理处罚案件26起，其中现场处罚21起，立案5起，罚金2万元。1998年3月，成立松江县药品采购管理办公室及药品配置中心，负责全县卫生系统医疗单位所需药品的集中统一采购，每月安排组织1～2次医疗单位药品订货会，严格入场制度、规划和要求，从源头上保证药品质量。同年11月，松江调整区级药品监督员9名，任期4年。1999年，加强全区药品流通领域的监管，统一、公开和规范药品采购。

2000年，松江区完成34个药品经营企业申请换发《药品经营企业许可证》的核准工作；首次对医疗器械的经营实行许可证制度，39个申请核发《医疗器械经营许可证》的企业经审核和现场查验，报市药品监督管理局审批。

1984～2000年，全区（县）共抽样检验药品14074件，平均合格率94.19％。

1984～2000年松江区（县）药品抽样检验情况表

年份	抽检数（件）	合格率（％）	年份	抽检数（件）	合格率（％）
1984	501	85.80	1993	939	94.89
1985	629	90.00	1994	710	92.80
1986	843	94.50	1995	716	94.41
1987	639	92.50	1996	822	95.74
1988	622	93.75	1997	1417	97.80
1989	601	94.20	1998	1257	97.70
1990	620	93.30	1999	1217	99.00
1991	630	93.40	2000	1230	99.59
1992	681	91.90	合计	14074	94.19

2001年10月，上海市药品监督管理局松江分局成立，区卫生局的药政管理职能移交上海市药品监督管理局松江分局。区卫生局医政科兼职管理督查卫生系统医疗单位内部

的药品管理工作。

2002年,松江针对农村合作医疗药品供应和药品监管比较薄弱的问题,开展农村用药专题调查,制定《松江区农村医疗机构药品管理若干意见》。成立区临床药品不良反应监测中心,开展全区医院药品不良反应监测工作。2003年,松江开展推进农村合格药房和规范药房建设,建立农村用药质量管理制度。全区医疗机构开展药剂规范化建设和公立医院规范药房创建工作。2005年,全区公立医院全部完成规范药房创建。

2007年11月,区所属各级公立医疗机构(包括区级医院、街镇社区卫生服务中心及其下设的社区卫生服务站、村卫生室)门急诊就诊或住院治疗的就医人员(包括本地居民和外来人员)全面实施基本药品零差率,所有患者均可享受基本药品原价进、原价出的优惠。全区实行零差率的基本药品有338个品种、601个品规。至2008年4月,共有839831人次享受基本药品零差率优惠,优

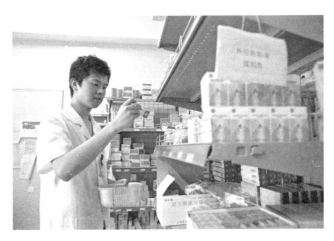

药房

惠金额总计376.84万元,平均每人次优惠4.49元。2009年,全区基本药物零差率优惠226万人次,优惠金额1192万元;基本药品定点生产、统一配送让利优惠275万元。

2010年,全区各公立医疗机构药品集中采购平台在688种市中标药品目录范围内,并不断调整、增加和完善区药品集中采购平台中标目录品种配备种类,共中标571个品种、1766个品规,基本满足松江各层次就医市民用药需求。2011年,组织全区各社区卫生服务中心医师和药师584名参加市卫生局组织的基本药品临床应用培训,并全部通过考试。2012年,区药学质量控制小组编写《松江区基本药品处方集(2012版)》,下发全区各医疗机构医务人员人手一册,指导临床合理用药,规范用药行为。

二、特殊药品管理

(一)麻醉药品管理

民国时期,国民政府颁布麻醉药品管理等条例,松江地方当局曾当众焚毁收缴的大量鸦片和吗啡等毒品。1946年5月,当局明令公医院专设戒烟部,另分设戒烟所。登记烟民(吸鸦片者),限期戒绝。是年,全县收缴吗啡25格令、烟土55格令、白粉44格令、烟泡3格令。1947年7月,全县登记烟民690人,强制住医院戒烟639人;收缴吗啡7两8钱、白粉7包、烟泡12两6钱、烟灰11两2钱。

1946 年松江先后成立的 12 所戒烟所情况表

名　单	负　责　人	名　单	负　责　人
松江公医院戒烟部	张忠骥	泗泾戒烟所	朱振声
德琼医院戒烟所	柯德琼	亭林戒烟所	何傅孝
民众戒烟所	王文琴	漕泾戒烟所	范修德
经济戒烟所	赵世壁	叶榭戒烟所	李觉庵
茸城医院戒烟所	张绍修	枫泾戒烟所	丁　烔
中医专门医院戒烟所	顾燮钧	天昆戒烟所	朱　斐

　　中华人民共和国成立后,苏南行政公署颁布《禁烟、禁毒暂行条例》。1950 年 2 月,松江召开群众大会,严申禁令,集训烟民,戒毒治疗,惩办贩毒犯,杜绝烟毒。1951 年,松江县卫生主管部门对符合条件的医院、联合诊所核发购置麻醉药品印鉴卡,不符合者不发。1952 年下半年,松江对已领到麻醉药品印鉴卡的私立医院、诊所重新进行登记;年底,烟民基本绝迹。1953 年,松江专区麻醉药品由上海医药公司供应,凭县级以上卫生主管机关核准的申请单、印鉴卡和订购单等证件购买;凡不具备条件的医务人员不准使用麻醉药品。

　　1963 年,松江县规定使用麻醉药品的处方权限主治医师以上医师,一次处方量不得超过一日限量,药房不得再接受调配麻醉药品处方,医师滥用麻醉药品致使病人成瘾者应负法律责任,发现有成瘾者须予戒除等;同年 8 月,又规定集体所有制医疗机构以及开业医师一律不得使用麻醉药品,中医师一般不得使用麻醉药品。1964 年,松江对可以使用麻、毒、限、剧这类药物的医务人员进行审核,实行定额管理、定量领用、定期盘点和定人负责的四定制度。

　　20 世纪 70 年代,全县麻醉药品做到专人负责,专柜加锁,专用账册,专用处方,处方保存 5 年。全县公社大队卫生室配备 5 支杜冷丁,对晚期癌症确需止痛者可核发晚期癌症病人麻醉药品专用卡,规定使用麻醉药品医生的资格等。1979 年,松江县卫生局对使用麻醉药品的医疗单位重新进行审批,换发新卡,加强管理。

　　1987 年,松江实施麻醉药品购用印鉴卡、采购填送麻醉药品申请单和危重病人核发麻醉药品专用卡。全县村卫生室和保健站不配备麻醉药品。

　　1994 年,麻醉药品供应限量制改计划制,麻醉药品购用计划报县卫生局核批;经批准后,按季度到市医药公司购买,只能自用;私自调出麻醉药品视为贩卖毒品,按禁毒法规有关规定处理。同年 7 月,全县医疗单位购买麻醉药品改为每月 1 次。1998 年,松江县卫生局明确规定医疗单位药库麻醉药品最大库存量不得多于 1 个月的用量,夜间无配方任务的配方室不得贮存麻醉药品,每天配方结束后必须将麻醉药品封存于专用箱,贮放药库,次日配方工作开始前从药库取回,并做好交接记录;存放麻醉药品的橱柜必须坚固,贴上 S_1 标记;因管理不善或玩忽职守造成麻醉药品被盗流失,追究相关领导和责任人员的责任。

2001年,松江区卫生局对各级医疗机构实施麻醉特殊药品管理"四查一对"(即查制度、查设施设备、查处方、查账目和对实物)规定,杜绝麻醉特殊药品流入非法渠道危害社会。2005年,区卫生部门举办全区麻醉药品的管理和使用人员学习班,麻醉药品专用卡审批、发放45人次;区卫生部门对全区943名具有处方权的执业医师和151名药学人员进行麻醉药品管理培训。2006年,区中心医院开设麻醉苏醒室,对临床需手术的全麻病人,加强麻醉后的复苏监护,确保病者安全。2008年,松江对全区21个麻醉药品印鉴卡购用单位进行审核和发证;2011年,对23个单位进行印鉴卡审核和发证。至2013年底,已对全区1609名具有处方权的执业医师进行麻醉药品管理培训,其中新晋人员453人;237名药学人员进行麻醉药品管理培训,其中新晋人员86人;取得麻醉药品处方权的临床医师(执业助理医师)303人组织培训和考核。

(二) 精神药品和毒限剧药品管理

民国时期,国民政府对购存毒剧药等作过规定。中华人民共和国成立后,卫生部将精神药品的一些品种列为毒剧药品范围进行管理。1955年,松江县按规定将去氧麻黄碱(商品名抗疲劳素片)列入剧药范围进行管理;1956年,规定复方樟脑酊只限于医疗卫生单位使用,药品供应机构不得对外零售;麻黄素一次处方量不超过20片等。1958年,县卫生部门又规定毒限剧药限量使用,专人保管,专柜加锁,包装上有专用标签。1962年,县卫生部门对麻黄素类、咖啡因类及含有鸦片的药品在使用上严格加以控制。20世纪70年代,根据上级规定,松江及时调整医疗毒限剧药品种,并加强管理。

1985年,松江加强对安钠咖和安眠酮管理,医疗单位和医药门市部须凭医师处方限量供应,库存用完为止。1987年,县卫生部门规定:安钠咖、强痛定、氨酚待因和复方樟脑酊等精神药品凭《精神药品购用印鉴卡》定点供应;全县医疗单位凭医师处方按需合理使用。

1994年,精神药品供应由限量制改为计划制,全县医疗单位购买一类精神药品(简称精神药品)一律使用新的精神药品购用印鉴卡,提前上报计划申请,经县卫生局核批后按季到市医药公司购买,只能医院医疗用;私自调出精神药品按禁毒法有关规定处理;精神药品存放专柜粘贴S_2(Specia)标记。

2001年,全区各级医疗机构对特殊药品实行"四查一对"管理,杜绝特殊药品流入非法渠道危害社会。2005~2013年,对全区使用第一类精神药品印鉴卡购用单位进行审核和发证,对具有处方权的执业医师进行精神药品管理培训和考核。

三、医疗机构药房(药剂科)管理

民国时期,国民政府对医疗单位的处方、用药和制剂等虽有规定,但无专门机构进行管理。

1949年6月,松江人民医院设药房,是松江解放后第一所公立医院药房;3所私立医院药房维持到1953年4月(停办,捐赠,并入)止。1952年,按照苏南行政公署卫生处文件精神,松江停止药房调剂内分泌制剂维他赐保命、卫生丹等,取缔伪劣药品。1956年,松江专区医院成立制剂室,生产大输液和普通制剂,基本自用;专业人员由高年资药剂师担任。1958年,全县成立18所乡(镇)医院,内设药房。1959年,松江县执行上海市卫生局规定,自制临床需要而市场无供应或供应不足的特殊规格及需新鲜配制的制剂,联合诊所和工厂保健站不配制;同年,根据全国药政会议和全国药品检验工作苏州现场会的精神,县药政部门重申药政管理、药品管理和医院药房管理,对药品的产、供、配用有一套较为完整的规定、办法和制度。

1963年,松江县规定医院药剂科根据医疗需要及时调配处方,制备和供应质量合格的药物;监督用药情况,促进合理用药,并对医院自制制剂进行整顿。1964年,规定医院新制剂须报市卫生局审批后方可制备使用,县人民医院药剂科设住院药房,生产大输液,普通制剂有内服和外用近百种制剂。1965年,县卫生科对各医院的自制制剂进行整顿;县人民医院制剂室汇总整理编订《松江县人民医院制剂手册》,内有制剂处方106种。1969年,全市医疗单位开展采、种、制、用中草药制剂群众运动,泗联中心卫生院中医沈六勤,结合长期从事中医临床经验,在药剂科配合下将中药汤剂研制成单味及复方颗粒冲散剂,并汇总整理编著出版16.8万字《中草药制剂方法》(1974年由上海人民出版社出版)。

20世纪70年代后期,县卫生系统各医疗单位均设制剂室,生产品种几十种,一般都为普通制剂,仅供本单位临床使用;凡配置灭菌制剂的必须抽样送县卫生局转上海市药检所检验,不合格者不准使用。1979年,县卫生局药品检验所全面负责药品生产、经营和质量监督检验工作,加强对各医疗单位药房、药剂人员和制剂室的检查督促,检查药(产)品和业务提高等;并规定自制制剂每批都要检验,各医院制剂室产品供自用外,可调剂给大队卫生室用。

1980年,对全县16个制剂单位进行调查,查出部分单位的普通制剂在杂菌、霉菌、崩解度、酸碱度和药效成分等方面存在问题。县卫生局要求各单位加强药政管理,对制剂品种进行整理、筛选和分类,报县卫生局审批。规定全县医疗单位青霉素皮试剂由县人民(中心)医院灭菌制剂室生产,统一调配。1981年,全县县、公社二级医院的药剂科(室)重新建立健全规章制度,推行岗位责任制,建立医院药事管理委员会,指导合理用药。1982年,松江按卫生部《关于公布淘汰127种药品》的通知精神,部署县有关医疗单位进行药品清点处理。同年,县人民医院大输液配制申请经市卫生局复验合格。1984年,县人民医院开展自制制剂的质量检验。1985年,全县15所医院制剂室查验发放许可证。1988年,县中心医院新建制剂楼,面积1051平方米,分别生产大输液、普通制剂和灭菌制剂产品,仅限自用;每批自制制剂产品均进行质量检测,抽样产品送县药检所检测。

1990年,松江县卫生局成立松江县大港卫生院制剂室(1995年3月更名为松江县大港制剂室)生产大输液,制剂产品质量严格按国家标准,大输液产品提供全县乡镇卫生院临床医疗用;同年,经市卫生局验收合格,核发制剂许可证。1992年,加强全县医院药剂工作管理和医院西药房、药库达标工作。1994年,聘任9名药品监督员,强化执法队伍建设,对全县领取制剂许可证医院进行审核,换发新证;同年,县中心医院药剂科开展临床药学和药物不良反应监测工作。1995年3月,大港卫生院制剂室更名为上海市松江县大港制剂室,生产3种灭菌制剂。1998年3月,成立区药品采购管理办公室和药品配置中心,区内卫生系统医疗单位所需药品统一集中采购,每月组织1次医院药品订货会,规范医疗单位药品采购行为。

2000年,全区开展药物安全性检测和抗菌药物临床应用监测等;大港制剂室停止生产。2001年3月,曙光医院自制制剂龙星片等28个品种在曙光医院松江分院(松江区方塔中医医院)特色专科病人使用;同年10月,区卫生局的药品管理职能移交上海市药品监督管理局松江分局。2002年,局医政科负责区卫生系统医疗器械购置的管理审核和强检,以及区卫生系统药品集中采购的管理工作和对药技人员的管理、培训和考核;全区二级医院均成立医院药事管理委员会,药剂科主任担任药事委员会副主任,主持药事委员会日常工作;同年12月,成立区临床药品不良反应监测中心,承办全区药品不良反应监测技术工作,建立健全临床药品不良反应监测网络,保证临床用药安全。2006年,区中心医院建立静脉(用)药物配置中心;2007年,建立感染疾病科药房;2008年1月,成立药剂科教研室。

四、药剂人员

1949年,全县卫技人员579人,其中药剂人员9人,占卫生技术人员总数的1.55%。

1958年,全县各公社(乡)成立卫生院,增配药剂人员;年末,全县卫生系统683名卫技人员中,药剂人员27人,其中县人民医院8人,18所公社、镇卫生院19人,药剂人员占卫技人员总数的3.95%。1965年,县卫生系统药剂人员55人,其中县人民医院15人,浦南医院3人,18所公社、镇卫生院37人。

1985年,全县卫生系统职工总数3030人,卫技人员2250人,其中药剂人员135人(中药师3人,西药师5人,中药士1人,西药士72人,药剂员54人),药剂人员占卫技人员总数的6.00%和职工总数的4.46%。

1997~2013年松江区(县)卫生系统药剂人员情况表

年份	职工总数(人)	卫技(人)	药剂(人)	二级公立医疗机构药学人员(人)					一级公立医疗机构药学人员(人)					占卫技人员比(%)	占职工比例(%)
				小计	西药师	中药师	西药士	中药士	小计	西药师	中药师	西药士	中药士		
1997	3626	2696	80	62	53	9	—	—	18	18	—	—	—	—	—
1998	3633	2701	76	61	53	8	—	—	15	15	—	—	—	—	—
1999	3654	2748	83	64	54	10	—	—	19	19	—	—	—	—	—
2000	3638	2734													

（续表）

年份	职工总数（人）	卫技（人）	药剂（人）	二级公立医疗机构药学人员（人）					一级公立医疗机构药学人员（人）					占卫技人员比（%）	占职工比例（%）
				小计	西药师	中药师	西药士	中药士	小计	西药师	中药师	西药士	中药士		
2001	3568	2703	169	106	60	12	31	3	63	17	1	35	10	6.25	4.74
2002	3526	2707	162	100					62					5.98	4.59
2003	3497	2753	150	86					64					5.45	4.29
2004	3408	2722	152	89					63					5.58	4.46
2005	3376	2698	151	88					63					5.60	4.47
2006	3364	2642	147	87					60					5.56	4.37
2007	4114	3152	158	90					68					5.01	3.84
2008	4812	3474	172	90					82					4.95	3.57
2009	5124	3704	175	91					84					4.72	3.42
2010	5681	4283	189	101					88					4.41	3.33
2011	5839	4491	202	110					92					4.50	3.46
2012	6069	4641	212	105					107					4.57	3.49
2013	6296	4750	237	121					116					4.99	3.76

第三节　其他行业管理

一、食品卫生管理

（一）监督管理

中华人民共和国成立后，结合爱国卫生运动宣传食品卫生，松江县卫生行政部门对食品生产、加工、贮运和销售过程中的卫生状况进行监管，定期不定期进行抽样检查，发现问题及时会同有关部门研究处理，防止食品污染和食物中毒事件发生。1956年，食品卫生由松江县卫生防疫站进行监督管理。

从1960年2月起，松江重点加强食品原料、食品成品和餐具卫生监督监测，预防食物中毒。1964年起松江核发卫生许可证，"文化大革命"期间被取消。1980年，松江恢复核发食品卫生许可证。1983年7月,《中华人民共和国食品卫生法(试行)》颁布,松江县建立县食品卫生领导小组,县、乡镇和食品饮食行业,相继任命或配备食品卫生监督员、检查员及管理人员,加强食品、饮食行业管理。1982～1986年,全县共核发食品卫生许可证3743张次,对不符合卫生要求和违反食品卫生法的单位和个体户实施行政处罚;同时对全县饮食、乳牧场、食堂、副食品、粮油、蔬菜、果品和水产等行业以及集市贸易市场进行经常性卫生监督管理,集体性食物中毒事件逐年减少。1980年,全县发生5起集体和3起散在的食物中毒事件,中毒178人;1986年,1起集体和1起散在的食物中毒事件,中毒17人。

松江从1980年恢复核发卫生许可证后,食品经营单位的职工体检率、"五病"(伤寒、菌痢、活动性肺结核、病毒性肝炎、渗出性和化脓性皮肤病)调离率逐年上升,"五病"检出率逐年下降。1983年,全县体检1941人,占应检人数85.53%。检出肺结核56人、肝炎25人、皮肤病1人;"五病"检出率4.22%,调离率71.95%;1986年,体检9881人,占应检人数的99.74%,"五病"检出率0.15%,"五病"调离率100%。

(二) 食物中毒典型事例简介

1960年5～10月,全县发生集体性食物中毒事件23起,发病人数825人;以工厂发病率为最高有12次,中毒526人,占52.17%;食品变质为主要原因。1961年,全县农村发生食物中毒事件7起,107人中毒,其中29人中毒比较严重,1人死亡。

1972年9月,佘山公社新生大队第8生产队社员钱姓一家晚餐因误食野蕈,造成5人中毒2人死亡事故。1974年4月,天马公社向阳大队一家4人食用河豚鱼,3人中毒1人死亡。1975年夏季,城西公社长胜、联星、联友和火炬等4个大队连续发生5起集体性食物中毒事件,116人中毒,其中35人住院抢救。

1982年6月,新桥公社22人进食白虾15人中毒;11月,城西公社47人进食白虾37人中毒,两起进食者69人,中毒52人,其中住院治疗20人。同年,还发生新桥公社中心校、新浜公社民主中心小学和华阳桥公社115名中学师生食用食堂剩饭中毒68人的集体中毒事件。

1994年5月,泖港镇陈阁村1村民因自办酒席而发生一起89人集体性食物中毒事件,其中住院治疗13人。

(三) 监督执法

1983年7月,《中华人民共和国食品卫生法(试行)》颁布,全县食品卫生执法管理逐步开展;是年,对食品行业的执法检查达896人次,销毁各类变质食品1061公斤、蛋糕2060只、用作饲料的2273公斤;2户企业停业整顿,限期改进的21户;罚款金额320元。1988年,松江某肉食品厂违反食品卫生法有关规定,将未经无害化处理的9000多羽肉鸡,在普陀、卢湾、虹口和南市等6个区的7个菜市场直接批发销售。县卫生防疫部门对该厂处以4900元行政罚款。

　　1994年,县卫生防疫站增设监督检查中队,全年对食品生产经营单位食品检测采样1178件,检验合格率达85.76%;食具检测采样4641件,消毒合格率为90.80%;食品生产经营单位从业人员健康体检15151人,受检率达98.77%,"五病"人员调离率100%。

　　2001年,全县取缔无证食品生产加工66户和无证食品经营户92户,立案处罚72起,罚款86起,吊销豆制品加工企业卫生许可证4户,查获没收销毁违法产品16.36吨,价值10万余元。2002年,行政处罚310户次,罚款金额342020元,没收违法所得19066元,销毁违法产品12.01吨;取缔无证户225户,注销许可证102户。2003年,区卫生部门会同区工商、质监和公安等部门,对全区无证豆制品生产加工场所进行整治,取缔地下豆制品加工场所36处,收缴豆制品加工生产原料8.1吨,豆制品1122公斤,油175公斤,生产工具164件,捣毁锅炉26台;对全区集体食堂和中小饭店进行大规模监督检查,共监督检查集体食堂112户,取缔无证食堂1户,处罚7户存在违法行为的企业食堂,罚款金额11600元。监督检查中心饭店808户,发出责令改正通知书123份,处罚94户,罚款94390元;对区内各级各类学校、幼儿园92所食堂进行全覆盖监督检查,重点检查开学前食堂卫生准备工作和当年上半年检查硬件设施方面存在问题的整改情况,以及学校开学后食堂卫生情况;对全区50所外来民工子弟学校食堂也进行一次全覆盖监督复查,对无证外来民工子弟学校食堂共发出行政强制决定书18份,责令改正通知书3份;对存在各类问题有证学校食堂发出责令改正通知书13份,并对整改情况进行追踪复查。2004年,全区发生食物中毒事件7起、188人中毒,均进行现场调查处理;全年组织专项监督执法活动38次,出动监督员3215人次,对食品生产经营单位监督检查1722户次。

二、营养卫生管理

(一)碘盐监测

　　2001年,区卫生部门对居民食用盐和食用碘盐进行监测,全年居民食用盐定量检测449份,合格413份,不合格9份,合格率92%;2002年,抽样碘盐监测40份,合格碘盐37份;2003年起,碘盐监测工作交各街道(镇)卫生院执行,采集到的样品送区疾控中心实验室监测;2005年,碘盐监测9个镇的居民户盐分288件,其中合格228件,不合格24份,非碘盐36份。

　　2011年,区卫生部门开展重点人群碘营养状况调查。全区共采集尿样72份,其中8～10岁学龄儿童32份(男女各16份),孕妇和哺乳期妇女各20份;结果表明学生和乳母碘含量处于适宜范围内,孕妇碘含量水平低于适宜范围。

(二)居民营养与健康调查

　　2002年,松江区参与中国居民营养与健康状况调查,调查内容包括询问调查、医学体检和膳食调查3部分。松江组建一支由15人组成的专业调查队,从9月到11月,共调查居民户 540 户,其中膳食调查户 180 户,非膳食调查户 360 户;调查 1590 人,其中膳调户 542 人,非膳调户 978 人,测出高血压 236 例,糖尿病 9 例,贫血 144 例;小于 15 岁人数 132 人,其中膳调户 46 人,非膳调户 86 人。

(三)居民膳食与健康监测

松江居民的膳食与健康状况监测以 5 年一个周期和 2 年一次,区卫生部门根据春夏秋冬 4 个季节,进行居民膳食调查和相关体检;2007~2008 年,在永丰、岳阳、叶榭和佘山等街道(镇)80 户居民中进行调查。

2011 年,区卫生部门在岳阳、九亭、新桥和新浜 4 个街道(镇)125 户居民户中进行调查;同年,开展居民户食用盐常规抽样监测与重点抽样监测,常规抽样监测的居民户合格碘盐食用率为 92.36%;重点人群碘营养状况调查,采集尿样 72 份,其中 8~10 岁学龄儿童 32 份(男女各 16 份),孕妇和哺乳期妇女各 20 份,结果表明:在食盐量及碘浓度上,学生和乳母碘含量水平处于

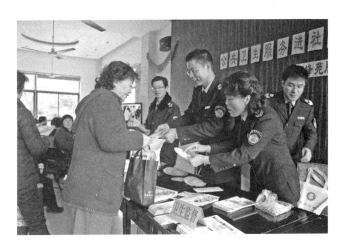

公共卫生服务进社区

适宜范围内,孕妇碘含量水平低于适宜范围;在急性胃肠炎发生情况监测的 480 户居民中,其中发生急性胃肠炎病例 16 例,月患病率 3.3%。在全区食品致病菌监测农贸市场及超市生禽肉和生畜肉中沙门氏菌污染情况的 180 件监测样品中,21 份肉类样品检出沙门氏菌,样品阳性检出率 11.67%;食品化学污染监测超市和农贸市场中流通散装大米样品 60 件中,仅有 1 件大米含量为 0.6 mg/kg 超出标准,样品合格率 98.3%。

2012 年,在全区居民户食用盐抽样监测中,合格碘盐食用率为 96.33%,非碘盐率 0.33%;食源性疾病监测 576 户居民,其中发生急性胃肠炎病例 9 例,月患病率 1.56%;农贸市场及超市销售的生禽和生畜肉检监测 180 件样品中,16 份肉类样品检出沙门氏菌,样品阳性检出率 8.89%,散装大米、面粉及制品和玉米及制品监测样品 40 件,合格率 100%。

三、环境卫生管理

(一)环境监测

1976 年起,松江县开展环境劳动卫生监测和环境污染监测治理工作。县卫生防疫站按照市卫生防疫部门的统一布置,设大气监测点和降尘测定点各 1 个,监测二氧化硫、氮

氧化物,以及总悬浮颗粒物飘尘、苯并芘、铅、镉、镍和铬等,每年2、5、8、11月为全市统一监测时间,每年进行4期,每期7个昼夜。黄浦江设4个监测点,每季进行1次水质监测;黄浦江松江段通道河流水质监测设6个点,贯穿松江镇主要河道通波塘设6个监测点,每年进行2次监测。全县21个乡镇选择21口土井进行水质监测。同时,松江重点开展工业废水、废气和其他污染源调查监测。对全县公共场所和服务行业如理发、旅馆和浴室进行卫生、消毒抽样检查;对影剧院、录像室和音乐舞厅等进行环境卫生监督监测;游泳池按游泳场所卫生管理条例实施监测;对6个化妆品生产单位进行预防性卫生监督调查。对全县的人群健康监护主要根据大气监测和工业废气、废水调查情况,及时提出改进措施,治理"三废"改善环境卫生。

(二) 公共场所监督

1987年起,松江县卫生防疫站开始负责公共场所监督,对公共场所进行设计卫生审核、公共物品、用具、空气消毒质量和噪声等进行监督监测,以及从业人员健康体检、卫生知识培训和发放健康证等。

2000年起,松江区卫生监督所负责公共场所监督,全区公共卫生场所有证户1305户,全年监督检查1305户;卫生监测合格7680项次,合格率为92.3%;体检1876人,体检率100%;检出病人1人,按规定调离现岗位;全年培训1462人,培训率100%,验证贴花322户,全年无行政处罚。

2001年,全区共有公共场所1678户,监督检查1678户,监督检查率100%;卫生监测855户,合格率97.59%;体检从业人员2929人,按规定调离11人,培训从业人员2929人,培训率100%。

2003年,区卫生部门对5户公共浴室公共用具(毛巾、茶具)消毒效果抽检30件,合格率100%;5户中小旅店公共用具(毛巾、茶具、床上用品)消毒效果抽检45件,合格率95.6%;30户理发美容店美容美发用具采样120件,合格率98.75%。

2007年,区卫生部门对洗浴和美容美发场所进行专项执法检查,洗浴场所共抽检样品239件,合格227件,合格率为95.0%;267户美容美发场所共抽检样品609件,合格601件,合格率为98.7%。区卫生部门对31户违反相关法律法规及公共用品(用具)抽检不合格单位进行行政处罚,对23户开放的游泳场所抽检游泳池水样23件,5件样品的尿素和11件样品余氯不合格;通过量化评分,3户被评为A级,B级和C级分别为15户和5户。

2009年,区卫生部门先后2次对游泳场所开展监督检查,26户游泳场所水质监测,全部合格的14户,占53.85%。检测游泳池水细菌总数样品58份,合格率100%;大肠杆菌样品58份,合格率100%;尿素样品58份,合格率84.48%;浑浊度样品数58份,合格率100%;游泳池水游离余氯样品58份,合格率为86.21%;浸脚消毒池池水游离性余氯样品58份,合格率98.28%。

2010年,区卫生部门对548户公共场所进行量化评分,行政处罚160户;其中警告56户,罚款5550元,发出责令改正通知书16份。

2012年,区卫生部门抽检公共场所产品类样品323件,合格315件,合格率97.52%;非产品类样品413件,合格387件,合格率93.7%;开展公共场所量化评分1305户,对348户次存在违法行为的单位依法实施行政处罚,其中警告335户次、罚款288户次。

(三) 场所控烟监督

2004～2008年,按照《上海市公共场所禁止吸烟暂行规定》,松江组织控烟监督员对学校、公共交通等候室、影剧院、体育比赛场馆、医疗机构、歌舞厅、音乐茶座、200平方米以上商店进行抽查107户次,发出责令改正通知书35户次,行政处罚17户次,罚金4400元。2009年,区卫生部门对18个禁烟场所进行专项检查,对存在问题的4个单位当场作出行政处罚;对全区医疗机构、52个商场超市、117个公用事业、金融机构营业场所及26个国家机关提供公共服务的办事场所开展控烟监督检查,对28个存在问题的单位,按规定作出警告行政处罚。

2010年,全区44所公立中小学校无烟单位创建率为100%,医疗卫生单位创建率为100%;无烟幼儿园21所、企业事业单位9个、大学院校1所、居委会1个。市第一人民医院南院和区方塔中医医院均设立戒烟门诊,为有戒烟意向的吸烟者提供服务。

2011年,按照《上海市控制吸烟条例》,松江重点对新列入控烟场所的机关、公用事业、金融机构等行业加强培训和指导,发放控烟标志、自查表,并与各单位签订控烟承诺书;控烟场所监督检查308户次,立案处罚15起,其中罚款1起2000元;2012年,对控烟场所开展监督检查695户次,立案处罚36起,其中罚款3起。

(四) 集中空调卫生监测

2006～2007年,区卫生部门对集中空调通风系统进行抽检,检测项目为:风管内的积尘量、细菌总数、真菌总数,送风中PM10、细菌总数、真菌总数和β-溶血性链球菌。

2006～2007年松江区集中空调通风系统卫生抽检情况表

项目		2006年			2007年		
		抽检(户)	合格(户)	合格率(%)	抽数(户)	合格(户)	合格率(%)
空调风管检测值	积尘量(g/m²)	4	3	75.00	36	34	94.44
	细菌总数(cfu/cm²)	4	4	100.00	36	34	94.44
	真菌总数(cfu/cm²)	—	—	—	36	36	100.00

（续表）

项　目		2006 年			2007 年		
		抽检（户）	合格（户）	合格率（%）	抽数（户）	合格（户）	合格率（%）
空调送	PM10（mg/m³）	5	5	100.00	36	28	77.78
风检测	细菌总数	5	5	100.00	36	30	83.33
值	（cfu/cm²）						
	真菌总数（cfu/cm²）	—	—	—	36	27	75.00
	β-溶血性链球菌	—	—	—	36	36	100.00
冷却水嗜肺军团菌		2	0	0	—	—	—

2008 年，区卫生部门对 25 户使用集中空调通风系统公共场所进行专项监督检查，发现空调部件清洗，特别是风管清洗状况相对较差；此外，预防空气传播性疾病应急预案制定率也较低。

2008 年松江区 25 户公共场所集中空调通风系统卫生管理情况表

类　别	项　目	抽检（户）	符合要求（户）	合格率（%）
卫生许可	卫生许可证	25	25	100.00
硬件设施	空调风管检查口	25	19	76.00
	应急关闭回风和新风装置	25	24	96.00
	送风口及回风口的防鼠装置	25	23	92.00
	预防空气传播性疾病应急预案	25	14	56.00
	新风设施	25	20	80.00
清洗消毒情况	冷却塔清洗	12	12	100.00
	过滤网	25	25	100.00
	风机盘管翅片	24	22	91.67
	空气处理机组（包括新风处理机）翅片	22	21	95.45
	风管理清洗情况	20	14	70.00

2011 年,区卫生部门对 2 户星级宾馆、2 户大型商场和 4 户写字楼集中空调通风系统进行抽检。

2011 年松江区集中空调通风系统卫生抽检情况表

类 别	项 目	抽检(户)	合格(户)	合格率(%)
空调风管检测值	积尘量(g/m^2)	40	40	100.00
	细菌总数(cfu/cm^2)	40	40	100.00
	真菌总数(cfu/cm^2)	40	40	100.00
空调送风检测值	PM10(mg/m^3)	40	39	97.50
	细菌总数(cfu/cm^2)	40	29	72.50
	真菌总数(cfu/cm^2)	40	38	95.00
	β-溶血性链球菌	40	40	100.00
室内空气检测值	PM10(mg/m^3)	40	39	97.50
冷却水嗜肺军团菌		8	0	0.00

2013 年,区卫生部门对 10 户公共场所和 4 户写字楼集中空调通风系统进行抽检,检测项目为:风管内积尘量、细菌总数、真菌总数,送风中 PM10、细菌总数、真菌总数、β-溶血性链球菌,空气中 PM10、CO_2、温度、相对湿度和冷却水嗜肺军团菌等。

2013 年松江区集中空调通风系统卫生抽检情况表

	项 目	抽检(户)	合格(户)	合格率(%)
空调风管检测值	积尘量(g/m^2)	168	167	99.40
	细菌总数(cfu/cm^2)	168	168	100.00
	真菌总数(cfu/cm^2)	168	168	100.00
空调送风检测值	PM10(mg/m^3)	56	56	100.00
	细菌总数(cfu/cm^2)	56	49	87.50
	真菌总数(cfu/cm^2)	56	50	89.30
	β-溶血性链球菌	56	56	100.00
室内空气检测值	PM10(mg/m^3)	40	40	100.00
	CO_2(%)	40	40	100.00

（续表）

项　　目		抽检（户）	合格（户）	合格率（%）
室内空气检测值	温度（℃）	40	40	100.00
	相对湿度（%）	40	40	100.00
冷却塔水	嗜肺军团菌	7	6	85.71
冷凝水		6	6	100.00

四、饮水卫生管理

（一）饮水消毒管理

解放前，松江城镇居民饮用河水和井水，农村绝大多数农民饮用河水，常导致疫病发生。1955年，松江县结合防病工作在农村采用一次加氯法进行饮水消毒；1959年，对缸井水采用漂白粉精片持续消毒法。1964年，松江农村挖土井、打砖井；1978年，为方便取水饮用，试行打灶边井。全县各乡（镇）卫生院负责对辖区内缸井水进行消毒，县卫生防疫站定期对消毒质量进行抽查。1986年，县卫生防疫站抽查1359井次，有氯率达90.88%，余氯合格率81%。

（二）集中式供水监督监测

1994年，全县农村基本实现自来水化，普及率达到99.6%，有效改善农村饮用水卫生条件。县卫生防疫站参与各类水厂选址、新建、改建、扩建设计卫生审核和竣工验收，对全县各类水厂制水人员进行上岗前业务培训，经考核合格发给制水人员上岗证，每年进行一次复训，并对制水人员每年进行一次体检。对全县各类水厂进行水质监督、监测和业务指导，每年夏季对水厂进行夜间抽查，有效提高水厂出厂水质合格率。

1993～2000年，随着松江工业化进程加快，部分地区用水安全受到影响。政府加大投资力度新建和扩建县级水厂，对松江各乡（镇）水厂进行关停并转。2000年夏秋，在肠道传染病高发季节，松江区对所有区、镇水厂进行全面突击检查，检查结果基本符合要求。

1986～2000年松江区（县）各类水厂细菌指标监测情况表

年份	县水厂（个）			乡（镇）水厂（个）			村水厂（个）			单位水厂（个）		
	厂数	项次	合格率（%）	厂数	项次	合格率（%）	厂数	项次	合格率（%）	厂数	项次	合格率（%）
1986	2	96	98.10	13	184	71.40	6	112	66.60	5	140	85.50
1987	2	88	98.70	13	265	66.60	10	288	80.50	5	140	83.40

（续表）

年份	县水厂（个）			乡（镇）水厂（个）			村水厂（个）			单位水厂（个）		
	厂数	项次	合格率（%）	厂数	项次	合格率（%）	厂数	项次	合格率（%）	厂数	项次	合格率（%）
1988	2	108	100	13	279	89.42	10	288	76.43	7	196	90.83
1989	2	98	99.70	13	284	86.20	11	308	88.77	4	112	86.50
1990	2	98	98.20	13	392	89.50	11	288	95.90	6	168	86.30
1991	2	101	100	14	389	98.23	17	476	94.90	5	140	85.50
1992	2	101	100	15	420	100	18	504	100	5	140	86.10
1993	2	98	100	17	616	100	18	576	96.30	9	288	83.40
1994	2	96	100	17	616	100	16	552	100	9	288	100
1995	2	96	100	17	688	100	16	518	100	9	288	100
1996	2	96	96	17	688	95	16	576	98	9	288	98
1997	2	96	96.90	17	688	99.47	13	364	98.50	7	198	98
1998	2	96	100	17	688	99.50	11	398	99	3	702	98.50
1999	2	80	98.75	17	680	100	10	337	95.74	2	64	100
2000	2	90	100	17	816	98.90	7	336	99.10	2	96	100

2006年，全区有集中式供水单位20个，监督检查189户次，抽检水样207件，合格176件，合格率为85.20%；对7个不符合国家饮用水卫生标准的单位，区卫生部门分别进行立案处罚，罚款8000元。

2013年，全区集中式供水单位11个，区卫生部门监督检查384户次，作出卫生监督意见书3份，水质投诉举报2起均及时处置；现场检测出厂水271件，合格率100%，完成302件管网水水样监督抽检，合格180件，合格率为59.60%；管网水水样不合格项目主要为锰和耗氧量；现场检测管网水303件，合格率100%。

（三）二次供水监督监测

1995年开始，县卫生部门每年对高层水箱水质监督检测二次供水水质抽检不少于2次，并参与二次供水设施竣工验收，培训高层水箱清洗消毒人员。1999年，松江区高层水箱清洗消毒与卫生监督检测形成规范化、制度化。清洗消毒3342只，清洗消毒率94.57%，做到水箱加盖加锁，清洗消毒有专人，并持证上岗，全区二次供水水质卫生状况有明显改善。

2005 年,区卫生部门完成对 2004 年 4 季度抽检不合格的 10 户物业管理公司高层水箱水样复检(现场加做游离型余氯)样品 23 件,合格率 23 件,合格率 100%;年内监督抽检二次供水水箱 71 件,合格 67 件,合格率 94.37%。2007 年,区卫生部门监督检查二次供水单位 64 户次,对 109 个小区内的 227 件水箱水进行抽检,现场检测余氯、浑浊度等,合格 199 件,合格率为 87.70%;处理投诉举报 7 起;立案处罚 1 起。2013 年,区卫生部门对 93 个二次供水住宅小区检查 252 户次,对 66 个居民小区二次供水管网最远端水质进行水质监测,完成 99 件二次供水水样的现场检测和监督抽检,合格 95 件,行政处罚 3 户,责令改正 2 户。

(四)管道直饮水监督

2009 年,管道直饮水作为新的供水形式进入松江。是年,区卫生部门对 1 个设有管道直饮水住宅物业小区开展监督检查,监督检查内容包括管道分质供水现状、卫生管理规章制度建立和落实、使用的涉水产品、消毒产品卫生许可、自身维护和水质检测情况等,现场检测管道分质设备出水、回水和居民用户水,以及水质耗氧量、细菌总数和总大肠菌群等,检测结果均合格。

2013 年,区卫生部门对 4 个有管道直饮水住宅物业小区检查 8 户次,现场检测出水、回水、居民用户用水共 12 件,均合格;采集出水、回水和居民用户水共 41 件,合格 40 件,1 件用户水细菌总数检测值不符合(2001 版)规定,对其立案处罚。

(五)现制现售水监督

2007 年,全区有现制现售水经营公司 6 个,现制现售水自动售水机 105 台,经区卫生部门监督检查,其中 94 台设置点周围无污染,98 台均安装可关闭门,100 台自动售水机公示卫生许可信息及设备维护信息,部分售水机检验报告未及时予以公示,卫生许可标识未予以公示;对此,发放监督意见书 6 份,责令限期改正违法行为并及时进行追踪复查。

(六)饮用水突发事件处置

1. 松江区叶榭自来水厂西车间(原张泽自来水厂)不良水质处置。2002 年 8 月,松江区叶榭镇四村、塘坊、马桥和姚王等村自来水出现呈酱红色、黄棕色,水中有铁屑、黄沙样沉淀等现象,涉及范围为原张泽镇半个镇区域、人口 1 万多人。区卫生部门处置措施为减少水厂处理中余氯消毒剂与混凝剂的用量改善源水水质;彻底更换改造供水管网;在水质恶化的供水区域建立定期与不定期的排污措施,在各供水区域建立相应水质监控点;在保证水质和余氯含量稳定在 0.3~0.5 mg/L 基础上合理使用消毒剂与混凝剂。

2. 松江斜塘河水污染事件处置。2011 年 4 月,松江区部分水厂发现原水有异味。区卫生部门立即启动生活饮用水突发事件处置预案,调查组前往部分水厂分别展开调查;事件发生原因是原水受到青浦区水污染事件影响形成污染,排除制水设备故障和二次供水污染。

3. 松江区叶榭水厂水污染事件处置。2012年6月25日,松江区叶榭镇大范围出现自来水水质有异味现象。经调查,由于上海南部地区连日普降大雨,又值天文大潮主汛期,为避免暴涨的黄浦江水影响沿岸地区,叶榭塘枢纽闸连日关闭,黄浦江水无法进入叶榭塘,连日大雨又使内河(包括各类沟渠、农田等)污水向叶榭塘移动。由于叶榭塘处在只排不引的封闭状态,水质受到一定程度污染,而叶榭水厂取水口在叶榭塘,造成出厂水水质受到污染。区卫生部门根据水质监测资料及现场调查情况,判定该厂出厂水中异味为水源水受到污染,造成出厂水污染;对发生水污染事件的上海叶榭自来水有限公司进行立案处理。

4. 松江区泖港地区水污染事件处置。2013年1月11日,松江区泖港地区水质受到污染。经调查,这次水污染事件受金山区水污染事件影响。区卫生部门对泖港镇的2个水厂取水口采取治理措施,取水口投放吸油毡,投加颗粒活性炭和管网冲洗等进行水预处理;对已污染的构筑物水和蓄水池进行排空,管道进行排污处理。2月22日,泖港水厂和泖港河东水厂水质均恢复日常状态。

5. 松江区黄浦江水源保护区死猪事件处置。2013年3月8日,松江区黄浦江水源保护区内水面漂浮着不少死猪。区卫生部门对辖区内所有水厂开展全覆盖监督检测,重点加强取水口防护情况和消毒剂投加情况监督检查,对各厂的出厂水进行现场快速检测和采样检验。3月13日起,区卫生部门根据事件发展情况,对松江二水厂、西部水厂、泖港水厂和车墩水厂等6个重点监测水厂每日开展监督检查,并对出厂水开展现场快速检测。各水厂现场快速检测出厂水总氯和浑浊度均符合生活饮用水卫生标准。

五、职业卫生管理

(一)职业卫生监测监督

20世纪50年代,松江县主要对稻田皮炎、农药中毒等进行防治。1958年起,松江实施职业病报告制度。从60年代初开始,松江对有关单位进行工作场所中粉尘、化学和物理等职业危害因素浓度或强度监测。1976年,松江增加和恢复对工业企业厂址选择、设计审查、三废等进行监测处理以及接触有毒有害作业职工体检等。1986年,全县共有大小工厂908户,使用有毒有害物质738户,接触有毒有害物质职工36234人,占职工总人数的28.16%。全县排放废水工厂139户,日排放量达7.62万吨。企业治理废水量每天5.6万吨,占日排放总量的73.5%。县乡两级医疗单位27个,每天排放医疗污水712吨。县污水处理厂生产能力为27000吨,日处理污水量为5000吨。全县256户企业年排放废气量为31.58万立方米;各有关工厂通过改进排废工艺、安装置防尘设备和回收利用等净化改造治理措施,收到较好效果;日处理量为60~70吨的垃圾指定地点存放、复土和定期消毒,降低有害因素,达到清洁无害化处理要求。县卫生部门组织人员深入农村宣传指导使用农药知识,农药中毒事故明显减少;对接触有毒有害的职工进行健康监护,72％工厂企业建立职业病档案。

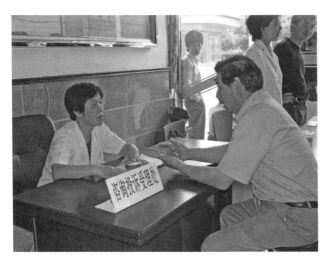
咨询投诉服务

随着松江经济发展,职业卫生监测监督工作内容发生变化。2000 年,全区设粉尘监测点 267 个,毒物监测点 559 个和物理因素监测点 185 个,区卫生部门对全区有毒有害工厂企业实施监督监测。2001 年,松江完成 227 户企业监测,共监测各类有毒有害点数为 1024 点,其中合格点 889 点,合格率为 86.82％;采集各类样品数 3552 件,其中合格样品 3224 件,合格率为 91.33％;各类毒物样品数为 2047 件,合格样品 1907 件,合格率为 93.16％;物理因素样品 245 件,合格样品 189 件,合格率 77.14％。全区 338 户三资企业中有职业危害的 222 户,有害因素接触人数 9551 人。2002 年,全区车间环境监测 247 户,共监测各种有毒有害因素 1228 点,其中合格 1063 点,制鞋、皮革业、建材业监测 13 户,测定 40 点,合格 35 点,合格率 87.5％。2006～2010 年,全区 6292 户有毒有害企业建立或更新档案。至 2012 年,全区建立有毒有害企业有效档案 1045 份,其中大型 9 户、中型 142 户、小型 894 户,企业从业人员 273860 人,其中生产工人数 195804 人,接触职业病危害因素 36991 人,接触比例为 18.89％,职业危害企业涵盖纺织服装鞋帽制造业,木材加工及木竹藤草制品业,家具制造业,印刷业和记录媒介复制,化学原料及化学制品制造业,塑料制品业,金属制品业,电气机械及器材制造业,通信设备、计算机及其他电子设备制造业和其他行业等 31 个行业。

(二) 职业病管理

1986 年,松江县在加强对有毒有害工厂企业监督监测的同时,对接触有毒有害职工进行健康监护,所有工厂企业建立劳动卫生和职业病档案,病人进行专册登记,按职业病报告制度按时上报,对患有慢性职业病例定期进行访视。1989 年,松江开展尘肺病调查工作,全县 101 户接触粉尘的工厂从业人员 22440 人中,2959 人接触粉尘;尘肺病 22 例,其中Ⅰ期 14 例、Ⅱ期 6 例和Ⅲ期 2 例。

2000～2010 年,全区共确诊职业病 457 例,职业病患者以男性为主,共 358 例(78.33％),女性 99 例(21.67％),职业病患者年龄主要分布在 20～68 岁,平均年龄 35.81 岁。10 年中松江发生的职业病有 9 大类,其中职业性皮肤病 156 例,占总病例 34.14％;职业性眼病共 78 例,占 17.07％,发病人数分别位于前两位。全区慢性职业中毒 77 例、尘肺 64 例,构成比分别是 16.85％和 14.00％,发病例数分别排在第三和第四位;职业病死亡 8 例,造成死亡人数最多是急性职业中毒 5 例,另外 3 例分别是矽肺、中暑和白血病患者。2011 年,全区职业病和职业中毒 45 例(确诊病例 20 人)。2004～2012 年,全区共发生 567 例农药中毒,以有机磷类农药中毒为主,69 人发生生产性农药中毒,自服和误服农药中毒 498 人,其中 9 人死亡。从 2009 年开始,建立全区苯、电焊烟尘、锰、正己烷和铅等重点职业病危害因素监测系统,开展重点职业病危害因素主动监测工作。2010～2011 年,松江共对 40 户(44 次)企业进行国家重点职业病监测,对 484 名劳动者开展问卷调查和体检资料收集工作。2012 年,松江对苯及苯系物、电焊烟尘、锰及其无机化合物、铅及其无机化合物等 4 种危害因素作业企业和劳动者进行调查监测,同时,对 38 个单位开展劳动者基本情况调查和职业健康检查调查;完成 2694 户次企业职业病危害因素委托监测,以及工业企业新、改、扩建项目职业病危害预评价报告 215 份,职业病危害控制效果评价报告 137 份,为区卫生部门对工业企业预防性卫生审核及竣工验收提供技术依据;完成 2694 户次企业职业病危害因素委托监测。

六、放射、化妆品卫生管理

(一) 放射卫生管理

1989 年 10 月,国务院颁布《放射性同位素与射线装置放射防护条例》。1990 年,松江县卫生部门开始对全县有射线装置单位实施监督管理,主要对射线装置单位环境和防护设施进行监督检测,对从事放射工作人员个人进行射线计量监测和每年 1 次体检。1998 年,松江区申报创建放射卫生综合监督达标区活动;1999 年,经上海市卫生局组织专家考核验收,松江区各项创建主要指标达到综合监测管理达标区要求。2001 年,区卫生部门检测 30 户射线装置工作单位 50 台射线装置,监测中发现 1 户工业探伤单位放射场所辐射水平超标,要求其立即整改。对医疗机构放射诊疗、放射卫生技术服务、放射防护器材与含放射性产品进行监督检查。松江的个人剂量监测全年共分 6 次,每 2 个月为一个检测周期。2002 年,松江全年监测 105 人,剂量当量均低于 5 mSv,人均年剂量当量为 0.81 mSv/a。2005 年,松江检测 118 人,人均剂量当量为 0.2 mSv/a,均低于国家放射卫生标准。2006～2013 年,全区 108 户(工矿企业 63 户,医疗机构 45 户)放射工作单位检测个人剂量,共计检测 10223 人次,人均计量 0.2508 mSv;其中工矿企业 5617 人次,人均计量 0.2509 mSv,医疗单位 4606 人次,人均剂量 0.2507 mSv。1995～2012 年,松江通过委托和主动监测,对工矿企业和医疗机构放射工作场所及环境进行放射防护监测,全区 42 户诊疗单位和 27 户放射工业企业共 219 个场所进行放射工作场所及环境监测。区卫生部门对违反放射防护条例的单位,作出行政处罚或责令限期改正。2012 年,全区 51 户《放射诊疗许可证》的医疗机构,经监督监测检查,作出行政处罚 4 起 不良执业行为积分 3 户。

（二）化妆品卫生管理

从 1986 年起，县卫生部门对全县化妆品生产企业和经营单位进行卫生监督管理，主要对产品、生产加工从业人员健康体检情况进行监督检查，及对经营单位进行不定期抽查。1999 年，区卫生部门对全区化妆品经营单位进行卫生监督执法抽查，抽查 15 个经营单位 68 个品种，未查见不合格产品。

2002 年，区卫生部门监督化妆品生产企业 22 户次，完成化妆品生产企业样品监测 15 件，105 项次，合格率 100％；化妆品经营单位卫生监督 40 户，监督覆盖率 100％；对产自辽宁、天津、江西和广西 4 省市市场经营化妆品采样 26 件，合格率 100％；行政处罚警告 1 户；在开展以打击假冒伪劣化妆品为重点的日常卫生监督中，没收销毁假冒伪劣和过期等化妆品 12.64 公斤。

2003 年，区卫生部门监督化妆品生产企业 54 户次，监督覆盖率 100％；完成化妆品生产企业样品监测 29 件，205 项次，合格率 100％；行政处罚警告 1 户；监督化妆品经营单位 20 户，监督覆盖率和监督频率均为 100％。

2004 年，全区共有有证化妆品生产企业 18 户（为市卫生监督所发证，区县负责监管）。2000～2004 年，共监督检查化妆品生产单位 117 户次，经营单位 174 户次，立案处罚 2 起，其中警告 1 起、罚款 1 起；监督性监测 127 件，合格率 100％。

2005 年 1 月起，化妆品卫生监督划归区食药监督部门管理。

七、学校卫生管理

1979 年起，松江开展学校学生健康检查和健康监测、常见病防治、卫生监测和健康教育等工作。20 世纪 80 年代，由于松江的一些学校基础设施较差，饮食和饮水卫生状况问题比较突出，学校学生的传染病发病率较高，特别是农村学校更为突出。据县卫生防疫部门调查，1987 年，全县伤寒发病 497 人，其中小学生发病 159 人，占发病总数 31.99％，乡村中小学生伤寒发病率高于城镇；造成中小学生伤寒发病率明显增高的主要原因是饮水不卫生所致。1986 年起，全县建立 10 所中小学健康监测点，每年对学生进行一次健康体检，并对检出的贫血、头虱、肠道寄生虫和沙眼等

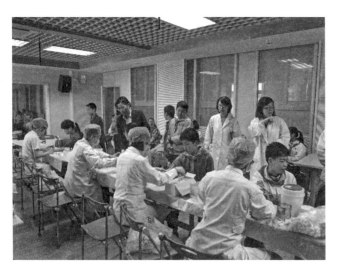

学生健康体检

疾病采取有效防治措施,发病率有较大幅度下降。全县学生头虱患病率从 1986 年中学 5.3％和小学 28.84％,降至 1996 年中小学均为 0。松江加大学校饮食和饮水卫生监测力度,1998 年,全区各类学校饮水足量供应率达 100％;学校Ⅰ类食堂占 51％,无Ⅲ类食堂,学校学生的传染病发病率得到有效控制。

2000 年起,松江开展学校学生因病缺课、慢性病和伤害事故监测。2010 年,全区 47 所中小学、职校及 66 所托幼机构参加《学校、托幼机构因病缺课缺勤网络直报系统》,学校传染病疫情预警关口前移,实现重点疫情长期监测、预测和预警;对学生营养、肥胖、贫血和沙眼等进行监测。

2013 年,区卫生部门对区内 10 所学校进行卫生监督监测,10 所学校均建立传染病疫情报告和登记等管理制度;9 所学校开展预防近视、龋齿、营养不良和肥胖等常见病预防宣传活动。区内 10 所学校生活饮用水均为市政集中式供水,供水设施均有卫生安全防护设施;1 所学校供应开水,8 所学校供应桶装饮用纯净水,1 所学校供应净化水(净化饮水机);教室课桌椅、黑板、采光、照明、微小气候和噪声等均达标;学生厕所均为无害化卫生厕所,洗手设施和蹲位设置符合国家标准的学校 8 所,不符合国家标准 2 所学校(均为乡村小学)给予警告,责令限期改正;合格率为 80％;对教学环境卫生不符合国家标准的 6 所学校发出卫生监督意见书 8 户次;2 所学校设有游泳场馆,均有有效公共场所卫生许可证,从业人员均获得有效健康体检合格证,泳池通道及卫生设施均能定期消毒。上述 10 所学校均建立学生健康档案,开展年度学生健康体检。

第六章　医学科学研究与学术交流

20世纪50年代末60年代初,松江县人民医院专设血吸虫病等4个课题作为科研项目进行研究,其中《水稻皮炎的防治研究》获卫生部三等奖。1994年,松江县先后有6个课题纳入上海市卫生局百人学科带头人培养计划。1986～2013年,松江卫生系统获得区(县)以上科技成果奖32项,上海市科技成果奖5项,卫生部科技成果奖2项。

1984～2013年,松江卫生系统460多人次出国进行医学学术交流等活动。联合国世界卫生组织和美、英等数十个国家以及港澳台地区医疗机构、专家教授和卫生团体先后到松江考察交流。

第一节　医学科学研究

一、上海市市级专业学科建设

1994年9月,市卫生局下发《关于加强上海市医学领先专业建设若干意见》;12月,松江有1项专科、2个项目被列为市医学领先专业特色专科和项目,一个周期3年,3年后经过复审进入第二周期建设。至2001年12月,松江有1项专科、1个项目通过考核验收;2002年12月,有1个项目通过考核验收。

1997年,市卫生局下发《上海市区、县卫生系统学科带头人培养计划暂行办法》(简称区县百人计划);松江县6个课题经评审列入区县百人计划。

2009年,区方塔中医医院骆氏中医妇科入选国家中医药管理局农村医疗机构中医特色专科建设计划(三年建设);2012年通过建设验收。

2010年,区卫生局与市第一人民医院签订《关于合作推进学科建设和专业梯队培养的协议》,明确:推进松江区医学学科建设和专业梯队培养,第一轮合作共设立上海市医学重点专科培养项目2项及区级学科建设扶持项目6项,通过3年建设完成培育出上海市医学重点专科1～2个的目标。

2012年,区中心医院消化内科入选上海市医学重点专科A类建设计划;区方塔中医医院中医妇科入选上海市中医临床重点学科建设计划;所需经费由市、区二级财政相应匹配。

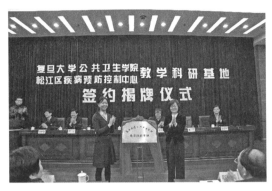
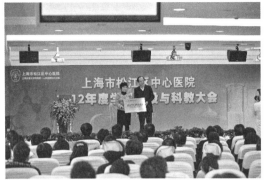

复旦大学疾控中心教科研基地揭牌仪式　　　　　学科建设与科教大会

1990～1999 年上海市科委课题和市医学领先专业(项目)情况表

立项时间	项目类别	项目名称	负责人	单位	鉴定时间
1990	上海市科委科研项目	急性农药中毒基础与临床的电脑咨询系统	张忠雷 钱曾伟	松江县中心医院	1992 年通过市科委鉴定
1995	上海市医学领先专业特色专科	神经内科(急性脑血管病)	张忠雷	松江县中心医院	1998 年通过第一周期鉴定进入第二周期
1995	上海市医学领先专业特色项目	郊区计划免疫规范化管理模式推广应用研究	张真诚	松江镇卫生院	1998 年通过第一周期鉴定进入第二周期
1996	上海市医学领先专业初级卫生特色项目	儿童心理卫生问题的研究与对策	王永强	松江县精神卫生中心	1999 年通过第一周期鉴定进入第二周期
1998	上海市医学领先专业特色专科	神经内科(急性脑血管病)	张忠雷	松江区(县)中心医院	2001 年通过第二周期鉴定
1998	上海市医学领先专业特色项目	郊区计划免疫规范化管理模式推广应用研究	沈胜利	松江镇卫生院	2001 年通过第二周期鉴定
1999	上海市医学领先专业初级卫生特色项目	儿童学习困难的早期干预研究	王永强	松江区精神卫生中心	2002 年通过第二周期鉴定

1998～1999 年入选上海市区、县百人计划情况表

立项时间	项目类别	项目名称	单位	负责人	备注
1998	上海市区、县百人计划	瞬态诱发耳声发射在高危新生儿听力筛选的应用	松江区中心医院	夏正毅	

（续表）

立项时间	项目类别	项目名称	单位	负责人	备注
1999	上海市区、县百人计划	尼莫同对脑出血周围水肿的治疗研究	松江区中心医院	张一凡	2005年通过验收
1999	上海市区、县百人计划	高血压目标治疗及高危患者随访研究	松江区中心医院	金智敏	2005年通过验收
1999	上海市区、县百人计划	胆石病综合治疗	松江区中心医院	孙一凡	2005年通过验收
1999	上海市区、县百人计划	血管紧张素转换酶抑制治疗高血压长期疗效评价	松江区泗泾医院	周仁明	
1999	上海市区、县百人计划	关于新生儿末梢微循环变化及其疾病的研究	松江区妇幼保健院	沈志健	

2005年入选上海市医学重点学科重点社区项目建设情况表

立项时间	项目名称	联合申报单位	完成时间
2005	社区大肠癌因症就诊早发现上海郊区推广研究及效果评估	松江区卫生局 卢湾区卫生局 闵行区卫生局	
2005.07	慢性非传染性疾病社区综合防治模式建立及效果评估	岳阳街道社区卫生服务中心 松江区疾病预防控制中心	2008.11

2009～2012年入选上海市市级及以上学科建设情况表

编号	项目类别	学科名称	单位	负责人	三年建设经费（万元）	备注
09008	国家中医药管理局农村医疗机构中医特色专科建设计划	骆氏妇科	松江区方塔中医医院	骆春	30	
ZK2012A38	上海市医学重点专科A类建设计划	消化内科	松江区中心医院	徐萍	100	
201208	上海市中医临床重点学科建设计划	中医妇科	松江区方塔中医医院	骆春	50	区匹配50万

二、松江区区级学科(专业)建设

1998年9月,区卫生局、区中心医院分别与上海第二医科大学及其附属瑞金医院签订对口挂钩合作协议,协议达成的重点是加强松江区主要是区中心医院的医学领先学科建设、适宜技术开发以及学科带头人人才培养等。首批计划选送区中心医院内、外、妇、儿科8名中青年医生到瑞金医院进行为期2年的定职导师带教学习;最终选定2人参加定点、定导师和定方向培训学习。

2010年起,松江区加快区级医学学科、专业建设步伐,培育并推荐申报市级医学学科建设,区财政从资金上予以支持。2011年,全区8个学科被评定为区级重点学科建设。2012年,区方塔中医医院肛肠病学科纳入区级重点学科建设计划,建设周期为3年。2013年4月,区卫生局又启动新一轮学科建设申报工作,9个区级重点学科和5个区级特色专科纳入区级重点学科(专业)建设,建设周期为3年。

2011～2013年松江区区级重点学科建设情况表

编 号	学 科 名 称	学科负责人	建 设 单 位	三年建设经费(万元)	备注
2011XK01	消化内科	徐 萍	中心医院	90	
2011XK02	放射科	夏进东	中心医院	90	
2011XK03	康复科	袁大伟、袁海新*	乐都医院	30	
2011XK04	妇科	曹树军	中心医院	30	
2011XK05	危急重病科	张一凡、石 斌*	中心医院	30	
2011XK06	口腔科	任吉芳	中心医院	30	
2011XK07	中医内分泌	李 伟	方塔中医医院	30	
2011XK08	产科	张 辉	妇幼保健院	30	
2012XK01	中医肛肠病学	唐晓军	方塔中医医院	30	
2013XK01	神经内科	赵迎春	中心医院	30	
2013XK02	呼吸内科	李 凡	中心医院	30	
2013XK03	检验科	侯彦强	中心医院	30	
2013XK04	心血管内科	赵玉红	泗泾医院	30	

（续表）

编　号	学 科 名 称	学科负责人	建 设 单 位	三年建设经费（万元）	备注
2013XK05	老年医学科	张一凡	乐都医院	30	
2013XK06	计划生育科	苏敏君	妇幼保健院	30	
2013XK07	精神卫生学科	陆爱军	精神卫生中心	30	
2013XK08	慢性非传染性疾病流行病学	朱美英	疾病预防控制中心	30	
2013XK09	病原微生物检验科	杨丽华	疾病预防控制中心	30	

说明：＊因工作调动，学科负责人由袁大伟变更为袁海新；
＊因工作岗位调动，学科负责人由张一凡变更为石斌。

2013 年松江区区级特色专科建设情况表

编　号	学 科 名 称	学科负责人	建 设 单 位	三年建设经费（万元）	备注
2013ZK01	中西医结合骨伤学科	朱东勋	方塔中医医院	20	
2013ZK02	新生儿科	刘桂芬	妇幼保健院	20	
2013ZK03	妇产科	王　剑	泗泾医院	20	
2013ZK04	心理咨询科	常向东	精神卫生中心	20	
2013ZK05	针灸科	杨火祥	九亭医院	20	

三、松江区医学领先专业建设

（一）松江区医学领先专业建设重点专科和重点社区项目

2004 年 10 月，区卫生局制定实施《松江区医学领先专业建设实施办法》，以经费资助课题、项目研究为主要形式，开展全区医学领先专业建设（3 年为一个周期）。2005 年 8 月，在全区有关医疗卫生机构申报的 27 个重点专科课题和 7 个重点社区项目中，评选审定 2006 年（第一周期）重点专科课题 14 个和重点社区项目 4 个，列入区医学领先专业重点专科和重点社区项目建设计划。2009 年，全区评选出第二周期区医学领先专业（临床）项目 26 个、社区项目 7 个和青年科研项目 6 个。2012 年，松江区评选出第三周期区医学领先专业（临床）项目 27 个、社区项目 7 个、中医项目 7 个、公共卫生及管理项目 16 个和青年科研项目 7 个。

2006～2008 年第一周期松江区医学领先专业项目情况表

序号	重点专科课题和重点社区项目名称		负责人	承担单位	资助经费（万元）
1	麻醉科	TCL 运用于麻醉诱导和维持	李　正	中心医院	15
2	心内科	高龄高血压患者目标治疗随访研究	金智敏	中心医院	15
3	神经内科	综合卒中单元	张一凡	中心医院	15
4	妇产科	宫颈癌及其癌前病变的早期诊断与治疗	曹树军	中心医院	15
5	内窥镜	内镜纵轴超声在上消化道疾病中的临床应用	朱小英	中心医院	10
6	内科（血液、免疫）	类风湿关节炎早期诊断的研究	胡喜梅	中心医院	15
7	普外科	TME 加双吻合技术在低位直肠癌保肛手术的应用	蔡光荣	中心医院	10
8	护理部	乳腺癌术后化疗病人的生活治疗影响	俞勤燕	中心医院	10
9	中医妇科	骆氏妇科辩证治疗子宫内膜异位症及其相关性探讨	骆　春	方塔中医医院	10
10	中医肿瘤科	羟基喜树碱联合化疗治疗晚期消化道恶性肿瘤疗效观察	蔡浩敏	方塔中医医院	10
11	康复科	脊髓损伤康复	袁大伟	乐都医院	15
12	普外科	胆总管切开一次性缝合研究	马　云	泗泾医院	10
13	胸外科	胸腔镜技术在胸心外科的应用	夏松成	中心医院	15
14	眼　科	白内障超声乳化人工晶体植入术	孔庆健	中心医院	15
15	重点社区项目	社区卫生服务管理有效模式推广应用评估	解银生	洞泾镇社区卫生服务中心	10
16		社区慢性病健康促进项目社区诊断研究	朱美英	疾病预防控制中心	10
17		结核病综合防治	洪建军	疾病预防控制中心	10
18		松江区外来儿童计划免疫现状及对策研究	陆红梅	疾病预防控制中心	10

注：序号1～14为重点专科课题。

2009～2011 年第二周期松江区医学领先专业项目情况表

序号	项 目 名 称	负责人	承担单位	资助经费（万元）	备注
1	临床路径在医院管理中的运用	王志坚	中心医院	4	
2	日间手术麻醉技术和出院后镇痛的临床研究	朱 涛	中心医院	8	
3	心脏病介入诊断及治疗的临床研究	欧阳平	中心医院	10	
4	上海松江区无症状胃癌前病变非侵入性筛选及内镜前瞻性追踪研究	刘亮明	中心医院	10	
5	糖尿病实验室诊断的应用与研究	侯彦强	中心医院	10	
6	宫颈癌及其癌前病变的早期诊断和治疗	曹树军	中心医院	10	
7	应用组织芯片分析慢性血吸虫病并发大肠癌的多基因蛋白的表达及相关研究	杨道华	中心医院	8	
8	松江地区脑血管病防治体系的建立和运行的研究	张一凡	中心医院	8	
9	微创技术治疗四肢骨折	秦 涛	中心医院	8	
10	上海市松江区机关事业单位代谢综合征的特点及其干预管理效果分析	张丽娟	中心医院	8	
11	高龄高血压患者目标治疗随访研究	金智敏	中心医院	8	
12	慢性心力衰竭患者联合护理干预的课题研究	方 芳	中心医院	4	
13	护理人员职业倦怠与影响因素的研究	周剑英	中心医院	4	
14	日间手术中心术后持续护理模式探讨	夏平英	中心医院	4	
15	围手术期的病人心理反应理论调查研究	吴国富	中心医院	4	
16	松江社区癫痫患病率初步调查及规范化治疗	赵迎春	中心医院	8	
17	长期吸入激素对支气管哮喘慢性气道炎症治疗效果的观察	李 凡	中心医院	8	
18	早产儿/足月小样儿围生期生长发育相关因素的调查研究	刘桂芬	妇幼保健院	8	
19	孕妇尿液蛋白成分变化与妊娠高血压疾病相关性的研究	申 健	妇幼保健院	8	
20	社区糖尿病高危人群的干预研究	柳胜生	疾病预防控制中心	8	

（续表）

序号	项　目　名　称	负责人	承担单位	资助经费（万元）	备注
21	健脾补肾益气通淋治疗慢性尿路感染临床观察	高金弟	方塔中医医院	8	
22	益气养阴活血法干预早期糖尿病肾病的临床研究	李　伟	方塔中医医院	8	
23	腹腔镜联合胆道镜保胆取石的随机对照和长期随访研究	郁林海	方塔中医医院	8	
24	中药佐治小儿支气管肺炎的规律性研究	卢伯良	方塔中医医院	8	
25	专人专户对社区康复期乳腺癌病人生活质量的影响	俞勤燕	九亭医院	4	
26	孕产妇心理健康调查及早期团体心理干预研究	陈　勇	精神卫生中心	4	
27	癌症患者临终关怀居家照顾模式的构建与实施效果评价	赵学军	方松街道社区卫生服务中心	5	
28	心理卫生进社区对各类精神障碍防治的作用研究	常向东	精神卫生中心	5	
29	六龄牙窝沟封闭技术推广和应用	居康明	疾病预防控制中心	5	
30	社区干预功能锻炼与穴位注射防治社区老年性膝关节炎	顾　斌	永丰街道社区卫生服务中心	5	
31	泗泾地区脑卒中双向转诊的探索	秦桂华	泗泾医院	5	
32	对45岁以上人群IGR病人进行社区强化干预的效果评价	宋丽娟	新桥镇社区卫生服务中心	5	
33	叶榭镇糖尿病现状调查及社区综合干预对血糖的影响	朱秀国	叶榭镇社区卫生服务中心	5	
34	膝关节镜诊断及治疗35岁以下不明原因膝关节疼痛的临床研究	蒋　恺	中心医院	5	
35	膀胱肿瘤患者血清、尿IL-10的测定及意义	唐春华	中心医院	5	
36	乳腺癌的高危人群早期诊断方法的优化	殷鹤英	中心医院	5	
37	松江区卫生综合改革背景下临床路径作用的研究	袁　州	方塔中医医院	3	
38	痔疮的微创治疗	张振霖	泗泾医院	5	
39	脊髓损伤患者膀胱功能训练应用研究	袁大伟	乐都医院	5	

2012～2014年第三周期松江区医学领先专业项目情况表

序号	项 目 名 称	负责人	承担单位	资助经费（万元）	备注
1	糖尿病大鼠脊髓 TLR 的表达与 DNP 的关系研究	朱 涛	中心医院	10	
2	PiCCO 技术对慢性阻塞性肺病急性加重并发呼吸衰竭患者心肺交互影响评估的应用研究	石 斌	中心医院	10	
3	HSp5B 在结直肠癌中的表达及对其恶性生物学行为调控的实验研究	李清华	中心医院	10	
4	子宫内膜异位症发病机制的研究	曹树军	中心医院	10	
5	红细胞衰亡在脓毒症患者贫血中的作用研究	刘鸿翔	中心医院	10	
6	HBV 主要耐药通路与 DC 细胞功能缺陷的相关性研究	高得勇	中心医院	10	
7	内脂素在晚发型子痫前期发病机制中的作用	原 玮	中心医院	9	
8	等速运动训练配合功能性电刺激在脑卒中足下垂康复中的应用研究	郝又国	中心医院	9	
9	功能性腹痛综合征临床诊治研究	孙晓敏	中心医院	6	
10	表皮葡萄球菌引起新生小鼠脑损伤机制的研究	乔丽丽	中心医院	6	
11	氯胺酮对大鼠全肝阻断缺血再灌注后急性肺损伤的保护作用及机制研究	纪 健	中心医院	5	
12	提升社区全科医师急救能力的实施研究	陈建兵	中心医院	5	
13	脑出血 LPL 亚基及其基因单核苷酸多态性初步研究	赵迎春	中心医院	5	
14	N-末端脑利钠肽与房颤患者复律及卒中问题的研究	赵玉红	泗泾医院	4	
15	肛周脓肿一次性根治性治疗的实验研究	周剑国	泗泾医院	3	
16	经脐入路腹腔镜联合胆道镜行胆总管探查一期缝合术	郁林海	方塔中医医院	8	
17	ICF 框架下的作业训练对脑卒中患者 ADL 的影响	袁海新	乐都医院	5	
18	康复护理在脑卒中恢复期患者康复	陆金雯	乐都医院	3	

（续表）

序号	项　目　名　称	负责人	承担单位	资助经费（万元）	备注
19	孕早中期空腹血糖 GDM 关系探讨	平　花	妇幼保健院	7	
20	松江区孕产妇 GDM 新标准后的现状	张　辉	妇幼保健院	7	
21	乙型肝炎病毒母婴传播阻断方法探讨	刘桂芬	妇幼保健院	5	
22	松江区注意缺陷多动障碍现状的调查研究	陆爱军	精神卫生中心	4	
23	初中生自杀意念影响因素流行病学调查研究	常向东	精神卫生中心	2	
24	家庭支持系统对长期住院精神病患者社会功能的影响研究	杨　玲	精神卫生中心	2.5	
25	饮水量、自主活动对精神病患者便秘影响的研究	杨起萍	精神卫生中心	2	
26	中西医联合终止早孕的相关研究	唐庆玲	九亭医院	4	
27	人粪便中基因甲基化分析在大肠癌高危人群筛查中的作用	姜永根	疾病预防控制中心	5	
28	心肺复苏术在社区普及方法的探索	秦桂华	泗泾医院	5	
29	社区慢性乙型肝炎家庭健康管理模式研究	陶秀芳	中山街道社区卫生服务中心	5	
30	糖尿病社区-医院一体化管理的循证决策和实践研究	钱春芳	车墩镇社区卫生服务中心	5	
31	小学生近视相关危险因素干预与效果评价研究	杨银燕	新桥镇社区卫生服务中心	5	
32	三站式阶梯管理模式在家庭医生制服务中的探索	陆元英	小昆山镇社区卫生服务中心	3	
33	糖尿病"团队型 5A 式"管理模式研究	王连青	新桥镇社区卫生服务中心	3	
34	严格限盐对糖尿病患者颈动脉内膜中层厚度影响的研究	顾梅榴	叶榭镇社区卫生服务中心	5	
35	红藤败酱生化汤治疗药流后阴道出血疗效观察	王　瑛	方塔中医医院	5	
36	石氏中医药治疗膝骨关节炎在松江区的推广应用研究	洪海平	方塔中医医院	5	
37	慢性阻塞性肺病社区人群的中医干预	茅　靖	方塔中医医院	5	

（续表）

序号	项 目 名 称	负责人	承担单位	资助经费（万元）	备注
38	针罐结合治疗神经根型颈椎病的临床疗效观察	朱东勋	方塔中医医院	5	
39	耳穴埋豆治疗高血压	朱 文	方塔中医医院	4	
40	补肾强骨方配合健腰操治疗老年骨质疏松腰痛的临床研究	干翠萍	方松街道社区卫生服务中心	5	
41	黄芪葛根桂枝汤治疗气滞血瘀型神经根型颈椎病的临床研究	杨志伟	方松街道社区卫生服务中心	5	
42	基于健康档案的区域临床决策支持系统糖尿病应用示范	范玉成	卫生局	4.76	
43	探索信息技术支撑下卫生管理指标体系的建立	朱根明	卫生局	3.32	
44	松江区家庭医生制服务模式的应用研究	张 颖	卫生局	4.85	
45	孕前保健项目可行性分析	诸 红	妇幼保健所	3	
46	精神康复医疗服务体系建设对精神康复效果的影响	袁大伟	精神卫生中心	3	
47	健康教育对精神病人家属情绪的效果研究	陈文军	精神卫生中心	3	
48	菜单式健康教育对精神分裂症患者自知力及药物依从性的影响研究	徐 燕	精神卫生中心	3	
49	企业员工寻求专业心理帮助态度的影响因素与干预	李 瑾	精神卫生中心	3	
50	社区、医院、疾控联动的健康管理协同模式效果研究	关 颖	疾病预防控制中心	3	
51	基于区域卫生信息平台的慢性病业务流程再造研究与实践	张文翠	疾病预防控制中心	2	
52	松江区中小学生营养健康现状及对策研究	黄 丽	疾病预防控制中心	2	
53	松江区城市综合管理大联动机制对整治乡镇无证行医效果分析	郎思旭	卫生局卫生监督所	2	
54	松江区民办医疗机构口腔诊疗消毒现状和监管对策	潘 琴	卫生局卫生监督所	2	
55	松江区影剧院中 3D 眼镜清洗消毒状况调查	李玉娜	卫生局卫生监督所	1	

（续表）

序号	项　目　名　称	负责人	承担单位	资助经费（万元）	备注
56	成分献血者安全献血频次和限量的研究	陆　军	血站	2	
57	社区综合防治模式对精神分裂症患者康复作用的研究	徐先锋	叶榭镇社区卫生服务中心	3	
58	PI3K/Akt 系统对重症急性胰腺炎 TLR4 信号通路的影响及机制	王　静	中心医院	3	
59	同型半胱胺酸及 MTHFR 基因多态性与出血性脑梗死相关分析	张　瑜	中心医院	3	
60	音乐疗法在脑卒中失语症治疗中的应用研究	敖　莉	乐都医院	3	
61	水痘突破性病例发生原因研究	沈金花	疾病预防控制中心	3	
62	松江区地铁站行李包安全检查系统防护情况调查及其健康风险评价	谭红汕	疾病预防控制中心	2.5	
63	社区大肠癌高危人群的健康教育模式研究	吴巧敏	疾病预防控制中心	3	
64	同型半胱胺酸检测在社区高血压疾病的预防、治疗监测的应用	邱忠峰	叶榭镇社区卫生服务中心	3	

（二）松江区医学领先专业合作项目、攀登项目建设

2010 年起，松江区依托市第一人民医院开展医学科研合作平台。经组织评审，评选出 2011 年松江区医学领先专业合作项目 15 个（其中 A 类 5 个、B 类 10 个），医学攀登项目 17 个。

2011 年松江区医学领先专业合作项目情况表

序号	项　目　名　称	负责人	承担单位	资助经费（万元）	备注
1	NF－KB、p38MAPK 与 PI3K/Akt 信号通路在 SAP 的作用研究	徐　萍	中心医院	20	
2	抗结核药物肝毒性患者血循环 miRNA 分子表达谱分析及川芎嗪防治效应研究	刘亮明	中心医院	20	
3	NAD(P)H 氧化酶基因多态与脑卒中及颈动脉硬化的遗传易感性	赵迎春	中心医院	20	

（续表）

序号	项　目　名　称	负责人	承担单位	资助经费（万元）	备注
4	NGAL 在急性肾损伤早期诊断机制的研究	臧秀娟	中心医院	20	
5	糖尿病视网膜病变危险因子筛查	孔庆健	中心医院	20	
6	MSCT 动态增强对胆囊动脉及 Calot 三角的影像解剖学研究	夏进东	中心医院	10	
7	胃癌发生不同阶段循环 microRNA 表达谱的研究	赖跃兴	中心医院	10	
8	不同地区新生恒牙牙体畸形患病特征的流行病学调查	任吉芳	中心医院	10	
9	验方"糖脉方"对 2 型糖尿病下肢血管病变患者动脉粥样硬化影响的观察	李　伟	方塔中医医院	10	
10	冬病夏治穴位敷贴治疗慢性支气管炎的临床疗效观察	茅　靖	方塔中医医院	10	
11	腰椎间盘突出症针刀治疗术在松江区的应用	杨火祥	九亭医院	10	
12	基于社区-医院人群大肠癌综合防治研究	朱美英	疾控中心	10	
13	ICF 在脑出血与脑梗死康复疗效及预后判断中的应用研究	郝又国	中心医院	10	
14	高能冲击载荷下骨盆创伤风险预测与临床应用研究	秦　涛	中心医院	10	
15	尼卡地平和拉贝洛尔治疗子痫前期效果比较	曹文卿	中心医院	10	

2011 年松江区医学攀登项目情况表

序号	项　目　名　称	负责人	承担单位	资助经费（万元）
1	雷公藤活性成分抑制 SLE 中 IL－4 表达的分子机制及对甲基结合蛋白调控的影响	施伟民	市一医皮肤科	16
2	HOXA13 调控 RUNX3 表达诱导胃癌发生的机制及特异性胃癌标记物筛选	周崇治	市一医普外科	16
3	接头蛋白 URP1 在结肠癌 TGF－β1 与整合素交叉通信中的分子开关作用研究	严东旺	市一医普外科	16

（续表）

序号	项　目　名　称	负责人	承担单位	资助经费（万元）
4	聚酰胺（PAMAM）树状大分子功能化的纳米磁共振探针裸鼠乳腺癌靶向成像实验研究	李康安	市一医放射科	12
5	基因修饰预血管化纳米多孔人工骨修复大块骨缺损	陶　杰	市一医骨科	12
6	利用自体腹膜间皮细胞构建人工尿道的实验研究	朱英坚	市一医泌尿外科	12
7	同步放化疗联合或不联合高强度聚焦超声（HIFU）一线治疗局部晚期胰腺癌的前瞻性随机对照临床研究	王理伟	市一医肿瘤科	12
8	EGCG通过调控足细胞裂孔膜蛋白的表达防治糖尿病肾病	于　青	市一医肾内科	12
9	皮下神经与神经主干来源许旺细胞的体内外生物学特性差异研究	沈尊理	市一医整形外科	12
10	氢醌、尼古丁和CO对AngII诱导的C57/B6J小鼠腹主动脉瘤形成的影响	戴秋燕	市一医心内科	12
11	NDRG1在子宫内膜癌发生中的作用及与雌激素调控的相关性	陈嘉薇	市一医病理科	12
12	TfR单克隆抗体介导I-131标记BmK CT靶向显示和治疗脑胶质瘤的作用研究	赵晋华	市一医核医学科	12
13	肌松药促进为重症肌病的发生及其机制	李士通	市一医麻醉科	12
14	新型药物涂层胆管支架预防支架术后管腔内胆泥沉积的基础研究	宛新建	市一医消化科	12
15	G蛋白偶联受体激酶2在I型复杂性区域性神经痛综合征交感神经机制中的作用研究	郑吉建	市一医麻醉科	10
16	公立医院绩效考核体系研究	陈敏生	市一医院党委	8
17	综合性医院产科服务流程再造的研究与实践	江一峰	市一医科教处	2

四、科研成果与获奖

1963年，松江县人民医院参加市卫生局稻田皮炎防治课题组，并于1978年在全国科技大会上获奖。1987年7月，县卫生局组织《松江县卫生发展战略研究》课题获县科技进步　等奖。松江县卫生系统在开展的科技项目中，其中部分获得市、区科委科技奖项，部分出版医学专著，部分获得医用成果专利。

1978～1996 年松江县卫生系统获得县科委以上科研成果情况表

编号	项目名称	单位	第一完成人	授奖层次	获奖等次
1	稻田皮炎病因和研究 稻田皮炎防治的研究 （1963 年起参与上海市卫生局组织的课题组）	中心医院	集体	1978 年全国科技大会颁奖	重大贡献者
2	子宫腔镜	泖港公社卫生院	冯钻	1978 年上海市重大科技奖	成果奖
3	松江县卫生发展战略研究	卫生局	王维刚 陈雄熊	1987 年松江县科技进步奖	一等奖
4	急性农药中毒电脑咨询基础与临床研究	中心医院	张忠雷 钱增伟	1992 年松江县科技进步奖 1993 年上海市卫生局优秀软件评审	二等奖 三等奖
5	血气评估肺储备功能及酸钙失衡电脑系统	中心医院	张忠雷 钱增伟	1993 年松江县科技进步奖	二等奖
6	单侧多功能外固定支架及其技术在骨科临床的应用	中心医院	郭善富	1994 年松江县科技进步奖	二等奖
				1994 年上海市科技奖	成果奖
7	松江地区水氟含量与龋病关系的研究	中心医院	张建华 刁永全	1996 年上海市科技奖	成果奖

2001～2012 年松江区卫生系统获得区科委以上科研成果情况表

编号	项目名称	单位	第一完成人	授奖层次	获奖等次
1	电视腹腔镜技术在妇科临床的应用和研究	妇保院	付月珍	2001 年上海市科技成果奖	成果奖
2	电视腹腔镜技术在妇科临床的应用和研究	妇保院	付月珍	2001 年松江区科技进步奖	二等奖
3	儿童计划免疫计算机管理	疾病预防控制中心	陆红梅	2001 年松江区科技进步奖	二等奖
4	胎儿中央监护网络与远程监护在产科临床应用的价值	妇保院	马松枝	2004 年松江区科技进步奖	二等奖
5	高血压脑出血颅内血肿碎吸研究	中心医院	张忠雷	2004 年松江区科技进步奖	二等奖

（续表）

编号	项　目　名　称	单　位	第一完成人	授　奖　层　次	获奖等次
6	尼莫通对脑出血周围水肿治疗的前瞻性研究	中心医院	张一凡	2004 年松江区科委科技进步奖	三等奖
7	白内障超声乳化人工晶体植入术	中心医院	孔庆健	2005 年上海市科委	科技成果奖
8	高血压高危患者目标治疗和长期随访研究	中心医院	金智敏	2006 年松江区科技进步奖	二等奖
9	中国成人支气管哮喘病人生命质量量表的研制和推广应用	中心医院	李　凡	2006～2008 年度松江区科技进步奖	三等奖
10	C 反应蛋白在产儿感染管理中的临床价值	妇保院	阮芳菁	2006～2008 年度松江区科技进步奖	三等奖
11	社区健康综合评价与管理系统研究	CDC 及万达信息公司	朱美英	2008～2009 年度松江区科技进步奖	三等奖
12	细胞外基质蛋白 1 在肿瘤中的表述及临床意义的实验研究	中心医院	侯彦强	2008～2009 年松江区科技进步奖	三等奖
13	宫颈癌及癌前病变的早期诊断与治疗	中心医院	曹树军	2008～2009 年松江区科技进步奖	三等奖
14	类风湿关节炎早期诊断的研究及其临床应用	中心医院	胡喜梅	2008～2009 年松江区科技进步奖	三等奖
15	经脐入路胆囊切除术	方塔中医医院	郁林海	2008～2009 松江区科技进步奖	三等奖
16	上海市松江区健康体检人群胃癌前病变非侵入性筛查及内镜前瞻性组织学分型与 PIAS3 基因表达研究	中心医院	刘亮明	2010～2011 年度松江区科技进步奖	一等奖
17	六龄牙窝沟封闭技术推广和应用	疾病预防控制中心	居康明	2010～2011 年度松江区科技进步奖	二等奖
18	胆胰疾病的内镜微创诊疗	中心医院	徐　萍	2010～2011 年度松江区科技进步奖	二等奖
19	5-氨基乙酰丙酸诱导荧光膀胱镜在膀胱肿瘤诊断中的应用	中心医院	苏元华	2010～2011 年度松江区科技进步奖	二等奖
20	35 岁以下不明原因膝关节疼痛的关节镜治疗	中心医院	蒋　恺	2010～2011 年度松江区科技进步奖	二等奖

（续表）

编号	项目名称	单位	第一完成人	授奖层次	获奖等次
21	中国成人哮喘生命质量评估系统 V1.0	中心医院	李凡	2010～2011 年度松江区科技进步奖	二等奖
22	弥漫性结缔组织病多种自身免疫性抗体项目在松江区的开展和临床应用推广对松江区风湿病患者的研究	中心医院	胡喜梅	2010～2011 年度松江区科技进步奖	二等奖
23	磁敏感成像诊断出血性腔隙的研究	中心医院	赵迎春	2010～2011 年度松江区科技进步奖	三等奖
24	日间手术中心术后持续护理模式探讨	中心医院	夏平英	2010～2011 年度松江区科技进步奖	三等奖
25	微创骨科（微创技术治疗四肢骨折）	中心医院	秦涛	2010～2011 年度松江区科技进步奖	三等奖
26	尿微量蛋白在 2 型糖尿病早期肾病中的诊断意义以及糖尿病肾病危险因素分析	中心医院	张丽娟	2010～2011 年度松江区科技进步奖	三等奖
27	日间手术麻醉技术和出院后镇痛的临床研究	中心医院	朱涛	2010～2011 年度松江区科技进步奖	三等奖
28	改良经脐入路腹腔镜联合胆道镜行胆总管探查一期缝合术	方塔中医医院	郁林海	2010～2011 年度松江区科技进步奖	三等奖
29	GICU 机械通气相关肺炎的危险因素与护理干预	中心医院	周剑英	2010～2011 年松江区科技进步奖	三等奖
30	独刺大钟穴对虚证腰肌劳损及棘上韧带损伤的疗效研究	洞泾镇社区卫生服务中心	秦玉革	2010～2011 年度松江区科技进步奖	三等奖
31	结肠癌相关基因筛选验证系列研究及临床应用	中心医院	高臻 徐萍	2013 年教育部科技进步奖	一等奖

2009～2012 年松江区卫生系统出版医学专著情况表

编号	专著名称	出版社	出版时间	编者（主编、副主编）	编者单位
1	《日间手术的实践》	上海交通大学出版社	2009 年	王兴鹏 朱新伟	中心医院

（续表）

编号	专 著 名 称	出 版 社	出版时间	编者（主编、副主编）	编者单位
2	《医院安全目标管理实践》	上海交通大学出版社	2009 年	王兴鹏 朱新伟	中心医院
3	《中国食疗大全（第三版）》	上海科学技术出版社	2011 年	赵阳（副主编）	中心医院
4	《性激素与前列腺癌》	上海科学技术出版社	2012 年8 月	苏元华（主编） 李苏华（副主编） 吴学兵（副主编）	中心医院

2010～2012 年松江区医用成果专利情况表

序号	发明者	专利成果名称	专利类型	授权日	证书号	登 记 号
1	疾病预防控制中心	松江区县版突发应急指挥系统应用软件	计算机软件	2010/10/29	软著登字第0245209 号	2010SR056936
2	疾病预防控制中心	松江健康管理数据整合展示系统应用软件	计算机软件	2010/10/29	软著登字第0245188 号	2010SR056915
3	景琦	一种防拔管手套	实用新型专利	2012/07/04	第 2273123 号	ZL201120407259.X
4	郁林海、汪韬	一种腹腔镜用负压引流装置	实用新型专利	2012/07/04	第 2270560 号	201120424867.10
5	李凡（中心医院）	成人哮喘生存质量评分系统 V1.0	计算机软件著作权登记证书	2011/4/20	软著登字第0285570 号	9312011Y1222
6	疾病预防控制中心	犬伤门诊管理软件 V1.0	计算机软件著作权登记证书	2011/6/17	软著登字第0302036 号	2011SR038362
7	卫生局	医疗卫生业务规则引擎应用软件（"BRE"V1.0）	计算机软件著作权登记证书	2011/11/11	软著登字第0345254 号	2011SR081580
8	卫生局	区县级基于区域卫生信息平台的医疗业务分析应用软件（V1.0）	计算机软件著作权登记证书	2011/11/11	软著登字第0345258 号	2011SR081584
9	卫生局	区县级区域健康管理业务联动应用软件（V1.0）	计算机软件著作权登记证书	2011/11/11	软著登字第0345259 号	2011SR081585

（续表）

序号	发明者	专利成果名称	专利类型	授权日	证书号	登记号
10	卫生局	区县级全程居民健康服务门户应用软件(V1.0)	计算机软件著作权登记证书	2011/11/11	软著登字第0345263号	2011SR081589
11	卫生局	卫生系统工会办公管理应用软件(V1.0)	计算机软件著作权登记证书	2011/11/11	软著登字第0345261号	2011SR080587
12	疾病预防控制中心	松江区疾病预防控制中心实验室检验信息管理软件(简称：LIMS)	计算机软件著作权登记证书	2012/11/7	软著登字第0473928号	2012SR105892

五、教学实习基地

中华人民共和国成立初,松江地区医护人员短缺。1951年11月,苏南行政公署卫生处筹办公立松江第五护士学校,由苏南公立松江医院承担全部教学实习任务。1953年,南京药学院5名学生和无锡助产学校15名学生到松江专区医院实习工作,1954年暑期返校。1956年,上海第一医学院21名学生和川沙县人民医院1名医士到松江专区医院实习、进修。1961年,先后有青浦、上海2所卫校、上海医专和铁道医学院等大中专学生到松江实习。1963年,先后有上海和苏州医专等院校68名学生到松江实习,县人民医院各临床科室指定有一定临床经验和理论水平的高年资住院医师和主治医师带教。20世纪70年代中期起,先后有县卫生学校、上海医科大学、嘉兴卫校、常州护校、嘉定卫校、奉贤卫校、上海交通大学医学院附属卫生学校、市卫生学校市北校区和欧华职业技术学校等20所院校学生到松江实习,实习专业包括临床医学、护理、妇产、儿科、五官、眼科、口腔、影像、药剂和检验等。进入21世纪后,松江先后承接郧阳医学院、东南大学和南京医科大学本科实习带教工作。

(一) 上海第二医学院

20世纪60年代,松江县人民医院与上海第二医学院结为临床教学和实习关系,为该校学生临床教学提供实习条件,后因"文化大革命"医学院停止招生而中止。20世纪70年代中期,医学院恢复县人民医院教学实习基地。1975年,在县人民医院东侧九曲弄旁建造三层楼教学实习基地校舍。每年均有30～40名学生到松江实习,教学实习基地前后历时6年,于1982年结束。

(二) 松江县卫生学校

1978年4月,县人民医院医训班改制为松江县卫生学校,医院为该校教学实习基地,承担该校所有专业的专业知识教学任务。该校一直延续到 2001 年 9 月松江区卫生学校建制撤销为止。

（三）郧阳医学院

2003 年,松江区中心医院与湖北郧阳医学院建立教学合作关系,区中心医院为郧阳医学院的教学实习基地。该校聘沈树权等 6 人为兼职教授,朱新伟等 15 人为兼职副教授,每年承担 30 名左右临床实习生的实习带教任务和学生管理。

（四）南京医科大学

2007 年 4 月,经南京医科大学组织严格考核评估,确定松江区中心医院为南京医科大学教学基地。6 月起,接受该校本科临床医疗及药学实习生的临床理论学习、实习,每年 40 名,为期 1 学

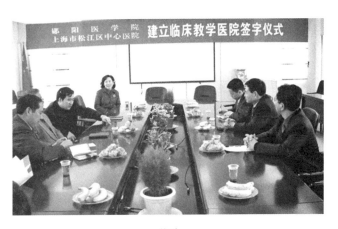

签约

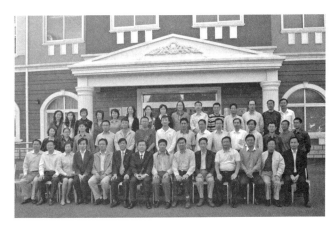

2009 年 10 月 24 日,南京医科大学研究生课程进修班松江结业典礼

年。区中心医院成立科研教育部和 15 个临床、医技教研室;聘 22 位正副主任医师为南京医科大学兼职正副教授。11 月,区中心医院挂牌南京医科大学教学医院;2009 年 1 月,挂牌南京医科大学附属上海松江中心医院。

六、项目调研

（一）世界卫生组织心血管疾病发病危险预测项目调研

2007 年,世界卫生组织和中国疾病预防控制中心联合组织国际多中心合作项目——心血管疾病发病危险预测项目,松江区凭借慢性病防治工作领先优势,被选定为中国唯一的该项目实施区。按照世界卫生组织的要求,松江区疾病预防控制中心先后完成项目抽样的预调查工作;同时,为进一步做好该项目的质量控制,对项目团队进行全面培训。该项目采用整群随机抽样方法,从全区抽取 4 个镇和 1 个街道内具有不同代表性的 10 个居(村)委会中年龄介于 40～70 岁的 1200 人进行问卷调查,采用世界卫生组织统一的仪器设

备、试剂和技术,测量血糖、血压等。该项目现场实施工作于2007年9月底全面完成,松江的工作成果对全国心血管疾病的防治有指导意义。

(二)贫困无业精神病人免费服药项目调研

2008年,国家686项目是对重型精神疾病管理治疗项目,松江区代表上海市区县参与该项目,年内完成项目Ⅳ期。实施中,松江区重型精神病复诊诊断、风险评估和建档立卡新增250人,免费服药增至170人,应急处置37人,免费住院80人,动态随访618例。对200名贫困患者实行免费服药,全区累计免费服药370人,同比增长12%;加强药物不良反应监测,采取临床辅助检查结果互认,免费服药患者的辅助检查率上升至97%。同时,松江通过该重点项目的实施和分析,完成《医院社区一体化精神卫生服务》《农作式集体心理康复在精神科中的应用》《心理卫生进社区对各类精神障碍防治作用》和《社区老年痴呆前期人群健康教育模式探讨》等调查研究和论文。

(三)居民全程健康协同服务调研

2011年,上海市科委《特大型城市居民全程健康协同服务慢病管理业务协同应用示范》课题,由区卫生局卫生信息中心进行研究并顺利结题。通过对该课题的研究,实现松江区域范围内居民全程健康协同服务平台应用示范。该平台主要三大功能:一是聚合各类健康服务信息、资源和内容;二是实现区域健康业务联动示范,即在试点三级医院上海市第一人民医院南部与松江区7所二级医院、14所社区卫生服务中心就肿瘤、糖尿病和脑卒中等慢病管理进行业务联动;三是实现针对肿瘤、糖尿病和脑卒中三类人群的健康干预分析。

第二节 学 术 交 流

1984年5月,松江县中心医院中医科副主任医师许尚文受市卫生局派遣,赴日本任《昭和59年度中国针灸学术研修讲师团》讲师,历时6个月。

1985年10月,非洲扎伊尔的给卡萨、马西尼和科纳等留学生到松江实习。

1986年6月,松江县与江西省广丰县革命老区建立义务协作关系,分别派出2批以县中心医院为主、主任医师领队的内、外、妇、儿、麻醉科十几位技术人员赴广丰帮助医院管理、带教和指导,开展各项医疗工作。

1991年,松江县组织5次大型医学学术活动,即:中暑病人、溺水患者的急救处理;市郊县急诊工作学术交流会;中西医结合急腹症交流会;性病防治复训班;CT学术讲座等。

1994年,县中心医院眼科副主任医师崔达在市第六届区、县防盲及眼科学术会议上进行交流,论文被录用。

1995年5月,县中心医院骨科高年资主任医师郭善富应邀到美国参加第二届世界传统医学大会暨世界传统医学优秀成果大奖赛交流颁奖大会,并就《单侧多功能外固定支架及其技术在骨科临床的应用》进行了交流。

1996年,松江县首次开展与外省市医院间合作交流活动。同年11月,山东省即墨市人民医院一行20余人到松江县参观交流;随后,松江县分别组织2批80余人赴该院学习取经。

1996年11月,美国西雅图、旧金山护理代表团一行20人到松江参观交流。1997年和2007年,松江分别派出2批援助摩洛哥医疗队,医疗队由区(县)中心医院、泗泾医院和妇幼保健院(第一批12人、第二批5人)组成,援摩工作各2年。

1997年,联合国世界卫生组织西太平洋区主任韩相泰博士,越南民主主义人民共和国卫生部考察团等到松江进行考察和友好访问。

2000年后,松江与国际医学领域进行多次学术交流。先后有美国胃肠协会主席张乃彬教授到松江讲课及参观交流;美国霍普金斯大学医学院眼科研究所副教授朱旦平到松江主讲《分子生物学在眼科的应用》;美国范登堡大学医学中心内科分子流行病学病理研究室主任、医学和生理学博士、教授汤一苇到松江主讲《感染性疾病的分子生物学诊断》。

2002年9月,台湾秀传医院内镜室主任方怡仁到松江进行胶囊内视镜临床应用业务交流及操作演示。

2005年,松江5名护理骨干赴新加坡医院培训;2名医务人员参加国际学术交流。

2006年4月,全国第十九届肝胆胰外科学术交流会在松江区召开,出席会议的有中科院院士吴孟超和肝胆胰外科专家施维锦、李宏为、王一飞、张启瑜、张明傲、项伯申等,以及全国各省市的肝胆胰外科专家教授学者300余人。

2007年9月,美国著名关节外科专家塞斯·格林华德博士应邀到松江作专题讲座,陪同前来的还有中国工程院院士戴克戎教授。塞斯博士主讲《人工全膝关节假体旋转平台设计生物力学特点新理论》,并就人工全膝关节假体旋转平台的研发与临床实践情况作详细介绍。同年内,统计松江参加外出学术交流的有131人次,接受外国专家学者到松江考察、讲课等活动的有14名。1月至12月,全区开展医学卫生科普知识宣教,安排综合性医院临床医技科室学科带头人(每月2次)在松江电视台健康园地栏目讲课和答疑,为松江居民讲授保健和防病知识。

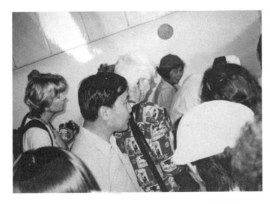

美国艾森豪医药访问团在洞泾镇卫生院参观

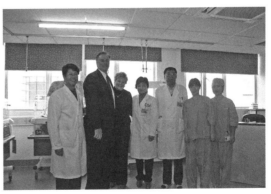

美国 christ 医院来访

2007年11月,市医学会急诊医学分会第十五届郊区学组年会在松江区中心医院学术报告厅举行,4名专家教授作专题报告,8名区县代表作论文交流。区中心医院急诊危重病学科《急诊危重病一体化救治模式的实际与探索》论文获与会专家一致好评。这次年会共收到论文74篇,180余人出席会议。

2008年4月,邀请中华医学会副会长、市卫生局原局长刘俊到松江作《中国医改—构建和谐社会的基础工程》讲座。10月,韩国首尔NOW医院一行16人到松江进行学术访问,并就进一步合作进行商讨。12月,美国Christ医疗中心Hope儿童医院院长Sulayman博士访问区中心医院,并就医院间合作事宜进行商讨。12月,四川大学华西医院经营管理顾问、教授李维进在松江作《医院绩效与成本管控制度的量化标准与评估》主题讲座。

2014年10月,海派中医妇科流派传承暨松江骆氏妇科学术研讨会在松江区方塔中医医院举行。这次研讨会既有中医经典解读、流派经验传承,又有最新学术前沿研究进展情况汇报介绍。上海蔡氏女科传人黄素英、朱氏妇科代表性传人胡国华和(松江)骆氏妇科传人骆春,以及来自上海曙光医院、龙华医院和松江岳阳街道社区卫生服务中心的6名专家,分别在会上作专题演讲;通过研讨,全面了解具有300年历史的骆氏妇科学术思想、诊治理论和经验。

第七章　精神文明建设与思想政治工作

中华人民共和国成立后,松江卫生系统各级党组织以贯彻党在各个时期的方针政策和中共上级组织的指示精神为重点,加强对医疗卫生人员进行政治思想教育的工作。20世纪 80 年代,松江区(县)卫生系统专门成立精神文明建设工作机构,制定工作计划,统一部署,落实措施,开展创建文明单位、职业道德教育、文明规范服务达标、公民道德建设和行风建设等系列活动。在卫生系统建立思想政治工作责任区、思想政治工作例会、全员教育、谈心家访和检查考核等制度,至 2013 年,全系统思想政治工作责任区发展到 417 个,形成比较完整的思想政治工作网络和工作机制。全系统涌现出一大批先进个人和先进集体。

第一节　精神文明建设

一、文明单位

1984 年,松江区(县)卫生局组建局精神文明建设领导小组,成立精神文明建设办公室,指导各单位开展工作,形成党委统一领导,党政齐抓共管,党群组织协调,有关部门各负其责,全行业积极参与的创建工作格局;各单位把创建文明单位作为加强本单位精神文明建设的重要任务之一,纳入总体工作中,发动和组织全体职工投身创建文明单位工作实践。至 2012 年,全区卫生系统共创建各级别文明单位累计 338 次(个),其中,上海市文明单位 59 次(个),上海市农口系统文明单位 17 次(个),上海市卫生系统文明单位 83 次(个),松江区(县)文明单位 179 次(个)。2011~2012 年,全系统创建文明单位 39 个,其中市文明单位 18 个,市卫生系统文明单位 13 个,区文明单位 8 个。

1995~2012 年松江区(县)卫生系统历届上海市文明单位创建情况表

单　位	第八届	第九届	第十届	第十一届	第十二届	第十三届	第十四届	第十五届	第十六届
	1995~1996 年	1997~1998 年	1999~2000 年	2001~2002 年	2003~2004 年	2005~2006 年	2007~2008 年	2009~2010 年	2011~2012 年
中心医院	✿	✿	✿	✿	✿	✿		✿	✿
泗泾医院			✿	✿	✿			✿	✿

（续表）

单 位	第八届 1995~1996年	第九届 1997~1998年	第十届 1999~2000年	第十一届 2001~2002年	第十二届 2003~2004年	第十三届 2005~2006年	第十四届 2007~2008年	第十五届 2009~2010年	第十六届 2011~2012年
方塔中医医院									
乐都医院									
妇幼保健院（所）		✿		✿	✿	✿	✿	✿	✿
精神卫生中心						✿	✿	✿	✿
九亭医院									✿
疾病预防控制中心		✿	✿						
卫生监督所								✿	✿
血站		✿	✿						✿
医疗急救中心									
卫生培训中心									
岳阳街道社区卫生服务中心					✿	✿	✿	✿	✿
永丰街道社区卫生服务中心									✿
中山街道社区卫生服务中心								✿	✿
方松街道社区卫生服务中心								✿	✿
车墩镇社区卫生服务中心									
新桥镇社区卫生服务中心								✿	✿
洞泾镇社区卫生服务中心					✿	✿	✿	✿	✿
九亭镇社区卫生服务中心						✿	✿	✿	✿
佘山镇社区卫生服务中心							✿	✿	✿
小昆山镇社区卫生服务中心									

（续表）

单　　位	第八届	第九届	第十届	第十一届	第十二届	第十三届	第十四届	第十五届	第十六届
	1995～1996年	1997～1998年	1999～2000年	2001～2002年	2003～2004年	2005～2006年	2007～2008年	2009～2010年	2011～2012年
石湖荡镇社区卫生服务中心									
新浜镇社区卫生服务中心									✿
泖港镇社区卫生服务中心									✿
叶榭镇社区卫生服务中心									✿

说明：✿为创建单位获得文明单位标记。

1991～2002年松江区（县）卫生系统历届上海市农口系统文明单位创建情况表

序号	单　　位	第六届	第七届	第八届	第九届	第十届	第十一届
		1991～1992年	1993～1994年	1995～1996年	1997～1998年	1999～2000年	2001～2002年
1	中心医院		✿				
2	泗泾医院					✿	
3	方塔中医医院	✿	✿				
4	乐都医院	✿	✿			✿	✿
5	妇幼保健院（所）					✿	
6	精神卫生中心					✿	
7	岳阳街道社区卫生服务中心			✿			
8	永丰街道社区卫生服务中心						✿
9	洞泾镇社区卫生服务中心					✿	
10	佘山镇社区卫生服务中心					✿	✿
11	泖港镇社区卫生服务中心				✿	✿	

说明：✿为创建单位获得文明单位标记。

1986～2012年松江区（县）卫生系统历届上海市卫生系统文明单位创建情况表

序号	单位	1986年	1987～1988年	1989～1990年	1991～1992年	第三届 1995～1996年	第四届 1997～1998年	第五届 1999～2000年	第六届 2001～2002年	第七届 2003～2004年	第八届 2005～2006年	第九届 2007～2008年	第十届 2009～2010年	第十一届 2011～2012年
1	中心医院					✿	✿	✿	✿	✿	✿		✿	✿
2	泗泾医院	✿					✿					✿	✿	✿
3	方塔中医医院	✿												
4	乐都医院	✿	✿	✿	✿	✿	✿	✿	✿	✿				
5	妇幼保健院（所）	✿												
6	精神卫生中心			✿	✿	✿		✿	✿	✿	✿	✿	✿	✿
7	九亭医院													
8	疾病预防控制中心								✿	✿	✿	✿	✿	✿
9	卫生监督所									✿	✿	✿	✿	✿
10	血站						✿	✿	✿	✿	✿	✿	✿	✿
11	医疗急救中心										✿	✿	✿	✿
12	卫生培训中心													
13	岳阳街道社区卫生服务中心										✿	✿	✿	✿
14	永丰街道社区卫生服务中心	✿												
15	中山街道社区卫生服务中心													

（续表）

序号	单位	1986年	1987~1988年	1989~1990年	1991~1992年	第三届 1995~1996年	第四届 1997~1998年	第五届 1999~2000年	第六届 2001~2002年	第七届 2003~2004年	第八届 2005~2006年	第九届 2007~2008年	第十届 2009~2010年	第十一届 2011~2012年
16	方松街道社区卫生服务中心													✿
17	车墩镇社区卫生服务中心	✿		✿										
18	新桥镇社区卫生服务中心							✿				✿		✿
19	洞泾镇社区卫生服务中心												✿	✿
20	九亭镇社区卫生服务中心								✿				✿	✿
21	佘山镇社区卫生服务中心							✿						
22	小昆山镇社区卫生服务中心													
23	石湖荡镇社区卫生服务中心													
24	新浜镇社区卫生服务中心													
25	泖港镇社区卫生服务中心	✿												
26	叶榭镇社区卫生服务中心								✿					

说明：✿为创建单位表得文明单位标记。

1984～2012年松江区（县）卫生系统历届松江区（县）文明单位创建情况表

序号	单位	第一届 1984年	第二届 1985年	第三届 1986年	第四届 1987～1988年	第五届 1989～1990年	第六届 1991～1992年	第七届 1993～1994年	第八届 1995～1996年	第九届 1997～1998年	第十届 1999～2000年	第十一届 2001～2002年	第十二届 2003～2004年	第十三届 2005～2006年	第十四届 2007～2008年	第十五届 2009～2010年	第十六届 2011～2012年
1	中心医院						✿		✿	✿	✿	✿	✿	✿			
2	泗泾医院						✿	✿									
3	方塔中医医院		✿	✿	✿	✿			✿	✿	✿	✿	✿	✿	✿	✿	✿
4	乐都医院	✿	✿	✿	✿	✿			✿	✿	✿	✿	✿		✿	✿	✿
5	妇幼保健院（所）					✿		✿		✿							
6	精神卫生中心		✿	✿	✿	✿	✿	✿	✿	✿	✿	✿	✿				
7	九亭医院															✿	✿
8	疾病预防控制中心																
9	卫生监督所									✿	✿	✿	✿	✿	✿		
10	血站											✿	✿	✿	✿		
11	医疗急救中心						✿							✿	✿	✿	✿
12	卫生培训中心														✿		✿
13	岳阳街道社区卫生服务中心								✿	✿	✿	✿	✿	✿	✿		
14	永丰街道社区卫生服务中心	✿	✿		✿	✿	✿	✿	✿	✿	✿	✿	✿	✿	✿		
15	中山街道社区卫生服务中心													✿	✿	✿	

（续表）

序号	单位	第一届 1984年	第二届 1985年	第三届 1986年	第四届 1987～1988年	第五届 1989～1990年	第六届 1991～1992年	第七届 1993～1994年	第八届 1995～1996年	第九届 1997～1998年	第十届 1999～2000年	第十一届 2001～2002年	第十二届 2003～2004年	第十三届 2005～2006年	第十四届 2007～2008年	第十五届 2009～2010年	第十六届 2011～2012年
15	方松街道社区卫生服务中心																
17	车墩镇社区卫生服务中心			✿		✿	✿	✿	✿	✿	✿	✿	✿	✿	✿	✿	✿
18	新桥镇社区卫生服务中心									✿	✿			✿	✿		
19	洞泾镇社区卫生服务中心							✿	✿								
20	九亭镇社区卫生服务中心							✿	✿	✿	✿	✿	✿				
21	佘山镇社区卫生服务中心						✿	✿	✿	✿							
22	小昆山镇社区卫生服务中心							✿	✿			✿		✿	✿	✿	✿
23	石湖荡镇社区卫生服务中心							✿	✿	✿	✿	✿	✿	✿	✿	✿	✿
24	新浜镇社区卫生服务中心					✿	✿	✿	✿	✿	✿	✿	✿	✿	✿	✿	
25	泖港镇社区卫生服务中心	✿	✿	✿	✿	✿	✿	✿	✿	✿	✿	✿	✿	✿	✿	✿	
26	叶榭镇社区卫生服务中心	✿	✿	✿	✿	✿	✿	✿	✿	✿	✿	✿	✿	✿	✿	✿	

说明：✿为创建单位获得文明单位标记。

二、文明行业

2000年,为巩固规范服务达标和行风评议成果,进一步推动和加强松江卫生系统的精神文明建设,区卫生局党委决定用2年时间在全系统开展争创文明行业活动;制定下发《关于松江区卫生系统创建文明行业的实施计划》,明确创建文明行业的指导思想、目标、标准和具体措施。在具体实施过程中,局党政一把手负总责,党政工团各司其职,各基层党政主要负责人抓落实、抓管理、抓推进,定期召开专题会议进行分析研究,形成制度。局与基层单位、单位与科室、科室与个人层层分解、签约、落实目标任务和奖惩措施。

松江卫生系统抓好民主评议干部、督促干部发挥表率作用,民主评议干部开展率达到100%;全面推行院务、政务公开制度,落实《党风廉政责任制》,不断增强干部的廉政、勤政意识;加强医务员工队伍建设,努力营造人人参与的工作氛围。2000年,全系统举办职业责任、职业道德、职业纪律专题讲座78次,听讲人数达6682人次;开展新世纪到来和建党80周年活动;开展21世纪医务人员形象大讨论,进行职业道德教育,增强全体医务员工全心全意为病人服务意识;加强卫生监督执法队伍的职业道德建设,增强执法人员的法治观念和法律意识,做到有法必依、违法必究。

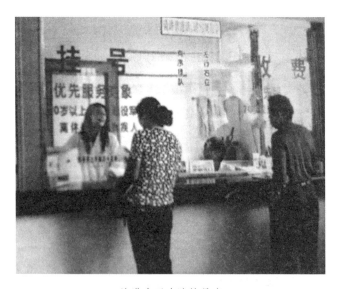

泖港乡卫生院挂号室

松江卫生系统继续巩固"老三件"即病人浴室、公用电话、病人伙食;抓好"新三件"即空调、床位、病人服装;降低医院责任事故和重大事件的发生率、医院纠纷发生率和上访发生率。全区各医疗单位制定150余条整改措施,向社会发放600多份意见征询表,组织多次明察暗访;加大投入改善就诊条件,1999~2000年,区和镇两级财政以及局自筹,共投入资金3946万元,其中区级财政1445万元、镇级财政143万元、局自筹资金2330万元;共购置空调679台、电脑215台、10万元以上的大型仪器设备22台。改革传统的就医模式,全区推出"病人选择医生"的新就医模式。区中心医院、区方塔中医院首先推行"让病人选择医生"的服务举措,受到病人欢迎。2000年7月,全区所有医疗单位门急诊都实行计算机明码收费制度和实行住院费用"一日清";区中心医院、区妇幼保健院等单位还开展了优质服务承诺制。全区规范和完善医药购销渠道的规章制度,严肃查处药品回扣等行业不正之风,大力整顿药品市场和医疗秩序,查处无证行医、无证经营药品和虚假医药广告;落实内外部监督机制,不断修订、完善行业规章制度,强化卫生系统工作责任,健全单位领导接待日制度。组织全区 248 个行风监督员明察暗访,强化外部监督机制。开展医院文化建设。在全系统开展"建、创、做"(建文明班组、创文明岗位、做文明职工)活动,广泛开展群众性文体活动,建立各种形式的读书小组,在女职工中开展巾帼建功和双文明立功竞赛,在青年医务人员中建立学理论、学党章双学小组,开展青年志愿者服务、并向街道和社区延伸。开展全系统思想政治工作研究活动;开展评选松江区优秀医务工作者,卫生系统十佳医生、护士,十佳监督员、后勤人员活动;评选卫生系统十佳好事;举行先进事迹演讲活动等,营造争先创优氛围,提升医院活力,塑造医院良好形象。

2000 年 12 月,经过检查考核,广泛征求群众意见,松江区精神文明建设委员会办公室下发《关于松江区卫生系统文明行业创建工作的评估意见》,召开松江区卫生系统创建文明行业评估会,宣布:松江区卫生系统为全区首家文明行业。2002 年 7 月,经市文明办和市卫生局联合组成的文明行业评估团考核,松江区卫生系统被命名为上海市卫生系统文明行业。

三、"五讲、四美、三热爱"活动

1981 年,"五讲四美"活动在全国展开。1982 年,松江县卫生系统投入全国第一个全民文明礼貌月,"五讲四美"活动,在开展创文明家庭和文明集体的活动中,县人民医院内科、县中医门诊部、县传染病医院和卫生干部进修学校 4 个单位、部门被评为松江县 1982 年度"五讲四美"先进集体;骆益君等 9 人为县"五讲四美"先进个人。1983 年,在第二个全民文明礼貌月,"五讲四美三热爱"(讲文明、讲礼貌、讲卫生、讲秩序、讲道德;语言美、心灵美、行为美、环境美;热爱祖国、热爱社会主义、热爱中国共产党)活动中,松江县卫生系统普遍开展学习蒋筑英、罗健夫、张海迪、周礼荣等先进模范人物的先进事迹活动,部分单位在学先进同时,开展振兴中华读书和演讲活动;通过整顿、改革,以及群众性的法制宣传和

进行反对、抵制精神污染的教育,卫生队伍的精神面貌发生变化,在改善医院秩序、提高服务质量和环境卫生等方面都收到较好效果。根据中央、市和县"五讲四美三热爱"活动指导委员会《关于 1984 年"五讲四美三热爱"活动的意见》精神,当年,在全县卫生系统中开展创建文明单位的活动,使"五讲四美三热爱"活动经常化、制度化,把社会主义精神文明建设落实到基层单位,以三优(优质服务、优良秩

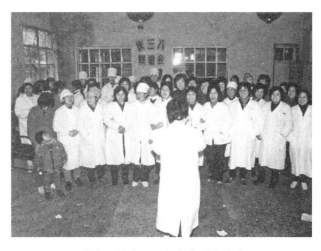

县中心医院三八妇女节联谊活动

序、优美环境)为目标,教育干部和职工树立全心全意为人民服务的观点,认真改善服务态度,提高工作质量,加强科学管理,讲究工作效益。反对和抵制精神污染,切实改变脏、乱、差局面。1985年,松江县卫生局由1名副局长、1名党委委员分管文明单位创建,组织工会、共青团以及有关业务股办的5人开展工作,加强对"五讲四美三热爱"活动的组织领导和具体指导,各单位均以党政工团为主体建立活动小组。全系统结合争做文明市民宣传活动,开展三优活动,进一步解决脏、乱、差和看病难、住院难、服务态度差的问题;坚持高标准,严要求,把"五讲四美三热爱"活动推向社会。1986年,局党委制订下发《关于1986年加强精神文明建设,开展"五讲四美三热爱"活动的意见》,公布由7人组成的局"五讲四美三热爱"活动指导小组成员名单,具体负责面上指导工作。县卫生系统各单位在建设文明单位活动中,根据市、县提出的做文明市民,创文明单位,建文明城市的要求和本单位的具体实际,采取综合措施,落实检查、考核和评比制度;抓实事、讲实效,努力做到环境卫生整洁化、院容院貌美观化、社会服务优良化、秩序管理制度化和职工思想文明化的要求。全系统在提高医疗、预防保健质量和改进服务态度的同时,开展以社会服务优良化为内容的建设文明单位活动;同年6月,局"五讲四美三热爱"指导小组和局属单位"五讲四美三热爱"活动小组负责人,分成2个组对全系统单位开展活动情况,进行一次不打招呼的现场检查和交流学习,促进全局"五讲四美三热爱"活动深入开展,为同时进行的创建文明单位等工作打下良好基础。

四、文明行医战高温,百日竞赛保安全活动

1988年,针对松江卫生系统文明单位创建活动中,一些基层单位医疗、服务质量和医德医风等方面存在的薄弱环节和问题,县卫生局制定廉洁行医若干规定,进一步完善各类岗位责任制和职业道德规范,深入进行职业道德教育,在全系统开展文明行医战高温、百日竞赛保安全活动。全系统各单位将竞赛活动作为开展"五讲四美三热爱"活动的重要组成部分和创建文明单位的重要内容,不少单位在高温季节做到送医上门,服务到家;加强门、急诊工作,开放夜门诊,增设群众就医候诊座椅和茶水供应,为老弱残病人做到挂号、就诊、配药三优先等,采取措施方便群众就医;有的单位在抓好院容院貌建设的同时,加强质量管理,做到对待病员态度不生硬,不推诿不顶撞病员及其家属,不与病员争吵,检查病情不马虎,不延误治疗时间,不发生医疗差错。全系统形成争创文明单位和人人争做"五讲四美三热爱"积极分子的良好氛围,活动中涌现出一批文明行医、热心为病人服务、为群众排难解忧和乐于助人的好人好事,以及一批婉言拒收病人(家属)钱物、礼品和如数上交在业务交往中的回扣等廉洁行医的模范医务职工。县中心医院、县泗泾医院、车墩和仓桥卫生院等7个单位被评为先进单位,县方塔医院病房和县中医医院药房等8个科室评为先进科室,全系统评出51名先进个人,以及县中心医院妇儿科抢救窒息婴儿、县泗泾医院集体抢救26名民工农药中毒事件等十佳好事。文明行医战高温、百日竞赛保安全活动,成为松江卫生系统每年7~9月开展的一项常态性活动。

五、学雷锋、学白求恩，赞我身边闪光点活动

1990年，全局在开展职工教育中，结合雷锋逝世27周年、白求恩诞辰100周年之际，开展"学雷锋、学白求恩，赞我身边闪光点"活动。县卫生系统广大职工积极参与，挖掘身边发生的感人肺腑的先进人物及其事迹，其中包括市劳动模范、县中心医院内科护士长周玉仙的事迹；将自己毕生精力倾注在农村医疗卫生事业发展中的江美娣的事迹；廉洁行医的楷模丁彩霞的事迹和医务人员抢救364次列车爆炸事件伤员的事迹等。这些先进人物和事迹被编成演讲材料，制成录像片，在县卫生系统职工中进行广泛宣传，成为职工学习先进人物和先进事迹的生动教育实践活动。

六、青年文明岗、文明窗口、文明病区等评选活动

1993年，县卫生局团委在9个直属单位中开展青年文明岗、文明窗口和文明病区评选活动，385名团员青年参加活动；年终评出优秀团员9名，标兵团支部3个，优秀青年文明岗2个和文明窗口33个。通过活动，促进了县卫生系统直属单位窗口服务新形象，提高了窗口服务质量，为全系统服务窗口树立了榜样。同年7月，为弘扬松江卫生系统的先进人物和先进事迹，展示卫生系统白衣天使的精神风貌，与松江电视台合作拍摄10集反映松江医务战线先进人物和先进事迹的《天使风采》专题片进行宣传，有效推动了全系统两个文明建设。

七、满意在医院——昂立杯优质服务竞赛活动

1994年6月，全县医疗单位开展满意在医院——昂立杯优质服务竞赛活动。同年11月，市卫生局组织万人问卷调查组到松江抽查，中心医院和泗泾医院的满意度分别达到96%和94%，有较为明显的提高。1995年1月，县卫生局召开表彰大会，全系统10个示范病区、10个示范窗口、10个优胜病区、16个优胜窗口，39名优胜者，19名优秀组织者受表彰。这次活动，有效推动了全县医疗单位服务质量的提高，使全体医务职工树立了全心全意为病人服务意识，真正做到让病人满意放心。

八、文明规范服务达标活动

1995年，上海市卫生局提出在全市卫生系统的506所医院全面开展文明规范服务达标活动，松江列为全市郊县试点县。县卫生局召开专题会议并进行全面部署，在全系统医疗单位开展文明规范服务达标活动。据统计，全县各医疗单位共投入150万元，用于解决病人的淋浴、电话和伙食三件实事；投入2470万元，用于改善医院的设施和环境建设。同年10月，经上级考核，县卫生系统医疗单位135个服务窗口，达标126个，达标率为93%；68个病区中，达标65个，达标率为95.58%。11月，市卫生局在松江县中心医院召开上海市郊县卫生系统规范服务达标现场交流会。松江县卫生局被评为上海市文明规范服务基

本达标单位,率先在市郊实现行业规范服务达标;松江县中心医院、县泗泾医院急诊科和县中心医院内一病区获得市卫生系统文明规范服务达标活动先进集体称号,全县4个窗口被评为该活动示范窗口,39个窗口被评为该活动规范服务窗口。

1996年,全局开展文明窗口、文明岗位、文明科室和文明单位的系列创建活动,推动规范服务深入持久进行;开展形式多样、内容丰富的立功竞赛活动;十佳中青年医生护士、十佳好事、巾帼建功、青年文明岗服务竞赛和技术练兵等活动。在全国第三届农运会期间,全局各单位参加松江县百家窗口迎农运创三优百日优质服务竞赛,局系统17个医疗卫生单位被授予文明窗口称号,县中心医院列入全市44所医院创建市卫生系统文明单位的试点。县中心医院狠抓薄弱环节,充分发挥工青妇作用,通过1年努力,经评审被授予市文明单位称号。同年,在全局医疗单位开展药品专项整治,制止药品回扣不正之风,完善药品购销的规章制度。

九、行风评议活动

1997年,全市开展对卫生系统等3个行业的行风评议。3月,松江县卫生局召开动员大会,并下发《松江县卫生系统迎接行业评议工作实施见》,会上,县中心医院院长、外科主任医师沈树权代表全院29名正副主任医(药)师,宣读倡议书,向全县医务人员发出廉洁行医、拒收红包、树立良好行风的倡议。会后,县卫生局成立行风评议领导小组、工作班子及办公室,各医疗卫生单位相应成立领导小组和工作班子,具体抓思想发动、抓检查督促、抓整改落实;全系统推行政务公开和社会承诺服务,设立政务公开专栏,倡导树立一切以病人为中心的服务宗旨,推出便民利民措施172项,承诺服务125条。全县各医疗单位成立多种形式的导医、便民服务队,开展义务医疗咨询服务活动,严肃查处吃、拿、卡、要和红包等问题,纠正行业不正之风。县中心医院向全县204位特困人员发放扶贫助医医疗卡,率先推行住院病人计算机明码收费制度。为配合行风评议工作,县卫生系统各单位加强建章立制工作,规范医疗和监督执法行为,完善各类人员的岗位职责和院科二级管理考核制度,建立医德医风档案和监督制约机制,聘请社会各界党风监督员和医德医风监督员,建立严明的奖惩制度。同年9月,县卫生系统召开行风评议大会,接受县行风评议领导小组和县行风评议代表对县卫生系统各医疗卫生单位的行风评议。县行风评议领导小组认为,县卫生系统行风状况总体良好,群众满意率明显上升,卫生系统各级领导思想重视、组织落实、目标明确、措施有力、整改及时,使全系统行风建设上了一个新台阶。在同年的上海市卫生系统规范服务和行风建设先进评比中,松江县中心医院门急诊获得该项评比的先进门急诊称号,松江县方塔中医医院儿科病房获得该项评比的规范服务示范病区称号,11个单位的11个窗口获得该项评比的规范服务示范窗口称号。县卫生局表彰1997年度精神文明建设先进集体和先进个人,县中心医院医务科等9个科室被授予局卫生系统文明科室称号;县中心医院外科三病区等10个病区被授予局文明病区;县中心医院"红帽子"导医服务队等10个窗口被授予局文明窗口;县中心医院党总支书记、县乐都医院院长等 9 人被授予局行风评议优秀组织者。

十、四个标志性工程建设

1998 年 6 月,县卫生局党委召开卫生系统精神文明建设大会,下发《创建标志性医院(科室病区、窗口)试点工作方案》,启动标志性医院和四个标志性工程建设(标志性窗口、标志性病区、标志性职能科室、标志性业务科室)。以县中心医院为重点进行延伸和辐射创建标志性医院,创建工作按照医院管理现代化、窗口规范化、门急诊标准化、病区舒适化、仪表仪容礼仪化和环境优美化的标准展开。全系统进一步加强内部管理和软硬件建设逐项落实,形成规范化服务的示范群体;继续加大环境设施投入,加强基础项目建设。在妇保院召开四个标志性工程建设现场交流会,从整体上推进医院各项标准建设。全县的医院形象进一步改善,病人的就医环境和条件得到较大改善,创建工作取得初步成效。

十一、迎世博 600 天活动

2009 年 2、3 月,区卫生局党委先后下发《松江区卫生系统迎世博 600 天行动计划》和《关于开展"迎世博、讲诚信、重服务"诚信卫生建设工作的通知》,并召开专题会议进行部署。成立松江区卫生局迎世博工作办公室,组建局迎世博文明服务检查指导组和"啄木鸟"督查队,各单位根据计划部署开展活动。活动期间,全局运用宣传海报、道旗和室外大型宣传板(廊)等进行广泛的世博宣传;以每月 5 日、15 日、25 日开展定期日活动,进行交通秩序管理和窗口规范服务志愿者活动。加强职工的世博知识的学习宣传,全局组织开展知识培训和竞赛,各单位累计培训 15000 人次,8000 人次参加测试,组织开展文明服务礼仪培训,编写发放《松江区卫生系统迎世博接待服务礼仪培训教材》2000 册;英语培训254 人,合格率 100%;手语培训 68 人,合格率 100%。区医疗急救中心党员示范车、区方塔中医医院关爱肿瘤病人等 5 个项目成功入选上海市卫生系统迎世博服务品牌奖创建集体。全系统抓规范服务水平提升,开展创一流、树形象迎世博文明服务立功竞赛和岗位技能大练兵活动,组织护理技能操作、现场急救技能和英语演讲 3 个项目的竞赛,涌现出一批技术能手,开展迎世博合理化建议征集和"金点子"评比活动,共征集到 35 条合理化建议,区泗泾医院检验科的"小单子上显真情"的建议,获上海市卫生系统十佳金点子荣誉称号,松江区小昆山镇社区卫生服务中心药剂科冰袋出租建议,获上海市卫生系统优秀"金点子"荣誉称号。在此期间,全系统以诚信在我心、世博伴我行为主题,加强党员干部群众在服务世博工作中的作风建设。全系统通过开展主题宣传、业务培训和每月 5 日、15 日、25 日定期日活动,编发世博简报 20 期,工作做法 126 篇,工作信息 150 篇,促进各项任务推进,窗口文明服务水平取得明显进步。在第七、八次世博服务文明指数测评中,区卫生系统在全区 13 个窗口行业中名列前茅,在全市 18 个区县排位靠前。松江区卫生局荣获中国 2010 年上海世博会社会宣传工作贡献奖;获市卫生系统迎世博文明班组示范集体 3 个、红旗文明岗示范岗 6 个;市迎世博小巾帼文明岗 2 个,区中心医院妇科、外科三病区、神经内科和区泗泾医院服务台等6个单位部门获市医务工会首批命名的迎世博窗口服务示范岗荣誉称号;区世博服务卓越奖5个,8人获区世博服务明星奖。

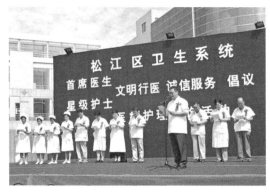
倡议

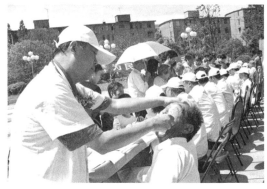
义诊

十二、关爱患者,从细节做起的文明服务主题活动

2012年,上海市卫生局和市卫生系统文明委在全市卫生系统开展"关爱患者,从细节做起"的文明服务主题活动。全区卫生系统积极响应,提出改善服务的"金点子"200余条细节服务举措,并从中遴选、汇总出10条举措,上报市卫生局。

第二节　思想政治工作

1986年,中共松江县委五届四次会议原则通过《县委关于当前改进和加强思想政治工作的意见》,同年12月下旬,县委召开思想政治工作例会。1988年6月,松江县卫生系统思想政治工作研究会成立,并召开首届年会。1990年8月,县卫生局党委根据县委宣传部关于基层思想政治工作新机制考核办法的要求,在卫生系统建立思想政治工作例会、全员教育、谈心家访和检查考核等制度;成立加强廉政建设、纠正行业不正之风领导小组,建立思想政治工作责任区,至2013年,全系统思想政治工作责任区发展到417个,形成比较完整的思想政治工作网络和工作机制。

1990年7月,县卫生局成立思想政治工作领导小组,邢家成任组长,高玉林任副组长。局思想政治工作领导小组成员随工作调动而自然替补更换。1993年4月,成立卫生局思想政治工作专业职务评定工作领导小组,邢家成任组长,倪平远任副组长;下设办公室,倪平远为主任。进行全系统思想政治工作人员专业职务评定工作。

一、工作实践

1987年,松江县卫生局党委在全系统开展两个基本点的学习和教育,围绕贯彻中央

1～4号文件精神,组织党员、干部和群众,进行坚持党的基本路线、坚持四项基本原则、反对资产阶级自由化的正面教育;澄清模糊观念,统一思想认识,增强抵制资产阶级自由化的能力,提高对两个基本点的完整认识。

1988年,在全系统党员、干部和群众中开展党在社会主义初级阶段的基本路线的学习教育,重点突出以基本国情、一个中心、两个基本点和振奋民族精神、积极投身改革三个方面的教育。

1991年,根据县委部署,县卫生系统开展"谈乡情、看国情"的社会主义教育活动。举办思想政治工作培训班,对全系统98名思想政治工作责任区指导员进行培训。1993～1994年,县卫生系统举办学习《邓小平文选》第三卷读书班、报告会,组织党员、干部和群众学习《邓小平文选》第三卷。全局开展"一年一个样、三年大变样"主题教育活动;主题教育活动的出发点和落脚点放在引导干部群众解放思想、转变观念、促进医疗卫生事业发展和提高医疗卫生服务水平上,把"变"字作为主题教育的入口处和主旋律,做到开展教育围绕变、确定目标着眼变、制定措施促使变和真抓实干落实变。

1996～1997年,在全系统组织学习江泽民重要讲话,学习中共十五大会议精神;开展乘势而上、再创辉煌主题教育活动。在全系统党员干部中开展以讲学习、讲政治、讲正气为主要内容的党性党风党纪教育。抓住香港回归祖国契机,在全系统广泛开展爱国主义系列教育活动。

1998～1999年,松江卫生系统通过举办松江的形势与任务等内容的报告会,在《文汇报》、松江电视台等新闻媒体上刊登文章、播映改革开放20周年松江卫生事业成就专题片等方式,开展形势任务和思想教育活动。结合学习江泽民在纪念党的十一届三中全会召开20周年大会上的重要讲话精神,全系统举办一系列报告会和专题讲座。全系统举办迎国庆50周年,看卫生事业的发展的板报展评,摄制、播放松江卫生事业50年发展回顾电视专题片;组织干部、群众参观上海卫生事业50年成果展;围绕澳门回归和迎接新世纪,开展一国两制理论教育和爱国主义教育。

2000年,区卫生系统结合卫生改革形势,开展"致富思源、富而思进"的学习教育活动和一次回顾20年卫生事业改革发展的主题报告会;一次创佳绩、展风采、我爱我院演讲赛;一次看松江活动;一次各界人士座谈会;一次评选松江区优秀卫生工作者系列教育活动。2001～2002年,以庆祝建党80周年为主题,全系统开展系列活动,

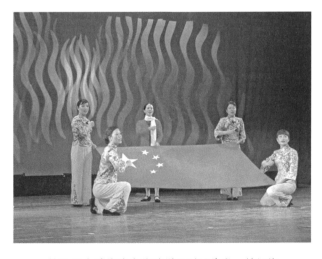

松江卫生系统演出的歌剧《江姐》片段·绣红旗

组织医务职工观看电影《真心》,参加党史知识测试,开展"我为松江发展做什么"为内容的大讨论活动,举办 21 世纪医务人员形象大讨论的征文和演讲活动。

2003～2004 年,区卫生系统开展"抗击非典"精神与松江卫生事业新一轮发展大讨论活动;举办报告会,邀请上海市抗击非典先进事迹报告团到松江卫生系统进行演讲;举行团结一致、众志成城、战胜非典大签名等。全系统开展科教兴区大讨论和"让人民高兴、让党放心"活动。

2005 年,按照区委统一部署,全系统开展共产党员先进性教育活动。全系统开展知民情、顺民意、解民忧的公务员联系贫困家庭和以凝党心、聚人心为主题党内关怀互助等活动。2006～2007 年,全系统开展诚信医院、诚信科室、守信职工的创、建、评活动和学习白求恩精神为主的职业道德教育等活动,推进精神文明和政风行风建设,宣传松江卫生综合改革中的先进事迹和先进个人,举办医疗改革宣传展板巡展和先进事迹巡回演讲等活动。

2008～2009 年,组织全系统党员、干部和职工认真学习深刻领会中央关于学习实践科学发展观活动大会精神,广泛深入进行讨论,形成共识。在全系统组织解放思想大讨论活动,围绕卫生综合改革这个载体,开展破难题、解难点、谋发展活动;组织"我为卫生综合改革献一策"的征文活动。

2010 年,区卫生系统开展以"诚信在我心、世博伴我行"为主题,加强党员、干部和群众在服务世博工作中思想作风建设的活动。同时,开展医改研讨和征文、为卫生改革献计献策等活动。

2011 年,区卫生系统以建党 90 周年为契机,加强思想政治建设。在抓好卫生系统党员、干部理论武装,深入推进学习型党组织创建工作中,开展学党史、健康卫士颂党情活动;组织党员参与网上党史知识竞赛、红歌会和征文演讲比赛。召开区卫生系统庆祝中国共产党成立 90 周年纪念大会,对 5 个先进党组织、4 名优秀党务工作者、24 名优秀党员、34 个优秀思想政治工作责任区进行通报表彰。同时,在全区卫生系统党员中开展亮标准、亮身份、亮承诺等活动。

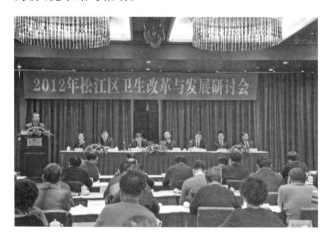

2012 年,全系统思想教育活动坚持以社会主义核心价值观为引领,围绕松江卫生事业发展大局,以宣传医改、弘扬先进为主线,持续聚焦松江卫生系统医学影像中心、医学检验中心、体检中心建设和公立医院改革等卫生热点亮点展开宣传,统一思想行动;全面形成《松江卫生》报、基层单位院报、宣传专栏和 OA 平台为主阵地的宣传网。

2012 年松江卫生系统改革与发展研讨会

2013 年,区卫生系统各基层单位对思想政治工作责任区进行充实调整,明确目标任务。全系统思想政治工作责任区负责人进行培训,并进行交流和总结;抓项目带动,聚焦学习型、服务型、创新型党组织建设开展专题研究,强化党员在思想政治工作责任区的示范引领作用;实施的非职业学习模式,提升了医务人员的业务本领和思想素质。

二、政工职称评定

1993 年,松江县思想政治工作人员专业职务评定工作领导小组印发《关于机关单位政工人员专业职务评定工作的政策规定》(简称《规定》),指出,机关单位的政工人员专业职务评定工作,原则上按照中办发(90)8 号和中直发(90)8 号文件,以及上海市沪企政职办(90)2 号等文件规定政策进行。《规定》的主要内容是:一、总的指导思想及原则;二、政工专业职务评定的范围、对象;三、政工专业职务的名称及各档次评定条件,其中对申报政工员、助理政工师、政工师、高级政工师的条件具体要求;四、学历的认定;五、专业年限计算的有关问题;六、破格申请问题;七、对不具备规定学历人员的培训考试问题;八、申报、推荐的资格评审;九、申报材料及论文要求;十、其他问题等。松江卫生系统政工职称评定工作主要根据此《规定》要求,认真加以实施。

1995～2004 年松江区(县)卫生系统获高级政工师、
政工师、助理政工师任职资格人员情况表

单　位	姓　名	政工职称任职资格	评定时间
卫生局	邢家成	高级政工师	1995.04
	倪平远		1995.04
	王延霞(女)		1995.04
妇幼保健院	俞　华(女)		2005.06
乐都医院	毕安华	政工师	1998.10
卫生局	俞　华(女)		1998.10
	徐建新(女)		1998.10
妇幼保健院	高玉琴(女)		1998.10
	袁　健(女)		1999.12
卫生局	周　平(女)		2001.12
	马晓燕(女)		2001.12
方塔中医医院	工　唯(女)		2001.12

（续表）

单　位	姓　名	政工职称任职资格	评定时间
卫生局卫生监督所	俞晓红（女）	政工师	2001.12
血站	张建凤（女）		2004.03
卫生人才培训中心	王爱萍（女）		2004.03
岳阳卫生院	鲁美仙（女）		2004.03
新桥卫生院	袁梅华（女）		2004.03
浦南卫生院	陈莉萍（女）		2004.03
	徐春娟（女）		2004.03
卫生监督所	傅国君（女）		2004.03
天马卫生院	沈国民		2004.03
永丰卫生院	徐晓红（女）		
泗泾医院	张建凤（女）		
培训中心	王丽萍（女）		
佘山卫生院	叶福林		
急救中心	陆火君		
中心医院	陈智强	助理政工师	1998.10
叶榭卫生院	叶福林		2003.12
	金丽敏（女）		2003.12

第八章　先进集体与先进个人

解放以来,松江卫生系统涌现出一大批优秀人物和先进集体单位:国家级先进个人48人次,其中全国先进工作者1人,全国"五一"劳动奖章获得者2人,其他全国条线先进个人45人次;省、市级先进个人318人次,其中上海市劳动模范17人次,上海市"三八"红旗手8人次,上海市新长征突击手6人,上海市"五四"青年奖章获得者1人,全国及省市级条线先进个人289人次;区(县)级先进个人172人次,其中松江区"五一"劳动奖章获得者4人,松江区(县)"三八"红旗手20人,松江区(县)新长征突击手18人次,松江区"五四"青年奖章获得者2人。全国先进集体单位8个,上海市先进集体单位191个(次),松江区(县)先进工作(生产)集体单位22个(次)。

第一节　先　进　集　体

一、全国先进集体单位

1988~2013年松江区(县)卫生系统获得全国先进集体情况表

年　份	单　　位	荣　誉　称　号
1988	中医医院	全国文明先进集体
1989	中心医院	全国卫生文明先进集体
2002	卫生局	全国医疗卫生单位宣传通讯工作先进单位
2007~2008	妇幼保健院	全国三八红旗集体
2008~2009	血站	全国巾帼文明集体
2010	妇幼保健院产房	全国模范职工小家
	精神卫生中心	中国医师协会杰出精神科医师星火燎原奖
2011	方松街道社区卫生服务中心	全国示范社区服务卫生服务中心
2013	妇幼保健所妇科普查队	全国巾帼文明岗

二、上海市先进集体单位

1963～2013年松江区(县)卫生系统获得上海市先进集体情况表

年 份	单 位	荣 誉 称 号
1963	泗泾结核病轻工疗养所	连续4年上海市爱国卫生先进单位
	城东卫生院	连续2年上海市爱国卫生先进单位
	泗泾卫生院	上海市爱国卫生先进单位
	天马卫生院小昆山卫生所	上海市爱国卫生先进单位
1969	泗联公社九星大队卫生室	上海市爱国卫生先进单位
1977	精神卫生中心	上海市卫生战线先进集体
1981	五里塘公社卫生院血防组	上海市爱国卫生先进集体
	泗联公社卫生院血防组	上海市爱国卫生先进集体
	佘山公社卫生院血防组	上海市爱国卫生先进集体
1981	防疫站血防科	上海市爱国卫生先进集体
1982～1983	中医门诊部团支部	上海市新长征突击队
1984	中医门诊部团支部	上海市新长征突击队
1985	精神卫生中心	上海市区、县精神病防治院业务考核(郊县)第一名
1986～1995	爱卫办	上海市防治血吸虫病先进单位
	防疫站寄防科	上海市防治血吸虫病先进单位
1987	传染病医院团支部	上海市新长征突击队
1988	防疫站寄防科	上海市爱国卫生先进集体
1990	卫生防疫站	上海市卫生系统先进集体
	中心医院夜门诊	上海市卫生系统青年文明窗口
	传染病医院药房	上海市卫生系统青年文明窗口
	结核病防治院流调服务组	上海市卫生系统青年文明窗口
	中医医院病房部	上海市卫生系统青年文明窗口

（续表）

年　份	单　位	荣　誉　称　号
1991	中心医院内科	上海市卫生系统"百日竞赛"活动先进集体
1991～1992	新浜乡血防办公室	上海市爱国卫生先进集体
	局团委	上海市新长征突击队
1992	中心医院急诊科	上海市卫生系统"文明行医、优质服务、满意在医院"竞赛活动先进集体
	华阳桥卫生院精神病房组	上海市卫生系统"文明行医、优质服务、满意在医院"竞赛活动先进集体
	泗泾医院	上海市卫生系统"文明行医、优质服务、满意在医院"竞赛活动先进集体
1993	疾病预防控制中心	上海市贯彻实施《食品卫生法（试行）》十周年先进单位
1994	精神卫生中心	上海市防治工作模范集体
	中心医院西药配方部	上海市卫生系统"十大窗口"文明规范服务竞赛标兵示范窗口
	泗泾医院	上海市卫生系统安全工作先进集体
	妇幼保健院	上海市卫生系统安全工作先进集体
	卫生局	上海市先进献血办
	献血办公室	上海市义务献血先进单位
1991～1995	中心医院	上海市卫生系统普法宣传教育表扬单位
	传染病医院	上海市卫生系统普法宣传教育表扬单位
1995	防疫站	上海市卫生防疫业务工作考核优良站
	献血办公室	上海市公民献血办公室先进集体
	中心医院	上海市医院先进医剂科
	松江镇卫生院	上海市医院先进医剂科
1995～1998	精神卫生中心	连续4年上海市精神卫生中心业务考核第一名获"粟宗华杯"
1996	中心医院外科二病区	上海市"共青团号"

（续表）

年　份	单　　位	荣　誉　称　号
1996	献血办公室	上海市献血办公室系统先进集体
	卫生局	上海市农口系统思想政治工作先进集体
1997	中心医院外三病区	上海市文明班组
	乐都医院外科病区	上海市文明班组
	卫生学校学生科	上海市文明班组
	中心医院门诊西药房	上海市红旗文明岗
	中心医院骨科系统化护理组	上海市卫生系统女职工文明示范岗位
1997～1998	中心医院	上海市爱国卫生先进集体
	泗泾医院	上海市爱国卫生先进集体
	中心医院	上海市卫生系统安全生产先进集体
1998	小昆山镇卫生院	上海市职工精神文明百件好事
	精神卫生中心	上海市卫生系统示范窗口
	局团委	上海市爱心助老特色基地
	疾病预防控制中心	上海市传染病报告疫情统计工作先进集体
	中心医院内一病区	上海市文明班组
	泗泾医院外科护理组	上海市文明班组
	乐都医院内科病区	上海市文明班组
	中心医院门诊注射室	上海市红旗文明岗
	泗泾医院预检台	上海市红旗文明岗
	防疫站	上海市计划免疫工作先进集体
	仓桥镇卫生院	上海市计划免疫工作先进集体
	卫生监督所	上海市卫生防疫（卫生监督）工作优秀所（站）
	防疫站	上海市卫生防疫（卫生监督）工作优秀所（站）
	中心医院	上海市科技事业档案管理先进单位
	卫生防疫站	上海市科技事业档案管理先进单位

（续表）

年　份	单　位	荣　誉　称　号
1999	局团委	上海市青年志愿者服务先进集体
	献血办公室	上海市区（县）献血办公室先进集体
1999～2000	防疫站防疫科	上海市医务青年新世纪医院文化创意金奖
	方塔中医医院	上海市卫生系统安全生产先进集体
2000	爱卫办	上海市重点工程实事立功竞赛先进集体
	疾病预防控制中心	上海市红旗文明岗
2000～2001	卫生监督所审核发证科	上海市农委系统文明窗口
	妇幼保健院	上海市卫生系统先进集体
	疾病预防控制中心	上海市卫生系统先进集体
2001	泗泾医院	上海市先进档案管理单位
	洞泾镇卫生院门诊组	上海市文明班组
	泗泾医院内科医生组	上海市卫生系统先进文明班组
	方塔中医医院内科一病区	上海市卫生系统先进文明班组
	卫生监督所审核发证科	上海市卫生系统先进文明班组
	乐都医院内科门诊室	上海市卫生系统红旗文明岗
	疾病预防控制中心生命统计室	上海市卫生系统红旗文明岗
	叶榭镇卫生院检验科	上海市卫生系统红旗文明岗
	中心医院	上海市卫生系统"三五"法制宣传教育先进集体
2001～2002	乐都医院预防保健科	上海市先进女职工集体
	泗泾医院	上海市爱国卫生先进集体
	妇幼保健院	上海市爱国卫生先进集体
	疾病预防控制中心寄防消杀除害科	上海市爱国卫生先进集体
2001～2007	妇幼保健院	上海市困难妇女实事项目优秀组织奖
2002	疾病预防控制中心	上海市麻风病防治（康复）工作先进集体

（续表）

年份	单位	荣誉称号
2002	卫生局	上海市卫生系统文明行业
	卫生局	上海医务青年卫生法律法规知识竞赛优秀组织奖
	中心医院	上海市模范职工之家
2003	疾病预防控制中心	上海市卫生系统抗击非典先进集体
	中心医院	上海市卫生系统抗击非典先进集体
2004	妇幼保健院	上海市服务诚信先进单位
	精神卫生中心三病区	上海市共青团先进集体
	卫生局团委	上海市"五四"特色团组织
	局办公室	上海市卫生系统信访工作先进集体
2005	妇幼保健院	上海市模范职工之家
	泗泾医院骨科五官科联合工会小组	上海市模范职工小家
	乐都医院内外科联合工会小组	上海市模范职工小家
	卫生局团委	上海市"五四"红旗团组织
	妇幼保健院	上海市诚信服务先进单位
2005～2006	精神卫生中心	上海市"三八"红旗集体
	中心医院妇科	上海市文明班组
	泗泾医院服务台	上海市红旗文明岗
	石湖荡镇社区卫生服务中心	上海市职工职业道德"十佳"好事提名奖
2006	疾病预防控制中心	上海市企事业单位治安保卫先进集体
	妇幼保健院	上海市卫生系统首届医院文化建设优胜单位
	妇幼保健院	上海市平安单位
2006～2008	中心医院	上海市卫生系统先进集体
	疾病预防控制中心	上海市卫生系统先进集体
2007	永丰街道社区卫生服务中心	上海市建设健康城市工作先进单位

（续表）

年 份	单 位	荣 誉 称 号
2007	妇幼保健院	上海市平安单位
	精神卫生中心	上海市卫生系统三八红旗先进集体
	中心医院	上海市职工最满意专业单位
	岳阳街道社区卫生服务中心	上海市模范职工之家
	洞泾镇社区卫生服务中心	上海市医务职工精神文明双十佳好事集体
	岳阳街道社区卫生服务中心	上海市工人先锋号
	乐都医院康复医学科	上海市卫生系统先进集体
2007～2008	中心医院	上海市军民共建社会主义精神文明先进集体
	中心医院危重病学科护理组	上海市"三八"红旗集体
	精神卫生中心一病区	上海市文明班组
2007～2009	中心医院	上海市卫生系统院务公开民主管理先进单位
	妇幼保健院	上海市卫生系统院务公开民主管理优秀成果提名奖
2008	妇幼保健院产科三病区	上海市新长征突击队
	洞泾镇社区卫生服务中心	上海市卫生系统精神文明"十佳好事"
	中山街道社区卫生服务中心	上海市爱国卫生和健康城市先进集体
	岳阳街道社区卫生服务中心	上海市爱国卫生和健康城市先进集体
	新桥镇社区卫生服务中心	上海市爱国卫生和健康城市先进集体
	叶榭镇社区卫生服务中心	上海市爱国卫生和健康城市先进集体
	小昆山镇社区卫生服务中心	上海市爱国卫生和健康城市先进集体
	精神卫生中心	上海市工人先锋号
	中心医院	上海市拥军优属先进单位
	岳阳街道社区卫生服务中心民乐卫生站	上海市工人先锋号
	妇幼保健所	市政府实事项目乳腺病筛查先进单位
	叶榭镇社区卫生服务中心	上海市白内障患者免费实施复明手术先进集体

（续表）

年　份	单　位	荣　誉　称　号
2008～2009	中心医院骨科病房护理组	上海市巾帼文明岗
	中心医院便民服务中心	上海市巾帼文明岗
	乐都医院体检科	上海市巾帼文明岗
	妇幼保健院妇科普查队	上海市巾帼文明岗
	妇幼保健院	上海市职工最满意的企事业单位
2009	妇幼保健院	上海市迎世博优质服务贡献奖
	妇幼保健院	上海市卫生系统院务公开民主管理优秀成果提名奖
	妇幼保健院	上海市职工满意单位
	方塔中医医院肿瘤科	上海市模范职工小家
	卫生局	上海市老龄工作先进单位
	妇幼保健所妇科普查队	上海市"五一"巾帼奖
2009～2010	中心医院便民服务中心	上海市"三八"红旗集体
2010	中山街道社区卫生服务中心	上海市建设健康城市先进集体
	卫生监督所办公室	上海市"五一"巾帼示范岗
	妇幼保健院产科病区	上海市卫生系统迎世博十佳文明班组
	疾病预防控制中心	上海市口腔卫生工作优秀区（县）单位
	妇幼保健院产科病区	上海市卫生系统迎世博文明班组
	妇幼保健院产房	上海市卫生系统迎世博服务品牌奖
	新桥镇社区卫生服务中心检验科	上海市卫生系统迎世博文明班组
	泖港镇社区卫生服务中心全科诊室	上海市卫生系统迎世博文明班组
	中心医院急诊预难检	上海市卫生系统迎世博红旗文明岗
	泗泾医院静脉采血窗口	上海市卫生系统迎世博红旗文明岗
	精神卫生中心挂号室	上海市卫生系统迎世博红旗文明岗
	疾病预防控制中心收样岗位	上海市卫生系统迎世博红旗文明岗

（续表）

年　份	单　　位	荣　誉　称　号
2010	方松街道社区卫生服务中心计划免疫组	上海市卫生系统迎世博红旗文明岗
	新浜镇社区卫生服务中心中医科	上海市卫生系统迎世博红旗文明岗
	中心医院骨科病房护理组	迎世博 600 天上海市巾帼文明岗
	中心医院门诊便民服务中心	迎世博 600 天上海市巾帼文明岗
	妇幼保健院妇科普查队	迎世博 600 天上海市巾帼文明岗
	乐都医院体检科	迎世博 600 天上海市巾帼文明岗
	血站流动车采血班组	迎世博 600 天上海市巾帼文明岗
	方塔中医医院 B 超心电图室	迎世博 600 天上海市"五一"巾帼示范岗
	卫生监督所业务综合办公室	迎世博 600 天上海市"五一"巾帼示范岗
	中心医院急诊护理组	上海市卫生系统世博工作优秀班组
	精神卫生中心四病区	上海市卫生系统世博工作优秀班组
2010～2011	妇幼保健院	上海市劳动关系和谐职工满意企事业单位
	中心医院手术护理组	上海市巾帼文明岗
	妇幼保健院麻醉科	上海市巾帼文明岗
2011	卫生监督所	上海市平安单位
	妇幼保健院	上海市平安单位
	卫生局工会	上海市模范职工之家
	卫生局工会	第二届上海职工素质工程品牌
	中心医院工会	上海市工会特色工作
	方松街道社区卫生服务中心	上海市示范社区服务卫生服务中心
	方松街道社区卫生服务中心	上海市住院医师规范化培训社区教学基地
2011～2012	妇幼保健院	上海市人口与计划生育工作先进集体
2011～2013	精神卫生中心	上海市平安单位
2012	妇幼保健院	上海市企业文化建设示范基地

（续表）

年　份	单　位	荣　誉　称　号
2012	妇幼保健院手术室	上海市巾帼文明岗
	卫生监督所	上海市平安单位
	新桥镇社区卫生服务中心	上海市建设健康城市先进集体
	洞泾镇社区卫生服务中心	上海市建设健康城市先进集体
	泖港镇社区卫生服务中心	上海市建设健康城市先进集体
	中山街道社区卫生服务中心	上海市建设健康城市先进集体
	妇幼保健院团支部	上海市"五四"红旗团支部
2013	妇幼保健院团支部	上海市"五四"红旗团支部

三、松江区(县)先进集体单位

1963～2008 年松江区(县)卫生系统获得松江区(县)先进集体情况表

年　份	单　位	年　份	单　位
1963	城厢卫生院	1991～1992	中心医院
	泗泾镇卫生院		中医医院
	新浜卫生院		方塔医院
	古松卫生院张庄卫生所	1999	卫生局民兵营
	城东卫生院车墩卫生所	1998～2000	浦南卫生院
1982	人民医院内科		卫生监督所审核发证科
	中医门诊部	2001	卫生监督所
	传染病医院	2003～2004	妇幼保健院
	卫生干部进修学校	2005～2006	妇幼保健院
1985	医疗救护站	2007～2008	妇幼保健院
	中心医院小儿科	2008	疾病预防控制中心
	中医门诊部		

第二节　先进个人

一、劳动模范

（一）全国先进工作者

松江区卫生系统获得全国先进工作者情况表

年　份	姓　名	单　位
2000	沈树权	中心医院

（二）上海市劳动模范

1981～2009 年松江区（县）卫生系统获得上海市劳动模范情况表

年　份	姓　名	单　位
1981	王纯蓓（女）	妇幼保健所
1983	骆益君（女）	中医门诊部
1985	曹心如	结核病防治医院
1988	周玉仙（女）	中心医院
1989	周富根	小昆山镇卫生院
1991	丁彩霞（女）	中医医院
1992	周玉仙（女）	中心医院
1993	王承红（女）	中心医院
1994～1995	夏春云	浦南中心卫生院
1998	吕瑞龙	传染病医院
1998～2000	李　萍（女）	中心医院
1998～2000	傅月珍（女）	妇幼保健院
2001～2003	陈时运	妇幼保健院
2007	解银生	洞泾镇社区卫生服务中心
2007～2009	骆　春（女）	方塔中医医院
2007～2009	吴卫平	新桥镇社区卫生服务中心

二、五一劳动奖章

(一) 全国五一劳动奖章

1991~2007 年松江区（县）卫生系统获得全国五一劳动奖章情况表

年　份	姓　名	单　位
1991	周玉仙(女)	中心医院
2007	李　萍(女)	中心医院

(二) 松江区五一劳动奖章

2007 年松江区卫生系统获得松江区五一劳动奖章情况表

姓　名	单　位	姓　名	单　位
冯　敏(女)	妇幼保健院	高新华(女)	乐都医院
陆爱生	泗泾医院	朱美英(女)	疾病预防控制中心

三、三八红旗手

(一) 上海市三八红旗手

1988~2012 年松江区（县）卫生系统获得上海市三八红旗手情况表

年　份	姓　名	单　位
1988	戴君芬(女)	中心医院
1993~1994	周剑英(女)	中心医院
1993~1994	沈爱萍(女)	中心医院
1999~2000	戴君芬(女)	中心医院
2001~2002	俞晓红(女)	卫生监督所
2003~2004	徐英影(女)	中心医院
2007~2008	张雅红(女)	妇幼保健院
2011~2012	张一凡(女)	中心医院

（二）松江区（县）三八红旗手

1986～2008年松江区（县）卫生系统获得松江区（县）三八红旗手情况表

年　份	姓　名	单　位
1986	戴君芬（女）	中心医院
1991	周玉仙（女）	中心医院
1993～1994	严翠芬（女）	中心医院
	吴新容（女）	方塔医院
	傅月珍（女）	妇幼保健院
1997	罗若冰（女）	妇幼保健院
1999～2000	谢雪群（女）	泗泾医院
	李　萍（女）	中心医院
	夏巧莉（女）	方塔中医医院
2001～2002	顾汛燕（女）	卫生局
	邵雪华（女）	卫生局医疗保险办公室
2003～2004	张园妹（女）	中心医院
	王秀芳（女）	方塔中医医院
	马晓燕（女）	卫生局
2005～2006	费　红（女）	妇幼保健院
	张建凤（女）	血站
	钱　芸（女）	中心医院
	骆　春（女）	方塔中医医院
2007～2008	解晓燕（女）	乐都医院
	夏巧莉（女）	方塔中医医院

四、新长征突击手、五四青年奖章

(一) 上海市新长征突击手

松江区卫生系统获得上海市新长征突击手情况表

年 份	姓 名	单 位
2001	李 正	中心医院
2005	邵 琼(女)	卫生局
2006	朱小蓓(女)	九亭镇社区卫生服务中心
	曲海菁(女)	中心医院
	马小燕(女)	中心医院
2008	吴毅凌	疾病预防控制中心

(二) 上海市五四青年奖章

松江区卫生系统获得上海市五四青年奖章情况表

年 份	姓 名	单 位
2012	卢光耀	卫生局

(三) 松江区(县)新长征突击手

1978～2001年松江区(县)卫生系统获得松江区(县)新长征突击手情况表

年 份	姓 名	单 位
1978～1979	李国钧	城厢镇卫生院
	姚 强	城北公社卫生院
1982～1983	廖 青(女)	中心医院
	吴 俊	中心医院
1986	吴 铮(女)	中心医院
1990	许亚妮(女)	卫生局
1991	张迎春(女)	卫生局

（续表）

年　份	姓　名	单　位
1991	李　正	中心医院
	宋巧林	防疫站
1993	张浩亮	中心医院
	周剑英（女）	中心医院
1998	顾亚英（女）	乐都医院
	柳胜生	方塔中医医院
	潘益时	卫生局
	徐爱英（女）	防疫站
	沈爱萍（女）	中心医院
1999~2000	金　花（女）	精神病防治中心
2001	李　正	中心医院

（四）松江区五四青年奖章

松江区卫生系统获得松江区五四青年奖章情况表

年　份	姓　名	单　位
2013	李嘉凌	卫生监督所
	刘彩兰（女）	妇幼保健院

五、全国及省市级先进个人

（一）全国条线先进个人

1985~2012年松江区（县）卫生系统获得全国条线先进个人情况表

年份	姓　名	荣　誉　称　号	单　位
1985	章菊令	全国防治血吸虫病先进个人	卫生局
	姚麟祥	全国防治血吸虫病先进个人	爱卫办

（续表）

年份	姓 名	荣 誉 称 号	单 位
1986	周玉仙（女）	全国卫生文明建设先进工作者	中心医院
1987	崔 达（女）	全国卫生文明建设先进工作者	中心医院
1988	桂四泉	全国卫生文明建设先进工作者	车墩镇卫生院
1991	彭 克	全国农村改水先进工作者	爱卫办
1993	崔 达（女）	国务院特殊津贴	中心医院
	金仿贤	全国防治血吸虫病先进个人	防疫站
	徐云辉	全国优秀乡村医生	天马乡横山村卫生室
	骆益君（女）	全国卫生先进工作者	方塔中医医院
1995	沈树权	全国卫生先进工作者	中心医院
	李国表	全国地方病防治工作先进个人	新浜乡合作医疗站
1996	陆金龙	全国防治血吸虫病先进个人	爱卫办
2001	王德兴（女）	全国血防先进个人	爱卫办
	解银生	全国乡镇卫生院优秀院长	洞泾镇卫生院
2002	吴金良	全国卫生监督先进个人	卫生监督所
	金仿贤	全国地方病防治工作先进个人	防疫站
	马晓燕（女）	卫生部医疗卫生单位宣传通讯工作先进个人	卫生局
2004	陶 明	农工党中央抗非全国优秀党员	中心医院
	毛 雄	农工党中央抗非全国先进个人	中心医院
	顾汛燕（女）	农工党中央抗非全国先进个人	中心医院
	顾旭明	农工党中央抗非全国先进个人	中心医院
	张 敏（女）	农工党中央抗非全国先进个人	中心医院
	王秦英（女）	农工党中央抗非全国先进个人	中心医院
	高莉萍（女）	农工党中央抗非全国先进个人	中心医院
	金秀芳（女）	农工党中央抗非全国先进个人	中心医院
	陈乃平	农工党中央抗非全国先进个人	中心医院

（续表）

年份	姓　名	荣　誉　称　号	单　位
2004	孙文化(女)	农工党中央抗非全国先进个人	中心医院
	刘玲娣(女)	农工党中央抗非全国先进个人	中心医院
	阮芳菁(女)	农工党中央抗非全国先进个人	妇幼保健院
	马松枝(女)	农工党中央抗非全国先进个人	妇幼保健院
	姜亮亮	农工党中央抗非全国先进个人	方塔医院
	顾春明	农工党中央抗非全国先进个人	方塔医院
	顾士荣	农工党中央抗非全国先进个人	方塔医院
	黄　鹂(女)	农工党中央抗非全国先进个人	方塔医院
	俞云泉	农工党中央抗非全国先进个人	泗泾医院
	王志英(女)	农工党中央抗非全国先进个人	方塔医院
2006	吴春华	全国优秀乡村医生	新浜镇胡家埭村卫生室
	洪建军	全国结核病防治工作先进个人	疾病预防控制中心
2006～2010	刘　俊	全国卫生法制宣传教育优秀个人	卫生监督所
2007～2012	王志坚	国家全民生活方式行动先进个人	卫生局
2009	陆金龙	全国血吸虫病防治先进个人	爱卫办
	骆　春(女)	全国基层优秀名中医	方塔中医医院
2012	陆金龙	全国爱国卫生先进个人	爱卫办
	杨　青(女)	全国农村妇女"两癌"免费检查工作先进个人	妇幼保健院

（二）省、市条线先进个人

1958～2012 年松江区(县)卫生系统获得省、市级条线先进个人情况表

年份	姓　名	荣　誉　称　号	单　位
1958	沈六勤	江苏省治疗血吸虫病先进个人	泗泾医院
1959	吴敏华(女)	上海市先进工作者	天马山卫生院

（续表）

年份	姓　名	荣　誉　称　号	单　位
1960	吴敏华(女)	上海市(文教方面)先进工作者	天马山卫生院
	李云生	上海市(文教方面)先进工作者	天马山卫生院
1963	柴品娟(女)	上海市爱国卫生先进工作者	古松砖瓦厂医务室
1977	冯缵冲	上海市农业学大寨先进工作者	泖港公社卫生院
1978	骆益君(女)	上海市卫生先进工作者	城厢镇卫生院
1980	侯其林	上海市爱国卫生先进个人	城北公社卫生院
	瞿寒春	上海市爱国卫生先进个人	天马公社卫生院
	张仲其	上海市爱国卫生先进个人	砖桥公社卫生院
	马昌其	上海市爱国卫生先进个人	九亭公社卫生院
	沈伯林	上海市爱国卫生先进个人	泗联公社卫生院
1981	沈伯林	上海市爱国卫生先进个人	泗联公社卫生院
	庄新根	上海市爱国卫生先进个人	新桥公社卫生院
	张仲岐	上海市爱国卫生先进个人	洞泾公社卫生院
	马昌其	上海市爱国卫生先进个人	九亭公社卫生院
1982	周玉仙(女)	上海市优秀护士	人民医院
	张仲岐	上海市血吸虫病防治先进个人	洞泾公社卫生院
	何云华	上海市血吸虫病防治先进个人	佘山公社卫生院
	庄新根	上海市血吸虫病防治先进个人	新桥公社卫生院
	叶生森	上海市食品卫生先进个人	大港公社卫生院
1985	章菊令	上海市血防工作先进个人(记功人员)	卫生局
	顾祖华	上海市血防工作先进个人(记功人员)	卫生局
	陈定中	上海市血防工作先进个人(记功人员)	防疫站
	姚麟祥	上海市血防工作先进个人(记功人员)	防疫站
	朱馥池	上海市血防工作先进个人(记功人员)	防疫站
	陈锡光	上海市血防工作先进个人(记功人员)	防疫站
	唐杏村	上海市血防工作先进个人(记功人员)	防疫站

（续表）

年份	姓　名	荣　誉　称　号	单　位
1985	杨玉汉	上海市血防工作先进个人（记功人员）	防疫站
	金根余	上海市血防工作先进个人（记功人员）	佘山乡卫生院
	周凤飞	上海市血防工作先进个人（记功人员）	防疫站
	陈民达	上海市血防工作先进个人（记功人员）	防疫站
	干明玉（女）	上海市血防工作先进个人（记功人员）	防疫站
	叶锦馥（女）	上海市血防工作先进个人（记功人员）	防疫站
	朱云照	上海市血防工作先进个人（记功人员）	泗泾医院
	马昌其	上海市血防工作先进个人（记功人员）	九亭乡卫生院
	张仲岐	上海市血防工作先进个人（记功人员）	洞泾乡卫生院
	庄兴根	上海市血防工作先进个人（记功人员）	新桥乡卫生院
	何云华	上海市血防工作先进个人（记功人员）	佘山乡卫生院
	陈云夫	上海市血防工作先进个人（记功人员）	佘山乡卫生院
	瞿元春	上海市血防工作先进个人（记功人员）	天马乡卫生院
	李林辉	上海市血防工作先进个人（记功人员）	天马乡卫生院
	侯其林	上海市血防工作先进个人（记功人员）	五里塘乡卫生院
	谢海云	上海市血防工作先进个人（记功人员）	五里塘乡卫生院
	奚正心	上海市血防工作先进个人（记功人员）	五里塘乡卫生院
	张水林	上海市血防工作先进个人（记功人员）	张泽乡卫生院
	左秀莲（女）	上海市血防工作先进个人（记功人员）	华阳桥乡卫生院
	吴传贤	上海市血防工作先进个人（表彰人员）	防疫站
	赵加庆	上海市血防工作先进个人（表彰人员）	防疫站
	周松娣（女）	上海市血防工作先进个人（表彰人员）	防疫站
	许海根	上海市血防工作先进个人（表彰人员）	防疫站
	陆中力	上海市血防工作先进个人（表彰人员）	防疫站
	李应樵	上海市血防工作先进个人（表彰人员）	防疫站
	赵才发	上海市血防工作先进个人（表彰人员）	防疫站

年份	姓　名	荣　誉　称　号	单　位
1985	宋长益	上海市血防工作先进个人（表彰人员）	防疫站
	张月华（女）	上海市血防工作先进个人（表彰人员）	防疫站
	陆菊英（女）	上海市血防工作先进个人（表彰人员）	防疫站
	徐桂珍（女）	上海市血防工作先进个人（表彰人员）	防疫站
	蔡祖礼	上海市血防工作先进个人（表彰人员）	防疫站
	王自炯（女）	上海市血防工作先进个人（表彰人员）	防疫站
	宋士伯	上海市血防工作先进个人（表彰人员）	防疫站
	范贵夫	上海市血防工作先进个人（表彰人员）	防疫站
	张功伟	上海市血防工作先进个人（表彰人员）	防疫站
	冯惠华（女）	上海市血防工作先进个人（表彰人员）	防疫站
	王月华（女）	上海市血防工作先进个人（表彰人员）	防疫站
	孙长春	上海市血防工作先进个人（表彰人员）	防疫站
	沈承伟	上海市血防工作先进个人（表彰人员）	防疫站
	黄　渊	上海市血防工作先进个人（表彰人员）	防疫站
	徐世南	上海市血防工作先进个人（表彰人员）	防疫站
	彭　克	上海市血防工作先进个人（表彰人员）	爱卫办
	唐　纯	上海市血防工作先进个人（表彰人员）	爱卫办
	许火余	上海市血防工作先进个人（表彰人员）	卫生局服务公司
	吴迪生	上海市血防工作先进个人（表彰人员）	结核病防治院
	徐永良	上海市血防工作先进个人（表彰人员）	结核病防治院
	刘克定	上海市血防工作先进个人（表彰人员）	中心医院
	虞国英（女）	上海市血防工作先进个人（表彰人员）	防疫站
	陈觉荣	上海市血防工作先进个人（表彰人员）	中心医院
	姚金秀（女）	上海市血防工作先进个人（表彰人员）	防疫站
	汪根娣（女）	上海市血防工作先进个人（表彰人员）	五里塘乡卫生院
	倪士良	上海市血防工作先进个人（表彰人员）	佘山乡卫生院

（续表）

年份	姓　名	荣　誉　称　号	单　位
1985	顾金泉	上海市血防工作先进个人(表彰人员)	佘山乡卫生院
	刘木顺	上海市血防工作先进个人(表彰人员)	华阳桥乡卫生院
	周寿章	上海市血防工作先进个人(表彰人员)	华阳桥乡卫生院
	岳小炳	上海市血防工作先进个人(表彰人员)	华阳桥乡卫生院
	顾焕忠	上海市血防工作先进个人(表彰人员)	华阳桥乡卫生院
	沈伯林	上海市血防工作先进个人(表彰人员)	泗泾医院
	陈福仁	上海市血防工作先进个人(表彰人员)	泗联乡卫生院
	张小弟	上海市血防工作先进个人(表彰人员)	泗联卫生院
	周文龙	上海市血防工作先进个人(表彰人员)	佘山乡卫生院
	叶生森	上海市血防工作先进个人(表彰人员)	佘山乡卫生院
	沈仁弟	上海市血防工作先进个人(表彰人员)	仓桥乡卫生院
	蒋兰芳(女)	上海市血防工作先进个人(表彰人员)	新桥乡卫生院
	夏佩珍(女)	上海市血防工作先进个人(表彰人员)	仓桥乡卫生院
	俞炳泉	上海市血防工作先进个人(表彰人员)	洞泾乡卫生院
	王永林	上海市血防工作先进个人(表彰人员)	天马乡卫生院
	王海珠(女)	上海市血防工作先进个人(表彰人员)	松江镇卫生院
	李慰华(女)	上海市血防工作先进个人(表彰人员)	松江镇卫生院
	蒋留顺	上海市血防工作先进个人(表彰人员)	洞泾乡卫生院
	许尚文	上海市农工党先进个人	中心医院
1986～1995	高玉林	上海市防治血吸虫病先进工作者	卫生局
	朱根明	上海市防治血吸虫病先进工作者	卫生局
	王德兴(女)	上海市防治血吸虫病先进工作者	爱卫办
	陆金龙	上海市防治血吸虫病先进工作者	李塔汇乡
	朱复池	上海市防治血吸虫病先进工作者	防疫站
	仕新池	上海市防治血吸虫病先进工作者	防疫站

（续表）

年份	姓 名	荣 誉 称 号	单 位
1986～1995	金仿贤	上海市防治血吸虫病先进工作者	防疫站
	陆中力	上海市防治血吸虫病先进工作者	防疫站
	顾士康	上海市防治血吸虫病先进工作者	防疫站
	赵加庆	上海市防治血吸虫病先进工作者	防疫站
	俞召其	上海市防治血吸虫病先进工作者	新五卫生院
	屠重光	上海市防治血吸虫病先进工作者	泗泾卫生院
1988	陆金龙	上海市爱国卫生先进工作者	李塔汇乡
	叶生森	上海市爱国卫生先进工作者	爱卫办
	姚麟祥	上海市爱国卫生先进工作者	防疫站
	王延霞（女）	上海市农口先进宣传工作者	卫生局
1989	金真珠（女）	上海市第一届优秀护士	妇幼保健院
	李粉根	上海市卫生系统百日竞赛创先进活动先进工作者	华阳桥卫生院
1990	杨如全	上海市卫生系统先进个人	松江镇卫生院
	王德兴（女）	上海市卫生系统救灾防病先进个人	爱卫办
	金仿贤	上海市卫生系统救灾防病先进个人	防疫站
	黄成伟	上海市卫生系统救灾防病先进个人	防疫站
	张金龙	上海市卫生系统救灾防病先进个人	防疫站
	杨品芳（女）	上海市卫生系统救灾防病先进个人	防疫站
	朱桂英（女）	上海市卫生系统救灾防病先进个人	防疫站
	沈德权	上海市卫生系统救灾防病先进个人	泖港乡爱卫办
	盛桂芳（女）	上海市卫生系统救灾防病先进个人	华阳桥乡红十字会
	陈时运	上海市卫生系统救灾防病先进个人	浦南中心卫生院
	李星放	上海市卫生系统救灾防病先进个人	新浜乡卫生院
	李国表	上海市卫生系统救灾防病先进个人	新浜乡合管站
	沈爱萍（女）	上海市卫生系统青年服务标兵	中心医院

（续表）

年份	姓　名	荣　誉　称　号	单　位
1990	柴亚华(女)	上海市卫生系统青年服务标兵	中心医院
	顾雪华(女)	上海市卫生系统青年服务标兵	结核病防治院
	王惠枫(女)	上海市卫生系统青年服务标兵	中医医院
	张迎春(女)	上海市卫生系统青年文明服务竞赛活动优秀组织者	卫生局
1991	李巧珍(女)	上海市优质接产竞赛医师优质手术产奖	中心医院
	付月珍(女)	上海市优质接产竞赛医师优质手术产奖	妇幼保健院
	陈美华(女)	上海市优质接产竞赛助产士优质接产奖	中心医院
	闵益华(女)	上海市优质接产竞赛助产士优质接产奖	妇幼保健院
	陆巧珍(女)	上海市卫生系统"百日竞赛"活动先进个人	中心医院
	陈　杰	上海市卫生系统"百日竞赛"活动先进个人	精神病医院
	王海明	上海市卫生系统"百日竞赛"活动先进个人	传染病医院
	沈树权	上海市卫生系统"百日竞赛"活动先进个人	中心医院
	黄曼芳(女)	上海市卫生系统"百日竞赛"活动先进个人	中心医院
1991～1992	王林光	上海市爱国卫生先进个人	塔汇乡爱卫办
	王宾如	上海市爱国卫生先进个人	卫生局
	朱志芳	上海市爱国卫生先进个人	大港乡爱卫办
	庄志良	上海市爱国卫生先进个人	新五乡爱卫办
	吴文卿	上海市爱国卫生先进个人	华阳桥乡爱卫办
	桂新池	上海市爱国卫生先进个人	卫生防疫站
1991～1995	沈海山	上海市卫生系统普法宣传教育表扬个人	中心医院
	葛存山	上海市卫生系统普法宣传教育表扬个人	妇保院
	马景辉	上海市卫生系统普法宣传教育表扬个人	中医医院
	吴云虎	上海市卫生系统普法宣传教育表扬个人	方塔医院
	鲁兴弟	上海市卫生系统普法宣传教育表扬个人	松江镇卫生院

（续表）

年份	姓名	荣誉称号	单位
1992	严翠芬(女)	上海市卫生系统"文明行医、优质服务、满意在医院"竞赛活动先进个人	中心医院
	王易常	上海市卫生系统"文明行医、优质服务、满意在医院"竞赛活动先进个人	中心医院
	季兴生	上海市卫生系统"文明行医、优质服务、满意在医院"竞赛活动先进个人	中心医院
	金明弟	上海市卫生系统"文明行医、优质服务、满意在医院"竞赛活动先进个人	卫校
	周秉岐	上海市卫生系统"文明行医、优质服务、满意在医院"竞赛活动先进个人	华阳桥乡卫生院
	季正春	上海市卫生系统"文明行医、优质服务、满意在医院"竞赛活动先进个人	泗泾医院
	吴静芝(女)	上海市卫生系统"文明行医、优质服务、满意在医院"竞赛活动先进个人	妇幼保健院
	胡文燕(女)	上海市卫生系统"文明行医、优质服务、满意在医院"竞赛活动先进个人	方塔医院
	庄洁池(女)	上海市卫生系统"文明行医、优质服务、满意在医院"竞赛活动先进个人	浦南中心卫生院
	顾金星	上海市卫生系统"文明行医、优质服务、满意在医院"竞赛活动先进个人	叶榭乡卫生院
	张艾山(女)	上海市招生体检先进个人	中心医院
1993	张民	上海市卫生系统(总务)安全工作先进个人	卫生局
	许尚文	上海市侨联爱国奉献先进个人	中心医院
1993~1994	王德兴(女)	上海市爱国卫生先进工作者	爱卫办
	倪士良	上海市爱国卫生先进工作者	佘山卫生院
	庄志良	上海市爱国卫生先进工作者	新五卫生院
1994	王延霞(女)	上海市卫生系统精神文明建设活动优秀组织工作者	卫生局
	沈爱萍(女)	上海市第二届优秀护士	中心医院
	张民	上海市卫生系统安全工作先进个人	卫生局

（续表）

年份	姓　名	荣　誉　称　号	单　位
1994	陆晓梅(女)	上海市敬老爱老金榜奖	妇幼保健院
	张浩亮	上海市文明窗口青年服务明星	中心医院
1995	杨云珠(女)	上海市民族团结进步先进个人	精神卫生中心
	俞通建	上海市卫生系统"十佳工勤人员"	中心医院
	陆兴根	上海市卫生系统"十佳工勤人员"提名奖	妇幼保健院
	范存青	上海市卫生系统青年文明监督员	卫生防疫站
1996	李　正	上海市"十路百佳青年"	中心医院
1995～1996	王德兴(女)	上海市爱国卫生先进工作者	爱卫办
	倪士良	上海市爱国卫生先进工作者	佘山卫生院
1997	沈海山	上海市纪委、监委、纠风办先进工作者	中心医院
	李　萍(女)	上海市第四届优秀护士	中心医院
	许尚文	上海市侨联优秀联络员	中心医院
	杨绍元	上海市个体诊所医务人员"文明行医、优质服务"先进个人	
1997～1998	王德兴(女)	上海市爱国卫生先进工作者	爱卫办
	黄伯路	上海市卫生系统精神文明建设优秀组织者	中心医院
	俞晓红(女)	上海市爱国卫生先进工作者	防疫站
	吕瑞龙	上海市卫生系统精神文明建设优秀组织者	乐都医院
	计士明	上海市卫生系统安全生产先进工作者	中心医院
1998	张金龙	上海市计划免疫工作先进个人	卫生局
	许亚云	上海市计划免疫工作先进个人	松江镇卫生院
	朱惠新(女)	上海市计划免疫工作先进个人	妇幼保健院
	陈云飞	上海市计划免疫工作先进个人	茸北镇卫生院
	俞治平	上海市征兵工作先进个人	卫生局
1999	许尚文	上海市侨联演讲比赛一等奖	中心医院
	顾大中	上海市老有所为精英奖	泗泾医院

（续表）

年份	姓　名	荣　誉　称　号	单　位
1990~ 2000	汤伟萍（女）	上海市郊区初级卫生保健工作先进个人	卫生局
	解银生	上海市郊区初级卫生保健工作先进个人	洞泾镇卫生院
	张银海	上海市郊区初级卫生保健工作先进个人	仓桥镇卫生院
	陈莉萍（女）	上海市郊区初级卫生保健工作先进个人	浦南卫生院
	张永华	上海市郊区初级卫生保健工作先进个人	科技园区合管办
	张伯华	上海市郊区初级卫生保健工作先进个人	洞泾镇姚家村卫生室
	吴亚琴（女）	上海市郊区初级卫生保健工作先进个人	新桥镇新泾村卫生室
	沈国民	上海市卫生系统精神文明建设优秀组织者	天马山镇卫生院
	马晓燕（女）	上海医务青年新世纪医院文化创意铜奖	卫生局
2000	吴根林	上海市爱国卫生先进工作者	仓桥镇爱卫办
	陆金龙	上海市重点工程实事立功竞赛先进个人	爱卫办
	徐建新（女）	上海市重点工程实事立功竞赛先进个人	卫生局
	封金娥（女）	上海市区县献血办公室先进个人	献血办公室
2000~ 2002	丁　清（女）	上海市卫生系统先进工作者	卫生监督所
	陈时运	上海市卫生系统先进工作者	妇幼保健院
2001	桂新池	上海市血防监测先进个人	卫生监督所
	闵根林	上海市卫生系统"三五"法制宣传教育先进个人	中心医院
	李　正	上海市优秀青年	中心医院
	俞勤燕（女）	上海市第五届优秀护士	中心医院
	马晓燕（女）	上海市优秀团干部	卫生局
	俞惠凤（女）	上海市第五届优秀护士	方塔中医医院
2001~ 2002	顾汛燕（女）	农工党上海市优秀党务工作者	中心医院
	王德兴（女）	上海市爱国卫生突出贡献者	爱卫办
	陆金龙	上海市爱国卫生先进工作者	爱卫办
	金仿贤	上海市爱国卫生先进工作者	疾病预防控制中心

（续表）

年份	姓　名	荣　誉　称　号	单　位
2002	陈时运	上海市员工信赖的好院长	妇幼保健院
	周　平（女）	上海市退管工作先进个人	卫生局
	俞云泉	上海市助残先进个人	泗泾医院
	罗金海	首届"上海十佳青年卫生监督员"	卫生监督所
	刘淮虎	上海医务青年卫生法律法规知识竞赛团体二等奖、个人第九名	卫生局预防监督科
	陈　勇	上海医务青年卫生法律法规知识竞赛团体二等奖、个人优胜奖	卫生局医政科
	詹　奕	上海医务青年卫生法律法规知识竞赛团体二等奖	卫生监督所
	朱小英（女）	上海市"三学状元"	中心医院
2002～2005	杨永益	上海职工百件好事	中心医院
	张　俭（女）	上海市医务职工精神文明十佳好事	卫生监督所
2003	马凌云	上海市卫生系统抗击非典模范工作者	卫生局
	程　瑜（女）	上海市卫生系统抗击非典先进工作者	卫生局
	徐建新（女）	上海市卫生系统抗击非典先进工作者	卫生局
	沈树权	上海市卫生系统抗击非典先进工作者	中心医院
	陈　平	上海市卫生系统抗击非典先进工作者	方塔中医医院
	顾建国	上海市卫生系统抗击非典先进工作者	泗泾医院
	孙四云	上海市卫生系统抗击非典先进工作者	新浜镇卫生院
	王山青	上海市卫生系统抗击非典先进工作者	九亭镇卫生院
	王锦豪	上海市卫生系统抗击非典先进工作者	卫生监督所
2003～2004	徐益民	上海市爱国卫生先进工作者	卫生监督所
2003～2005	陆红梅（女）	上海市卫生系统先进工作者	疾病预防控制中心
	冯　帅（女）	上海市卫生系统先进工作者	妇幼保健院

（续表）

年份	姓　名	荣　誉　称　号	单　位
2005	施佩丽（女）	上海市优秀志愿者	中心医院
	高瑞亚（女）	上海市第六届优秀护士	妇幼保健院
	陈时运	上海市职工满意管理者	妇幼保健院
2006	邵　琼（女）	上海市优秀志愿者	卫生局
	刘　俊	上海市消保委"3.15"银质奖章	卫生监督所
	朱小蓓（女）	上海市优秀志愿者	九亭卫生院
	曲海菁（女）	上海市优秀志愿者	中心医院
	马小燕（女）	上海市优秀志愿者	中心医院
2006～2008	陈　坚	上海市卫生系统先进工作者	中心医院
	张雪芳（女）	上海市卫生系统先进工作者	泗泾医院
	袁　洲	上海市卫生系统先进工作者	方塔中医医院
	吴松林	上海市卫生系统先进工作者	岳阳街道社区卫生服务中心
	顾　斌	上海市卫生系统先进工作者	永丰街道社区卫生服务中心
	王山青	上海市卫生系统先进工作者	九亭镇社区卫生服务中心
	周志明	上海市卫生系统先进工作者	佘山镇社区卫生服务中心
	何全军	上海市卫生系统先进工作者	新浜镇社区卫生服务中心
	马小英（女）	上海市第二轮建设健康城市行动计划志愿者示范	方松街道社区卫生服务中心
2006～2010	薛国芳（女）	上海市法制宣传教育先进个人	卫生监督所
2007	朱美英（女）	上海市"双学双比"竞赛活动女能手	疾病预防控制中心
	王兴鹏	上海市职工满意管理者	中心医院
	俞晓红（女）	上海市卫生监督先进个人	卫生监督所
	高金莲（女）	上海市卫生监督先进个人	卫生监督所
	许雅雄	上海市卫生监督先进个人	卫生监督所

（续表）

年份	姓名	荣誉称号	单位
2007～2009	朱新伟	上海市卫生系统院务公开民主管理先进工作者	中心医院
2008	曾乐	上海市爱国卫生先进工作者	中山街道社区卫生服务中心
	马小英（女）	上海市爱国卫生先进工作者	方松街道社区卫生服务中心
	叶福林	上海市爱国卫生先进工作者	佘山镇社区卫生服务中心
	朱秀龙	上海市爱国卫生先进工作者	石湖荡镇社区卫生服务中心
	朱志方	上海市爱国卫生先进工作者	小昆山镇社区卫生服务中心
	马晓燕（女）	上海市爱国卫生先进工作者	卫生局
	俞晓红（女）	上海市爱国卫生先进工作者	卫生监督所
	曹力平	上海市卫生系统抗震救灾先进个人	卫生监督所
	何玉萍（女）	上海市白内障患者免费实施复明手术先进个人	疾病预防控制中心
	夏伟伟（女）	上海市白内障患者免费实施复明手术先进个人	车墩镇社区卫生服务中心
	张茵（女）	上海市白内障患者免费实施复明手术先进个人	中山街道社区卫生服务中心
2009	马松枝（女）	上海市优秀健康促进志愿者	妇幼保健院
2009～2010	张雅红（女）	上海市卫生系统精神文明建设优秀组织者奖	妇幼保健院
	俞华（女）	上海市"三八"红旗手提名奖	中心医院
	张慧（女）	上海市卫生系统精神文明建设优秀组织者奖	卫生监督所
2010	邵琼（女）	上海市工会优秀组织者奖	卫生局
	潘莉琴（女）	上海市卫生系统迎世博"微笑服务天使"提名奖	妇幼保健院
	王志坚	上海市建设健康城市先进个人	卫生局
	范玲（女）	上海市卫生系统迎世博600天行动优秀青年志愿者	妇幼保健院
	马小英（女）	上海市建设健康城市先进个人	方松街道社区卫生服务中心

（续表）

年份	姓　名	荣　誉　称　号	单　位
2010	陆红梅（女）	上海市世博工作优秀个人	疾病预防控制中心
	张　慧（女）	上海市卫生系统"青春世博行动"优秀个人	卫生监督所
	冯　敏（女）	上海市卫生系统世博工作优秀个人	妇幼保健院
	殷建伟	上海市卫生系统世博工作优秀个人	中心医院
	郭晓芹（女）	上海市卫生系统世博工作优秀个人	疾病预防控制中心
	姜永根	上海医疗卫生对口支援都江堰市灾后重建"两优一先"	疾病预防控制中心
2011	夏瑜洁（女）	上海市优秀共青团员	疾病预防控制中心
2012	陆雪辉	上海市建设健康城市先进个人	爱卫办
	盛志军（女）	上海市建设健康城市先进个人	爱卫办
	宋　炜	上海市第二届十佳卫生工作者提名奖	卫生监督所
	孟祥瑞	首届上海市卫生监督技能竞赛个人三等奖	卫生监督所
	李嘉凌	上海市卫生系统第十届职工运动会体育道德风尚奖	卫生监督所
	张雅红（女）	上海市创先争优优秀共产党员	妇幼保健院

第九章　人　物　传　略

　　从古至今,松江的医疗卫生事业随着历史的延续而向世人展现出各个时期的不同风貌。古代的松江医家悬壶济世、薪火相传,以自己精湛医术为百姓诊治疾病而口碑民间。中华人民共和国成立后,松江的医疗卫生事业得到不断发展壮大,一代代医务卫生工作者在松江这片热土上挥洒激情汗水、医泽云间大地。他们中不乏一代宗师、杏林名家;更有众多曾经长期活跃在医疗卫生战线上默默为人民群众的健康事业作出奉献的医务工作者。本章收录元、明、清、民国和现代医学卫生人物 102 人,按生年先后次序排列。

陆　怡(元朝)

　　陆怡,字悦道,元华亭县人,医术精湛。有段姓河南开封人,住其借宿旅馆隔壁,一晚突发急病昏死过去,他取来 1 个马槽,抽去底板,放置在大锅上,将病人抬上马槽,锅内放入葱药熏蒸;过了几个时辰,此人恢复呼吸而苏醒了。元朝大德年间(1297 年),右丞相答刺罕哈刺哈孙要试其医术,让其为他切脉。陆怡把完脉说:"丞相无疾,唯左足大拇指切脉不成。"其实,哈孙事先用一物件约束住左脚大拇指。哈孙称陆怡为神人,众官员都力荐其当官,推辞不就而回乡。隐居在乡间,为人敦厚义气,品德美好,曾经在杭州拾到别人遗失的数串珍珠,价值千金,就在原地等候,直到失主一路寻来将珍珠归还人家。

莫仲仁(元朝)

　　莫仲仁,元华亭县人,耳聋,治病多有神效而出名。有个人肚腹热痛,尿白且浑浊,许多医生都治不好此病,他用峻厉的药剂给病人服用,患者服后吐出不少虫,立愈。有个人病寒超过7 天,发狂(精神病),后昏死过去,阴茎缩小,完全阳痿,他用常棣树制作的药慢慢给病人治疗,终于恢复正常。有个人患痢疾 7 天不吃不喝,奄奄一息,他用药汤调理,此人服后即纳食饮而起。有个大官患肺病,很重,很多医生争相医疗,莫仲仁闻讯,便上门去探究竟,远窥一眼扭头就走,说:"就是扁鹊(战国时名医)来也无法治啊",刚跨出官宅大门,那官员便死了。

徐　复(元朝)

　　徐复,字可豫,别号神翁,元华亭县人,住华亭城南,精通《灵枢》《素问》等医学著作,为人坦诚,急公好义,常怀利人而不自为利之心。有病人请他看病,总是给予病人细心的诊治。曾说:"有权势不注意控制自己物欲的人常常缺少德行,而那些德行情操高尚的人又常常受限于他的社会地位。我从老人紫阳处士那里学到博施廉取的精髓,所以救治了数千名患者啊。"华亭百姓给徐复起别号叫神翁。

绍兴杨铁崖是流寓松江的著名文人,久患痢疾而不吃不喝,许多医家都认为不可救药,他认为可治,用药7天,杨铁崖就痊愈了。译史弥坚的女儿患急病,他看诊后说:"这是邪阴外侵与体内虚火相争啊"。服药后人就苏醒了。由此,人们称他像神仙,听到后笑着说:"我哪里敢以神仙自居,不过是根据患者的病情强弱缓急而对症下药进行治疗罢了。这好比北方土地肥沃精气足,食草的牛羊驼马之味胜于河鱼海鲜,明白这个道理,对所诊治患者的病情,10个人里就掌握了9个。"当时许多有名望、有地位的人都向朝廷推荐他,不愿做官,便隐居起来了。

唐 苍(元朝)

唐苍,字种德,系宋朝唐子芬十世孙。宋朝南渡时,祖上由湖北荆州迁徙华亭,后来便长期定居于此。在松江开学馆时,以教授易学为业,与当时有名的三大书法家即"元末三高士"(杨维桢、陆居仁、钱惟善)中的杨维桢(廉夫)、陆居仁相处甚厚,杨、陆向元朝朝廷推荐唐苍,但他以先世受宋朝恩德为由,坚决不愿意在元朝朝廷当官,隐身于杏林,行医治病。子孙历代为太医院医官,精医好学,尤其擅长妇科治疗。

李 肃(元末明初)

李肃,号杏林。父亲李晋卿为元时浙江西湖书院院长。10岁丧父,开始学习医术,跟随金华道士赵云居云游至松江,时值元末局势动乱,便定居下来。对上门求医问病的人,不以其富贵贫贱,一视同仁给予精心治疗,于是医名日振。明永乐年初(1403~1424年),他被推荐任松江府医学正科一职,此时已年近70岁,奉旨到朝廷,皇帝赏赐2套金织缎服,每日供给膳食与大官一样。未久,明成祖朱棣率军西征平胡,官员给随征人员配发御寒物品,恐其年老体弱不胜跋涉劳累,他说:"恭逢皇上为天下百姓而出征,我怎能顾惜自己年老而不思报国尽忠呢。"

徐 枢(1355~1441年)

徐枢,字叔棋,明松江府华亭县人。先祖徐熙曾任宋朝濮阳太守,遇高人授其《扁鹊神镜经》,顿有所悟,便弃官行医而闻名于世。从小得父亲徐复(神翁)的医术传授。明洪武己亥年(1395年),40多岁时被推荐为秦府良医正科一职。永乐十二年(1414年),他为枣强丞,此年入太医院任御医,后执掌院事,官至太医院院使。医术高明,诊治疾病累奏奇效。80岁告老还乡,著有《订定王叔和脉诀》,诗《足菴集》行世。

徐 彪(明朝)

徐彪,字文蔚,号鲁菴,徐枢之子。正统十年(1445年),被推荐入太医院。代王患中风长期卧床不起,其去医治,不足 10 日,代王病愈。镇守在边疆的昌平侯杨洪病重几乎死去,经其诊治,身体很快康复。留侍御药房,升为御医。景泰年(1449～1457 年)间,他升任太医院院判,数次受到皇帝的恩赐,每次到代宗处诊治,都要说一些健身之言。代宗曾经问起关于药性的事,其用人性善恶来比喻药性之理;问起养身之道,则以巩固元气之说来回答。徐彪善于谈论,说到某种病,从病因到治疗分析得到透彻精辟,就是生病躺在床的人,也会听得入神忘了疲倦而坐起身来。所以,开方投剂治疗的效果非常好。享年 77 岁,著有《本草辨明》《嗽痢伤寒纂例》书行世。

姚　蒙(明朝)

姚蒙,字以正,明松江府华亭县人。其曾祖父姚润祖,元代医学教授。其父姚旸曾以人才试任行人(官名,掌管朝觐聘问的官;使者的通称);后任莆田知县。沉静博学,擅长医术,尤其精于太素脉,定人吉凶,毫无差错。巡抚邹来学请其把脉,姚蒙讲了病源,随后说:"您根器(指人体阴部)另有一窍,出污水。"邹来学十分惊讶,说:"这是我的隐蔽之疾,您从何知晓?"姚蒙说:"凭脉息得知左关(脉息术语)浮滑而迟缓,肝第四叶有漏洞,下身相通已久。"邹来学听了,不禁动容致谢,请求药物,却不给,屈指计算后说:"赶快返回留台(南京),五日可到。"邹来学明白他的意思,立即治理行装,果到会同馆(元、明、清三朝接待藩属贡使的机构)后而去世。屡次被朝廷征召而不应,临终作《谢世辞》,令人警醒顿悟,超凡脱俗,对人生有所见解。

张　年(明朝)

张年,字公寿,明松江府华亭县人。其父张纶为太医,洪武中,蒙冤被捕入狱。他闻讯赤脚赶到京城,冒死向朝廷申诉其父冤情,后来终于洗清父亲的不白之冤。永乐(1402～1425 年)中,朝廷再次征集人才,没有应征,而是潜心于医学研究,诊治病人若神仙一样有效。为人慷慨豪爽,又善于写文章;因著有《杏园稿》一书,当时人们称他为杏园先生。

张　源(明朝)

张源,字复本,号丹崖,明松江府华亭县人,年轻时从事小儿疾病医治。永乐癸巳(1413 年),被朝廷征为医士,出入禁御。洪熙初(1425 年),皇帝赐宅第于皇华坊给张源居住。宣德间(1426～1435 年),受敕命升御医。正统间(1436～1449 年),升院判级的承德郎一职。母亡故,皇帝准其回家奔丧,要求办完丧事即回归京城。景泰年间(1450～1456 年),回到松江,在城西南隅置办房屋。他喜欢园池花竹的乡村风光,时常用皇帝赏赐的钱招待宾客朋友,以及帮助一些贫困的人,购置书籍教育孙儿。享年 87 岁。

沈　椿(明朝)

沈椿,字元令,号春江,钱塘人。寓居华亭时,喜欢这里民风淳厚质朴,后便携妻儿到华亭居住。为人憨厚直爽,路遇不平之事好打抱不平,人送"沈义气"绰号。潜心于医学研究,精熟本草医道,为人治病,切脉开方往往有奇特效果。虽从事小儿疾病诊治,但善于全面系统掌握医学诊疗技术。他曾说:"医学之道虽然难于精到,但一定要仔细慎重,如能避免因医术低下误治而变相杀人,那已是大幸啊,哪里敢说什么利益?"平时喜吟短句,曾书写一副对联作为座右铭:"惭无文学承先世,幸有阴功积后昆。"当时,妻弟方双江任松江府太守,但3年中从未到其官宅去拜访,平时也无一句谈到内弟的话。

何　全(明朝)

何全,字廷用,号翠谷,明松江府华亭县人,正统丁卯(1447年)举人。居住华亭城东门。聪敏颖慧,兴趣爱好广,家传渊源加上他勤奋钻研岐黄之术,医技精湛名闻当时,病得再重的人,何全用药7剂便能显效康复;对贫病者从不责备其诊金少而拒治其病。后来,召授御医,执掌太医院正使职务,留侍内廷,朝廷赐其建俊士坊。不久,告老回乡,享年65岁。临终之日嘱咐儿孙:我本来以医起家,中举后以儒成名,长期以医济世,亦儒亦医;我家继承祖业久远,学儒有诗书,学医有医书;你们能为儒则儒,能为医则医,根据自己的情况选择。撰有《翠公良方》一书。

顾定芳(1490～1556年)

顾定芳,字世安,号东川,明松江府华亭县人。伯父顾清,弱冠(20岁)时与钱福齐名,后官至南京礼部尚书。受家庭影响,自幼博览群书,对书法、名画、金石、鼎彝皆能赏识鉴定;又因16岁前病魔缠身,钻研医道,精于医术,尤其对心理治疗学问情有独钟。正逢明世宗重视医学,被召拜为御医。明世宗询问用药之道,他答道:"用药如用人。"又问养身之法,答以"清心寡欲。"明世宗赞美其不是一般的医生而是一位儒医,进用为修职郎(医药官名)。随即辞官退隐。

出任太医院御医时,他对造成心理疾病的原因、临床反应以及医治方法进行深入研究,明确提出"上治治心、中治治形、其下则不论于理矣"的心理治疗的新观点、新见解和治病原则,将心理疾病独立出来作为一门单独的学科提出,同器质性疾病截然分开,并将其放到第一位的高度,不仅在中国医学史,即使在世界医学史上也是独步一时;超越同时期医家们对心理医疗学说的认知,比19世纪末弗洛伊德创建的现代西医心理学早300多年。1993年,上海打浦桥出土顾定芳棺木,棺上盖有"明故太医院御医东川顾君之枢"字样锦罩。为此,上海专题召开了"明代御医顾定芳医药考古研讨会",充分肯定了其非凡的心理医学成就。

张鹤溪(明朝)

张鹤溪,明松江府娄县人。医术精湛,擅长治疗各种疑难杂症。嘉靖(1521～1567年)中,有御史包节母亲,年已67岁,得暴病气绝昏迷好几天不醒,许多医生都认为老夫人是疾病邪风侵入脏腑,不可用汤药针灸治疗。经其诊断为气虚夹痰所引起,可服用人参汤剂,7日内苏醒;醒来能言鬼神之事。其他医生都笑其荒诞。张鹤溪即调和人参剂,灌入后7日,老夫人果然苏醒,既而详言鬼神事,众医才无言离开。

沈　惠(明朝)

沈惠,字民济,晚号虚明山人,明松江府华亭县人,居住白龙潭。自幼得秘传,专治小儿疾病,多有奇效。有一次,从浦南行医回家,忽听黄浦江岸边有人痛哭,原来是某户人家的独子从学堂回来就死了。过去细查,觉得孩子胸间尚有余温,就煎了药汤灌入孩子口中,孩子逐渐苏醒过来。有个富裕人家的孩子患危重的痘疾,家里已经在制作棺木准备后事,经其诊治,服药而愈;后来准备的棺木送给了患病死去贫苦人家的孩子葬用。有位老妇人善治幼儿疳症,他恭恭敬敬上门拜老妇人为师,学习她的医术。后来,老妇人亡故,一手操办她的丧事。为人谨慎敦厚谦虚,对待病人无论贵贱贫富,都尽心尽力加以诊疗。立身处世自有法度。当时医家王节之,声望与其一样,两人平时相处很好,碰到疑难杂症,两人便共同探究,商讨更好的治疗方法。认为社会上医治小儿疾病有多种良方而秘不相传,于是他深入研究,广征博引,终有所得。著有《扁鹊游秦》《金寸独步》《方家诊法》《全婴最要》《药能》《得效名方》《决症诗赋》《活动心法》和《杂病秘术》等9种医书行世,成为后来学医者通向成功彼岸的桥梁。

何　銮(明朝)

何銮,字延音,号育泉,明松江府华亭县人。玄祖父何侃曾任将仕郎(文散官名),精于医术,是何氏的"松江始祖"。承学玄祖父的医学之术,精通太素脉。龙华的张宪副仰慕他,有一次特地聘至家中,让一面貌美好白皙的年轻僧人腕带金钏充当俗人,打扮一番后出来请其诊脉,以试其医技。他诊脉半晌后,即快步出来对张宪副说:"刚才所诊脉息,全属无病,此脉清凉如入水的珠子,似带孤骨之气。如是男子,即为僧道;若是女子,也必为尼,实不宜在您府中居住。"张宪副连忙起身致谢道:"真是神仙般的人物啊!"又有督学冯侍御在吴中选拔士人,生有隐疾,众医都不能识别,特召其诊视。经切脉诊视,对冯侍御道:"大人您出生时,您父亲是否春秋已高?"冯侍御道:"是的。"后又道:"因而大人您未满15岁即真元下泄,以致精神耗损,今日之虚弱都源于此。"冯侍御听了不住地点头。又说:"大人您肾囊的左边有1个小孔,其病发时年龄才十二三岁,至今这小孔未满,且不断流出秽水,偶尔触及它则痛不堪言,是这样吗?"冯侍御连声说对,赞叹道:"先生可真是再世的扁鹊啊!"

何如曾(明朝)

何如曾,字希鲁,号质斋,宋朝何氏第一代世医何沦的十六世孙。学习先世《肘后》秘书,切脉能知人脏腑虚实。何如曾禀性孝友,与举人张省廉交情深厚。一天,张省廉将进京参加会试,前来告别,握住手臂,知其已病入膏肓,无法治疗,丁是对他说:"会试还早,姑且稍缓几天出发如何?"张省廉不解,船行到毗陵而发病,抵家不到 10 天就去世了。

何如曾与鹿城徐大参同游吴郡,正逢吴郡某太夫人有重病,名医满座,诊其六脉隐晦不清,不知如何治疗。其前往探视,随即对同事说:"诸君不读医学经典吗? 这就是所谓'双伏'(中医脉搏术语)啊。譬如天将下雨,八方昏暗;雨后万物复苏,这是阳气来临之前的吉兆啊。"开一剂药请太夫人服下,午后出汗而病愈。

王一鹏(明朝)

王一鹏,字启云,号碧梧,王节之儿子,明松江府华亭县人。起初以小儿科行医,稍后兼习成人医药,后遇名医沈惠收为徒,学医求精,医术胜过老师。杨家有个幼儿大暑天日夜啼哭不停,请其医治,他便在杨家客堂地上用黑灰画了个圆圈,让幼儿卧躺其中,不许奶妈靠近。一会儿,幼儿便安静地睡着了。等到孩子醒来,给孩子服下一些香薷药汤,孩子排泄后,病就痊愈了。有人问为什么这样灵验,他说:"孩子中了暑气,奶妈身体肥胖体温高,见孩子哭闹,一直抱在怀里哄;孩子不舒服就哭闹,总是哭就不肯吃奶。让孩子睡在冰冷的地面上,孩子体内的暑气自然消去。画灰圈主要是不让奶妈走近去看孩子,不让她抱。"据称,松江专治小儿疾病独称于江南的医生始于王一鹏。

陈时荣(明朝)

陈时荣,字颐春,明松江府华亭县人,精于医理。一次,路遇一位老妇人去看望生病的女儿,问明其中缘由后,便与老妇人一同前往;到了她女儿家中,老妇人的女儿已昏死过去,便将病人翻过身来,用井水沾布渍揩病人中穴部位,然后施以针刺,顿时血如泉涌。过了一会儿,老妇人的女儿便苏醒了。有个名叫乔时敏的人患寒疾,两条小腿上长了毒瘤,其用大剂量的药,煎煮后趁热盛在布袋中,再把病人的双腿放入袋中,药袋冷了就替换热的药袋。经过 5 天治疗,乔时敏就行走如常了。遇有危重的病人,他常常思考研究到深夜,直到拿出有效的治病方法为止。享年 84 岁,著述有《病机提要》《庭训》及《二难一览》等。二儿子陈自道,字太古;侄子陈明善,字抱元,两人都是名医。

吴中秀(明朝)

吴中秀,字端所,明松江府华亭县人,家住东门外贤游泾。擅长岐黄之学且医术高明。有个叫高仲阳的人,得病后 3 年睡不着觉,很多医生看诊后都认为是体虚所引起,他切诊后觉得病人脉很强,说:"这是胸、腹腔之间的膈上的老痰所引起的病"。于是,用"瓜蒂散"给病人服下,病人服药呕吐后,病愈。从医 60 年,治愈病人不可胜数。平素喜好收藏书籍,聚书数万卷建天香阁藏之。董其昌、陈继儒经常与其来往。著有《医林统宗》《伤寒备览》行世。

张 瑞(明朝)

张瑞,号鹤仙,明松江府华亭县人。有个叫郁水轩的人患阳症伤寒,禀气又薄弱,许多医生束手无策,不敢下药,都说:"人都没有脉搏了,下药必死无疑"。张瑞切诊病人的足脉后,大声说:"可以治疗"。开出益补禀气的药汤,病人服了1剂而痊愈,医名由此大振。后来御史杨裁庵按察松江,生的病与郁水轩相同。郁向杨推荐张瑞,经其治疗,杨御史也得到康复。经他医治获得痊愈的人数以百计,大都是用了大黄一类的药所取得疗效,人们便称他"张大黄",其说:"此药南方人医治腹泻病,北方人则可作进补用,人们不知道这个道理啊"。享年90岁。

施 沛(1585～1661年)

施沛,字沛然,号笠泽居士,又号元无子,贡生,明松江府华亭县人。天启(1621～1627年)初,授河南廉州通判,调署钦州。精于医术,与当时名医李中梓相往来。户部许替勿关节疼痛,不能走路,群医束手无策,前去诊治,给他服用丹参虎骨酒、草薢蠲痹汤,不到1个月,许替勿步履如常,于是名声大噪。

进士莫谟患痰咳,一天要吐几痰盂痰,形体消瘦,人整天上火,吃药都是些柔和方剂。施沛诊治后说:这是肝旺脾虚所引起,用药补之是错误的,用药泻之则会加重病情;用六君子汤、加酒炒芍药、姜炒黄连治疗比较妥当。原来给莫谟看病的医生得知消息,说其不谙病情,怂恿莫谟继续服用"栀蘖之属",更以油腻厚味下早餐。施沛断言以此方法治病"三日后大泄绝粒";3天后,莫谟果然"大泄脉脱,鼻息如冰,口不能言",无奈之下复召施沛。当时的主治医生慌乱之下竟建议用乌附(庸医不是依法组方,而是以药治病,所以"昨日栀蘖,今日乌附",用药冰火两重天)。施沛以脾胃素虚又遭寒凉过剂,脾气大伤,食复滞之立论,先取山楂作液,以下泄油腻之滞;继而让患者服用独参汤以固元气,这样消补并投,以稳病情。以后,施沛间接又让患者服用六味丸、参苓白日散等。到了秋天,莫谟的病就痊愈了。此医案堪称善用古方之典范。

又据《江苏历代医人志、祖剂》记载:施沛偶同李中梓过大兴桥,遇到一个叫唐仲宣的人,他喜出望外地迎上前来,说:"内子(妻子)自从生育给小儿喂奶后,人变得不正常。她有时哼着歌哼着哼着会哭起来,忽而又笑起来;有时狂妄起来使人害怕,喜怒无常,给她服用安神清心剂类的汤药也不见效果,到晚上一发病就闹着要上吊。今日是上天赐福我,遇到您们二位,请您们去给她诊治一下吧。"施、李二人到了唐家,见那妇人六脉沉涪,吐出的痰中带有瘀血,病势沉重,不是先前那些所配药剂能治疗的。他们用归尾、桃仁等煎浓汤,同时让病人服滚痰丸2粒。服药后,病人排泄恶臭秽物;又用镇肝丸加以调理,最后治好那妇人的病。

崇祯十三年(1640年),施沛著成《祖剂》4卷,共收历代名方800余篇;其中主方75篇,附方768余篇,均可溯流追源,以《灵枢》《素问》《汤液》为宗,以《伤寒》《金贵》为祖,都用类方形式,对明代以前流传下来的常用各方,归类介绍,并加按语注释,对后人研究方剂学理论,溯源流、求法度、推演变,有较高参考价值。医学著述还有《脉征》《脏腑指掌图》《经穴指掌图》《说疗》《医医》《云起堂诊籍》《内外景灵兰集》《黄帝脉书》等。

李中梓（1588～1655 年）

李中梓，字士材，又字念莪，号静凡居士，明松江府华亭县人。出生书香门第，幼年擅长文学、兵法，曾 7 次参加乡举，仅 2 次中付车。后因其双亲俱以药误，加之自身体弱多病，遂立志学医。悉心学习钻研名医名家著作，深得其中精要，自成医学理论并与实践结合，治病多奇验，成为一代名医。

时有名医王肯堂，年八十患泄泻，自己服药丸以止泻，但未见功效，便请求教。李中梓前往探视问明情况，仔细凭脉审证找到病源，以巴豆霜让王服用。王肯堂服后，泻下黏稠如痰液样的粪便有数升之多，再经调理，所患数月之病便霍然而愈。王肯堂赞其为医林高手。李中梓与其弟子刘道琛以及徐子瞻、沈之裕被民间称作"上海四大医家"。

一生医学著作有《内经知要》2 卷为历代医家所推重；《士材三书》乃《诊家正眼》《本草通玄》《病机沙篆》三书合称；还有《医宗必读》《医学传心》《伤寒授珠》《伤寒括要》《颐生微论》《医统》《内外景说》《脉鉴》《铜人穴经》《外科点化》《女科微论》《运气考》等，其中《医宗必读》影响深远。

顾开熙（明朝）

顾开熙，字蒙生，青浦人。祖先居于竿山（今佘山镇）。年少聪明好学，为诸生，松江知府方岳贡十分器重他。他中年患病，阅读医书有心得，于是跟从李中梓交游，将李中梓不轻易向外传扬的医术全部习得，用以治疗疾病，有神奇效用。别驾张宪仲夫人刚分娩而突然气绝，将入殓，顾开熙命侍婢摸其胸，发现还有体温，于是连忙掘开其口用药灌入，随即苏醒。学使胡在恪有老毛病，一旦发作则腹痛呕血，众医对此束手无策，而他投一药剂，随即痊愈。他治病神效大多类此，为远近之人所称道。享年 63 岁，所著之书详见《艺文》中。

王承绪（明末清初）

王承绪，字月怀，松江府华亭县人。受业于医家王一鹏，读过许多医学著作，常常一边坐在轿子中，手里总是拿着医书在看，说："人世间各行各业，学儒的研读儒家书籍，从医的读医书，这些都不可以有一天停下来。"陈氏有个孩子患痘疾而且脾虚泄泻，医法上认为泄泻如筒者不可救药，他不同意此说，称："泄泻如竹筒般下者所以没法治，主要是患者体质因病衰弱到极点；现在这个孩子是因患痘症而刚发生泄泻，情况不一样。只要用谷物养其胃气，应当不会伤身体。"用粥当药喂食，孩子泄泻马上就停止，身体也痊愈了。王承绪的医疗方法因病而治，采取的大都是此类做法。因医治有奇效特别有名。

毛国祥（清朝）

毛国祥，字维瑛，清松江府华亭县人。年轻时从医，在医学上很钻研，力求掌握其精髓要术。精于溃疡病治疗。有人请他出诊治病，遇到晚上风雨交加天气，会徒步到病家，从不推辞。乾隆乙未（1775 年）时，知府韩锡祚排尿困难，许多医生都没有办法治，他到了后，开了一剂药让韩锡祚服下,毛病就好了。金家有个女儿患严重咽喉病,人已昏死过去,开药煎汤给她服下后,病人就苏醒过来。

陈舜道　陈治典(清朝)

陈舜道,字重华,清松江府华亭县人。陈舜道曾遇高人授以治疗眼睛的药方,用此良方治疗眼病,患者立即痊愈,于是传此医业。为人忠诚纯朴,有返还所拾遗金之事。侍奉母亲十分孝顺。松江知府方岳贡请他担任乡饮宾,以"德寿"两字题额挂于他的堂屋。儿子陈治典,字伯雍,名声尤其响亮。太仓王时敏眼睛患病,坐于深阁重帏中无法出来,常年请人治疗毫无效果。陈治典诊断为积寒未解,开设药方,用火慢慢熏其双目,王时敏眼睛逐渐张开,3天后竟自己从帏中走出,大家都惊叹陈治典的神效。他性格磊落慷慨,子孙旺盛繁多,儒业和医业都有名声。

顾　钧(清朝)

顾钧,字璞完,清松江府华亭县人,诸生。受父亲影响,精通岐黄医术。由于家庭殷实,给人看病治疗从不收受病家馈赠,出诊治病总是带着参、桂之类,随方施给那些贫病的人。有一次,他生病卧床在家,听说邻居家的妇女难产,强撑病体去诊治,拿出人参给产妇煎服,孩子就生下了。

吴可教(清朝)

吴可教,字凌虚,清松江府华亭县人。他少年时患羸疾(类似风麻痹的病),于是专门留意医书。擅长小儿科,听声望气色,能知人生死;为人看病,不因寒暑雨雪而推辞,不以富贵贫贱分缓急。年届八十仍手不释卷。

王　镇(清朝)

王镇,字泰岩,清松江府娄县人,监生。精研医术,能治伤寒。一年盛夏,北郊有个姓汤的人高烧9天,病势危急,给他治疗的医生大都以黄连、石膏等药进行治疗,结果热度不退反而越来越高。于是就请王镇诊治,开出一剂以姜作药引并有其他草药的药方,煎后让病人服下,病人发热的症候就消退了,没有几天,病人痊愈。他曾对人说:"学医的如果不懂《易经》阴阳分合的道理,做任何事必定没有适合的处置办法"。60多岁逝世,著有《医案》。

戴培椿(清朝)

戴培椿,字菱舟,清松江府娄县人,监生。精于医道,曾经有胡家弟兄3人打赌比赛吃藕多而伤了身体,僵卧于床昏迷不醒。戴培椿应诊,见状急忙叫人给他们喝下淘米后的泔水浓汁,弟兄3人才好转过来。有人感到奇怪,问其中缘由,戴培椿说:"藕的孔眼里塞进米粒而烧煮容易熟烂,根据此理,浓淘米汁水能促使藕肉软烂而便于消化啊!"有个穷人患肠痈肚痛不已,诊后说:"此病需饮服蓖麻油,用它润肠解毒,医学上所谓通则不痛,没有比这更好的治疗方法了。"几剂药服下,病人原先的疼痛就消失了。有个女人患淋巴结,长期不愈,给她服用四川所产的贝母,有的医家不相信,他说:"大家没有把《诗经》一书读熟啊,书上说'采其蝱',说的蝱就是贝母,朱子(熹)说服用贝母能消解郁结之病啊"。那个女人服药后,病渐渐好了。著有《花溪醉渔稿》《治目管见》和《咽喉证治》等书。

王宏翰(? ～1700 年)

王宏翰,又名洪翰、字惠源,号浩然子,清松江府华亭县人,家住郡城,后迁徙吴县西城。早年博通经史,兼及天文;后因母病访名师学医,明达医理。他仔细研究轩岐、叔和、仲景、东垣、河问等诸家医书;对人身气血盈虚、脏腑经络等病痛,也都进行了深入钻研。

他是天主教徒,有机会和教士讨论西医学说。行医能兼采西医学说,认为西方人所倡"水、风(气)、火、土"四元素说,与中国传统"五行"之说,颇为相类,可用太极阴阳之说相汇通;并从西医"胎生学"角度阐发中医"命门"学说。是我国历史上第一个接受西方医学的医家。

著述《医学原始》(9 卷),撰成于康熙二十七年(1688 年)。王宏翰认为:"首立元神、元质一说,明人道之生机,次论受形男女分别,知受赋立命之原";"经分晰理,明人五脏六腑""医不知经络,犹夜行灭烛"。从人体的脏腑开始阐述,详论经络脉穴起至,并列病源,对每经之正侧细图,奇经八脉之奥秘,周身俞穴及针灸补泻之法,也一一详加描绘论述。

所撰医书还有《四诊脉鉴大全》9 卷、《古今医史》7 卷、《古今医籍考》12 卷、《本草性能纲目》40 卷、《寿世良方》3 卷、《天地考》9 卷、《乾坤格镜》18 卷、《名医指掌》10 卷、《病机洞垣》1 卷、《幼科纪要》1 卷、《怪症良方》2 卷、《急救良方》1 册、《女科纪要》9 卷、《伤寒纂读》6 卷、《方药统略》20 卷等多种。

李延昰(1628～1697 年)

李延昰,原名彦贞,字我去,后改字辰山,又号寒村、漫庵,清松江府华亭县人。因参与扶明抗清事败,避居浙江嘉兴,后入平湖祐圣观(一作佑圣宫)为道士。幼承父教,又师事三叔李中梓,深研缪希雍遗稿及周梅庵《独得编》诸书,理会心得,于医理、脉理及本草无数不精。他自避居祐圣观,即以医自给,治病多奇效,不论远近,有求必应,医名大盛。生平嗜书,藏书数千卷,临终将藏书及所著《崇祯甲申录》《南都旧话录》(一作《南吴旧话录》)等赠予名士朱彝尊。医著有《脉决汇辩》《医学口诀》《痘疹全书》和《补撰药品化义》4 部刊行。

沈时誉(1661～?)

沈时誉,字时正,又字明生,清松江府华亭县人。他学医师从陆履坦,医术精尤擅切脉,投剂辄效。晚年迁居吴县桃花坞唐寅(伯虎)故居,筑室山间,很少进城。著有《医衡》

《病议》《治验》《证论》《鹤圃堂药案》《鹤圃堂三录》等。《医衡》是一部医论集,他喻病为物、药为权,而医家为持衡者,病者以虚见而后与之言甘,使药称于病,平施补泻,所以取书名为《医衡》;此书收集诸论,不拘医家、名家,凡足以为衡者即收集,繁者删之,阙者补之;或改动字句,或改变章法,使语圆意显,诵之有味无渣,以切实用;全书开首以养生主论治,结尾以聚精说结束,计81篇,每篇之后,均加评议。还著有《证论》68篇,分风、寒、湿、燥、火、气、血、痰、积、虚、损等类;另有《鹤圃堂三录》存世,其子目有《鹤圃堂治验》《鹤圃堂病议》《鹤圃堂药案》及附《沈郎仲治验》。

唐小村(清朝)

唐小村,名曾镰,清松江府华亭县人,生于清康熙年间(1662～1722年),岁贡生,住松江北门大吴桥。先祖自宋代唐子芬(女科名医)十世孙唐种德开始,后世子孙历代为太医院医官,均精医好学,尤擅妇科治疗,传至唐小村已二十六世。唐小村之子唐碧仙,也是岁贡生,承父业住北门,誉称北门唐家女科;弟唐若愚、唐莲舟,侄唐少愚均为松江女科名医,从唐若愚开始分北唐、南唐。

曹尚宾(清朝)

曹尚宾,清松江府娄县人。精于医术,沈氏的儿子患有严重的哮喘病,许多医生都说治不好;他以蝼蛄去掉首尾,糅杂麝香,捣成粉末,敷置在孩子的肚脐上,并以麻黄一份加入杏酪中,给孩子服下,孩子的哮喘即愈。在治疗其他疾病上也多有成效。

张宝仁(清朝)

张宝仁,字健元,清国学生。先祖张清渊是明代员外郎,明清鼎革时遭逢乱世,张清渊迁徙于青浦青龙江之福泉山,隐身于杏林从医。张家医术历经8世传至张宝仁,从青浦迁居松江城。以医术精湛闻名,但凡《素问》《金匮》等医学经典,无不掌握其精髓。张宝仁著有《伤寒论增注》《三瘰正虚论》等医籍。曾经在游历江浙之间时,常为士大夫所延聘。道光五年(1825年),两江总督陶文毅(字子霖)赠他联额,赞扬他"不堕(张)仲景家法"。

何其伟(1774～1837年)

何其伟,字韦人,又字书田,晚号北干人,青浦县人,住北干山麓(今松江区佘山镇)。何氏为累世名医,清代时,祖上居青浦青龙镇,后迁奉贤,曾祖何王模再迁回青浦,后来居住北干山。父亲何世仁医术高明,远近就医者甚多,所居住的干山草堂,门前舟车恒塞,衢巷不通。林则徐严禁鸦片,何其伟为其研订18味戒烟方,救人无数。现留有29代家谱。著有《干山草堂诗稿》《忝生斋文稿》《北干山人医案》《医人史传》《救逆良方》《医学源流论》等,还参与辑刻明末陈子龙遗著《陈忠裕公全集》。

徐璞山（1835～1910 年）

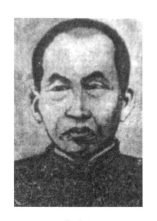

徐璞山

徐璞山,清松江府娄县人,家住九亭龙归庵。少年时跟从诸翟镇某僧习武,道光二十五年(1845 年)考中武秀才,收门徒及子侄练武,常有跌打损伤之事,乃自习伤科,并研制伤药、伤膏,遂精此道。同治四年(1865 年),设伤科诊所于寓所,善治骨折、脱臼,名驰松郡。

治伤以"手法"为主,敷以膏药;对骨折者先复位,敷药,再用夹板固定包扎;脱臼者则用"拔伸"手法,疗效极佳。他经多次实践,对肩关节脱臼在一二天者,改施"高举复位法",将患肢高举,一手以拇指抵肱骨头向内推压,即可复位,成功率极高,并可减少病人痛苦。对软组织损伤者,采用推拿、针灸,再用伤膏外敷,伤药内服。急性腰扭、颈扭损伤的人,经其"手法"后,病者弯腰而来,挺腰而归;歪头而来,活动自如而去。其医术传与其子。

宋紫槎（1840～1910 年）

宋紫槎,清松江府华亭县人。学医于本邑著名眼科中医师闵月松,随习期间,刻苦钻研,深得业师赞赏而悉心传授,从而全面继承业师医术医德。同治元年(1862 年),他开业于松江西门城内全节堂西。行医 60 余年,不论贫富亲疏,均一视同仁;如遇疑难目疾,更是悉心诊治,转危为安,从不知难而退。经临床实践,医术益见深邃,甚至有的失明患者,经其诊治可重见光明,故慕名而来求治者众多,名扬江浙。行医兢兢业业,热情耐心,对贫者不计诊费,时有施药,深得病家好评。《凌氏良医诗考释》撰述:"宋紫槎,精眼科,宋家眼科,至今尚有人称之"。

凌履之（1843～1920 年）

凌履之,字福成,号鹏飞,浙江归安人,副贡生。系御医凌汉章之后裔,早年寓居青浦,丧偶后,继娶松江朱氏,后悬壶于松江姚天生堂药店。精通医药,用药果断,不失时机,立奏奇效;尤以内妇科誉满茸城。《青浦县续志》游寓传载有"凌鹏飞,履之,十五岁副贡生……精医,善绘芦雁,诗古文词,门人甚多"。得到凌履之医术真传的人为姚水一。凌履之著有《凌氏药性赋》《凌氏良医诗考》《凌氏医宗十全册》《医话》、验方《风疾浸酒五方》等。

骆肖庭（1854～1923 年）

骆肖庭,清松江府娄县人,秀才,为松江北门妇科唐小村门人。精通妇科,临诊细微认真,对妇科辩证施治疗效好,获"松江骆氏女科"称誉。承父骆桂堂的庭训,严肃朴素,教育子弟甚严,对贫病者不计诊金给药。著有《骆氏妇科辑要》传授门人子弟。其子骆绿州、骆干臣、骆润卿,均能继承世业。

韩半池（1856～1929 年）

韩半池，字清泉，号文衡、又号拜墀，自署随安子、晚号和叟，清松江府娄县人，家住西门外阔街。为遗腹子，由母胡氏抚养成人，所以他一生事母极孝。幼年家贫，仅读数年书，15 岁到同寿康药店当学徒，后经表伯介绍，跟随青浦名医陈莲舫习医。莲舫嘉其惇笃，悉心传授医术。学成后，返松行医，声誉日起。后来因被县吏挟制，多次派他到监狱中为囚徒治病，不堪其苦，乃以监生授例花钱捐为县丞，至浙江候补。宣统 2 年（1910 年），被委任为曹莪兼百官厘捐局总办。次年，辛亥革命发生，即卸职回松，仍以行医为业，求诊者多，往往至半夜方回，故有"韩半夜"之称。

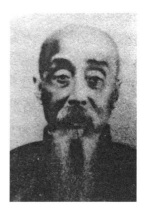

韩半池

对病人不论贫富，一概认真负责。能用重药治险症，对温热、时疫、痨伤等尤有独到专长。上海名人李平书患温热，近 10 天不见好转，沪上群医束手，李请韩半池医治，数剂而愈，医名震海上。1922 年，松江县医学卫生协会成立，被推举为会长。在任期间，曾出版《松江医药》杂志，并著有《随安医案》7 卷、《临诊摘要》《外科摘要》各 1 册，又详校虞山陈耕道《疫莎草》2 卷，可惜都未刊行。

查贡甫（1859～1928 年）

查贡甫，号查鼎，字凤冈，清松江府娄县人，家居松江西门外钱泾桥北。早岁入泮清代秀才，儒医，精内、妇、眼科。其父查兰如，名墉，医术擅长眼科。查贡甫继承父业，年轻时就有志于医，熟读经典方案，悬壶济世，在钱泾桥北开业从医，挂牌题：云间儒医查贡甫精理内妇眼科。清光绪末年，查贡甫与同乡孙禹廷医生加入上海神洲医药总会及浙绍医药分会。1921 年，又邀韩半池、杨云泉、黄肯堂等组织松江医药卫生协会，担任副会长，还与同仁创刊《松江医药杂志》，负责编辑。

1929 年 2 月，受松江中医界推荐，出席在上海召开的全国医学团体代表大会。会上，竭力反对国民政府中央卫生委员会关于取缔中医的决议。

晚年息影家门从事著述，著有《目科诊治要略》《汉瓦斋目科心得》《鸿飞集》《眼科秘室》《眼、内科方案》等。又工汉隶钟鼎，精篆刻裱装，爱好文物古玩，广事授集，珍惜保藏。

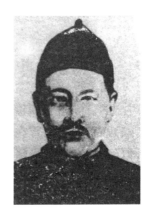

姚水一

姚水一（1864～1929 年）

姚水一，号昌浚，清松江府娄县人，家住跨塘桥南。早岁学医，为浙江归安名医凌履之门人，得凌氏亲传。对内科杂病深有研究，医治温病、时疫尤为擅长。光绪二十八年（1902 年）秋，松江时疫流行，秉承凌氏所学，慎思明辨，用药得当，患者都转危为安。常与青浦名医陈莲舫研讨疑难病例，相互切磋。有个病者因腰伤致小便不通,已濒于危,姚水一用田螺麝香,捣烂敷在肚脐上,立即奏效。他体恤农村病人,治病总是先乡村后城市。因医务繁忙,往往至黄昏始得返家,故有"姚黄昏"之称;终因积劳成疾,中年早逝。编著有《黄帝内经素问注解》6册81卷,未刊行。

唐少愚(1864～1953年)

唐少愚,松江县人,清末廪生,家住北门大吴桥北。为宋代唐子芬(女科名医)二十七世唐女科继承人,幼秉家学。诊病认真仔细,处方严谨,本着"急则治标、缓则治本"的原则,对急病"以活血化瘀为主",用药不多,而疗效特高,往往一帖即愈,人称"唐一帖",医名远播百里之外,求医者接踵而来。民国(1912年)后,自命为清朝遗老,仍留发辫不剪,于是人称"唐小辫子",全城皆知。日伪期间,避居上海租界,病妇就诊者一天好几十人。抗战胜利后,回松行医。医德高尚,对贫病者不计报酬,尤为人所称道。在妇科方面积累了丰富经验,主张在妇科慢性病的治疗中,"肾"起着

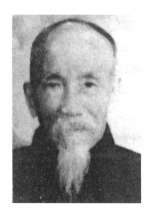
唐少愚

主要的作用;妇女病的主要机理虽在"气、血",属脾、肝、肾之分,但因肾气的盛衰,导致月经、带下、胎前、产后的影响,所以肾的功能实为妇科疾病之关键。著有《女科摘要》,已失传。

萧秋山(1865～1943年)

萧秋山,松江县人,家居漯水渡,是清末民初世医外科,有独特擅长,外科誉满浦江南北,松江名医孙禹廷、刘伯贤等皆出自他的门下;孙子萧守仁继承松江漯水渡外科而闻名。为贫民医治不计诊金,深得病家称颂。

沈半樵(1870～1930年)

沈半樵,松江县人,祖籍浙江平湖,其父沈廉卿曾为清松江府华亭县令。早年随父出行松江、苏州等地,在苏州经常出入苏州石晖桥世代针灸名医尤大夫家。自幼爱好医学,专学医书,对针灸技术颇感兴趣,又得名医耳提面命而医技日进。清光绪二十年(1903年),在松江泗泾定居,开业行医,以针灸疗法,医治癫狂症;以针刺鸠尾一穴为主治,辅以中药兼治风湿痹症等,疗效显著,深得病家信赖。曾先后定期于松江、青浦、徐家汇、上海县颛桥、北桥、马桥等地中药店坐堂行医。治愈了许多癫狂病及疑难病症者。在泗泾中市桥堍,常停满候诊船只,门庭若市。针灸医技传子沈亦樵、沈幼樵,门徒李晓初。

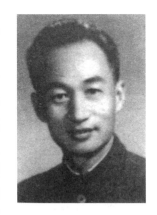
沈半樵

解放后,泗泾联合诊所、卫生院设立针灸专科门诊。1965年,上海针灸学会在泗泾召开针灸现场会,以传授沈半樵治疗癫狂病取鸠尾穴的操作经验,李晓初当场施针患者见

效,得到上海针灸名医陆瘦燕、堂波平好评。

杨文蔚(1870～?)

杨文蔚,字云泉,松江县人,世居松江西门外黑鱼弄内。自幼颖悟过人,于光绪十三年(1887年)丁亥科试获秀才第一名,时年18岁。杨家世代眼科,后来随父习业,并悬壶应诊,不久声誉鹊起,靠近杨家的河边停满远道而来求治者的船只,特地雇工砌治河石驳岸以利病家停船,业务日隆。黑鱼弄杨家眼科名闻遐迩。

1921年,松江县医药界组织医药卫生协会,1924年,选举杨文蔚为副会长,并出版由他主编的《松江医药》杂志。1927年,松江医药卫生协会更名为松江中医协会,选为执行委员。1929年1月,松江成立全国医药总会松江支会,推选他为支会监委。1933年9月,成立松江中医公会,并创办医学研究会,选为监委。1946年3月,成立松江中医师公会,推选他为常务监事。杨文蔚儿子杨海珊、孙子杨兴祖继承世业。

黄肯堂(1870～?)

黄肯堂,松江县人,医术由凌履之传授。临诊善于明辨,用药审慎。1921年,同韩半池、杨云泉、查贡甫等组织松江医药卫生协会。1929年3月,被推荐出席江苏省中医联合会议,共商振新中医事宜。

张友苌(1871～1913年)

张友苌,字绍贤,松江县人,家住诸行街。其家世代儒医,传至张友苌已13代。早年考中秀才为邑廪生,即随继父侍诊,有人劝他应举,他说:"我家以医术传世,以治病济人为乐,何用功名?"专心钻研医术,遍阅家藏历代医籍,手抄名著验方医案,因此精于脉理。继父去世,他独立应诊,求医者往往一药辄效,经张友苌治愈的险症很多。他对贫病者往往不收受诊金,声名益盛。

1902年,松江时疫流行,求诊者接踵而来,往往下午出诊,至次日凌晨方回;中途有人拦轿邀请他出诊,从不拒绝;长期忍饥耐劳,遂得胃病。在医学理论上能博采众议,锐意求精。与上海著

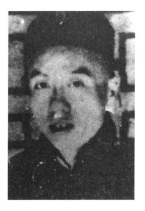

张友苌

名西医俞凤宾过从甚密,相互探讨,意在取长补短,使中西医结合,发挥更高疗效。辛亥革命期间,应孙中山之聘,任医务顾问,为许多军政要员治病,当时孙科患伤寒症,濒于危险,后经其治愈。

生平医学撰述、手录医案及所订诸病验方积累甚多,惜未整理成帙。

孙禹廷(1871～1941年)

孙禹廷,号登俊,松江县人,祖籍浙江富春,家住城西饮泾桥北。自幼敏慧,喜习武,清

末秀才,后从师溧水渡外科萧秋山学医3年,期满回松悬壶。

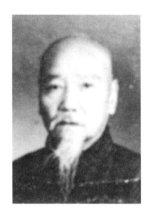

孙禹廷

擅长伤外科,病家慕名求治者众多,声名远扬。1908年,孙禹廷与儒医查贡甫赴沪参加上海神州医药总会,襄助会务,后应松江体操传习所聘请,担任校医,主持体格检查,推究病例,提倡体育卫生。曾编《生理卫生讲义》作学校授课教材,开风气之先。1929年2月,与查贡甫等5人出席上海中医协会代表大会,反对非法取缔中医决议,并荐为代表,赴南京请愿,迫使当局撤销取缔中医的决议。晚年足病,闭门著书,著有《医门琐话》《禹廷内外科方案》《映雪秘方集》《中西医学汇通》《疡科验方》《映雪庐医案汇编》《骨科整形》《内证分科论丛》《中西集验方》等;其《伤寒新论》19卷晚稿待付印时,却遇战祸而全被烧毁。

其子孙铁崖,继承父业,精通医术,擅长伤科、推拿;子孙剑欧,曾从事教育,抗日战争时期弃教从医,悬壶问诊于李塔汇,后供职城西卫生院;子孙百禄、孙慕野曾先后留学日本习医,均为西医内科医师,供职城西卫生院。

孙伯笙(1878～?)

孙伯笙,松江县人,基督教徒。曾在苏州美以梅教会医院工作,后来留日学医,回国后在松江白龙潭开业行医。曾用日本疫苗接种预防天花,是松江第一位开展布种牛痘的西医,当时驰名茸城。

韩凤九(1884～1964年)

韩凤九,字杏生,名绮章,松江县人,系韩半池次子。于光绪三十年(1904年)中秀才,入华娄示范传习所学习,以优等毕业,后随父学中医。他认真钻研,使家传医学精髓在从医实践中不断得以弘扬完善,医技日精。行医50余年,传授门人130余人,誉满茸城。著有《还巢学吟》2卷、《还巢文集》1卷,未刊,尚有日记30余本(藏县图书馆)。除工医外,亦长书法篆刻。1946年,发起组织松江中医师公会,担任第一届理事长。解放后,参加城区第四联合诊所,至1958年参加城厢镇卫生院应诊,1960年当选为松江县政协委员。年近八十高龄时,仍风雨无阻,力疾从公。

王润霖(1888～1965年)

王润霖,号退之,松江县人。早年曾从商,后习医受业于松江名医姚水一,亦为江南名医凌履之再传弟子。在馆勤读苦研先辈医术,融会贯通历代各家学说,主张中医必须以经典著作为必修基础。悬壶于松江西郊,擅长治疗温病著称;因医术精湛,医德淳厚,声誉鹊起而医业鼎盛。

1919年,松江时疫流行,王润霖曾与候绍裘等发起组织清洁公所,造福桑梓。又与中西医同仁创办时疫医院,开设施医局,不遗余力热心公益。从医数十年,救治了很多人。

传授门人 10 余人,对他们要求严格,告诫说:"审症一旦明确,要不失时机,敢于果断下药,以奏斩关夺将之功。"

解放后,他与萧守仁等成立城区第二联合诊所,并当选为松江县人民代表及松江县政协委员,兼任松江专区中医师进修班教师及松江县人民医院中医顾问。

姚昶绪(1888~1967 年)

姚昶绪,号伯廉,松江县人,家住白龙潭。早年中学未毕业即东渡日本读书,补上中学课程和日语后进大学攻习医科 2 年,因财力不济而辍学回国。在家乡一边从事译著,一边挂牌行医,凡西医治疗需用特效药的病症,经姚昶绪施治给药,均见奇效。后来到上海当医院药制师,1947 年年老退职。生前译著颇多,商务印书馆的《万有文库》中,有他的《病人看护法》《药物要义》《小儿病》《妊娠与分娩》《育儿法》《寄生虫病》等;大东书局出版的有姚昶绪《最新肺痨病预防疗养法》《实用急诊救治法》等。

曹伯荫(1890~1963 年)

曹伯荫,松江县人,出生小昆山周家浜。早年曾任教师,1914 年改业学医,从师松江外科名医夏蔼人,期满悬壶松江;继而又投师浙江兰溪名医张山雷(时称中国四大名医之一)习内科。曹伯荫深得名师传授,医技猛进,以擅长中医咽喉内外科驰名。

医德高尚,对病者关心体贴,对贫者施诊治病,诊金多少不计,甚至供膳食、借灶烧饭是常事。贫者曹阿三,背患肿症无钱治病,找曹伯荫看病故意坐着不走,声称要等病愈才回去。他理解病家处境,允其所请,用猛药治疗,仅 3 天,曹阿三肿退,分文不取,还另为他配外敷及内服药。为方便群众就医,他每隔 5 天定期在镇上设诊,晚间出诊,随叫随到,从不借故推辞,深为病家爱戴。

1933 年,成立松江神州医学会(后改名为松江中医师公会),为发起人之一。曹伯荫曾担任中华人民共和国医药院医师,指导学生实习;其后在小昆山行医,1 年后在松江钱泾桥西设诊行医。1945 年,任松江中医师公会常务理事,1947 年推选为松江县参议会议员,1949 年,改任松江中医师公会常务监事。

张绍修(1890~1972 年)

张绍修,松江县人。上海市立中日医学院毕业,曾在上海南市区上海医院任医师,随德籍医师从事外科专业,后迁松在松江阔街开业行医。1937 年夏,日军飞机轰炸松江时,奉专署令和医师李望平等组织培训僧道救护队,抢救受伤难胞 450 余人,并转送上海护理,任上海市红十字会时疫医院医师。1939 年,松江霍乱猖獗,生理盐水短缺,他组织本埠医师向中药店租用吊花露器皿作蒸馏水,自制生理盐水作应急用,收效显著。1946 年,任松江公医院代院长、院长,又亲临应诊。1930~1952 年,开设茸城医院,开展西医外科下腹部手术和外科急救,在 30 年代已获盛名。

姚若水（1891～1931 年）

姚若水，号大经，松江县人。毕业于松江府中学堂，从父亲姚水一学医，熟读经典医著，意犹未足，后又进入苏州省立医专学习。平素勤奋好学，手不释卷，学有渊源，深于脉理、望、闻、问、切四诊；精内科，擅治湿疹，临诊胆大心细，善用大剂，迭起沉疴。对于危重病人，他不分昼夜或刮风下雨，随请随到，从不拖延。曾经说："对病不对人，对人不论身份。"因此，深得病家称誉，赠他"同饮上池，神圣工巧"匾额，在松江、青浦、金山享有盛名。松江组织施医局活动，每期参与义诊，商会赠他"肱诚三折""家学渊源"匾额。乐于资助医学事业。1931 年春，患肺炎时还抱病出诊，又受大惊，一病不起而终，享年 40 岁。儿子姚念祖继承父业，亦名于医；门人张士宗、王景歧承医业，闻名于天昆一带。

徐剑寒（1891～1950 年）

徐剑寒，字宗尧，以字行，徐璞山孙子，基督教徒，松江县人。入杏林近 30 年，以教育、伤科名于时。幼入私塾，敏而勤学，17 岁读于泗泾库浪小学，18 岁入松江华娄小学，19 岁入府中学堂。毕业后，先后在泗泾小学、七宝民强小学任语文、数学、体育教员达 14 年，后升任松江县教育局第四学区视学员 6 年，视导颇勤，又承家学善医。日寇侵占上海时，他辞公职而行医回乡，设诊所于朱龙徐家老宅，先后治愈屋塌压伤的泥水匠周兰卿，被打断肋骨的陈福生，不愿截肢的陆苗根等，一时名闻遐迩，药店纷纷相邀。先后于七宝恒山堂药店、泗泾周广济药店、莘庄盛天盛药店设特约门诊，求医者远及江浙。好书法，以柳字入门，旁及颜欧赵董，能作蝇头小楷，兼善榜书，求扇面中堂匾额者众，又能诗文。

黄诵先（1892～?）

黄诵先，松江县人。医术由其父松江外科名医黄奎甫传授，善治疔疮，尤以外科秘方"万应千金烂脚膏"专治老烂脚而驰名松江。1929 年任松江神州医学会会长。同年 2 月 25日，率夏仲芳、查贡甫、钱青土、孙禹廷等 5 人参加上海中医协会代表大会；大会一致反对国民政府取缔中医决议，最终迫使撤销。1945 年，曾任松江中医公会理事长。解放后，献出祖传秘方，由国家生产，改名为"东方一号"。

焦湘宗（1893～1985 年）

任住院医生。1919 年夏，松江霍乱流行，受聘到松江主持时疫医院医务，当时病人甚多，上海供药困难，就主持自制药剂。在繁忙医务中，以"有求必应，不得拒绝"为座右铭，病人大多获救。自己则常在出诊途中轿子里打瞌睡，以消除疲劳。后来打算赴美深造，经松江各界人士一致挽留，乃放弃留学机会。1920 年冬，他在西门外长桥堍创设湘宗医院，为本县第一所私人医院，慕名前来拜师者甚众，培养了一批西医。1926 年起，兼任松江

焦湘宗

景贤、松筠、慕卫女中等校校医。当时,松江地区疫病时有发生,于诊务之余,联合地方团体,自编教材,开展卫生防疫宣传;并义务种牛痘,控制天花流行。城镇各团体曾请当时旅松书画家张大千书"功深保赤"匾额馈赠焦湘宗。

1929 年底,回青岛照顾老母,便将湘宗医院全部设备,转让与同学柯德琼医师。1932 年,任"国联"调查团医生。后随我国首任驻苏大使颜惠庆赴莫斯科,任使馆医生。1936 年,由同济大学医科教务长柏德博士介绍,去德国佛莱堡大学深造,获医学博士学位,并获柏林大学每年 1000 马克的洪宝奖学金。1938 年,回国担任抗日救护工作。1949 年 2 月,以随行医师身份,参加国民党赴北平和平谈判代表团,见到了毛泽东、周恩来、叶剑英等中央领导人。解放后,定居上海直到逝世。著有《蜜蜂对细菌作用之实验性研究》等。

夏仲芳(1896～1968 年)

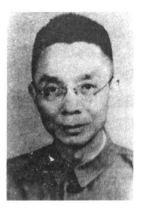
夏仲芳

夏仲芳,名琦,以字行,松江县人,家住松江镇起云桥堍。17 岁时拜中医张友苌为师,20 岁开业应诊。医道宗法张仲景,兼采诸家之长。精于脉理,擅长脉诊,临床诊治,能洞察症结,判断疑难;尤对流行疫病、内科慢性病、妇科死胎等症有一套独特的治疗方法。有个孕妇被诊断为死胎,准备动手术取出胎儿,病家请其会诊,按脉后说:"胎儿正常",处方嘱服,服后渐愈;数月后,产下 1 个健康婴儿。夏氏处方药味不多,而君、臣、佐、使各有发挥,相得益彰,有"经方派"之称,求治者门庭若市。

曾经新建楼房 1 幢,准备扩充诊所。当他获悉毗邻的松江县立中学缺乏校舍,慨然将此新建楼房连同空地全部捐赠该校,被辟为藏书楼及阅览室,命名为"仲芳图书馆"。自己则另在松汇路上租赁新居,招收生徒 10 余人,培养中医人才,受到地方人士赞赏。抗战爆发,松江沦陷,他迁沪设诊,即在上海定居;遇有贫病或避难在沪的同乡求治,常不计报酬。

解放后,至 1954 年,受聘为上海华东医院中医主任医师、科主任;后又兼任中医学院《内经》教研组长,曾多次为上海市及外地中医培训班学员讲课,并参加中医学术讲座,有时还抱病在床上编写讲义。各地专程来沪向他就诊者络绎不绝。香港一知名人士在京参加全国政协会议,忽然患病大吐血,患者女儿是个西医,跟随在父亲身旁服侍,服药注射均无效,乘飞机来沪求治。经他诊治后不久康复。于是港澳同胞、国际友人中患多年难症者,多慕名来沪找他就诊,盛名远播。曾应召赴北京为刘少奇、陆定一、何香凝等治病,何香凝作画《梅花图》赠送给他。曾被推选为上海市第一届政协委员,上海市第一、二、三届人大代表,上海市中医协会常务委员,上海市中医内科协会主任委员,卫生部聘为中医研究组顾问,并被评为中医　级教授。1956 年,出席全国先进工作者大会,为主席团成员。夏氏学术主张中西医汇通,不讳中医之短,不妒西医之长;扬长避短,名取所长;临诊重视仪器诊断,以中医辩证施治。他与上海中药一厂合作试制"抗六〇一"针剂,应用于治疗上呼吸道感染、发热等症。著有《脉象学说与内科的关系》《八纲浅说》《关于脉象与证候》《黄芩治疗诸失血》等。

李望平(1896～?)

李望平,浙江省平湖县人,后居松江。苏州医专毕业后,赴日本千叶医大留学深研病理。回国后,在松江设诊所行医,在西医中较有名望。曾任松江县第二、三、四、五届人大代表。

林墨园(1898～1974年)

林墨园,松江县人。早年长居松江西门外长桥南小塔前,其医术由父林阴甫传授。18岁开始行医,精医痔疮50多年;对医疗痔疮有独到之处,且不用开刀,首创以枯痔散结扎法,治愈效果显著,深得病家称颂。

李晓初(1898～1977年)

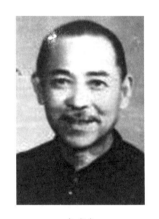

李晓初

李晓初,松江县人,出生泗泾普渡桥正北查对泾(亦称查袋泾)。启蒙于戴葵臣私塾近5年,又入泗泾二等小学,后受农林实业救国思想影响,考入通州(今南通)狼山农校(后并入南通大学),兼习医农,毕业后幸遇平湖名医沈半樵来泗泾行医,收他入室为弟子。勤奋敏学,数年后尽得乃师仁心妙术,又数年后渐有出蓝之誉。曾先后于徐汇益寿堂、长生堂国药号设诊行医多年,对心绞痛、疯癫等重症能针到病除,一针见效的高超医术不胫而走,以至青浦、嘉定,甚至外省病人慕名而至。

1965年秋,沪上知名针灸专家云集泗泾召开针灸研究会。陆瘦燕、黄羡明、杨永璇、党波平、奚永江等名医,亲睹李晓初将一位面色惨白、嘴唇哆嗦、浑身抽搐、凄惨呻吟的癫疯病人捆缚椅背,诊视之后,左手按准病人鸡尾穴,右手将金针旋插下去;待针刺穴位到位,四肢痉挛的病人立即平复,手脚下垂,侧脸而醒,恢复常态。陆瘦燕不禁当众赞叹:立竿见影,泗泾神医。闵行有位"疯丫头",经一周一次的针灸,一年后,姑娘竟然考取了市重点七宝中学。有此妙手,泗泾塘上因此泊满了各地病家的船只,忙时他每天要诊疗80多名病人,盛况延续逾半个世纪。传子李若初、李国良(樑)。

陈鼎立(1900～1969年)

陈鼎立,松江县人。由父亲陈松圃传授医术,行医50余载,积累丰富临床经验,对温病、内伤和妇科杂症的治疗有独到之处,当时驰名于松江、金山、青浦等地。解放后,积极响应党的号召,走集体化道路,参加联合诊所从医,后转金山枫围卫生院工作。曾多次承担上海中医学院学生实习带教和中医治疗晚期血吸虫病等工作。生前收藏历代名医处方、手迹150多笺。

骆润卿(1900~1973年)

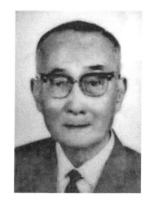

骆润卿

骆润卿,号志淦,松江县人。世居松江长桥南街,从父世医六世女科骆肖庭学医。遵守父训,勤学苦读,熟读《内经》《伤寒论》《金匮要略》,博览唐宋元明清诸代医著,尊重前人学说,撷取精华,深入探索,以辩证明确、用药果断而精于妇科。为人诊治寒暑从无间断,挽逆症而起沉疴,贫病义诊,求医甚众,名传茸城。他热心公益,怀"仁术济世"之心,为松江施医局、义诊所筹组人之一;抗战时期积极组织同仁为前线抗日将士募捐。

1947年,松江改组中医师公会,任会长。期间,他逐渐扩大会员予以登记考核,核发开业医生执照,并组织会员协助做好预防接种与培训卫生业务,对控制时疫传染病作出贡献,在医务界享有一定声望,著有《骆氏妇科指南》一书。

曹叔明(1900~1978年)

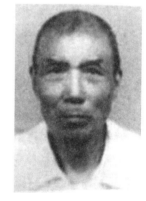

曹叔明

曹叔明,松江县人。1906~1912年,入私塾和小学读书。1913~1920年,分别至韩坞陆树德药店、枫泾寿喜堂国药店、枫泾佘永和、佘益和药店和新浜曹医济国药店做伙计。1921~1927年,拜林家荡林琪生学医。1927年6月,在本村开设诊所。1927年11月,他加入中国共产党。1928年1月,参加枫泾农民暴动失败后,先在上海、后返乡工作,不幸被捕。1937年8月,国共合作,被释放,就此与党组织失去联系。解放后,他以行医为生,后入新浜卫生院工作至退休。

张近三(1901~1978年)

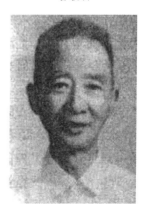

张近三

张近三,又名宾贤,号孝萱,松江县人。1920年,拜师夏应堂,6年学成,行医乡里,抗日战争后去上海开业。1956年,任虹口区中心医院中医科主任。擅长中医内、外科疑难杂症。20世纪60年代,他提出重症肌无力成因于脾肾虚损的新见解,采用增补脾肾治法,有效率为86%,并为免疫学所证实。所著《张近三医话》,选入《上海老中医经验选编》。

柯德琼(1902~1978年)

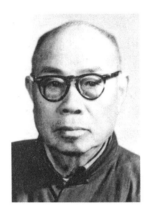

柯德琼

柯德琼,字瑶笙,浙江省平湖县人,生于浙江余姚。1920年中学毕业,有志习医,考入上海同济大学医科学习。1923年预科毕业,而家庭经济破产,乃向亲戚告贷,继续读完本科。学习成绩优异,但至毕业时,负债已达2000元。不得已,放弃学校给他实习1年、培养高级医师的机会。

1926年秋,他到松江诸行街开业行医。为人忠厚诚恳、医术高明,颇得病家信任。1928年,兼任松江时疫医院医师和若瑟医院医务主任。平日自奉甚俭,除还清欠债外,于1929年,在长桥街口湘宗医院原址创办德琼医院,医务日隆。1935年,又在松汇路购地新建德琼医院,成为当时松江颇具规模的1所私人医院。1937年抗战爆发,设临时诊所于青松石,忙于救死扶伤。松江沦陷前夕,仓猝西行,辗转经南昌至温州抵上海,即在上海设诊所行医达8年之久。抗战胜利后的1946年,回松复业,耗尽积蓄,修复德琼医院,继续行医。

解放后,松江先后举办10多期中西医业务培训班,他亲自上课,培养了不少医务人员。被推选为松江县卫生工作者协会主任委员。抗美援朝期间,带头将个人大部分积蓄捐献给国家购买飞机大炮,并动员医务界人士捐献。

1953年,他向松江县人民政府建议,自愿将德琼医院捐献给国家,但因当时尚无此政策,未予接纳;后于同年4月30日,献给民办团体的中国防痨协会,将德琼医院改为当时我国第一所县级结核病防治所,被任为所长。同年9月,中国防痨协会松江分会成立,又被选为常务理事会副理事长兼总干事,为根治结核病做了大量研究、宣传、防治工作,受到卫生部赞扬。

自1952年3月至1966年6月,柯德琼当选为松江县人民代表大会历届人民代表;1956年12月起,当选为松江县人民政府副县长和松江县政协副主席等职。1962年起,兼任松江县人民医院院长;1961~1964年,又当选为上海市第四、五届人民代表大会代表。1957年6月,参加中国农工民主党;1958年任松江县科技协会副主席。1963年11月,主持整理《光宣华娄续志》中人物、金石、海塘、学校、祠祀、方外、天文、选举、艺文等9门志稿,为编修新县志积累了部分有价值的资料。"文化大革命"期间,受到冲击。1978年4月,又被任命为松江县人民医院副院长,不久,因心脏病复发,医治无效逝世。

吴云瑞(1905~1970年)

吴云瑞,松江县人。1930年,从震旦大学医学院毕业,获医学博士学位。历任震旦大学医学院、上海第二医学院教授,兼广慈医院病理测验室主任等职。是较早研究中医药的西医学者之一,撰有《国药仙鹤草之药理研究》《国产治虫药物之药理研究》《中国古代药理解释之表解》《道家仙药考》《李时珍传略注》《中俄医学交流史略》《河豚中毒考》

等论著,发表《白鼠大脑皮层损伤后呼吸现象所受之影响》《基本代谢受大脑损伤之影响》等论文。

吴翼卿(1906~1948年)

　　吴翼卿,字守梅,松江县人,家住九亭蒲汇塘阴鹤颈湾西段诸家坟。20岁前师承七宝乡无梁庙名医胡翼如。行医于九亭地区,擅长中医内外科。医术高明,上海青浦等处病家慕名求医者纷至沓来。本地塘北陶仕彭母背患痛疽,虽往上海延医诊治,然经年未愈,后经他悉心医治,秘方制药,内服外敷,一个月即愈。病家感动,特请当地知名书家沈耀梅敬题“妙手回春”匾额,并设盛宴招待邻里朋友,一路丝竹乐队助兴,抬匾至吴翼卿医舍悬挂。行医20多年,时对贫苦病家免费施诊、施药,高尚医德博得社会好评。因经常远途出诊,染病加劳累而英年早逝。

张鸣岐(1906~1986年)

　　张鸣岐,松江县人。他生于医门世家,祖父张石泉、父亲张永根皆医而名。20岁后设诊泗泾张泾寓所,擅长外科,以医术医德高超而闻名远近。亭林著名书家白蕉母亲患疮疾,至张鸣岐医寓就诊,旬日而愈,白蕉赠书画8幅志谢。对病因、病源及症状、脉理均有独到见解,运方如神,且丸丹、膏散、洗剂等能自制100余种,皆出自祖辈历世经方。他处方审慎,一方开毕,必反复验看数遍方交病家。晚年处方更为缜密,凡自知无把握之疑难杂症,婉谢而嘱病家另择良医。

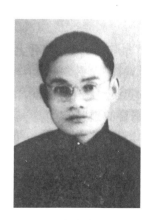

张鸣岐

陈警夫(1907~1980年)

　　陈警夫,学名陈元熙,松江县人。1931年,毕业于上海国医学院(今上海医科大学),学习成绩优秀获学院第二名。顾念家乡父老缺医少药,恳辞厚聘回家乡行医。勤医仁术,待病人如家人一般,父老乡亲便给予他“家先生”雅称,影响广远,而陈警夫之名反少为人知。20世纪50、60年代,先后在联农乡姚家角联合诊所、新桥乡医院行医,多著医绩。“四清”运动时,因查得他在民国期间曾代任保长3月而“获罪”停医。“文化大革命”期间,遭批斗抄家,满箱医书尽毁,郁而成疾。著有《舌诊》一书,并于病笃前口授儿子整理《妇科辩证》一书遗世。

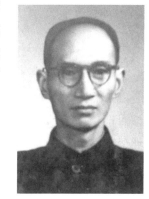

陈警夫

萧守仁(1907~1982年)

　　萧守仁,松江县人。早年遵母嘱继萧氏医业,又从师兄丁竟成传授;数年后,在松江开业行医,继承祖父萧秋山漯水渡外科而闻名。解放后,带头组织松江城区第二联合诊所,并担任联合诊所主任。他在患病卧床期间,为方便上门病家,常常枕上开方、床边就诊。1951~1965年,担任松江县卫生工作者协会副主任、上海市卫生工作者协会执行委员、中国防痨协会松江分会常务理事。1958年,担任城区联合医院(后改为松江镇卫生院)管理委员会主任。当选松江县第二、三、四、五届人大代表,上海市第四、五届人大代表,政协松江县第一届委员,第二、三、四、五届常委等职。

杨文英(清光绪、宣统年间生)

杨文英,女,松江县人,间俗称"杨姑娘"。信奉天主教,终身守贞不嫁,早年曾经到上海徐家汇天主教堂向堂中修女学习保婴之医术,擅长推拿挑刺,制丸散汤剂。回到松江后挂牌应诊,农村中婴幼儿生病,都到她诊室求治;医术精湛,前来求医问病者众多。晚年自感倦勤,便将医术传授给侄女。

姚念祖(1909~1986年)

姚念祖,字其屿,松江县人。从江苏省立第三中学毕业后,随父姚若水学医,家学渊源加上勤奋钻研,医术日进。治病认真,审证周详,特别重视临诊,讲求实效;关心病人疾苦,对贫病者常常不计诊疗费。其医术医德,深为病家称颂。解放后,当选松江县第一至八届人民代表。1956年5月,参加城厢镇第五联合诊所为内科中医师,后在仓桥卫生院任医疗组长。

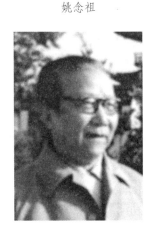

姚念祖

孙慕野(1909~2001年)

孙慕野,系松江名医孙禹廷之子,松江县人,西医内科医师。于1931年留学日本,1936年日本大学医学部毕业,1937年秋回国,悬壶松江钱泾桥北;1938~1947年间开设松江私立映雪医院,任院长。解放后,先后进入苏南公立松江医院、城区第五联合诊所、城西卫生院工作。曾任松江县城区第二次各界人民代表会议代表。

抗战初期,日军飞机轰炸松江,和兄长孙百禄积极参与包扎医治受伤市民的救护活动。日伪时期,凭借自己曾留学日本学医精通日语、与在松江的1名日军中尉军医官相识等条件,多次据理交涉,从日军手中救出数名同胞。他对贫病求治者,施诊给药毫不计较。钱经桥北有户人家的幼儿患病脱肛,病家焦急上门求诊,他好言安慰,以娴熟的医技为孩子治好病,坚持不收诊金。在松江享有较高声望。

孙慕野

顾士光(1909~?)

顾士光,松江县人。从师许裁甫,悬壶于松江大仓桥。抗日战争时期,曾受人请托,冒险为抗日游击队员医治过枪伤,后因事泄受到日伪特务拷打并被关押3天。他擅长中医外科,在松江城西一带较有声誉。

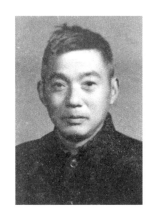

顾士光

费伯超(1910~1961年)

费伯超,松江县人,世居叶榭何典桥,幼时随家迁居松江佛字桥堍。聪颖喜医,攻读《素问》《灵枢》《内经》《本草纲目》《金匮要略》《雷公药性赋》等医学古籍,收集民间秘方,后得松江名医夏仲芳亲授医术,医理颇精。抗战胜利后,应众望回故居挂牌行医。吸毒多年,丧资几罄,挂牌后立志戒毒。取林则徐戒毒方略改煎服,一周瘾消,匝月即愈;将戒毒药方赠乡邻吸毒求戒者,愈者多人。解放后,他与人创建叶榭第一联合诊所,研治农村常见"鼓胀病",精制特效药"舟车丸",疗效极佳,求医者遍及四县八乡,日诊百人。

多才,爱京剧,擅老生,入松江"若钟集"和"大同票房",曾为救灾与人义演,后拜梅兰芳琴师孙佐臣为师,学得一手好琴技;闲时曲不离口、琴不离手,直至患肺结核后期,哑嗓罢唱。

顾学箕(1911~2007年)

顾学箕,松江县人,出生于辰山张家村。自幼目睹乡间百姓屡遭疫病无处就医的惨境,立志学医。先后入国立上海医学院、美国哈佛大学等就学深造;回国后在中央大学医学院、上海医学院(上海医科大学前身)任教。

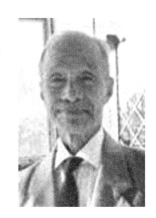

顾学箕

解放初期,针对工矿企业职业病危害严重、农民因使用农药不当而中毒等情况,深入基层进行全面调查,系统研究,提出治疗和预防措施。他所撰上海《国棉九厂女工白带病的调查》,是我国研究女工卫生和生物危害因素的早期文献;另还撰写防治铬酸危害的《铬电镀工人职业病调查研究》以及农村有机磷农药中毒防治、矿山防尘和矿工保健等有关研究文章。1965年,他主编的中国第一部劳动卫生学科的专著《劳动卫生和职业病学》,供高级医生学习。是国际公认的"中国职业卫生之父"。

辛勤耕耘的劳动卫生和职业病学科,被国家教委审定为该专业的全国第一个医学重点学科,是重点学科第一带头人,国家教委批准的第一批硕士、博士研究生导师。晚年还主编了《中老年自我保健》一书。

顾学裘(1912～2011 年)

顾学裘,松江县人,出生于辰山张家村。1932 年,进上海中法大学药科学习,毕业后在南京国立药学专科学校任助教、讲师。1945 年,留学英国伦敦大学药学院。1955 年后,历任浙江大学、浙江医学院副教授、教授兼浙江第一制药厂厂长;东北药学院教授、教务长,沈阳药学院药学系主任、副院长等职。

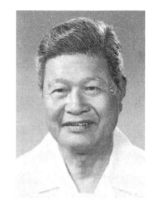

顾学裘

1956 年,他编著出版 85 万字的《制剂学》,是我国第一部药剂专著,共 32 章,叙述各种药典法定与非法定的制剂制造的理论与技术等,代表了当时国内制剂学的水平,曾被卫生部推荐为 10 本对外学术交流著作之一。

1978 年,顾学裘把工作重点转向抗癌药物新剂型研究,领导科研人员经过 10 年努力,创制了抗癌药物多相脂质体系列品种 10 余个;其中抗癌药物新剂型油酸多相脂质体(139)注射液及其系列品种复方氟尿嘧啶多相脂质体注射液、口服液经 6 年苦战、上百次试验研制成功。多相脂质体是一种中西药结合、多相分散型、超微粒、具有靶向性的药物载体,被人们誉为"导弹式"载体和"长眼睛的药物",脂质体研究及药品生产领先国外 10 多年,是脂质体医药应用的奠基人。在 10 余年抗癌药物新剂型研究中,先后发表论文 105 篇,编写出版《中国多相脂质体研究》《抗癌药物新剂型学术研究论文集》等。

是国家药典委员会首批成员,中华人民共和国第一个药剂学硕士生导师,第一批药剂学博士生导师,我国著名的药剂学家和药学教育家。

干祖望(1912～2015 年)

干祖望,上海市金山县人,南京中医大学教授,享受政府特殊津贴,荣获"国医大师"荣誉称号,是我国中医耳鼻喉科奠基人之一。17 岁学医,21 岁开业,擅长咽喉外科,早年悬壶于浦南一带。1946～1956 年,在松江县工作了 10 年。1951 年,在松江县城乡第四联合诊所挂出全国第一块"中医耳鼻咽喉科"招牌。当时,松江县原私立德琼医院院长、名医柯德琼见干祖望不仅富有上进心且医技过人,便力荐他前往北京深造。在松江,撰写了全国第一部《中医耳鼻咽喉科学》专科教研书。

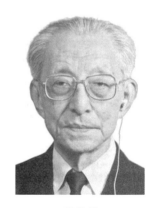

干祖望

1956 年,被调入南京中医学院工作;1972 年,南京中医学院创办中医耳鼻咽喉科;2006 年,该科成为第一个国家中医耳鼻喉科重点专科。他呕心沥血,无偿贡献出自己多年研究出来的验方。80 多岁时,他能大气不喘地走到 16 层楼上去病房查房。他首创中医耳鼻喉科"中介"学说,脱"三因窠臼";倡"四诊"为"五诊";调整"八纲"为"十纲";发现了"喉源性咳嗽"和"多涕症"两个新病种,在中医耳鼻喉科理论与临床方面作出巨大贡献。

一生笔耕不辍，著作多达四百多万字。

陆相伯（1913～2005 年）

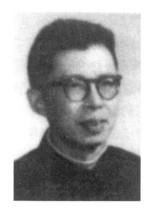

陆相伯

陆相伯，松江县人。陆家累世业医，从小耳濡目染于岐黄术。16 岁起，跟随父亲陆子鳌（中医）学医，背《汤口诀》，读李时珍《本草纲目》，听父亲《金匮发微》讲解，内外科皆习，兼及妇幼。19 岁起，边坐堂助父门诊，边自学西医，中西结合临床施治，对小儿科的研习尤下功夫，医誉日隆可与他父亲齐声。

解放后，率先放弃私人诊所的丰厚经济收入，成为泗泾镇第三联合诊所的组建者及中西医结合的医务骨干。泗泾医院成立后，成为医院中西儿科医技骨干。凡疑难杂症者来院，病人家属跨进医院就喊"寻陆相伯"。内外科兼善，尤擅小儿科，对尚未言语的幼婴，凭察色摸体等经验，往往能辩证施治，抢救了许多幼婴生命。逢棘手重症，他陪送沪上医院抢救。他一生以"为病家着想是医生宗旨"，曾被选为松江县人大代表，松江县政协委员。他晚年居家仍有登门求教者，有求必应，有问必答。

高尔才（1914～2001 年）

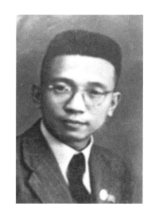

高尔才

高尔才，上海市青浦县人。1940 年，毕业于同济大学医学院，后在上海宝隆医院当住院医生。1941～1952 年，在松江开设诊所，又先后在松江第五护士学校、松江城区第二联合诊所、松江县结核病防治所任教任职。1958 年 7 月，任松江县人民医院小儿科主治医生、小儿科负责人。

从医几十年，儿科临床诊治经验丰富，医术高超。他工作负责，服务态度好，深得病家赞誉，在松江享有很高知名度，江浙一带附近的人也慕名而来求治。为提高医术水平，在 40 多岁时学习中医中药和针灸，中西医结合，在儿科治疗上另辟蹊径，收到很好成效。为松江培养了一批儿科骨干医师，是松江儿科专业权威人士之一。

当选为松江县第二、三、四、五、八届人民代表大会代表，松江县卫生工作者协会常务委员。

盛友根（1914～2002 年）

盛友根，又名顾子炳，松江县人。7 岁跟随大哥从叶榭来到张泽，10 岁拜师陈三贵习武，11 岁进上海武馆习武。天资聪颖，能吃大苦，练就一手好武艺。

解放后，将自己高超的拳术，变作推拿、按摩、点穴的医术。一次，湖北宜昌青工顾士云作客来张泽,不慎腰部被撞伤,躺在病榻上无法动弹。他得悉后迅即前往,经他半小时点穴,推拿,顾随即能下床行走。卖花桥有个 8 岁儿童,生下后双脚瘫痪,长期卧床无法站立,经他多次医治,那儿童瘫痪的双脚竟能支撑行走。邻村一个扭伤病人,由 4 人抬着进来医治,使用推拿疗法,即使病人疼痛消除,轻松自如并步行回家。义务为民众治病万余人次,广为病者称誉。《武林》杂志曾以《品德高尚的老拳师——盛友根》为题作了专题报道。最感人的要数 70 余岁的盛友根应诊,乘汽车、坐火车,跋山涉水到病家,3 天 3 夜为解放军某部战士的内弟治好疾病一事,病家为报答盛友根,又是送钱,又是送土特产,被一一谢绝。

20 世纪 90 年代,他年事已高,不管是三九严寒,还是三伏烈日;不管是夜半三更,还是风雨大作,只要有人请他治病,总是有求必应,像一位乡村义务医生,为解除病人疾苦奔波。

陈永昌(1915～1982 年)

陈永昌,松江县人。陈永昌从师上海名医夏应堂,精理内科杂症,原悬壶枫泾镇,20 世纪 30 年代任松江县中医师公会枫泾分会主任,50 年代任枫泾区卫生所所长、枫泾区卫生协会主任。1957 年,曾在松江县中医业余学校任教;1960 年任松江县人民医院中医科副主任。

曹德箴(1916～2016 年)

曹德箴,上海市松江县人,中共党员。1941 年,毕业于国立江苏医院,后在广西、福建、扬州、镇江、松江等地医院从事临床内科工作;解放前夕,任松江公医院医务主任、内科主任医师。1949 年 6 月,任松江市人民医院代院长;1950 年 7 月,任苏南公立松江医院院长;1953 年 11 月,任江苏省松江专区医院院长。1958 年起,他先后任苏州医学专科学校副校长、苏州地区人民医院副院长、苏州市第四人民医院副院长。1992 年,获国务院授予有突出贡献的专家称号,并享受政府特殊津贴。

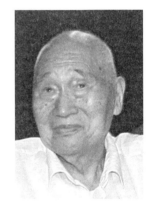

曹德箴

曹德箴临床工作数十年,在普内科和心血管内科方面造诣很深。常年坚持阅读中外文书籍,熟悉了解国内外有关内科科研和技术进展情况,诊病思路清晰,发表见解精辟,治疗方案确当,挽回不少患者生命。善于总结临床经验,早在福建医学院期间,就对伤寒等症颇有研究。长期担任医院行政领导职务,在加强医院专科建设、输送业务骨干进修等医院的建设和全面发展上作出很大贡献。

著有《中西医结合治疗急性脑膜炎 164 例报告》《慢性肺源性心脏病 155 例报告》等学术论著。

张少祥（1918～1986 年）

张少祥，松江县人，出生车墩得胜村奚家埭。从小家贫未读书，16 岁时跟随洋泾村陆家湾陆客人（真名不详）学"放痧"，2 年学成，独自行医。放痧是一种中医针灸疗法，对象是夏季霍乱、中暑患者，农村痧病者众，均求医于张少祥。因痧病发作均在夜间，凡有求者，不论远近，他随叫随往。

1958 年，本地叶桥北陆 1 名患者病势甚凶，家属同时请来张少祥与周国华（周是本地享有名望的中医内科医生），周主张送医院抢救，而张少祥认为马上针灸必有奇效；结果针灸后半小时，病势大退，病人平安无事。从此名声大振。跑遍方圆几十里，乡间凡患绞肠痧、抽筋霍乱、上吐下泻等疑难杂症者，经张少祥治疗都能针到病除，化险为夷。

杨易立（1918～1999 年）

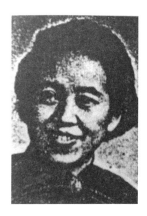

杨易立，女，松江县人。1937 年，投身抗日救国运动，先后在武汉、长沙、衡阳、零陵等地以红十字医务工作者身份，参加红十字伤兵团医院、医疗队的医务工作。1938 年 11 月，加入中国共产党，从事地下工作。1940 年 3 月，经组织安排到皖南新四军军部参加新四军。1941 年 1 月，她在皖南事变中被俘后机智脱险，历尽艰辛，辗转返回江苏盐城新四军军部，任司令部门诊所所长，后又担任新四军后方医院、野战医院队长、所长、科长等职。解放战争时期，杨易立历任东北第一师卫生部医务科科长、两满军区卫生部军区学校教员、齐齐哈尔陆军医院医生等职。全国解放前夕，调北平任中

杨易立

央统战部医务所所长，负责中华人民共和国第一次政治协商会议的医疗卫生保健工作。

解放后，任东北妇婴医院营养室主任，1950 年，调卫生部妇幼司任科长。1951～1955 年，她在北京医学院公共卫生系学习，任党支部书记，毕业后分配到中国医学科学院办公室任副主任、主任。1958～1978 年，她参加创建医科院情报室，任副主任、主任，1982 年离职休养。

稽汝运（1918～2010 年）

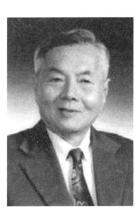

稽汝运，松江县人。幼年目睹家中亲人因病英年早逝，立志长大后能创造出普治平民的良药。1937 年，从松江高级应用化学科职业学校毕业，考入中央大学（今南京大学）化学系。1947 年，留学美国、后入英国伯明翰大学化学系攻读博士学位。

1953 年，稽汝运回国后进入中科院上海药物研究所工作。在国内开展的消灭血吸虫病的群众运动中，为获取第一手资料，到江南农村水乡，访问病家，采集粪便，亲自化验。和药物所有关科技人员与约厂的单位协作，经反复多次试验，成功制成抗血吸

稽汝运

虫病新药疏锑纳,遂在疫区广泛使用,使千万血吸虫病患者获得新生。主持研制成功的抗疟新药蒿甲醚等成为对越反击战战场上的必备药物。在他主持研制的多种新药物中,当数广泛应用于解救金属中毒病人的、将制备疏锑纳的化学原料二疏基丁二酸钠发展成为金属解毒药物,该药对锑、铅和砷等多种金属均有解毒作用,并载入中国药典,为"稽氏元素"。至今世界上尚未研制出超越它的金属解毒药物。

发表学术论文200多篇,出版《神经系统药物化学》《防治高血压和肿瘤》等多部学术著作,为国家培养了众多中、高级药物化学人才。1980年,他当选中国科学院院士。曾先后担任上海市政协委员、中国民主同盟中央委员、中央参议委员、卫生部药典委员会委员、中国药学会副理事长和上海分会理事长、亚洲药物化学联合会执行委员等职。

许尚文(1920~2015年)

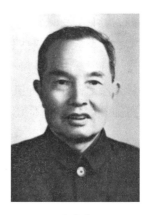

许尚文,上海市金山县人,中共党员。1932年,为谋生计,中途辍学拜师学医,后考入上海中国医学专修馆等校深造,学成后在金山悬壶设诊。1948年,在松江私人开业。1956年,进入松江县人民医院工作,先后任针灸科医师、主治医师、中医科副主任医师、中医科主任等职。

在60多年的临床实践中,许尚文执着探索针灸疗法治病规律,潜心研究中医经络学说,熟练掌握一整套针灸治疗手法,对乙脑后遗症、面瘫、上眼睑下垂、中风偏瘫等疾病具有独到疗效,全国各地患者络绎不绝前来就诊,有"妙手神医"之称。同时,注重

许尚文

培养针灸专业人才,在市县二级办班讲课带徒,培养了许多中医人才。1984年,被选为中国针灸医学研修讲师团成员赴日本讲学半年,同年加入中国共产党。学术上有较高造诣,曾发表《浅谈针灸教学》《中医对麻风病的认识和治疗》等学术论文,著有《岁月回望》一书。1991年,入选《中国当代医学专家集萃》一书。著名艺术大师钱君匋题"仁心仁术"赞誉之。

曾任农工民主党松江县副主任委员,松江县第五、六、七届政协委员及医卫工委副主任等职。

陈国良(1921~2004年)

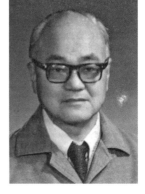

陈国良,广东省新会县人,中共党员。1941年9月,考入上海震旦大学攻读医科专业;1947年9月,毕业后进入上海广慈医院传染病科工作。1966年2月,响应毛泽东主席"把医疗卫生工作的重点放到农村去"的6.26指示,作为"种子医生"来到松江县人民医院传染科工作。1979年9月,被聘为主任医师;1980年12月至1985年5月,任松江县传染病医院院长。曾兼任上海震旦大学及调整后的上海第二医学院内科传染病学临床助教、流行

陈国良

病传染病教研组组员等职。是上海第一代从事传染病临床诊治教学和研究,在上海有一定影响力的传染病临床学专家。

精通传染病的诊治,尤其擅长急性、烈性传染病诊治。对破伤风采用小剂量抗毒血清一次静脉注射,用大剂量利眠宁片或安定针解痉治疗方法,疗效显著,被全国传染病医师进修班聘任为破伤风课程讲课教师。1967 年,经他诊治的 1400 多例流脑,均取得显著成效。对流行性出血热诊治有独到见解,大胆提出用中西医结合治疗,辅以食料,治愈率达92.80%,并在全国出血热防治会议上作报告。严抓医院管理和年轻医生的业务和德育培养,将积累的经验无私奉献给松江的医学卫生事业。

陈国良曾参与编写《实用内科诊疗手册》一书的传染病章节(1954 年 3 月初版)及各种传染病科普小册子,编著《猩红热的防治》一书(人民卫生出版社,1960 年 5 月),翻译《脊髓灰白质炎》一书的临床部分,发表“破伤风并发脊髓损伤 35 例”等多篇学术论文。

曾当选为松江县第八届人民代表大会代表;政协松江县第五、六届委员、常委。

陈　锷(1923～1987 年)

陈锷,上海市青浦县人,中共党员。出生于医生家庭,江苏综合研究所医学科毕业,精外科。他先后担任南通江北中央病院、苏州市公济医院等外科医师及外科主任。

解放后,历任苏州公济医院、苏南松江公立医院(松江县中心医院前身)外科主任,1978 年晋升为主任医师,1979 年兼任松江县医学会副理事长。1981 年,选为松江县人大代表,1982 年任松江县人民医院院长,1984 年选为松江县政协第六届副主席,1984年 12 月加入中国共产党。他是松江知名外科医师,在血防事业中做了许多切脾手术,技术精湛,服务热情,医德、医术为广大群

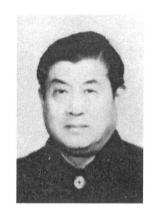

陈　锷

众称颂。担任院长期间,还亲自参加主任医师门诊、查房、临床工作;在胃癌晚期时,还为发展松江卫生事业提出了许多建设性意见和建议。

陈金斗(1923～1996 年)

陈金斗,上海市崇明县人。1943 年,就读上海同德医学院,1949 年进入苏南公立松江医院(松江县人民医院前身)工作,先后任外科住院医师、主治医师、副主任医师,泌尿科行政科主任、主任医师,医院副院长等职。

他长期从事外科、泌尿外科工作,积累了丰富的临床医疗经验。是松江县人民医院普外科、泌尿外科的开创者。业务上精益求精,工作勤恳踏实,为病人服务态度热情,耐心周到;高超医术、高尚医德医风在松江地区乃至江浙一带享有良好声望。他培养

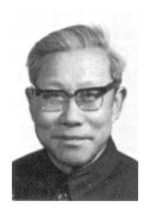

陈金斗

和带教的青年医生后来都成为医院的医疗骨干。先后译著和编著《泌尿外科手术》《泌尿生殖外科学》等;撰写的《应用肠管代膀胱手术探讨》《尿道伤及其狭窄的处理》等十几篇学术论文在中外杂志上发表。

曾选为松江县第七、八、九届人大代表,松江县第八、九届人大常委会委员;农工民主党松江县第一届委员会委员,农工民主党上海市第六、七届代表;上海市中华医学会外科学会泌尿外科学组核心成员之一;松江县医学会副理事长。

骆益君(1925～2007 年)

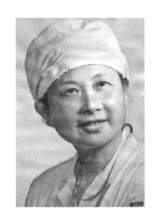

骆益君

骆益君,女,松江县人,中共党员。出生于中医世家,为松江骆氏妇科第七代传人。1942 年,随父骆润卿学习中医妇科,1950 年独立设诊行医。1956～1966 年,参与组织筹建松江城区第一联合诊所并任所长、松江城区联合医院(松江镇卫生院前身)院管理委员会委员兼岳阳卫生所所长,从事中医内妇科工作。20 世纪 80 年代,任松江县中医门诊部副主任、中医妇科副主任医师。

虽为世袭中医,但骆益君在临床实践中师古不泥古,参西不离中,将中医的特色与西医的优势结合起来。将"望闻问切"四诊中的问诊置于首要地位;针对引发妇科疾病复杂原因,处方立法用药灵活;注重心理治疗,强调药治与意治并重;主张以中医的宏观洞察与西医的微观分析相结合,将四诊八纲的辩证分析与现代化的仪器检测疾病相结合,把中医的病因病机与西医的病理变化相结合。擅治妇女痛经、带下、胎前产后诸症及崩漏、症瘕、不孕症等;尤以诊治妇女多年不孕闻名,人们称她"送子观音"。在治疗内科疾病如高血压、冠心病、哮喘、中风后遗症等方面也取得显著临床疗效。

先后荣获上海市劳动模范、全国和上海市卫生先进工作者称号;当选上海市和松江县人大代表、县人大常委会委员;市、县妇代会代表等。

朱学亨(1925～2008 年)

朱学亨,松江县人,出生于佘山镇干山。13 岁小学毕业后师从赵巷镇崧泽中医顾守仁及青浦名中医孔仰周。1947 年,在青浦崧泽镇开设私人诊所独立行医。20 世纪 50 年代,先后在赵巷联合诊所、佘干区联合诊所、丰荡乡医院工作。1959～1979 年,在赵巷卫生院工作,1979 年 3 月,病退,后由赵巷水产大队聘为合作医疗医生。1981 年,赵巷卫生院重聘他回医院工作至 2000 年。行医生涯 60 余载,曾参加血吸虫病防治,以中医为主结合西医治愈血吸虫病患者,对治疗小孩出痧也有独到之处,其冬令膏方更受病家信赖,慕名而来者众多。

沈六勤（1933～2005年）

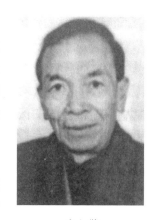

沈六勤

沈六勤，名顺炳，字六勤，以字行，松江县人，出生泗泾龚家村。7岁启蒙于祖师堂小学（后改龚家村小学），新桥小学高小毕业，后自学至高中文化，尤擅写作。20岁起，从师松江内科名师夏仲芳。3年中，勤奋好学，承夏师之长，精习脉理，领悟八纲脉诊，习察病家症结，学会辩证施治。

他专治消化道疾病，以中西医结合理论，进行中药剂改革。自设实验室，把中药汤剂制成易溶单方及复方颗粒冲散剂，并成功制成治胃一号丸及治胃二号丸，经临床检测及市中药专家组考察论证，其临床效应、疗效良好，且安全可靠，中药小包装粉剂，被公认为发轫者之一。

一生以乃师仁心仁术治病济世。1984年寒冬，楚辞专家马茂元教授肺疾加重，他受邀往上师大寓所为马茂元辩证施医，使病情有所缓解。台湾作家唐润钿也曾请沈六勤处方。泗联中学教师王仲青、查袋泾苏同生先生，因请他治病而结友，曾助他参与中药汤剂改革。退休后，为泗泾医院医疗顾问，并设诊于文化弄，病家盈室，杏林春暖。

曾受聘为上海中医学杂志编委会编委。1974年4月，撰写《中草药制剂方法》，1977年6月，撰写《呕血与黑粪》，均由上海人民出版社出版发行；医学论文有《谈谈祖国医学对感冒的辩证论治》等57篇。

李粉根（1935～2013年）

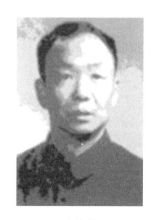

李粉根

李粉根，江苏省东台县人，出生于上海浦东。16岁随父行医，学习拔牙和治疗蛇伤技术。1956年，在松江县城东华阳桥行医，1967年在华阳桥蛇药组工作，1978年进华阳桥卫生院口腔科、蛇伤科工作。

得祖传秘方，平时刻苦钻研，曾接受中国农村卫生协会蛇伤防治与蛇类资源医用研究会主办的蛇医培训。经过多年实践，对祖传秘方加以改良，制成纯中药治蛇伤药。20世纪70年代，松江农村蛇伤病人多，华阳桥卫生院专设蛇伤门诊，李粉根从一位江湖俗称"捉蛇叫花子"成为看诊的中医士，与卫生院的西医内外科医生一起合作，从蝮蛇的毒牙下抢救出难以计数的蛇伤病人。每年6月至9月蛇伤发病高峰期，华阳桥卫生院病房住满蛇伤患者。华阳桥专治蛇伤的声名，遍及上海市郊和江浙地区。

曾献出部分祖传秘方，生产出的"一号蛇伤散"在蛇医门诊使用了30多年。

吕瑞龙（1940～2008 年）

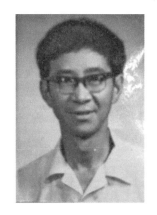

吕瑞龙

　　吕瑞龙，上海市南市区人，中共党员。1963 年 9 月，毕业于上海市第二医科大学医疗系，同年 10 月，响应党的号召，到松江从事医疗工作。先后在松江县人民医院内科、传染科，松江县传染病医院和松江区乐都医院工作，担任住院医师、主治医师、副主任医师等职；1985 年 5 月至 1998 年 12 月，任传染病医院、乐都医院院长。

　　在长期的内科和传染科临床工作中，吕瑞龙积累了丰富的实践经验。结合临床经验总结的一套肝胆病诊治方案，实施后，松江重症肝炎治愈率在当时处于上海全市领先地位；在市郊率先开展全套免疫学检测；拓宽医院业务范围，聘用专家，发展内、外科业务，开设哮喘、肛肠、肿瘤等特色门诊。关心职工，积极培养年轻干部和业务骨干。先后发表过《胆石症、胆道感染与血清谷丙转氨酶——附 776 例临床资料分析》《利尿剂与肝性脑病——附 38 例临床分析》等多篇关于肝炎方面论文。1997 年，被评为上海市劳动模范。

专　　记

一、松江——中国综合医疗改革的"长子"

中国第一个综合医疗改革试点城市,出自 2005 年的上海市松江区。

经过近 4 年的探索和实践,卫生部专家认为,松江区基本实现了卫生改革的目标,"为'人人享有'的基本医疗卫生服务制度提供了鲜活经验。"

然而改革也付出了不菲的代价。作为综合医疗改革的"长子",2005 年,松江区区财政拿出 3000 万元作为医改的启动资金。并从当年起,对卫生的投入每年递增 10%。

2009 年国庆前夕,在松江区深化卫生改革座谈会上,松江区区长孙建平说,公立医院改革在解决了公益性的同时,必须改革原有的把服务与收费等挂钩的绩效考核办法,应更强调政府财政资金的到位和提高医务人员的积极性。

在进行了近 4 年之后,松江综合医改将如何持续?

最大的受益者

在新浜镇党委书记浦全林看来,医疗改革农民是最大的受益者。

"农民最怕生病,昂贵的医药费,迫使他们小病拖,大病等(死)。"浦全林是土生土长的松江人,对此深有感触。

为此,区镇两级政府斥资 2500 万元,建立起主要用于因大额医疗费用支出而导致生活困难的农民大病互助基金和覆盖城乡居民的基本医疗保障网络。

从 2007 年起,松江采用政府"埋单"的方法,为农村 55 岁以上的女性、60 岁以上的男性,每年进行一次免费体检;对 55 岁女性、60 岁男性的农民医保,由区镇二级财政埋单;五保户、残疾人

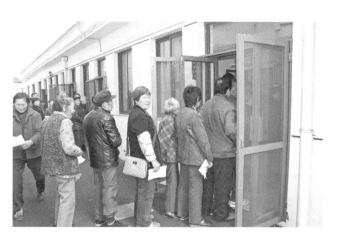

农民体检　　B超检查

的医保由民政局埋单;弱势群体的医保全部由政府埋单。

浦全林说,现在,松江农民只要每年花180元,购买合作医疗保险,就可以享受到医保三种待遇。即:镇级基本医疗保障线,凡是年内所看的门急诊,费用在5000元以下,予以全额报销。区级大病风险保障线,专门用于补偿住院医疗费用和特殊疾病门急诊医疗费用报销后自付额超过1万元者。一年享受6万元的医保;因大额医疗费用支出而导致生活困难的农民,一年享受6万元的保险。

孙建平透露,松江基本医疗保障体系由针对城镇在职职工的城镇职工基本医疗保险(城保)、针对城镇居民的城镇居民基本医疗保险(居保)、针对城镇失地农民的小城镇居民基本医疗保险(镇保)和针对农业人口的农村合作医疗四部分,目前实现基本医疗保障全覆盖。

人才和公共医疗服务资源均等化

资料显示,目前,全国80%医疗资源集中在大城市,其中30%又集中在大医院。在看病时,人们都往大医院跑,农村人就往城里跑。松江也不例外。

"要改变'大医院人满为患、小医院门可罗雀'的现象,必须实行人才和公共医疗服务资源的均等化。"松江区副区长任向阳说。

为此,松江将社区卫生服务站、乡村卫生室,作为社区卫生服务中心的派出机构,实行统一管理。目的是:使上下级医院能够真正相互衔接,方便群众,使常见病、多发病在区域内就能得到有效的诊治。同时,鼓励医疗机构、专家、医务人员的服务下沉到社区。

据悉,区级医院人员下沉社区有三条途径:区级医院医技人员挂编流动;担任首席社区医生或全科团队长;晋升职称前在社区服务半年。目前已委派60余名区级医院医技人员下沉社区。

任向阳坦言,目前,松江医务人员的收入由于身份编制不同,涉及不同的经费来源渠道,收入也有所不同。在医改试点中,松江努力缩小不同编制人员的收入差距。他说,比如,在村卫生室中,乡村医生不是事业编制,身份还是村民。但松江区2007年率先解决了乡村医生的社会保障问题,同时,逐年提高乡村医生待遇,年增长10%左右。2008年还实行了乡村医生待遇区级统筹。此举,稳定了乡村医生队伍,为医改奠定了基础。

在区医疗中心设立"社区医疗网络服务部",是松江医改的又一亮点。

通过"社区医疗网络服务部"的远程视频会诊,使松江市民(包括家住偏远地区的患者)不出社区,就可以得到区级医院专家的诊治。

据统计,2008年,松江区中心医院接待网络医院病人共7101人次。

为鼓励市民在家门口看病就医,松江发挥费用机制的杠杆作用,拉开合作医疗保险对社区和二、三级医院的起付标准和报销比例。具体做法是:逐步调整不同级别医疗机构的补偿比例,门急诊个人账户内报销比例为村卫生室 80％、社区卫生服务中心 70％、区级医院 60％、三级医院 50％。同时,降低社区卫生服务机构就医费用。2005 年出台《改善农民就医问题十大措施》,规定村卫生室免收挂号费、诊疗费和出诊费,2007 年,对社区卫生服务中心减免门急诊诊查费。统计结果显示,松江区 75％以上的患者,愿意在社区医疗机构看病。

2008 年,社区及社区以下机构就诊量已占全区 90％以上。

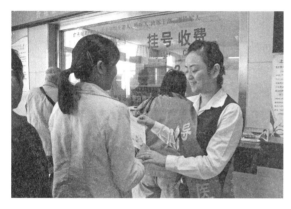
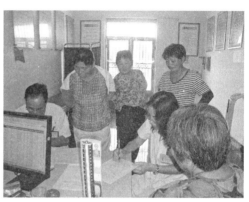

方松街道社区卫生服务中心导医在为就诊者服务　　　　　社区卫生服务站

基本药品零差率

基本药品零差率是松江医改的重头戏。松江区卫生局局长张真诚介绍,只有压低药价,才能使看病不再昂贵成为现实。而要实现基本药品零差率(低进低出、零加成),其首要的问题是:谁来承担由此产生的差额费?

松江区公立医疗机构管理中心主任朱根明是这项工作的主要负责人,他说,最初的设想是:医保、医院和病人三方共同承担。

此方案在提交区政府常务会议讨论时,被否决。

孙建平强调,既然要解决老百姓的看病贵,实行基本药品零差率,由此产生的差额费用,就应该由区财政来承担。在孙建平的提议下,区财政每年划拨 1000 万元专项经费,用于基本药品零差率补贴。2007 年 11 月起,松江建立松江区基本药品目录,对全区公立医疗机构的基本药品实行零差率。实行松江区基本药品目录后,平均每一单处方药价降低 4.5 元,全年可节省医药费用支出 1000 万元左右。

体 现 公 益 性

"实行公立医疗机构收支两条线,使医疗卫生体制的商业化、市场化转变为公益性服务,从根本上确立医疗机构的公益性质与定位。"早在 2005 年,孙建平就提出了公立医院改革过程中的制度性掣肘因素。当年 9 月起,松江对所属 20 家公立医疗机构的现有银行账户进行清理,建立统一规范的"收入"与"支出"两个账户(医疗机构的一切经济"收入"全部上交国库;医务人员的工资与奖金及各项支出纳入预算管理,全部由政府埋单),其核心是:职工个人收入与医院、科室业务收入"双脱钩"。

改革以来,区财政先后下拨5000万元,以确保医疗机构公益性和收支两条线预算管理的顺利实施。

为避免可能出现的"大锅饭、低效率"问题,同年9月,松江制定了医疗卫生机构绩效考核评估办法,配套改革医疗机构内部收入分配制度,建立了多部门监管评价机制、专业质量评价机制、行风监督员评价机制。

在新的绩效考核中,50%为工作效率,30%为社会满意度和群众满意度,20%兼顾质量和成本,切断了医务人员收入与药品、检查收入的直接联系。

张真诚说:"医院从过去重经济转向重质量,考核医务人员的主要指标不再是业务收入,而是合理用药、合理检查、合理治疗、合理转院。"

朱根明告诉记者,在"四控一提高"(控制门诊均次费用、控制平均住院床日费用、控制平均住院天数、控制复诊率、提高工作效率)的考核指标体系下,医疗机构内部运行机制、服务模式、服务内容和医生行为都发生了明显改变。

这些变化,不仅提高了卫生服务的可行性和公平性,还降低了居民的医疗费用。

记者了解到,医改前,全区医疗费用每年平均增长18%。改革后,全区门急诊均次费用下降12.8%,降幅明显。2007年,上海医院门诊平均均次费用为177元医药费,当年,松江为117.2元;2008年,松江为123.5元。近4年来,松江通过医改,减轻群众医疗费用支出12000多万元。

医 改 路 漫 漫

从2007年起,参与起草新医改方案的卫生部卫生政策专家委员会委员饶克勤,就开始追踪关注松江的医改。他说:"松江的卫生改革,只要维持现状,5年后,拿出来的报告和材料依然会走在全国前面。"

"当前进行的医改有三大共性的难点。一是,如何面对基本医疗和公共卫生服务;二是,公立医院如何通过回归公益性,建立完整的运行机制;三是,如何建立一条行之有效的评价和监督医院的机制。"张真诚说道。

在日前举行的松江区学习贯彻《新医改方案》座谈会上,孙建平表示,公立医院改革主要解决两件事:医疗卫生的公益性和解决了公益性以后,医务人员的积极性。"松江在前一轮的改革中,解决了公益性问题,下一步是在如何调动医务人员积极性上进一步深化改革。形成工资向技能要,奖金向服务要的良性运营机制"。

(摘自《第一财经日报》2009年11月3日　茅佩云)

说明:文章标题有改动

二、上海市松江区不断深化社区卫生综合改革

上海市松江区坚持"人民群众得实惠、医疗机构有动力、事业发展可持续"的原则,以社区卫生发展为切入点,以转变运行机制为核心,不断深化社区卫生综合改革。

实行收支两条线和全面预算管理,转变社区卫生服务中心和医院的运行机制。一是松江区成立公立医疗机构管理中心,负责对社区卫生服务中心和医院的运行情况进行指导、管理和考核;成立公立医疗机构财务管理中心和国库集中收付卫生分中心,负责对社区卫生服务中心和医院进行收支两条线管理。二是实行区级统筹,优化人员配置。2008年起,社区卫生经费和社区卫生站(村卫生室)运行经费实行区级统筹,根据各街镇人口及承担的公共卫生和基本医疗服务情况确定统筹标准,并纳入区级预决算体系和集中收付渠道。三是完善公立医疗机构补偿机制,实现"三个改变",即从以机构为补偿对象转变到按承担任务量给予补偿,从补偿人员经费为主转变到补偿工作经费为主,从综合项目补偿转变到单项目补偿。

建立绩效考核激励机制,调动医务人员积极性。一是建立了医务人员收入稳定增长机制。二是按照"改善服务、控制成本、激发活力、提高效率"的目标,卫生局建立了考核体系,各基层单位可结合实际情况制定考核细则。三是进一步加强成本核算,适当增加可分配奖金总量。对运行成本超支部分经审核后按一定比例予以补偿。四是改革医疗机构内部收入分配制度,实行"工资向技能要、奖金向服务要"的激励机制,适当拉开收入差距,提高工作积极性。

实行医保总额预付制,完善医保支付和管理制度。对医保基金实行区域总额预付管理,按月预付、按季考核;加强门急诊均次费用、住院床日费用、平均住院天数及复诊率等指标的控制,促使医疗机构主动提高医疗服务质量,减少浪费,控制医疗费用不合理增长;完善医疗保险管理考核办法,进一步细化考核标准,各医疗机构都建立了与医保区域预付管理相适应的内部管理、内部考核和收入分配制度,医保基金使用率明显提高。

(摘自"中国国家卫生健康委员会官方网站",2010年8月26日)

三、松江区探索紧密型医疗联合体
专家可通过影像进行诊断

60岁的石湖荡镇居民许银根来到镇卫生服务中心拍摄胸片,片子通过网络立即传送到了松江区中心医院影像诊断中心,不到半个小时,中心医院的诊断报告就到了许银根的手中。4月19日,记者了解到这种在街镇卫生服务中心检查,由区中心医院诊断的模式,

今后将在松江区全面推广。

据悉,"十二五"期间,松江区将探索建立紧密型医疗联合体,建立起区域影像诊断中心、心电图诊断中心和临床检验中心,通过信息化建设搭建起街镇卫生服务中心与区二级医院、市三级医院的医疗资源共享通道,病人在卫生服务中心看病、检查,却可以得到二级、三级医院专业医生的诊断,从而进一步提高诊断水平,发挥大医院优势资源的辐射作用。随着"三个中心"建设完成,到大医院拍片、化验、做心电图路远费时,但街镇卫生服务中心又缺少专业诊断医生,对诊断结果不放心,"两难"这种境地将被逐步打破。

据松江区相关负责人介绍,全国第一家区域影像诊断中心建设 2010 年下半年已开始启动,目前已有 7 个街镇的卫生服务中心纳入了影像诊断中心的运作系统。石湖荡镇卫生服务中心自今年 3 月 14 日与区中心医院的影像诊断中心联网后,松江区中心医院已经为该镇卫生服务中心诊断了 300 多例 X 光片病例。由于影像诊断中心的启用,区中心医院今年 3 月份 X 光片诊断量比去年增加了近 3500 例。目前,中心医院每天的 X 光片诊断量约为 150 例。下阶段,其余街镇的卫生服务中心也将逐步与区域影像诊断中心联网运行。

据了解,松江区已与上海仁济医院合作,共同推进心电图诊断中心建设,各街镇卫生服务中心所做的心电图,通过网络传输到仁济医院,由仁济医院的专业医生给出专业诊断。据中心医院介绍,截至今年 2 月,该院和仁济医院已经完成了近 700 例的远程心电图诊断。

通过物流到街镇卫生服务中心采集化验样本,中心医院的检验科化验完成后,通过网络传回化验报告——临床检验中心的建设目前正在筹备阶段。预计最早在今年上半年,临床检验中心就能投入使用。

(摘自《新民网》2011 年 4 月 19 日)

四、抢救 364 次列车爆炸事件伤员纪实

1989 年 6 月 28 日,深夜。万籁俱寂。由杭州开往上海 364 次旅客快车,缓缓驶出松江站……

23 时 15 分左右,列车驶到华阳桥乡协新的铁路 3 号道口时,第 7 号硬席车厢的前部突然发生爆炸,致使 7 号车厢的前半部和 6 号车厢的尾部被炸毁,血溅车厢,惨不忍睹,伤员在呻吟……一场紧急的救护伤员的战斗揭开了序幕。

伤员就是命令

23 时 30 分,一阵电话铃声在县医院救护站调度室回响,调度姜红星急忙抓起电话。电话是松江火车站打来的。小姜从对方急促不安的口吻中得悉伤亡情况。抢救伤员刻不容缓!他一方面调遣了 3 辆救护车抢救伤员,一方面通知松江县中心医院做好救治伤员

准备。

伤员就是命令,时间就是生命。23 时 35 分,由柯伯特、张功平、赵尧忠驾驶的 3 辆救护车,风驰电掣,赶往事发现场。救护车的呼啸声,刺破了松江城夏夜的静谧。训练有素的驾驶员忙而不乱,分工明确,以雷厉风行的工作作风,吃苦耐劳的拼搏精神,接连奋战 4 个多小时,往返 11 次,及时护送 49 名伤员,为抢救伤员的生命,夺回了可贵的分分秒秒。值得称道的是,随车救护的县中心医院彭飞鹤医师与进修医生龚宝妹,危急关头不畏艰辛,义无反顾地挑起随车救护伤员的重任。他俩的衣服被鲜血染红了。

"红十字"在黑夜中闪光

奉行人道主义精神,履行救死扶伤的天职,使许多医务人员忘我地投入抢救工作。他们用一颗金子般的心,用火一样炽热的情感,为"红十字"增光添彩。

担负着全县医疗抢救重任的县中心医院,毅然把抢救伤员看作己任。兵贵神速,23 时 40 分,总值班医院党总支副书记徐子平、办公室副主任王维刚接到电话,在最短的时间内,组成了一支有 70 余名医务人员参加的医疗急救队,他们中有院领导,有医生、护士,也有后勤人员;他们有的是当晚值班人员,有的是徒步或骑车从家里赶来的,也有的家住偏远的医务人员,是由医院派车接来的。外科值班医生郑国英,以外科医生特有的冷静,女性特有的细心,当机立断,迅速电话通知在家休息的丈夫谢建峰医师。整幢大楼的医务人员就是由小谢招呼后,赶往医院投入抢救行列的。难能可贵的是:放射科的卢纪良、徐杭雷、吴忆统和眼科的秦怡等医生,从酣睡中惊醒,高度的使命感,驱使他们纷纷赶到医院,为抢救伤员尽心尽力。此时,小卢的体温在 39 度以上。

零点 30 分,县中心医院收治了第一名伤员,这是个仅 4 个月的婴儿,两下肢轻度烫伤;紧接着,救护车一下子送来 14 位伤势轻重不等的伤员……据松江火车站人员清点,总计送往县中心医院的 55 名伤员,按医院编号看,收治伤员 40 名。关键时刻见真情,危难之中立功劳。在院长姜银根的指挥下,医务人员有条不紊地开展救护工作。由于人多屋窄,气流不畅,急诊室的温度高达 30 多度,医生护士挥汗如雨,为伤员擦洗血迹,缝合包扎伤口;后勤人员忙着抬担架,替伤员更换衣服。在骨科主任医师唐林安的主持下,郭善富、李贵群主治医师,秦涛、徐炳云、孙玉美医师,连夜对一位女伤员施行双下肢截肢、额面缝合术及一位男伤员施行左下肢截肢术。两台手术足足 4 个半小时,汗水濡湿了手术医生的外衣!眼科副主任医师崔达也亲自操刀,替伤员陈某施行了角膜修补手术。

这无疑是个奇迹:县中心医院收治的 40 名伤员,仅在一个半小时中已基本处理完毕。在医院已住满病人的情况下,院领导根据伤员病情,妥善做好安置与治疗:其中 5 位重伤员分别转送华山医院、市六医院抢救;26 位轻伤员经扩创、缝合、包扎后,转往县方塔医院、仓桥乡卫生院留观。

如果说,县中心医院医务人员在这次抢救中,以崇高的职业道德,谱写了一曲人道主义颂歌,那么,县方塔医院、仓桥乡卫生院的医务人员则以默契的配合,奏出了动人心弦的音符。

家住出事地点附近、目睹火车爆炸的严万勤,是方塔医院职工。事件发生后,他迅速奔向出事地点,在泥泞的茭白田里,抱送一个又一个伤员。当晚零点左右,方塔医院已组成一支由25名医务人员参加的急救医疗队。其中手术室人员无一缺席,这是行政总值班刘荐闻讯,请检验科医师孙裘逐一通知后,纷纷赶来的。责任感一旦被唤起,医务人员就会全力以赴。总务科顾敬礼、放射科医师姜亮亮,主动承担了抬送伤员的任务;护士陈翠花看见伤员许某饥饿难熬,捧来一碗热腾腾的面条;内科护士长王曼芳主动赶到医院,配合外科抢救伤员;连食堂炊事员也熬了一个通宵。就这样白天夜里连轴转。方塔医院收治了21位伤员,其中16位是由县中心医院转来的。为了抚慰伤员,院长朱祯祥、书记沈阿四逐个询问病情。总值班刘荐代表医院,接连给县政府打了3个电话,请示新的、更重要的任务。

伤员蜂拥而来,县中心医院消毒敷料包告乏,迅速派人去仓桥乡卫生院借取。卫生院副院长、值班主治医师潘百里风闻抢救任务繁重,出以高度的责任感,亲自骑车赶到中心医院,真挚地恳请姜院长分担点救治任务。卫生院院长张银海、手术室护士蒋美英,先后赶到卫生院,组织或投入抢救工作;党支部书记鲁秀芳、工会主席沈银弟跪在病床前,替伤员擦洗身子……

在医务人员的奋力抢救下,3家医院救治的48位伤员,除3人送来已死亡、1位右上、下肢骨折、血气胸垂危伤员因抢救无效死亡外,其余大多数脱离危险。

这次抢救的成功,固然离不开白衣战士崇高的奉献精神和精湛的技术,同时也不该遗忘那些善良的、在"红十字"召唤下,见义勇为的人们。县中心医院急诊室护士盛月芳,家住医院隔壁,她和在县教育局工作的丈夫一起,赶来抬担架、护送伤员,累得挺不起腰;出事地点附近农民也为伤员的转送出了大力,据1位驾驶员目睹,一位农民因劳累过度,晕倒过去;金山县1辆途经松江的救护车,也积极投入抢运伤员的行列。市医疗救护中心派来的10辆救护车、部队调遣的军用卡车,铁路职工的全力支持,各条战线的积极协作,对这次抢救伤员都有着举足轻重的作用。

一曲情深展新姿

时代赋予医务人员以更高的期望:不仅要使每一位伤病员从病魔的折磨中解脱出来,同时必须在他们遭受摧残而枯萎的心田里浇灌生的雨露。

年仅23岁、湖北沙市商场的业务员邓腊梅,和新婚才10天的丈夫携15岁(邓丈夫)侄子来上海度蜜月,岂料飞来横祸,使其丈夫罹难,头颅被炸飞,鲜血淋漓。邓痛不欲生。县中心医院医生护士强忍悲伤,嘘寒问暖,关怀备至;急诊室护士长、护士视邓如亲姐妹,语重心长,熨抚着一颗饱受创伤的心灵。仓桥乡卫生院收治的来自黑龙江大兴安岭的张玉琳,系新林医院的护士,年仅34岁,其丈夫是新林医院的医生。她是陪着丈夫来上海进修激光治疗的,可丈夫和孩子均受难。卫生院的领导也给予了最大的同情和安慰。为充分体现社会主义大家庭的温暖,县中心医院党总支书记陈炎文当即拍板:医院一切为了伤员,做到管穿,让伤员都换上干净的衣服;管住,让伤员休息好;管吃,供应伤员美味佳肴;管治,调集骨干力量,精心治疗、护理。县方塔医院、仓桥乡卫生院也处处为伤员着想,无微不至地关怀伤员。方塔医院发给伤员毛巾、牙刷、牙膏;买来了伤员换洗的汗衫、短裤,甚至连妇女用的乳罩、便纸也想到了。此情此景,感人至深,伤员更是感激之情,溢于言表。

这次救治伤员工作是对白衣战士医疗作风、思想品行的严峻考验。事实证明,我们医务人员的觉悟是高的,素质是好的,他们理应受到人们的敬重,因为他们的行为已充分展现出医务人员崇高的形象,是一支拉得出、打得响、过得硬的队伍。

正是这种不计报酬、一心一意为伤员服务的精神,赢得了到医院看望伤员、调查事件真相的副市长倪天增、市政府副秘书长夏克强以及市卫生局领导和松江县政府领导等的好评。

(吴纪盛)

五、铁肩担道义　天使更柔情
——松江援川医疗卫生队驻地探营记

自 6 月 29 日起,松江对口支援都江堰的医疗队赶赴龙池镇至今已有两个月,12 名白衣天使的工作、生活情况始终牵动着家乡父老的心。前几天,记者有幸随特派宣传报道小组前往龙池,体验队员们在灾区经历的点点滴滴。

成都,这座城市几乎已经丝毫没有了地震留下的痕迹,人们依旧像传说中那样休闲、安逸地生活着。而一到都江堰才发现,情况根本没那么乐观,城市的各个角落都能看到地震留下的影子,灾区的"味道"极浓,整座城市伤痕累累:残墙断壁、断裂隆起的路面随处可见,看似完好无损的民居也都成了空宅,到处是"重建家园"的横幅和清一色的板房。还有,就是山间时不时暴发的泥石流。

渐渐靠近龙池镇,越是往山里走,越能体会这样一句话:天使,不辱使命!他们用铁一般的肩膀,承载起医生光荣而又神圣的使命。

溜坡:险象环生

要进龙池镇,必须经过全长约 1200 米的龙池隧道,整条隧道内伸手不见五指不说,原本平整的路面如今也是千疮百孔、坑坑洼洼。汽车行进过程中,冷不丁就会吃到"暗箭"。

刚"冲"过这条"暗道",面前立马出现一条原本不是路的下山路——当地村民临时用碎石沿着山坡铺成的便道。它就是记者曾经几次在相关报道中提到的那条有着连续 11 个 180°急转弯的上下坡道,每个坡道并不长,但坡角几乎都有 45°,令人望而生畏。驾驶员

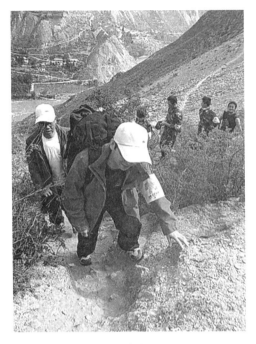

行路难

沈师傅告诉记者："龙池镇就在山沟当中,其他道路已被严重损坏,所以这条便道就成了队员每次出入的必经之路。大家能够做到的,也就是下雨天尽量不坐汽车上下坡,最大限度地确保安全。"

还是这条路,曾经让队员们"魂飞魄散"。有一次,医疗队员去某灾民安置点执行任务(不用上坡)。经过便道时,有人告诉队员上边有十几名工人集体出现发热症状。医疗队随即兵分两路上山,在安置点执行好任务后,当地老乡热情地用自家的车送队员过去。不知是由于雨后路滑,还是人多车重,汽车刚爬到一半,突然向后猛退。由于是连续弯路,车一边迅速后溜,驾驶员必须得不停地变换方向,尽一切可能使车子顺着道下坡。否则,唯一的后果就是车子坠入落差几百米的山沟。

"那时候,真的什么都不想了,只能听天由命。"这是队员们当时最真实的想法。而如今,只要有任务,队员们仍旧义无反顾地穿梭在这条"生死线"上。

"名菜":风波四起

一到龙池,就听闻这里的餐桌上有道"名菜",不禁让记者有些垂涎欲滴。采访中,记者在龙池镇公立卫生院为松江医生临时设立的"食堂"搭伙了两天。而所谓"食堂",就是在卫生院前的空地上搭起的一个简易帐篷(厨房)以及撑起的两顶大遮雨伞(餐厅)。在队员们看来,这样的食堂还特别"雅致",每天吃饭的时间,对他们而言,已经是一种不小的享受。

刚到龙池的第一天,记者在9个人的餐桌上享受到了五菜一汤的待遇,没有记错的话,唯一的荤菜就是当地的回锅肉——辣椒堆中拌着些肥肉片。兴许是途中劳顿,又或者是因为初尝"川味"的新鲜感,这一桌"美餐"记者吃得津津有味。美中不足的是,餐桌上没见到那道"名菜"的影子。记者心中

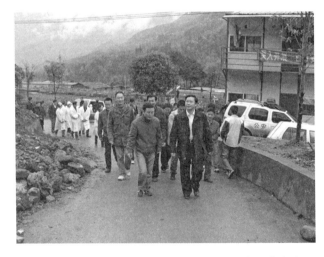

松江区区长孙建平到龙池灾区慰问松江卫生医疗队员

犯起嘀咕：原来医疗队还有所保留,竟然不拿出好菜款待。

临行前一天,记者终于发现餐桌上多了两道菜,一道荤菜,另一道就是传说中的"名菜"——水煮刀豆。"既然是名菜,一定别有一番风味。"记者想都没想,就撂起一大筷送入口中。这一尝,还真尝出了许多不同的味道。这才恍然大悟,所谓的"名菜"就是将刀豆放入清水内煮熟便是,幸好汤汁表面还能见到点滴油花。

"吃吧,蛮好吃的,至少比刚来时要好吃多了,当时这道菜里根本见不到一滴油。"身旁一位医生的一句真情告白,让记者心里酸楚了许久,久久不能平复。原来,如今自己吃到还是这道"名菜"的改良版。

那么,此菜名出何处? 临时食堂的负责人之一,龙池镇公立卫生院老院长赵志昌解了记者的疑惑。"医疗队刚到这里时,这里基本没啥吃的,无奈之下,我们只能拿豆子放水里煮熟了,让队员们下饭吃。我也知道很难吃,可队员们辛苦一天下来总是吃得特别高兴,这一吃就是整整20来天。"

记者还从老赵那里探得这样一则内幕消息：记者在龙池搭伙的这两天,餐桌上已经是加菜了。

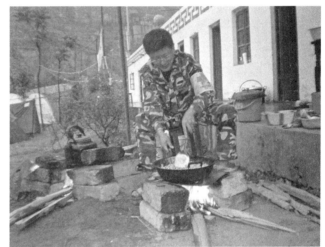

松江卫生医疗队员因陋就简烧煮饭菜

创意：天然浴场

"刚到这里的时候,差不多有3个星期左右时间,没水、没电,洗澡成了特大问题。"说起医疗队队员洗澡问题的解决,后勤保障组的吴吉林和沈洪两位队员功不可没。因为"身兼数职",劳累过度,沈洪师傅还曾两三次出现心跳180次/分钟的危险状况。

炎炎夏日,山上白天闷热,夜晚潮湿,不能洗澡何以堪? 刚开始几天,队员们熬过去了。可熬终究不是办法,队员们开始寻找出路。

天无绝人之路,屋后刚好有条山沟。尽管沟水很浅、很小,但在那种情况下,队员们已是如获至宝。吴吉林、沈洪等几名队员花了两个下午的时间,用石块堵住下游,中间稍微挖深一点,底上再铺上小石子,硬是开垦出个1平方米见方的露天"浴场"。

有了这个天然的"浴场",队员们暂时忘却了断水的痛苦。一到夜深人静的时候,男队员们则轮流去"池"里洗个凉水澡。一人在"池"里洗,一人则在岸上帮忙打手电照明。两名女同志,则是由男队员帮着打两桶水到屋内,简单地擦两把就了事了。

如今,山沟里安了水管,"宿舍"里有了"自来水",可用这"自来水"也还得看老天的脸色。

住在龙池卫生院的那一晚,记者细细品味了一番这"山泉自来水"的味道,至今记忆犹新。想象中的山泉是源源不断的,可当记者站到淋浴器下时,全然不是那么回事。只见那水滴就像是从龙头里一点一点"挤"出来一样。

这样的情形在山里确是"家常便饭",如果两个水龙头同时打开,水流更是慢得让人心痒痒。多少个晚上,十几个队员就是这样依次排队"享受"那份惬意的。触景生情,看到这样的"自来水",队员们时不时会想起那个属于他们的天然浴场。

"如果前晚下过雨,那第二天起床只能用紧缺的饮用纯净水刷牙,溪水太浑浊,不卫生。"早上醒来,正当记者不解为何有"自来水"不用时,队员周君义给了答案。

医疗:"上海形象"

医疗队此行的主要任务是帮助龙池恢复当地的医疗卫生保障体系。"大灾之后无大疫"是基本目标,他们立志要为龙池百姓做更多事情。他们做到了,在"小震天天有,大震三六九"的环境下,医疗队用实际行动在龙池树起了人人称道的"上海形象"。

白天,医疗队员奔波在大山之间,到各个灾民集中安置点开展巡诊服务,深入 7 个安置点的饮水水源处开展水源监测工作。龙池地处群山深处,平均海拔在 1000 米以上,最高海拔 3000 余米。由于余震不断,特别是下雨天,暂时打通的交通随时会被山体滑坡再次阻断,机动车无法前行。队员们就索性下车徒步前进,爬上几公里甚至几十公里山路深入到各个点开展工作。

夜晚,回到住地,几名医生就守在"值班室",接待随时可以到来的门诊和急诊病人。不管是晚上睡觉时间、吃饭时间或是刚起床还没来得及洗漱,只要一有病人来,医疗队员就会立即放下手头所有的事情,因为他们要兑现"24 小时医疗队"的承诺。

"这段时间,由于各种原因造成外伤的病人特别多,什么时候过来的都有。"许叶芳医生介绍道。

医疗队的付出,当地群众都看在眼里,记在心里。记者在跟随医疗队巡诊的过程中注意到,不管事先有没有接触过,只要看到熟悉的黄 T 恤(医疗队队服),每个老乡都会主动和队员打招呼。"现在几乎所有人都知道他们是上海来的医生,这段时间他们真的太辛苦了。"住在卫生院旁的邓学兵见到记者就说。

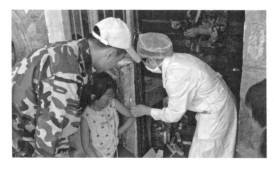

为灾区儿童注射

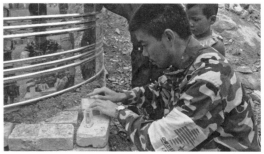

饮水监察

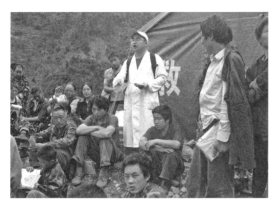
向群众宣传卫生知识

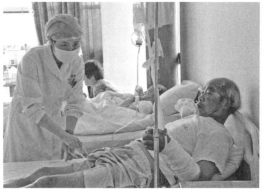
护理伤病员

　　每到一个安置点巡诊,群众的热情那个高啊,不是亲眼见到,很难想象,"欲走还留"的情形时有发生。

　　据了解,目前几名队员正在根据自己的专长,手把手地带教当地几名年轻医务人员。大家都希望把上海的医疗服务永远留在龙池。

口头禅:"我们龙池"

　　在与医疗队队员零距离接触的这几天里,记者发现许多队员的"思路"都变了。对松江来的"客人"也好,与当地老乡的交谈也好,他们的许多说法不禁叫人有点"丈二和尚摸不着头脑"。

　　事情是这样的:短短几天时间里,记者无数次听到医疗队员口中情不自禁吐出"我们龙池"这个称谓。哪怕是和当地老乡交流时,队员们都自然而然地操起了现学的"四川话"。

　　当记者听到有个队员第一次用"我们龙池"这个称谓向记者介绍灾后龙池的基本情况时,不禁有些纳闷。"不会是忙得犯晕了吧,按理说不会犯这样的错误啊。"直到后来,听到一个又一个队员在不经意间用这样的口吻和词汇与人交流,记者才意识到,这不是一个错误,而是龙池已经融入了队员的血液。

　　远离家乡和亲人,难道队员们真的不思念家乡,不想念亲人吗? 哪能不想。

　　朱频6岁的儿子每晚都要和妈妈通个电话,孩子总在电话里问妈妈:"到底是我重要,还是四川重要?""那你觉得是四川的宝宝可怜,还是你可怜?"朱频反问。

　　"四川的宝宝可怜。"孩子很懂事。"那你知道妈妈为什么要来四川了?"说到这些的时候,尽管朱频尽力掩饰自己内心的情绪,可眼角偷偷闪烁的泪花还是诉说了一切。

　　用当地老乡的话说,"上海医生为我们做的实在太多太多,很难用语言表达清楚。对他们,我们除了感激,还是感激。"

　　是啊,"我们龙池!"这句新养成的口头禅,不正是松江援川医疗卫生队精神面貌的最好写照吗!

(摘自《松江报》2008年9月1日　王裔君)

六、沐露鲜花别样红

——记浦南中心卫生院

1996年9月中旬,一批不速之客光临了黄浦江畔的泖港镇。

客人们是来自北京、天津卫生部门的领导和专家。他们在上海参加京津沪卫生工作会议,共同交流探讨乡镇卫生事业的建设和发展。期间,客人提出要到市郊看看,于是市里便安排他们来到了这里。

来客巡察了浦南中心卫生院,他们对这个卫生院表现出了极大的兴趣。该院良好的医技水平,高质量的医疗服务,整洁的内外环境,给客人们留下了深刻的印象。天津市卫生局一位领导动情地说:从来没有想到乡镇卫生院能搞得这么好,达到这么高的水准……

一

改革开放的阳光雨露,沐浴着神州万物。在960万平方公里的广袤国土上,各种新鲜事物犹如百花竞艳、姹紫嫣红。浦南中心卫生院,就是这百花园中一朵绚丽的小花。她已连续6年被评为县文明单位,院党总支连续5年获镇、县先进党支部称号;经综合评估,又被定位县A级卫生院。在松江县医疗卫生战线上,她是社会主义两个文明建设的双佳单位。

但是,追忆往昔,人们清楚地记得,浦南中心卫生院的前身,那所坐落在小街深巷内的泖港卫生院,房屋破旧,医疗设施简陋,十几位医务人员,只能为农民兄弟医治一些常见小病,如遇急难病症,就得将病人转送远在松江城区的县中心医院。由于泖港四面环水,形似"孤岛",交通闭塞,辗转之间使一些病人险象环生。有一年的一天半夜,从农村送来1位难产孕妇,值班医生急电县中心医院,救护车风驰电掣般开到泖港,接过孕妇即返松江,但终因交通不便而致产妇在途中分娩。更严重的是,有些危重病人因此而失去了抢救时机。

多年来,"治病难"一直困扰着松江浦南地区的群众。

改革开放的春风吹绿了浦南水乡,带来了蓬勃生机。当时的卫生院院长岳火根闻风而动,他多方奔走,大声呼吁,要求改变浦南医疗卫生落后的状况,解决群众求医看病难的问题。

1986年,在上级领导的重视和支持下,辟地0.8公顷,投资100多万元,泖港新建了一所2200平方米的卫生院。

新院的落成,为泖港卫生事业的发展奠定了物质基础。在新老交替中,新院长陈时运走马上任。他从踏上新的岗位的那一天起就思考着:医院要发展,既要继承发扬老院长的一套好的做法,加强医院管理,同时还要进一步拓展业务,开创新局面。他的想法,得到了全院医务人员的赞同。

浦南中心卫生院另辟蹊径,走上了一条新的发展之路。

二

任何事物的发展,都有一个过程,而且总是与困难曲折相伴相随。

还是在 1992 年的时候,卫生院就曾经作过大胆的尝试,开设了精神病护理联合病房,收治市、县及邻近乡镇的病员来院治疗。但住院病人不多,一年不过一二十人。现在要想把医院这块"蛋糕"做大,绝不是一件轻而易举的事。

但浦南中心卫生院在困难中也看到了机遇:随着社会的进步,上海地区已逐渐进入社会人口老龄化阶段,一些常见的老年精神病发病率呈逐年上升趋势,只要加强对外联系,增设床位,加强医疗措施,收治病人的潜力很大。

事实证明,浦南中心卫生院是有远见的。现在,它每年接受住院治疗的精神病患者在120 人左右。光这一项的收益就近 200 万元,这既减轻了市区医院的压力,也为自己再发展打下了基础。

在加强扩容工作增收精神病患者的同时,浦南中心卫生院还积极采取措施,解决浦南地区群众呼声很高的医院无妇产科的问题。他们克服了设施不全、人员缺乏等困难,经过一番努力,终于与县中心医院一起在卫生院内开设了妇产科联合病房。

为了办好妇产科病房,卫生院采取了双管齐下的措施:一方面,送出 5 名医务人员去县中心医院妇产科参加业务培训,为本院妇产科培养骨干,给以后工作打好基础;另一方面,聘请县中心医院退休的资深医生到卫生院来传帮带教,就地培养自己的妇产科业务人员。后来,类似这种做法还延伸到了卫生院各科,在很大程度上提高了医务人员的整体医技质量和业务素质,使浦南中心卫生院有了一个质的飞跃。

医院的业务素质上去了,声誉也提高了,周边的张泽、五库、新浜等乡镇的病人纷纷前来就医,甚至与泖港隔河相望的金山区一些乡镇的病人也慕名而来,卫生院真的成了浦南地区的医疗"中心"。但陈时运没有丝毫懈怠之意,他脑海中的那根神经始终绷得紧紧的。针对医院运作机制中存在的薄弱环节,他提出医院要严格管理,规范服务,提高服务质量。为此,浦南中心卫生院制定了医务人员"八要八不要"规范服务制度;大胆改革人事制度,将那些业务扎实、工作认真、勇于创新、事业心强的优秀青年医生,选拔到中层及各科室领导岗位上;实行全员聘任制,竞争上岗,择

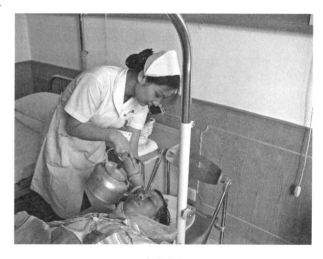

清洗患者眼部

优录用,优化组合,充分调动医院职工的积极性。医务人员一律实行挂牌亮名上岗,院内设置病人建议箱,同时聘任了7名社会义务纠风监督员,给他们颁发了证书;发现问题,义务纠风监督员有权可直接向医院领导反映情况,提出建议或意见。为了搞好群众监督,卫生院还印制了一张病人出院征求意见表,请病人对本院的医生、护士、工勤员的服务和其他一些方面是否满意用打"√"来进行评价,到月底将所有表格进行汇总,以此来自我测评卫生院的工作;发现问题,及时作出整改措施。

这些举措,收到了明显效果。有一次,妇产科一位护士在护理产妇时,胳膊肘不小心碰到病人床头柜上放着的鸡蛋,3只鸡蛋跌落在地打碎了。护士连声道歉并答应赔偿。不料,在一旁的产妇的婆婆见状,认为不大吉利,张口就骂起护士来。那护士一声不响,赶忙将地上收拾干净。那农村老妇见护士不吭声,越发觉得自己理直气壮,骂得更起劲了。后来倒是那位产妇忍不住了,说:"姆妈您像话吗,人家护士立在这里任您骂,不还一声嘴,如果是您能行吗?"一听媳妇发话,做婆婆的才住了口。

浦南中心卫生院将自己的工作置于社会和群众的监督之下,营造和树立了医务人员敬业爱岗、比贡献讲奉献的良好医德医风。该院医务人员自觉做到婉言谢绝病人的请客送礼,数以百计次地拒收和退还病家送上来的"红包"。曾经有一位绍兴青年,在和怀孕妻子到松江来游玩的路途中,其妻突然肚疼不已。他赶忙就近将妻子送到浦南中心卫生院。经检查,发现胎儿胎心不规则,缺氧,一时又不能自娩。后经剖宫产娩出一男婴,婴儿经抢救转危为安。那青年十分感激,次日拿出400元钱送给接产的邹医生,邹医生婉拒了他的好意;之后,他又趁晚上邹医生一人值班,悄悄地将500元现金放在医生桌子上,被邹医生发现后当即退回。产妇回绍兴的前一天,那青年再次到医生办公室,拿出800元钱定要医生收下,照例又被拒绝。1个星期后,那青年特地乘出租车从绍兴赶到泖港,向医院送上一面锦旗,上书"医德高尚,医术高超"。他感动地说:"送了几次钱都被退回,开始认为是送得太少,所以每次都加一点,后来才知道自己的想法错了,你们是真正的好医生啊!"

三

浦南中心卫生院声名鹊起,如日中天。

但是,陈时运和他的同事们始终保持着清醒的头脑,他们想得更多的是,如何进一步提高医院的医技质量和增强服务功能,以更好地回报社会,造福广大群众。

这几年来,为了切实做到不增加农民兄弟看病求医的费用负担,医院对各科的收费都作了严格的规定。他们坚持低标准收费,如该院门诊挂液收费标准定位在3元,如果要讲经济效益,光这项1年就少收近20万元。

低标准收费,但绝不意味着降低医疗服务质量。有位张泽镇的病人,为择院就医作手术,在浦南中心卫生院和市区某医院之间犹豫不决。后来他乘出租车去了上海那家医院了解"行情",手术加上其他费用,匡算下来要好几千元钱呢。他想,在浦南中心卫生院治疗同样的病,是无论如何也不会达到这个数目的,再说家里人照顾也方便得多。他立即掉头折回泖港，入院就医。到治愈出院那天结账，一看账面上总共才1000多元钱，他乐了，也服了。

浦南中心卫生院的治疗技术水平，一定程度上已满足了浦南群众看病求医的需求。如以往使人颇感棘手的宫外孕出血性休克等病症，现在该院已具备了治疗条件和能力。又如一些往日需转院治疗的其他病症患者，一般也都能在浦南中心卫生院得到治疗，减轻了患者及家属的辗转奔波之苦。

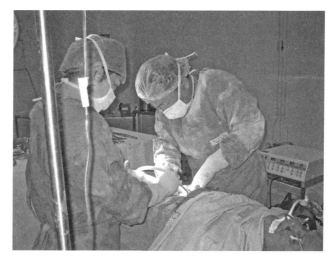

手术治疗

浦南中心卫生院已造就了一支令人可敬的医疗队伍。在日常繁忙而又平凡的工作中，他们显得默默无闻，但正是他们，在崇高的救死扶伤的神圣事业中，付出了大量的心血，为广大患者解除了病魔的折磨。

夏春云，这位被群众尊称为"农民大夫"的上海市劳动模范、县优秀共产党员，30年如一日，对事业的追求痴心不改，对工作一丝不苟，对患者一片真情。他的动人事迹在泖港广大群众中有口皆碑。他是外科"一把刀"，在1994年至1995年2年中，他主持下的外科完成手术840多例。有一次，沈家村一位妇女患胆结石动手术，在手术过程中却又发现她腹腔内有肿块。夏春云医师处惊不乱，凭着精湛的技术和丰富的临床经验，与助手一起，两刀合为一刀，成功地施行了手术，为病人消除了隐患。还有一次，正是他侄儿结婚的日子，难得在家休息的夏春云被医院值班医生一个电话急召而去，原来当天上午来了一位胆结石病人，值班医生一个人忙不过来，便请夏春云来一起施行手术。到了晚上，夏春云刚刚坐定端起酒杯喝喜酒，医院又来了一位患阑尾炎的病人，值班医生无奈之下又打来电话请他。夏春云二话不说，放下酒杯迅速赶到医院，直到晚上21:00才完成手术。这一天，他整天扑在手术台上，仅以2碗面条对付了事。他工作起来不分内外，内科、小儿科、精神病房，甚至妇产科的活儿他都抢着干；只要是医院的工作，哪怕是清洁卫生他也做。一次，医院厕所管道阻塞，经工人修理仍无效，他见状后就毫不犹豫地跳进粪坑，清除了污物。

30年来，经夏春云的手治好的病人数以千计，病人同其家属都十分感动，纷纷表示感谢。1994～1995年中向他送礼、送"红包"的就有120多例，对此，他一概婉拒，总是说："这是我的责任，是应尽的义务，你们的心意我领了"。

其实，在浦南中心卫生院中，类似夏春云医师的何止一人。院长陈时运抱病抢救上消化道出血病人；副院长周锡金多次为行动不便的老人上门义诊；戴峰医生在田头、村头为村民义诊不计其数……浦南中心卫生院的医务人员，在市场经济条件下始终保持着"见利不动心,对病人不变心"的良好医德,以自己高尚的情操维护着医务工作者的良好形象。

事业在召唤。

浦南中心卫生院此刻又在筹划着未来。实际上,为了早日实现未来的目标,他们已经先行一步:1994年以来,已经先后投资300万元,更新改造医院的一部分设施,为日后拓展业务铺平道路;送出15名中专文化程度的医务人员进行大专业务培训,夯实跨世纪医疗队伍的基础……

目前,浦南中心卫生院正在为达到二级医院的目标而努力奋斗。这对浦南地区广大群众来说,无疑又是一个令人欣慰的喜讯。

(摘自《上海改革开放二十年系列丛书·松江卷》陆洪宝、张元金)

七、松江结核病防治所
——中国第一家县级痨病防治专业机构

痨病是我国中医学上对肺结核的通俗说法,在我国古代俗称"痨瘵",在西方医学上称之为"结核病"。痨病作为一种慢性传染病,在近代中国的流行极其猖獗,提起痨病,在当

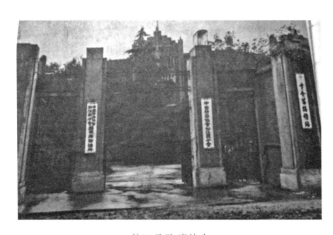

松江县防痨协会

时一般民众意识里就有"十痨九死""谈痨色变"的恐慌。那时的中国被人家戏称为"痨病国",近代中国还被讥讽为"东亚病夫",与结核病的流行有很大关系。国内一大批爱国人士提出:"要救国,要医病国,必先医病民"的"防痨救国"思想。1933年10月21日,在上海霞飞路1881号民国市府招待处召开中国防痨协会成立大会。不久,松江医师柯德琼也参加了中国防痨协会,为早期会员。

解放初,据松江医务界有关人士估计,松江肺结核患者有9000人左右。1953年,卫生科对松江镇机关、学校开展健康检查,发现活动性肺结核占50‰,肺结核正呈扩散态势,农村更为严重。同年4月,松江县人民代表大会提议通过"迅即组织群众性防痨协会",由副县长姚鹓雏及各群众团体、公立医院负责人等12人成立筹备组,组织群防专治行动。与此同时,柯德琼向县人民政府建议,自愿将德琼医院捐献给国家;但因当时尚无此项政策,未予接纳。后鉴于肺结核对人民群众的严重危害,是年4月30日,柯德琼将自己的私立医

院献给民办团体——中国防痨协会,将德琼医院改为当时我国第一家县级结核病防治所,柯德琼被任命为所长。次日,中国防痨协会松江分会成立,选举理事21人,候补理事4人,姚鹓雒为理事长,柯德琼、曹德箴为副理事长,聘请柯德琼为总干事,陆铁良、徐伯玉为副总干事。结核病防治所隶属中国防痨协会松江分会,该所占地六亩二分,有大小房屋65间,设门诊部、住院部、办公室,34名工作人员,还有病床30张,25毫安X线机1架及显微镜等医疗器械设备。原德琼医院设内科、儿科、妇产科、皮肤科、花柳科、眼鼻科、喉科、牙科、肺科等,至1953年12月底,医院全部用于结核病防治,成为专业治疗痨病、卡介苗接种、防痨宣传、业务培训、学术交流机构。该所坚持"预防为主,防治结合"原则,举办防痨医师进修班和接种卡介苗训练班,培养了一大批医务专业人员与预防结核病宣传员。研究人员还及时掌握疫情动态,深入结核病流行病区进行调查,与各医院加强联系交流防治工作。柯德琼还亲自带领医护人员深入工厂、学校、农村开展防痨宣传和现场培训接种卡介苗。1953年至1958年,全县共接种卡介苗42898人次。在20世纪50年代,结核病防治所还担负松江专区的防痨业务指导工作,为松江专区各县举办卡介苗培训班3期,开展支气管镜检查、支气管造影、脑神经压榨术、支气管滴入等新技术培训。结核病防治所病床从30张扩展到50张,还添置100毫安X线机1台。1957年起还先后派出防痨工作队,携带30毫安X线机,深入上海、川沙等县(1958年前隶属江苏省松江专区)部分工矿、学校开展团体防痨,对松江地区防痨工作起到推动作用,成为松江地区防治结核病基地。

1957年1月,中国防痨协会参加在印度新德里召开的国际防痨联盟第十四届国际防痨会议。带去的"中国防痨协会画册"中,介绍松江防痨工作成就的一组照片5张。1973年,结核病防治工作逐步形成了县、公社(乡)、大队(村)三级防治网,全县20个公社(乡)、镇卫生院均有兼职肺科医生,大队卫生室有赤脚医生分片包干,做到组织落实和人员落实,通过查病问病,各大队发现一些新病人,基本上做到就近就医,送医送药上门,得到及时治疗。城镇工厂、学校医务室亦落实专人兼管结核病防治工作。全县培养了一支固定的结核病防治骨干队伍,而且把防治知识教给群众,开展群防群治的群众运动。1974年2月20日,上海市卫生局革命委员会在松江召开"上海市结核病防治工作交流会",推广松江防治结核病工作的经验。会后,市卫生局革命委员会下发26号文件指出:"据不完全调查,农村结核病患病率约为1.5%到2%,城市工厂约为1.5%。全市(10个区10个县)推算约有20万病人,严重地危害着劳动人民的健康,影响了工农业生产。"为此,要求作为一项光荣的政治任务来抓好结核病防治工作。1974年,松江人口434607人,结核病患者4766人,结核病患病率为1.1%,大大低于全市结核病患病人数。松江经20年努力,与1953年相比,结核病人数减少近一半。

1981年12月底,松江全县有结核病人845人,为加强防治工作,于是年12月将中国防痨协会松江分会所属结核病研究所改为松江县结核病防治院,松江县人民医院肺科医务人员同时并入该院,在乐都路新址建造2500平方米新院。1982年,松江县进一步开展科普宣教工作,《卫生与健康》报及《松江县防痨简讯》分发给全国23个省市的100多个单

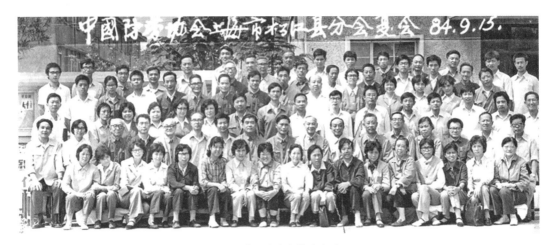

1984 年，县防痨协会复会

位。全县进一步加强群防群治工作，结核病得到控制，全县患病人数降为 686 人，是年 10 月，在"全国第一届防痨宣教经验会"上被评为先进集体。1983 年 6 月 17 日，日本结核预防会、结核病研究所所长春木正和来该院参观交流。1984 年 6 月 26 日，联合国世界卫生组织西太平洋区结核病控制组长钱元福及尼森来院视察。1985 年，松江结核病患者下降到 402 人。结核病患病率从 1975 年的 1.087％，下降到 1985 年的 0.083％，结核病死亡率从 1975 年的 22.8/10‰，下降到 1985 年的 10.6/10‰。1985 年 3 月，国家卫生部防痨司司长王健视察松江县结核病防治院时题词："松江县的结核病防治工作，作出了很大的成绩，可谓全国城市郊县的典型……"

（摘自《雄冠华夏》一书　妙韵出版社 2013 年 12 月　王永顺主编）

八、最后的松江蛇医
——民间蛇伤灵方面临着失传尴尬

77 岁的李粉根等了一整天，但没有一位病人上门。

打开诊所的抽屉，是一大罐密封的治蛇毒中药制剂。但连老李自己也记不清，上一次拿出来使用是什么时候。

蛇，江南稻田山野的常客，曾令多少农民受苦，却也成就了老李家几代人的生计。在松江区车墩镇，随便找个五十岁以上的老人一问便知："被蛇咬就去华阳桥找老李。"

城市化令松江耕地面积逐年减少，蛇的踪迹渐成稀罕。16 岁便从父亲手里郑重接过祖传秘方的李粉根，从未想过有一天，自己会连蛇也看不到。但现实就是这样，当传统技艺失去了赖以生存的环境，等待它的只有被遗忘的命运。就这样，李粉根成了松江地区最后的蛇医。

接下"衣钵"

松江区车墩镇华阳街。

过去站在这里四望，触目所及皆为绿色农田，如今只有高声播放流行音乐的成排商铺。在一家袜店和一家电信通讯店的夹缝间，有条仅能容一人通过的小巷子。小巷深处的平房，就是老李家。小院一角，被辟为一间独立的诊所。就在这里，老李曾接待过无数慕名而来的蛇咬伤者，最热闹的时候，一年要救治五六百人。

"蛇医这碗饭，既能救人又能挣钱，你要不要？"60多年前，当老李的父亲准备让儿子继承衣钵时，问了这样一句话。李粉根选择了"要"。这碗饭吃得并不容易。为辨识药草，李粉根曾翻山越岭；为认识蛇种，他不得不亲自捉蛇。一次在江西捉蛇时，老李避让不及，被一条已捉到箱子里的眼镜蛇轻轻一"吻"。顿时，左手臂变成紫青色。连夜乘快车回家治疗，总算是保住了性命。伤愈后，他依旧出门捉蛇。

"一朝被蛇咬，十年怕井绳"的俗话，在老李身上似乎并不起效，在和蛇打交道的过程中，老李找到了自己安身立命的方向。在父亲的教导下，不满20岁的李粉根第一次独立医治病人。对方是邻家的农民，在稻田干活时被蛇咬伤。送来诊所时，手背上有两个锯齿形的齿印，一看就是典型的蝮蛇咬痕。李粉根连忙把药草磨碎了敷在对方的伤口上。翌日，病人肿亮的手背就恢复了原形，几天后，竟能活动自如。在当时，救活一个壮劳力，等于挽救整个家庭。看着病人家属真诚致谢，李粉根有了信心，"我能接下'蛇医'这碗饭"。

经过多年实践摸索，老李对"祖传秘方"加以改良，最终形成由浮萍草、蛇舌草、夏枯草等十几味草药合成的纯中药治蛇伤制剂。

保 命 之 战

上海市郊，最常见的蛇是蝮蛇。

这种粗短的蛇呈暗褐色，三角形的头部宣告着它的毒性。它的别名又叫"草上飞"，顾名思义，多栖息于荒野草丛和田野溪沟。上了点年纪的农民，几乎都有在孩提时代捉无毒小蛇的尾巴戏要的记忆。唯独看到褐色的"草上飞"，大人总叮嘱要退避三舍。然而在上世纪六七十年代，许多农民习惯在夏日赤足露膀地干活，被蛇咬伤的几率大增。一次，一位8岁小姑娘在田里拔草，只觉手上一麻。听到哭喊的大人赶来一看，一条蝮蛇正从小女孩的脚下滑走。知道不妙的农民连忙抱起女孩送到老李家。当时，蛇毒已使女孩的手臂紫了一大块，难忍的肿痛让女孩哇哇大哭。老李赶忙用祖传秘方进行救治，在清创后用小刀划破皮肤，挤出血后撒上药剂，并配以药粉让其口服。1周后，姑娘痊愈了。如今，她已成了50多岁的老人，仍常来老李家做客。

随着老李"祖传秘方"的招牌打响，他进入华阳桥卫生院工作。20世纪70年代，农村蛇伤病人多，卫生院专设了"蛇伤门诊"，还推荐老李接受了由中国农村卫生协会蛇伤防治与蛇类资源医用研究会主办的蛇医培训。从一位江湖俗称的"捉蛇叫化子"，成为坐堂看

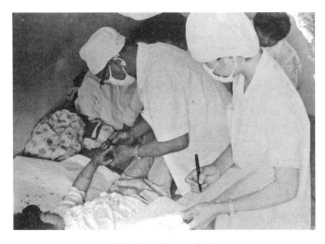

李粉根治疗蛇伤患者

诊的中医士，老李自此和卫生院的西医一起，从蝮蛇的毒牙下抢救出难以计数的病人。每年6月至9月蛇伤发病高峰期，医院总是住满了病人。华阳桥专治蛇伤的声名，也在上海市郊传开。

老李犹记：20世纪80年代，一位浙江金华的农民在当地被蛇咬伤，蛇毒攻心、生命垂危。以为医治无望的家属打电话给松江的亲戚讨论后事，这名亲戚听罢连声急叫"且慢！我们这里的蛇医或许能救"，他连夜敲开老李的家门说明情况。老李二话没说带上药剂，星夜兼程赶到金华，硬是用中药把已昏迷的病人从死亡线上拉回。自此，老李的声名遍及江浙地区，不少蛇伤患者会从外省转几次车专程来老李处求诊。

蛇 不 见 了

1991年，作为上海地区的蛇医代表，李粉根参加了在江西省举办的第三期"蛇伤防治师资培训班学习"。风景如画的龙虎山让老李心旷神怡，但他并不知道，就在他和来自全国各地的同行热烈探讨蛇伤防治之术的同时，变化已在悄然发生。松江区农委的数据显示：20世纪90年代，松江全区耕地面积从70年代的60.3万亩减少至58.1万亩，全区农业人口也从20年前的19万锐减为6.8万。到了2010年，这组数据更仅剩25.6万亩和5600多人。郊区大片的农田为商品房、工厂和店铺所取代，蛇没有了栖息之所，也不再有机会与农民狭路相逢。

1996年退休后，老李依然每周去华阳桥卫生院为蛇伤患者治病。7年后，华阳桥卫生院与车墩卫生院合并为车墩镇社区卫生服务中心，"蛇伤门诊"的牌子虽在，但除了2003年当年就诊患者达到136名外，2004年至2008年就诊患者均不超过百例，至今更是每年仅20例。医院不再设专职蛇医，若有蛇伤病人则由外科大夫用注射抗毒血清等办法救治。

今年，老人被告知：不用再去门诊忙活了。他决定重新回家开诊所。秘方的药效没变，专业的判断力没减，自己的声名也还在。然而，谁还需要蛇医呢？

和老李一起走在华阳街上，许多老者迎面看到他都会和他打招呼，然而年轻人都已不认识他了。一位老先生骑车经过，停下车来询问："老李，晚上看诊吗？"李粉根顿时眼睛一亮："你哪里被咬了？"对方比画着腰部："噢，没被蛇咬，我是生了带状疱疹，你能看吗？"老李几乎不被察觉地叹了一口气："好吧，你晚上来吧。"

治蛇伤的"祖传秘方",现在更多地被用于治疗蜈蚣虫咬或疱疹。在李粉根递来的名片上,他也在蛇医下面印上了"疱疹"两个字。

告 别 时 刻

"我老了。"捣着药草时,古稀之年的老李开始感到力不从心,从父亲手里传下来的祖业,现在该传给谁呢?

夫妻俩膝下有两儿一女。在子女小的时候,老李不敢让他们继承"传家宝",因为老李深知,这行风险太大,万一病人有个三长两短怎么办。后来两个儿子当了兵,如今已进入不惑之年,女儿也有了稳定的工作,都没了学医的念头。

虽后继无人,但让老李安慰的是,早在上世纪参与社区医疗工作时,他就将部分"祖传秘方"公布,生产出的"一号蛇伤散"一直被"蛇医门诊"使用。褐色的药粉,每 80 克只要 19.92 元,对收入不高的务农者来说,十分价廉物美。然而,根据有关规定,自 2011 年 6 月 1 日起,各基层医疗卫生机构只能在国家基本药物和本市增补药物的范围内配备使用药品。"一号蛇伤散"由于"榜上无名"面临停用。车墩镇社区卫生服务中心曾为此事请示上级部门,但终因"此药连生产批号也没有"而不了了之。这一在实际治疗中使用了 30 多年的制剂,终究走到了退出历史舞台的时刻。

老人现在整日在家等着病人。而病人总也不来。

窗外传来老伴炒菜煮饭的声音。每当这时,老李会翻出记载昔日"辉煌"的结业和培训证书重温。如今,陪伴他的唯有架子上一大罐浸泡在酒中的蛇,那些眼镜蛇、蝮蛇、还有保持着盘桓姿势的竹叶青蛇,在液体中微微起伏,似见证着他曾与蛇争命的岁月。

（《解放日报》2011 年 5 月 14 日 王裔君）

九、百年药店余天成堂传人

上海市民提起老字号药店,总会扳手指数说童涵春、蔡同德、雷允上、胡庆余几家店名。殊不知在松江有一家建店最早、牌子最老的中华老字号药店——余天成堂。余天成堂创建于清乾隆四十七年(1782 年),比童涵春堂还要早一年。早年几代传人的故事,更是颇具传奇色彩。

卖咸菜换来中药店

余天成堂创始人余兼艺(游园),是浙江宁波庄桥半路庵人,其祖辈均以务农为主。余兼艺是种田好手,又有经济头脑,他除了种粮食外,还自己种植和收购雪里蕻菜,然后精心腌制成咸菜,装船运到松江去卖,每年如此。他的船停泊在松江西门外河边,咸菜摊就摆在长桥头的一家中药店门前。由于他腌的咸菜质优价廉,深受当地百姓的欢迎。他为人和气,所以生意很好。他年复一年到松江卖咸菜,得来的银两就存放在这家药店里。当他50多岁时,感到自己已经年老,况且他的4个儿子也都成了家,打算以后不再这么辛苦远途到松江府卖咸菜,于是请这家药店老板结清存款。而这家药店老板已无法还清这笔存款的本金和利息,况且药店老板也想叶落归根回宁波老家去安度晚年,便将药店资财作抵账,盘给了余兼艺。无心插柳柳成荫,余兼艺喜不自胜,认为是天公作成,当即返乡,邀集亲朋好友,并委派族内懂得药材生意的人前来管理。为了使药店能开成功,他以余氏为"姓",以"天禄同寿,成德长生"为意,定店名为余天成。

自从余天成招牌挂起来后,药店的生意日益兴隆。按老一辈人的说法,是他命好,而实际上这同他多年来一直在松江规规矩矩卖咸菜得来的声誉与店里严格的管理分不开的。此后余氏子孙中从事中药业的人多了起来,半路庵余家也发达起来,那时在庄桥一带流传这样的话:"童姚马泾张,银子好打墙;半路庵余家,人参炒咸菜。"

从小学徒到"阿大先生"

值得大书一笔的是余天成堂的第三代传人、余兼艺四子余全吉的长子——余修初。很多人知道他的名字,是因为余修初曾是胡雪岩创办的胡庆余堂的首任阿大先生。松江余天成堂的掌门人何以被"红顶商人"相中,转战杭州,入主胡庆余堂?这还得从他在余天成堂的经历说起。

余修初自幼聪颖好学、博闻强记,但他无意功名,对家传治病救人的药业倒是颇感兴趣。13岁那年,他进了余天成堂当学徒。店里的老师傅一见老东家的长孙来学生意,都对他毕恭毕敬,杂活累活哪里敢使唤他来做。余修初发愁了,他找到老师傅恳求他们千万别把自己当少爷"供"着,让他从最底层干起,一有过错闪失就当面指正。就这样,余修初虚心求教、眼观心记,店里各种药材的性能功效、加工技术、炮制方法全了然于胸,从工场到店堂的各项事务也都熟练掌握。

当初学生意的小学徒一步一个脚印,成为站柜台的正式店员,最后挑起药店大梁,升任阿大先生。经年积累,他对经营药店之道也有了成熟的见解:开药店绝不能昧心赚钱,治病给药容不得半点马虎,必须货真价实,老少无欺。余天成堂设有名医坐堂,如遇贫病,施诊给药,分文不取。门前备有茶水,供病家和行人饮用。祖父余游园的办店宗旨言犹在耳,而祖父当年卖咸菜,坚持"自产、自做、自销"的经验也让余修初很受启发,在经营药店中,产供销每个环节他都严加管理,把好每一道关。

在余修初的努力下,余天成堂名声日隆,达至鼎盛,四方病家寻医问药,余天成堂必是不二之选。当时药店附近就是松江岳庙,庙里香火旺盛。每逢农历初一、十五,邻县、邻省便有大批香客上岳庙进香,在回乡时常到余天成堂购买该店知名的中成药,带回去自用或分赠亲友。尤其在农历七月十五和十月初一,香客摩肩接踵,药店门庭若市,余天成堂的名声也因此远播苏杭。

胡雪岩面试相中余修初

余天成堂始发迹,胡庆余堂终扬名,这胡庆余堂就是由"红顶商人"胡雪岩在同治十二年(1874年)于杭州创办的药店,时有"江南药王"之誉。胡庆余堂的发展过程中,首任阿大余修初作为胡雪岩的得力助手,扮演着至关重要的角色。

徽商胡雪岩博杀商场,曾经营过钱庄、典当、丝行、茶叶、地产等。创业中期,他涉足药业,自知对这一领域尚不熟悉,于是在《申报》等报章上刊登广告,重金招聘阿大先生。一天,药店筹建处来了一位衣冠楚楚的中年人求见胡雪岩。见到胡雪岩后,他就掏出一把算盘打了一通,声称自己精于算计,对药店的规模和经营利润早已摸清,如果让他来当经理,两年内赚取十万两白银不在话下。胡雪岩一笑谢绝了。几天后,又来了一位应聘的小店老板。他的经营策略是以稳求胜,先赚小钱,再赚大钱。胡雪岩又笑了:"可惜我不是小本经营。"又有一天,有人向胡雪岩提起,松江余天成堂的经理兼股东余修初很有魄力,治店有方,是个可以考虑的人选。胡雪岩立即起身,亲去松江登门察访。

余修初凭借自己丰富的经营经验侃侃而谈:办药业者,须以仁术为先,不应为蝇头小利而斤斤计较。如此,上天才会给予回报。否则,不如去多开几家当铺、钱庄更易赚钱。并且要想成大气候,办大药业,就必须不顾血本,以大资金投入创办药厂、药号、药行和门市一条龙。胡雪岩一听大喜,对余修初的经营之道相当赞许,当即以重金聘其为胡庆余堂的第一任经理。

"是乃仁术"和"金铲银锅"

胡庆余堂在创办过程中提出了"戒欺"、"采办务真,修制务精"的宗旨,这与余修初经营余天成堂的理念可谓一脉相承。

据说,余修初还曾建议胡雪岩,如想把胡庆余堂办成国内首屈一指的大药房,就要敢于亏本3年,等牌子响了、信誉高了,再大干一场不迟。这个想法堪称大胆,但胡雪岩深以为然。药店开张不久,一批湖州的香客到杭州来烧香,他们哀叹家乡瘟疫四起,百姓深受其苦。胡雪岩得知后,不假思索,送给他们每人1瓶辟瘟丹和大包痧药,还派伙计到水陆码头等交通要道,向百姓免费赠送辟瘟痧药3年。店内的伙计对胡老板的如此大方甚为不解,唯独余修初心领神会,笑道:"是乃仁术也!"从此,"是乃仁术"4个大字便刻上了胡庆余堂高大的青砖门楼。

在余修初的打理下,胡庆余堂在"真"和"精"字上狠下功夫。传统中药行业中,炼制药品用的锅铲多为铁制或铜制的,唯独胡庆余堂采用的是独一无二的金铲银锅,这套工具的发现,俞修初也立下了汗马功劳。

据古方记载,局方紫金丹是一味镇惊通窍的急救药,十分名贵。附近药店有这味药出售,但效果并不理想。胡庆余堂也试制过这种药,同样没有达到预想的疗效。在余修初的建议下,胡庆余堂邀请诸多名医、药师共商改进意见,但是众人面面相觑,无一良策。正在这时,一位职位不高的老药工走过门口,欲言又止:在场的都是国手名医,也实在轮不到他说话。这一幕被细心的余修初看在眼里,他自小便跟着老师傅学生意,知道他们的经验往往深不可测,可谓高手出自民间,于是,会后他便去向那个老药工虚心求教。这位老药工见余修初如此诚恳,这才打开了话匣子:原来他干这一行已有六十余年。他家几代做药工,祖父曾告诉他,制作"局方紫金丹"要用金铲银锅方能保持药效。余修初向胡雪岩报告此事,胡氏当即拍板:"为了药效,不惜血本!"让余修初请来了杭州城里最有名的金银匠,经过核算,1只金铲需黄金4两多(133克),1只银锅需要白银近4斤(1835克),绝对是价格不菲。其实金铲银锅绝非为了追求表面奢华,其功能不难理解:局方紫金丹中的一味药朱砂,药性较活,易与铜或铁起化学反应而降低药效,用金银器就可以有效避免这一问题。金铲银锅打造好后,局方紫金丹的功效明显提高了。

百年老店的世代传承

余修初之所以能安心离开松江赴杭州去大展宏图,主要是因为余天成堂店基已稳、后继有人,其子余五卿已能顺利接班。余五卿是其6个弟兄中最精明能干的,他办事有魄力,又是本店出身的内行,家住与余天成堂近在咫尺的高家弄内。每天一早到店,一直到打烊后才离去。在他管理下,店堂与工场,前前后后,井井有条,生意仍然兴旺。当时的余天成堂除了出售一般的中药以外,还搜集民间药方,以独特秘方精制了独特的丸散膏丹,并以鹿鹤浮图为标记,如全鹿丸、人参再造丸、行军散、脑砂膏、首乌延寿丹、辟瘟丹等。其中全鹿丸和人参再造丸治疗脱力效果特别好,深受老人和农家喜爱。另外店里特制的硇砂膏治疗冻疮也有特效,销量尤其高。

民国元年,余五卿病重返乡,把余天成堂交与他的独子余鲁珍打理。余鲁珍是个纨绔子弟,一向住在上海租界里,"遥控指挥"店务。他挥霍成性,嗜赌若命,早已债台高筑。余五卿病逝后,余鲁珍又被债主紧逼逼债,他走投无路,便自恃自己是大股东又是阿大先生,不顾其他股东的反对,便把余天成堂盘给了宁波邵氏人家。余邵两家原是嫡亲,对方考虑到日后的生意,要求保留余天成堂这块招牌,但这已与余氏没有关系了。

从余兼艺创建余天成堂到余鲁珍把其盘掉,余氏前后共经营了五代人。抗日战争爆发后,松江老店被毁,余天成堂曾一度迁至上海市区大世界斜对面营业。目前,余天成堂药店仍在松江区内原址营业。老屋翻修一新,规模也扩大了许多。

(摘自《茸城旧闻》山西人民出版社2011年12月 吴纪盛 何惠明主编)

十、云间名医柯德琼

柯德琼这个名字,对老一辈的松江人来说绝不陌生,20世纪20年代他就已在松江开业行医，悬壶济世四十余年，以精湛的医术，治病救人无数，一时誉满杏林。以他名字命名的德琼医院那幢优雅的三层小楼就这样烙印在了许多人的记忆深处。然而 1953 年，他毅然将这家自己一手创办的医院捐献给了国家，作为防痨工作的基地，在茸城医界留下了一段佳话。

德琼医院的诞生

柯德琼(1902～1978 年)，字瑶笙，生于浙江余姚。中学毕业后入同济大学医科学习。预科毕业后，因家庭经济破产，乃向亲戚告贷，继续读完本科。民国 15 年(1926 年)，他从同济大学毕业，来到松江开业，在西门外后诸行街财神弄开设了他人生中的第一家诊所。然而万事开头难，初来乍到的他人生地不熟，好不容易办起来的诊所求医者却寥寥无几，生活举步维艰。于是，他和妻子离开了这条空空的巷子，搬迁到了竹竿汇。民国 19 年(1930 年)，他们又在长桥街口焦湘宗医师的诊所原址上建立了一家新的诊所——德琼医院。

医院最初的规模比较小，病床总共加起来也不过 5 张。业务也不见得有多大起色，还是冷冷清清。但是柯德琼没有放弃，他坚持刻苦钻研医学，多年行医下来积累了丰富的临床经验，医术众口皆碑。而且他除了经营自己的诊所外，还兼任了松江时疫医院医师和若瑟医院医务主任，这么一来，随着他接触的病人越来越多，德琼医院的医务终于逐渐兴隆起来。

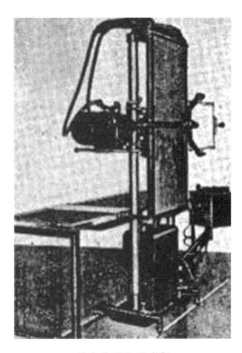

协会购置的 X 光机

民国 24 年(1935 年)，他已偿清了读书时对亲戚的欠债，于是取出将近 10 年行医的积蓄，在松汇路购地六亩二分，新建了德琼医院。这幢三层高的小楼树荫环抱，65 间房间整洁明亮，病床早已添置到 30 张，工作人员也有 34 名。

"我们还有 1 台 20 毫安 X 光机，还是西门子牌的呢。"原德琼医院护士、松江区中心医院检验科退休的张其滇回忆道，20 世纪 50 年代初她就在德琼医院的护士培训所学习，"要说当时松江有点规模的私人医院，德琼医院绝对是数一数二的。"

高尚医德令人敬

张其滇说："柯院长之所以受人尊敬，除了他医术高超外，还有一个重要的原因，就是他为人特别真诚善良，对工勤人员从来都是和和气气的，没有半点架子，就像朋友一样。

对病人那就更不用说了，那些付不起医药费的病人，他照样免费给他们看病，这在今天恐怕……已经不多见了。"

原松江区中心医院针灸医师许尚文回忆了一桩往事。解放初期，他们家有个金山的远房亲戚叫吴瑞珍，当时身怀六甲，她丈夫却出了远门久未归来，一时没人照料。吴瑞珍就挺着个大肚子，来金山几个亲戚家投靠，偏偏没有一户人家愿意收留她。无奈她只得来到松江向许尚文家求助。许尚文当时就犯了难，不是说不愿意帮这个忙，实在是家里地方小，没办法招待一个已有 8 个月身孕的妇女。这时，他突然想到了在松江县医务工作者协会结识的柯德琼。

得知了吴瑞珍的遭遇后，柯德琼一口答应让她立即入住德琼医院，听说她没有收入，还当即决定免除她的一切费用。2 个月后，吴瑞珍顺利诞下 1 个健康的男婴。看到母子平安，柯德琼的欣喜之情丝毫不亚于吴瑞珍。

热心公益显诚意

柯德琼的小孙女柯桦说，她的祖父还是个十分热心公益事业的人。民国 25 年（1936年），松江县成立夏令卫生运动委员会，祖父就积极响应，作为教官，与其他医师一起，对县政府及其他 20 个单位的 34 名工作人员进行卫生训练。民国 27 年（1938 年），松江时疫大流行，县当局组织临时时疫医院，柯德琼作为施医局负责人，积极施诊济贫，给医送药，还私人捐款 15 万元作为松江医院的基金。抗战爆发，他还设临时诊所于青松石，忙于救死扶伤。抗战胜利后，回松江复业，耗尽积蓄，修复德琼医院，继续行医。

谈到柯德琼为何会在 1953 年把毕生行医积蓄建成的德琼医院院产全都捐献给国家，作为防痨工作基地，柯桦若有所思地说："我记得，当时松江镇地区对机关、学校开展过一次胸部健康检查，结果不太乐观，活动性肺结核发现率占到 5%。我想祖父恐怕也是希望能为治疗结核病多作点贡献吧。"

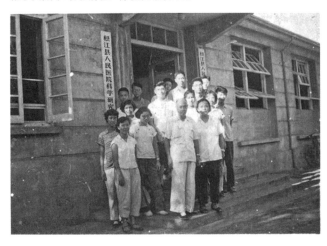

1961 年，上海同学实习留念（前排中立者为柯德琼，当时的松江县人民医院院长）

1953 年 4 月，中国防痨协会成立松江分会，柯德琼担任总干事。德琼医院改为松江县结核病防治所，他被任命为所长，为农村控制结核病做了大量研究、宣传和防治工作，还受到了卫生部的赞扬。

在抗美援朝期间，他再一次慷慨解囊，带头把个人一大笔积蓄捐献给了国家，支援中国人民志愿军，还不忘动员医务界同仁也参与捐款，共襄义举。

不仅如此,柯德琼在发掘医学人才上的贡献也同样有目共睹。解放后,他先后举办了10多期中西医业务培训班,培养了不少医务骨干。许尚文老先生不无敬佩地说:"柯老爱才惜才识才,可算是个伯乐啦。"1950年,柯德琼与中医外科干祖望医师在松江城厢镇第四联合诊所相遇了,柯德琼一下子留意到了干祖望不但富有上进心且医技过人,于是力荐他前往北京深造。而今,干祖望已被誉为"中医耳鼻喉学科的创业人之一",柯德琼对他可谓有提携之恩。

在1952年至1966年间,柯德琼当选为松江县人民代表大会历届人大代表。1956年12月起,当选为松江县人民政府副县长和松江县政协副主席等职。1961年至1964年,又当选为上海市第四、五届人民代表大会代表并参加农工民主党。

赤子之心不褪色

柯德琼烟酒不沾,朴素之至。哪怕他任松江县副县长、政协副主席时,这种作风也同样一以贯之。

"他有件半新不旧的中山装不知穿了多久了,还被他叫做出客装,真是受不了他。"柯德琼的大孙女柯筠忍不住笑出了声。她还说,爷爷穿旧的衣领子总是交给管家周妈妙手一改,把簇新的革里翻到外面来,又成了"新衣领"。他的衣服上还时常有补丁,不过外人不太会留意,谁让周妈手巧呢,她打的补丁隐蔽性强得很。

柯德琼吃苹果有个不同寻常的习惯,一定要切成四瓣,每天只尝一小块,其余放在盐开水里防止"生锈"。

"他这个人真的是节俭,每天晚上雷打不动的节目就是让周妈把家里一天的开销报一遍流水账,哪儿钱多花了,他耳朵尖着呢,一定挑出刺来。"有时候,在孙女眼里,他的节俭近乎吝啬了,可奇怪的是,这么一个恪守勤俭持家准则的人,他那笔不算低的工资却少有结余。柯筠曾经百思不得其解。后来才知道,以前家里的书架上虽摆得满满的,但都不是公家的,爷爷硬说到邮局去掏自己的钱包订的报纸杂志看得才畅快。他超过一半的工资都贡献给了邮局,那儿的工作人员对他熟悉得很。在那里,他的身份不是副县长,而是订报大户。

柯筠说,直到爷爷过世后,她翻开爷爷的账本,这个秘密方才迎刃而解。账本上密密麻麻地记着一条条借款记录,都是邻居、同事平时向他借钱时写下的。收回账,打上记号的是少数,大多数账都一了百了了。柯德琼只顾借钱给别人,但催账这件事,他可做不来。

"对自己吝啬,对别人可大方着呢。"柯筠露出了浅浅的微笑,目光中还隐隐透着一股自豪。

闲情逸致传后人

柯桦印象中的祖父是个"矮矮个子"、"和蔼可亲"的老人。由于年龄悬殊的关系,他不太和孩子们谈工作上的事,但他的种花、摄影、集邮等爱好,却对两姐妹产生了潜移默化的影响。

20 世纪 60 年代,照相机还是个新潮玩意儿,但柯德琼就已经是个高手了。黑砖头一般的上海牌照相机拿在手上别提有多威风了。"上海之春"在松江的演出、全城越野赛的盛况、修复前的方塔……镜头里的松江是黑白的,在孩子们看来却是缤纷的。

那时柯德琼拍好照片回家冲洗,总会叫柯桦和姐姐做他暗房工作的助手。看到一张张白纸上一点点显出画面,两姐妹心里别提多高兴了。柯桦现在还收藏着祖父留下的十几本相册,这些对她而言都是珍贵的回忆。

柯桦说,她至今喜欢养花弄草也是受了爷爷的影响,柯德琼曾在屋前空地上种满花草:月季、海棠、龙舌兰、大礼菊……每每太阳下山,她和姐姐就会赤着脚奔跑在花圃和水龙头之间,帮爷爷浇水。

"文革"以后,养花成了"资产阶级生活习气",柯德琼就改种药用植物和花卉,还称其为百草园。什么杜仲啊,腊梅啊,天竺啊,在园中悠然盛放,自有另一番风景。

记得有一年金橘长势特别好,成熟季节也正逢柯桦去安徽探望父母,于是柯德琼就小心翼翼地用剪刀把所有金橘剪下,让她分送给各地亲友品尝。"看得出,让大家分享他的种植成果,比他自己独享还要让他心醉呢。"柯桦笑着说。

(摘自《茸城旧闻》山西人民出版社 2011 年 12 月　吴纪盛　何惠明主编)

十一、妙手回春骆益君

一

金秋,瓜果花香,正是收获的季节。

古城松江。海派中医妇科流派传承暨松江骆氏妇科学术思想研讨会,2014 年 10 月在方塔中医医院举行。来自江浙沪等地著名妇科流派的专家学者济济一堂。这是一次有关中医经典解读、流派经验传承、最新学术前沿研究进展情况等方面的学术研讨盛会。松江首次举办这样的会。

松江方塔中医医院妇科主任、中医妇科副主任医师、松江骆氏妇科八世传人骆春作为学术交流的 6 名专家之一,在会上作专题演讲。

骆春是松江骆氏妇科七世传人骆益君的二女儿。

二

1937 年 8 月 16 日,古称云间的松江上空,笼罩着令人窒息的战争阴霾。突然,凄厉的防空警报声响起,蜂拥而来的日军飞机对松江城区进行狂轰滥炸,古城瞬间成了人间炼狱。

已承传骆氏妇科六世、在当时人称松江夜市中心的长桥街设诊行医的骆润卿,随着纷乱的人群,携家带口外出避难,先后辗转于松江广富林、苏州、上海等地行医度日。2年后,他又带着一家老小回城。老屋已在战火中荡然无存。他在松江中山西路马路桥西侧重操旧业。动荡岁月中梦魇般的经历,在14岁少女骆益君的心中留下了难以磨灭的印迹。

松江骆氏妇科起源于清代雍正后期,相传至今已有近300年历史。得自祖传的骆润卿倜傥潇洒。他精通中医经典,潜心研读妇科各家学说而深得其要,擅长妇科经带胎产杂及疮疡痘疹之术,用药果断,挽逆症而起沉疴,名满松江及邻近各县乃至江浙地区。著有《骆氏妇科指南》。曾任民国松江县中医师公会理事长、县参议员等。抗战时期积极组织同仁为前线抗日将士募捐。他生性热情,为人正直,又怀仁术济世之心,多次发起创办施医局,每逢夏秋疾病高峰季节,诚邀沪松各科名医举办义诊为桑梓贫病者服务。他组织会员协助做好预防接种工作与培训卫生业务,以控制时疫传染病;且又写得一手好字。凡此种种,潜移默化影响着女儿骆益君。

浸润于医学世家的骆益君,自幼天资聪颖,学习成绩优异;又喜诗词戏曲,弦弦续弹琵琶,被骆润卿视若掌上明珠,他刻意欲将骆氏妇科宗脉传授于女儿。1942年,17岁的骆益君深谙父亲苦心,放弃高中毕业考大学的机会,随父学习中医妇科。按当时的习惯做法,学中医要做好两门功课:通文言读经典。她仔细阅读我国古代散文集《古文观止》及历代传诵诗词名篇,从深奥无极与简古艰涩中汲取中华文化精髓,从谨严精当与夸饰铺排中领悟人生真谛,又从辞藻华美与异曲同工中陶冶心志情操;刻苦攻读中医经典著作,逐渐通晓巢元方《诸病源候论》、孙思邈《千金方》、张景岳《妇人规》、薛立斋《女科撮要》、武之望《济阴纲目》等古代医圣名贤医学文献。家学渊源又承父传身教,博采众长又不失骆氏医宗,为骆益君铺就了一条较为平坦的从医之路。

三

笔者案头有几张松江方塔中医医院提供的骆益君生前的照片,其中一张笔者面熟目生似曾见过。这是20世纪50年代末60年代初照相馆所摄半身艺术照:骆益君身体微倾,浓黑短波浪的"五号头",是当时上海地区年轻女性流行的、源于电影《女篮五号》女主角的发型;鹅蛋脸、柳叶眉,直挺的鼻梁下双唇微启;脖围花丝巾,身着海富绒翻领外套;唯独那双妩媚的丹凤眼中,隐隐约约透露出一丝若有所思的神情。着了色彩的照片在松江中山路上一家照相馆展览橱窗里展示了许久。

眼睛是心灵的窗户。典雅端庄又不失东方女子风韵的骆益君或许有什么心事?

1950年冬,骆润卿匆匆告别一家老小,独自一人远走香港行医。父亲骤然离家,对年轻的骆益君是一个沉重的打击。虽然此时她已入行几年,但从此开始,25岁的她要只身挑起家庭的重

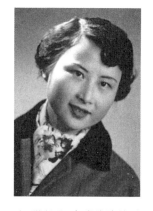

20世纪50年代的骆益君

担了。

命运对柔弱的骆益君开了个玩笑,而且是在她急需得到父亲帮衬的时候。

但兴趣爱好广泛,性格随和乐观的骆益君,意志十分坚强。

1956年4月,她积极响应党的号召,率先带领同仁们加入公私合营的行列,组织筹建松江城区第一联合诊所并任所长。1958年9月至1966年7月,她任松江城区联合医院(松江镇卫生院前身)院管委会委员兼岳阳卫生所所长,从事中医内妇科工作。

继骆氏六世祖传妇科经传,积10多年临床经验,经她手治愈了不少身患疑难杂症的病人。口口相传,骆益君在松江中医妇科界声誉鹊起。年轻的骆益君当时就成为上海市中医学会妇科分会的第一批委员,也是市郊唯一的一名委员。

1959年,在松江县中医学校就读的俞志萍,除了医学理论课在学校学,临床实践师从骆益君。17岁的她是骆益君当年收授的第一个学生。

一天,诊所里闯进2个满头大汗的壮汉,抬着的旧藤躺椅上躺着一位30多岁的农村妇女,她脸色煞白如纸,浑身肿胀。稍年轻的汉子显然是病人的丈夫,他说妻子产后大出血,

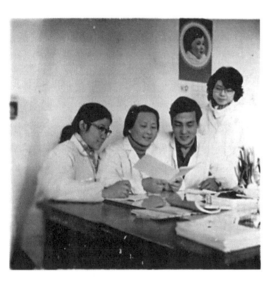

骆益君(左二)与她的学生

心脏又不好,摇船走水路从10里地外赶来:骆医生,您快救救她吧!骆益君见产妇病情危重,立即给她注射止血针,服"三七"药,嘱咐俞志萍给产妇量血压、诊听心脏,密切观察产妇情况。又让老母亲赶熬"独参汤"给产妇服用。一番抢救过后,眼见产妇苍白的脸上泛出血色,嘴唇由灰转红,骆益君才稍稍松口气,轻轻擦去额上汗水。经过门诊半天留观,确认产妇已无大碍,她才开好药方,叮嘱病人家属应该注意的事项,转身又忙着为其他人看病。

或许是出门匆忙没时间筹措到足够的钱,出去配药的产妇丈夫空着手回到诊室,招呼同伴欲抬椅走人。骆益君见状明白了几分,轻声唤来那汉子,问清情况,从衣袋里掏出几张钞票硬塞到那汉子手中,一副绝不容许推却的神态。

俞志萍从师5年,类似的情景在诊所屡屡演绎。说起往事,后来成为骆益君门生、方塔中医医院主治医师、73岁的她声音哽咽、潸然泪下。

那时的骆益君和老母及3个年幼孩子,一家老小就生活在岳阳卫生所诊所的同一座院落里。她的2次产假都是未满月就下床接诊病人。俞志萍也经常看见先生(她称骆益君为先生)背着人偷偷抹泪,她会递块手帕过去:先生也有难言的苦衷。

俞志萍当时无法揣摩。

四

婚后不育对人们来说是一件极其烦恼焦心的事。

有名患者,少女时就患有过敏性哮喘史,形容憔悴,身体消瘦,自述结婚7年,婚后3年中流产5次,每次因孕期哮喘发作而告失败,继而3年多不孕,且月经不调。骆益君综合患者病况,认为对这样的病人要治其本,首先必须要控制哮喘,肺肾同治;然后用膏方进补调理。经过一系列药物调疗,该患者身体逐渐恢复了健康,后来顺利怀孕,生下1个足月健康的胖娃娃。

一位33岁的患者,月经一直不正常,以致结婚9年不孕。因为婚后多年不孕心情郁闷,曾经在闭经10个月后,多次去医院诊治,医生用激素进行周期性治疗,但停药后照常经闭不行,患者心绪焦乱,情志更为抑郁,以致整日寝食不安。骆益君耐心细致地与她沟通,安慰她,开导她,对她进行心理疏导,从而解除了患者的心理负担,同时从疏肝解郁、补益肝肾、健脾养血调冲着手,给予中药治疗。该患者在服用50余剂后,怀孕生子,圆了做母亲的梦。

人们将骆益君称作“送子观音”。在她从医65年的生涯中,类似事例不胜枚举。

骆益君虽为世袭中医,但在临床实践中师古不泥古,参西不离中,将中医的特色与西医的优势结合起来。中医强调望、闻、问、切四诊,她将问诊置于首要地位;针对引发妇科疾病原因众多,错综复杂,虚实夹杂等情况,她处方立法,用药灵活;她注重心理治疗,强调药治与意治并重,以达事半功倍之效;主张以中医的宏观洞察与西医的微观分析相结合,将四诊八纲的辩证分析与现代化的仪器检测疾病相结合,把中医的病因病机与西医的病理变化相结合;她在临诊中整体考虑,思维豁达,标本兼顾……

在治疗内科疾病如高血压病、冠心病、哮喘、胆囊炎、胆石症、痹症、迁肝、慢性肾炎、中风后遗症等方面,骆益君也取得显著临床疗效,保持发扬了中医特色。

五

人生的道路上,鲜花或荆棘,坦途或坎坷,总是如影相随。

1983年12月,58岁的骆益君光荣加入了中国共产党,实现了她多年来梦寐以求的夙愿。为了这,她走过了一段不平常的路。

“文化大革命”期间,她头顶“资产阶级反动学术权威”,“不问政治、业务挂帅”帽子工作。造反派把她家的床都搬走了,晚上睡地铺2年之久,她无话可说,只是惋惜那些被毁的祖传医典书籍。

在香港行医的骆润卿于1973年病故,骆益君至1976年才获悉。23年间老先生没给女儿寄过来片语只字,却还是让她背了多年沉重的政治历史包袱,她挺过来了。

20世纪80年代的骆益君,已是松江乃至江浙沪地区颇有名望的妇科医生,很多港澳、东南亚及欧美的华裔患者慕名前来求治。提早上班、放弃午休、天黑回家

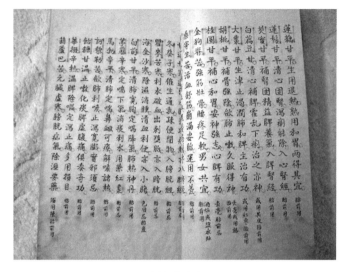

骆益君手迹

是她工作的常态,即使在她心脏病、颈椎病多次发作的时候,她都强忍着病痛坚持门诊。

有一天,她为患者的事一时心急,下楼梯时不慎绊倒,造成右膝盖关节髌骨粉碎性骨折。她强忍钻心般疼痛,一瘸一拐返回诊室看完了手头的病人。当时医院中医妇科1天求诊病人多达六七十人,有时甚至上百人,见骆益君伤成这样,门诊部主任心里火烧火燎。她却安慰他:"老王啊,你放心,没事的。我住医院里,照样好看病人的。"第1、2天,夜间忍受着疼痛的折磨,白天她还坚持在床边诊治一些疑难病症病人,第3天起就撑着拐杖,一瘸一拐地走到诊室,一整天搁着伤腿为病人诊治。她心里清楚,县中医门诊部刚成立不久,技术力量青黄不接,各科室门诊病人稀少,中医妇科门诊起着顶梁柱的作用。1个月病假仅休了2天就上班,她心里更急。

为了病人,骆益君付出了大量心血。她曾经说:"我是一个医生,为人民服务,解决病人痛苦,治好他们的病,是我生活中的最大乐趣"。几十年来,她义无反顾践行着自己的诺言。

组织上对她是信任关心爱护的,她平时一贯的工作表现、工作业绩有口皆碑。20世纪80年代,她担任了松江县中医门诊部副主任,以及后来的方塔中医医院副主任医师。她先后荣获上海市劳动模范、全国和上海市卫生先进工作者称号,当选市人大代表、县人大代表、县人大常委会常委以及市、县妇代会代表等。

她对事业始终怀着敬畏之心,对荣誉则处之淡然。

骆益君于2007年8月过世,享年82岁。

六

在骆春的记忆中,小时候看到终日忙于工作的母亲,晚上常常靠顶按住饿得发疼的胃部支撑着回到家中;每逢春节将临,为让祖母和她们姊妹几个穿上新衣新裤过年,母亲又常常赶制到深夜;巧手制作的衣服做工精致,色彩搭配协调,款式又新颖,穿在身上常常引得旁人赞不绝口。

母亲喜欢音乐,钟爱江南戏曲,高兴时还会哼上几句,或轻拢琵琶弹上一曲,在单位节庆联欢会上表演自编词曲配上沪剧曲调的节目。骆春如是说。

自幼受家庭熏陶,对中医有着浓厚兴趣,13 岁起就在放学后去医院为母亲抄写药方的骆春,1981 年因品学兼优,被分配在上海市卫生局工作,同年调回松江师从母亲,继承祖传骆氏妇科。经历中与她母亲有相类似的地方:当年的骆益君,初、高中每年寒暑假跟着父亲抄药方。

所谓抄药方即抄方子,是医生(老师)看好病人后在病历上开好药方,需要学生抄写方子,交给病人去抓药用的药方单(现在都用电脑操作)。学生多抄抄就知道老师常用的药方和思路,这是入行的前提。20 世纪 80 年代跟骆益君学习过 1 年的学生、现在岳阳街道社区卫生服务中心的中医主治医生、56 岁的陆伟说:骆老师给人看病,总是和颜悦色的,有的病人很紧张,她就像见到熟人一样与病人交谈,消除病人的恐慌心理。病人排队候诊,到中午看不完,她就边吃饭边看病。有时农村病人看病钱不够付药费,她会垫付,不要病人还。从无医患纠纷。他和骆春一起抄方,有时骆春出去一下,时间稍长一点,她毫不留情地数落女儿:"上班时间跑在外面跟人嘎讪胡(说话),做啥?"面孔板板的。

经过骆益君的传、帮、带,骆春以母亲为榜样,学医先学道,恪守家训家风家道,如今的她在学术研究上屡有建树,已成为中华全国中医学会妇科分会委员、全国基层优秀名中医、享受国务院政府特殊津贴。经骆春带教过的硕士生、外国留学生已有 30 名之多,近年来,她还对上海市有关部门立项的《骆氏妇科传承项目》的 20 名本科生、硕士生分批进行培养。2013 年,松江区有关部门授牌成立"领军人才骆春工作室","骆春、骆氏中医妇科劳模创新工作室"等……

当年,骆益君将骆氏妇科医术传承给女儿骆春;骆春现在正将接力棒传递到徐慧婷等 3 个门生手中。

人们有理由相信,松江的骆氏妇科医术在继往开来的传承中,必定会焕发出新的青春和活力。

(摘自《松江报》2015 年 1 月 16 日 陆洪宝)

编　后　记

　　全面系统正确反映松江卫生事业发展历史和现状的专业志——《松江卫生志》公开出版了,这是松江卫生领域的一件大事。

　　《松江卫生志》的编纂工作,从时间上追溯,前后分为3个阶段。

　　1982年,根据中共松江县委、松江县人民政府编修《松江县志》工作会议精神,县卫生局成立编志组,组织人员编写卫生志。1989年12月,7万多字的《松江县卫生志》编纂完稿,内部刊发。

　　2000年7月,区卫生局成立修志领导小组,组织人员编写《松江县续志》卫生部分内容;在完成向区志办供稿任务后,着手编写《松江县卫生续志》。至2001年12月,形成30万字初稿。

　　在松江区第2轮专业志编纂工作启动后的第4年,即2013年7月,区卫生和计划生育委员会成立《松江卫生志》编纂委员会,下设办公室,重新组织人员编纂《松江卫生志》。

　　在编纂工作中,全体编志人员立足全面,突出重点,各负其责,实事求是反映松江卫生事业的发展进程和历史,尤其是对改革开放以来基本情况、发展成果等方面进行翔实描述。为此,除对原有卫生史料加以合理利用外,重新对全区卫生系统现有和存档资料进行全面详细搜寻、收集,并扩大资料收集范围,上至区有关领导部门、机构,旁及镇街道委办局等单位;在具体编写过程中,对有关篇章及内容进行合理调整,适当增删,力求全书达到表述得当、逻辑严密、内容丰满、风格统一和图文并茂的效果。

　　经过数年努力,新修订的《松江卫生志》编纂成书。松江区地方志办公室对《松江卫生志》编纂工作进行了热忱的指导;中国《卫生软科学》主编助理、编辑部副主任胡焕庭对《松江卫生志》编纂工作提出了很好的建议。同时,编志工作得到中共松江区委组织部、区委宣传部、区委统战部;区委办、区政府办、区人大办、区政协办等领导部门机构的大力支持和帮助。区档案局、区档案馆为本志提供了大量资料。区卫计委系统各部门、单位按照编志办要求,提供所需资(材)料。在此,一并致以衷心的感谢。

　　编纂《松江卫生志》,对于提高松江医疗卫生事业发展、内涵及其意义等方面具有重要意义。同时我们也认识到,编志是一项永远会给人留下些许遗憾或不如人意的工作。尽管在编纂工作中殚精竭虑,作出最大努力,但限于知识能力水平,《松江卫生志》肯定存有不足之处,祈请读者批评指正。

编者

2018年3月